# 妇产科与儿科规范诊疗

陈映霞◎主编

吉林科学技术出版社

图书在版编目（CIP）数据

妇产科与儿科规范诊疗 / 陈映霞主编. -- 长春：
吉林科学技术出版社，2019.6
ISBN 978-7-5578-5345-7

Ⅰ．①妇… Ⅱ．①陈… Ⅲ．①妇产科病－诊疗②小儿
疾病－诊疗 Ⅳ．①R71②R72

中国版本图书馆CIP数据核字(2019)第102444号

# 妇产科与儿科规范诊疗
FUCHANKE YU ERKE GUIFAN ZHENLIAO

主　　编　陈映霞
出 版 人　李　梁
责任编辑　张　楠　朱　萌
封面设计　长春市阴阳鱼文化传媒有限责任公司
制　　版　长春市阴阳鱼文化传媒有限责任公司
幅面尺寸　185mm×260mm
字　　数　624千字
印　　张　32.5
印　　数　1—300册
版　　次　2019年6月第2版
印　　次　2020年1月第2版第1次印刷

出　　版　吉林科学技术出版社
发　　行　吉林科学技术出版社
地　　址　长春市净月区福祉大路5788号出版大厦A座
邮　　编　130021
发行部电话/传真　0431-81629530
储运部电话　0431-8605911
编辑部电话　0431-8162951
网　　址　www.jlstp.net
印　　刷　北京虎彩文化传播有限公司

书　　号　ISBN 978-7-5578-5345-7
定　　价　130.00元

# 前　言

妇产科是专门研究妇女特有的生理和病理的一门学科,包括产科学和妇科学两大部分。产科学是一门关系到妇女妊娠、分娩、产褥全过程,并对该过程中所发生的一切生理、病理、心理改变进行诊断、处理的医学学科,是一门协助新生儿生命诞生的医学学科。妇科学是研究妇女非妊娠期生殖系统的一切病理改变并对其进行判断,处理的医学学科。我国妇产科还包括了计划生育。为了适应社会及现代医学发展和人们对医学的需求,目前妇产科还逐渐产生了卫生医学、妇产科肿瘤学、妇科内经学、计划生育及生殖与健康等相关专业学科。儿科学是临床医学的重要学科之一,主要针对儿科各系统疾病急性诊断和治疗。

本书内容具体分为妇科、产科及儿科内容,是由临床经验丰富的妇产科和儿科医师编写,书中妇科主要内容涵盖常见妇疾病如妇科炎症、妇科肿瘤、女性生理疾病等的临床诊断与治疗,产科内容涉及生殖医学、正常妊娠、病理妊娠以及妊娠期并发症等;儿科内容又系统的分为新生儿疾病、呼吸系统疾病、心血管系统疾病、消化系统疾病、泌尿系统疾病以及血液系统疾病相关疾病等进行阐述,各章节结构以"病因及发病机制"、"病情评估"、"治疗原则"等为模块,简化医疗知识,加大有关疾病基础内容,在理论的基础上总结经验,具有一定的实用性,适用于妇儿科实习医师及基层医疗单位学习使用。

该书把大量的信息以一种容易阅读的形式呈现给读者,便于对其理解和记忆。在编写过程中,可能存在一些不足之处,感谢广大读者批评指正。

内容具体由以下作者编写:

陈映霞:第一主编,编写第一篇第二章和第十一章内容,共8万字;

玛依热·阿吉:第二主编,编写第一篇第三章、第七章4－5节、第八章,第二篇第三章4－6节、第六章4－7节内容,共10万字;

向琳:主编,编写第一篇第一章、第四章、第七章3节,第二篇第一章、第二章1－3节内容,共10万字;

姚宏景:主编,编写第三篇第一章至第六章内容,共10万字;

文丽芳:副主编,编写第一篇第六章、第七章1－2节、第十章,第二篇第二章4－6节、第三章1－3节内容,共12万字;

马洪雁:副主编,编写第一篇第九章,第二篇第三章7－11节、第五章8－13节内容,共5万字;

阿达来提·艾麦尼牙孜:副主编,编写第一篇第五章,第二篇第四章、第六章1－3节内容,共5万字;

杨惠茹:编委,编写第二篇第五章1－7节内容,共2万字。

# 目　　录

# 第一篇 妇科

# 第一章 妇科病史及检查

病史和体格检查是诊断疾病的主要依据。妇科病史有不同于其他各科的某些特点,盆腔检查更是妇科所特有的检查方法,首先应熟悉有关妇科病史的采集方法,并通过不断实践,逐步掌握盆腔检查技术。本章除介绍妇科病史的采集和盆腔检查方法外,还重点列举妇科临床常见症状及其鉴别要点。

## 第一节 妇科病史

(一)病史采集方法

疾病的正确诊断往往取决于患者提供的病史是否完整、准确。因此,医务人员不仅要熟悉有关疾病的基本知识,还应掌握采集病史的基本方法。采集病史时,应态度和蔼、语言亲切。耐心细致地询问病情,必要时加以启发,但应避免暗示和主观臆测。对危急患者在初步了解病情后,应立即行抢救,以免贻误治疗。外院转诊者,应索要病情介绍作为重要参考资料。对不能亲自口述的危重患者,可询问最了解其病情的家属或亲友。偶有患者因难言之隐,故意否认与性生活有关的关键情节,此时既不可盲目信任其陈述,也不宜反复追问,而应通过妇科检查发现子宫增大变软,或待尿、血 HCG 测定结果为阳性后,再单独作补充询问,当不难了解真相。

(二)病史内容

1. 一般项目 包括患者姓名、性别、年龄、籍贯、职业、民族、住址、入院日期、病史记录日期、病史陈述者。若非患者陈述,应注明陈述者与患者的关系。

2. 主诉 应简单明确地列举主要症状和病程。要求通过主诉初步估计疾病的大致范围。妇科临床常见症状有外阴瘙痒、阴道出血、白带增多、闭经、下腹痛、下腹部包块以及不孕等。若患者有停经、阴道出血及腹痛三种主要症状,则还应按其发生时间的顺序将主诉书写为:停经×日后,阴道出血×日,腹痛×日。若患者无任何自觉不适。仅系妇科普查时发现早期子宫颈癌,主诉应据实写为:普查发现"子宫颈癌"×日。

3. 现病史 为病史的主要组成部分,应详加记述。现病史包括从最早发病起至此次住院时疾病的发生、发展和治疗的全过程。一般应以主诉症状为核心,按时间先后依次描述。

首先问明有无发病诱因,发病的具体时间和起病缓急,主要症状的部位、性质、持续时间及严重程度;然后了解病情的发展与演变,是持续性抑或间歇性,是进行性加剧抑或逐渐缓解,发病后的诊断及治疗经过、治疗效果及副反应等。除主要症状外,还要详细询问有无伴随症状及其出现的时间、特点和演变过程,特别是与主要症状之间的相互关系。此外,对患者的一般情况,如食欲、大小、二便、体重变化以及有无寒战、发热等,均应问明并予记录。对有鉴别意义的有关症状,即使为阴性也应写入现病史中。

4. 月经史　初潮年龄,月经周期及经期持续时间。如 14 岁初潮,每 28 – 30d 来月经,每次持续 5d 可简写为 $14\dfrac{5}{28-30}$;每次经量多少(可问每日更换卫生巾次数),有无血块,经前有无不适(如乳房胀痛、水肿、精神抑郁或易激动等),有无痛经及疼痛部位、性质、程度以及痛经起始和消失时间。常规询问末次月经日期及其经量和持续时间,若其流血情况不同于以往正常月经时,还应再问明前次月经日期。绝经后患者应询问绝经年龄。绝经后有无阴道出血、白带增多或其他不适。

5. 婚育史　婚次及每次结婚年龄,是否近亲结婚(直系血亲及三代旁系血亲),男方健康状况,有无冶游史、性病史以及双方同居情况等。足月产、早产及流产次数以及现存子女数。如足月产 3 次,无早产,流产 1 次,现存子女 2 人,可简写为 3 – 0 – 1 – 2,或仅用孕 4 产 3(G4P2)表示。分娩方式,有无难产史,新生儿出生情况,产后有无大量出血或感染史。自然流产或人工流产情况。末次分娩或流产日期。采用何种计划生育措施及其效果。

6. 过去史　以往健康情况,曾患何种疾病,特别是妇科疾病、肺结核、肠结核、结核性腹膜炎、肝炎、心血管疾病以及腹部手术史等。为防止遗漏,可按全身各系统依次询问。此外还应询问有无药物过敏史,并注明对何种药物过敏。

7. 个人史、生活和居住情况　出生地和曾居留地区。有无烟、酒等嗜好。

8. 家族史　父母、兄弟、姐妹及子女健康状况。家族成员中有无遗传性疾病,如血友病、白化病等,可能与遗传有关的疾病(如糖尿病、高血压、癌肿等)以及传染病(如结核等)。

(向琳)

# 第二节　体格检查

体格检查应在采集病史后进行。检查范围包括全身检查、腹部检查和盆腔检查。除急诊外,应按下列先后顺序进行。盆腔检查为妇科所特有,又称妇科检查。

(一)全身检查

应常规测量体温、脉搏、呼吸、血压,必要时测量体重和身高。其他全身检查项目包括患者神志、精神状态、面容、体态、全身发育及毛发分布情况、皮肤、淋巴结(特别是左锁骨上和腹股沟淋巴结)头部器官、颈、乳房(注意其发育以及有无包块或分泌物)、心、肺、脊柱及四肢。

（二）腹部检查

为妇科体格检查的重要组成部分，应在盆腔检查前进行。观察腹部是否隆起或呈蛙腹状。腹壁有无瘢痕、静脉曲张、妊娠纹、腹壁疝、腹直肌分离等。扣诊腹壁厚度，肝、脾、肾有无增大及压痛，腹部是否有压痛、反跳痛或肌紧张，能否扣到包块。有包块时应描述包块部位、大小（以 cm 为单位或用相当于妊娠月份表示）、形状、质地、活动度、表面是否光滑或有高低不平隆起以及有无压痛等。叩诊时注意鼓音和浊音分布范围，有无移动性浊音。若合并妊娠，应检查宫底高度、胎位、胎心及胎动等。

（三）盆腔检查

检查器械包括无菌手套、阴道窥器、鼠齿钳、长镊、子宫探针、宫颈刮板、玻片、棉拭子、消毒液、液状石蜡或肥皂水、生理盐水等。

1. 基本要求

（1）检查者应关心体贴被检查的患者，做到态度严肃、语言亲切、检查仔细、动作轻柔。

（2）除尿失禁患者外，检查前应解净小便，必要时导尿排空膀胱。大便充盈者应在排便或灌肠后检查。

（3）每检查一人，应更换置于臀部下面的垫单或纸单，以防交叉感染。

（4）除尿瘘患者有时需取膝胸位外，一般盆腔检查时均取膀胱截石位。患者臀部置于台缘，头部略抬高，两手平放于身旁，以使腹肌松弛。检查者面向患者，立在患者两腿之间。危重患者不宜搬动时可在病床上检查。

（5）应避免于经期做盆腔检查。但若为异常出血则必须检查。检查前应先消毒外阴，并使用无菌手套及器械，以防发生感染。

（6）对未婚患者禁作双合诊及阴道窥器检查，应限于用食指放入直肠内行直肠－腹部诊。若确有检查必要时，应先征得患者及家属同意后，方可以食指缓慢放入阴道扣诊。男医师对未婚者进行检查时，需有其他医护人员在场，以减轻患者紧张心理和避免发生不必要的误会。

（7）对疑有盆腔内病变的腹壁肥厚、高度紧张不合作或未婚患者，若盆腔检查不满意时，可在肌内注射哌替啶后，甚至必要时在骶管麻醉下进行彻底的盆腔检查，以期做出较正确的诊断。

2. 检查方法　应按下列步骤进行

（1）外阴部检查：观察外阴发育及阴毛多少和分布情况，有无畸形、水肿、皮炎、溃疡、赘生物或肿块，注意皮肤和黏膜色泽及质地变化，有无增厚、变薄或萎缩。然后用右手拇指和食指分开小阴唇。暴露阴道前庭及尿道口和阴道口。未婚者的处女膜完整未破，其阴道口勉强可容食指；已婚者的阴道口能容两指通过；经产妇的处女膜仅余残痕或可见会阴侧切瘢痕。检查时还应让患者用力向下屏气，观察有无阴道前壁或后壁膨出、子宫脱垂或尿失禁等。

（2）阴道窥器检查：应根据患者阴道壁松弛情况，选用适当大小的阴道窥器。未婚者非

经本人同意,禁用窥器检查。检查方法如下:

放置和取出:将阴道窥器两叶合拢,旋紧其中部螺丝,放松侧部螺丝,用液状石蜡或肥皂液润滑两叶前端,以减轻插入阴道口时的不适感。冬日气温低时,最好将窥器前端置入40～45℃肥皂液中预先加温。若拟作宫颈刮片或阴道上段涂片细胞学检查,则不宜用润滑剂,以免影响检查结果,必要时可改用生理盐水润滑。放置窥器前先用左手食指和拇指分开两侧小阴唇,暴露阴道口,右手持预先备好的阴道窥器,避开敏感的尿道周围区,直接沿阴道侧后壁缓慢插入阴道内,然后向上向后推进,边推进边将两叶转平,并逐渐张开两叶,直至完全暴露宫颈为止。若患者阴道壁松弛,宫颈常难以暴露,检查者有可能将阴道窥器两叶前方松弛而鼓出的阴道前、后壁被误认为宫颈前后唇。此时,应调整窥器中部螺丝,使其两叶能张开达最大限度,或改换大号窥器进行检查。此外,还应注意防止窥器两叶顶端直接碰伤宫颈以致宫颈出血。取出窥器前,应旋松侧部螺丝,待两叶合拢再取出。无论放入或取出过程中,注意必须旋紧窥器中部螺丝,以免小阴唇和阴道壁黏膜被夹入两叶侧壁间而引起患者剧痛或不适。

视诊:①检查宫颈:暴露宫颈后,旋紧窥器侧部螺丝,使其固定在阴道内。观察宫颈大小、颜色、外口形状,有无出血、糜烂、撕裂、外翻、腺囊肿、息肉、肿块,宫颈管内有无出血或分泌物。宫颈刮片和宫颈管分泌物涂片和培养的标本均应于此时采集。②检查阴道:放松窥器侧部螺丝,旋转窥器,观察阴道前后壁和侧壁黏膜颜色、皱襞多少、是否有阴道隔或双阴道等先天畸形,有无溃疡、赘生物或囊肿等。注意阴道内分泌物量、性质、色泽,有无臭味。白带异常者应作涂片或培养找滴虫、念珠菌、淋菌及线索细胞等。

(3)双合诊:检查者用一手的两指或一指放入阴道,另一手在腹部配合检查,称为双合诊。双合诊是盆腔检查中最重要项目,其目的在于扪清阴道、宫颈、宫体、输卵管、卵巢、子宫韧带和宫旁结缔组织,以及盆腔内其他器官和组织是否异常。

检查方法:根据个人习惯,用右手(或左手)戴好消毒手套,食、中两指涂润滑剂后,轻轻通过阴道口沿后壁放入阴道,检查阴道通畅度和深度,有无先天畸形、瘢痕、结节或肿块;再扪触宫颈大小、形状、硬度及宫颈外口情况,有无接触性出血,若上抬宫颈时患者感疼痛称宫颈举痛,为盆腔内器官有病变的表现。当扪及宫颈外口方向朝后时宫体多为前倾;朝前时宫体多为后倾;宫颈外口朝前且阴道内手指伸达后穹隆顶部可触及宫体时,子宫为后屈。随后将阴道内两指放在宫颈后方,另手掌心朝下手指平放在患者腹部平脐处,当阴道内手指向上向前方抬举宫颈时,腹部手指往下往后按压腹壁,并逐渐向耻骨联合处移动,通过内、外手指同时分别抬举和按压,相互协调,即可扪清子宫的位置、大小、形状、软硬度、活动度以及有无压痛。正常子宫位置一般是前倾略前屈。"倾"指宫体纵轴与身体纵轴的关系。若宫体朝向耻骨称前倾,朝向骶骨称后倾。"屈"指宫体与宫颈间的关系。若两者间的纵轴形成的角度朝向前方为前屈,形成的角度朝向后方为后屈。扪清子宫情况后,将阴道内两指由宫颈后方移至一侧穹隆部,尽可能往上向盆腔深部扪触;与此同时,另一手从同侧下腹壁髂嵴水平开始,由上往下按压腹壁,与阴道内手指相互对台,以触摸该侧子宫附件处有无肿块、增厚或压痛。若扪及肿块,应查清其位置、大小、形状、软硬度、活动度、与子宫的关系以及有无压痛等。正常卵巢偶可扪及,触之稍有酸胀感。正常输卵管不能扪及。

(4)三合诊:即腹部、阴道、直肠联合检查。检查时,除一手食指放入阴道,中指放入直肠以替代双合诊时阴道内的两指外,其余具体检查步骤与双合诊时相同。三合诊的目的在于弥补双合诊不足。通过三合诊可扪清后倾或后屈子宫的大小,发现子宫后壁、直肠子宫陷凹、宫骶韧带及双侧盆腔后部的病变,估计盆腔内病变范围,特别是癌肿与盆壁间的关系,以及扪诊阴道直肠隔、骶骨前方或直肠内有无病变等。

(5)直肠-腹部诊:一手食指伸入直肠,另手在腹部配合检查,称直肠-腹部诊。一般适用于未婚、阴道闭锁或因其他原因不宜行双合诊的患者。

行双合诊、三合诊或直肠、腹部诊时,除应按常规操作外,掌握下述各点有利于检查的顺利进行:①当两手指放入阴道后,患者感疼痛不适时,可单用食指替代双指进行检查;②三合诊时,在将中指伸入肛门时,可嘱患者像解大便一样同时用力向下屏气,以使肛门括约肌自动放松,可减轻患者疼痛和不适感;③若患者腹肌紧张,可边检查边与患者交谈,使其张口呼吸而使腹肌放松;④当检查者无法查明盆腔内解剖关系时,继续强行扪诊,不但患者难以耐受,且往往徒劳无益。此时应停止检查。待下次检查时,多能获得满意结果。

3. 记录  通过盆腔检查,应将检查结果按解剖部位先后顺序记录:

外阴  发育情况及婚产式(未婚、已婚未产或经产式)。有异常发现时应详加描述。

阴道  是否通畅,黏膜情况,分泌物量、色、性状及有无异味。

宫颈  大小、硬度,有无柱状上皮异位、撕裂、息肉、腺囊肿,有无接触性出血、举痛及摇摆痛等。

宫体  位置、大小、硬度、活动度,有无压痛等。

附件  有无块物、增厚或压痛。若扪及块物,记录其位置、大小、硬度,表面活动度,有无压痛以及与子宫及盆壁关系。左右两侧情况分别记录。

(向琳)

# 第三节  临床常见症状的鉴别要点

## 一、阴道出血

为最常见的主诉之一。妇女生殖道任何部位,包括宫体、宫颈、阴道、处女膜、阴道前庭和外阴均可发生出血。虽然绝大多数出血来自宫体,但不论其源自何处,除正常月经外。一般均笼统地称"阴道出血"。

1. 原因  引起阴道出血的原因很多,可归纳为6类。

(1)卵巢内分泌功能失调:最多见。血来自子宫。有无排卵性和排卵性功能失调性子宫出血两类月经失调。

（2）与妊娠有关的子宫出血：常见的有流产、异位妊娠、葡萄胎、产后胎盘部分残留、胎盘息肉和子宫复旧不全等。

（3）生殖器炎症：如外阴溃疡、阴道炎、宫颈炎、宫颈息肉和子宫内膜炎等。

（4）生殖器肿瘤：子宫肌瘤是引起阴道出血的唯一良性肿瘤，其他几乎均为恶性肿瘤。包括外阴癌、阴道癌、宫颈癌、子宫内膜癌、子宫肉瘤、卵巢癌以及绒毛膜癌等所引起。

（5）损伤、异物和药物：生殖道创伤如外阴、阴道骑跨伤、性交所致处女膜或阴道损伤均可发生出血。放置宫内节育器常并发子宫出血。使用雌激素或孕激素不当可引起不规则子宫出血。

（6）与全身疾病有关的阴道出血：如血小板减少性紫癜、再生障碍性贫血、白血病、肝功能损害等，均可导致子宫出血。

2. 临床表现　阴道出血大致表现为以下形式。

（1）经量增多：月经量多或经期延长但周期基本正常，为子宫肌瘤的典型症状，其他如子宫腺肌病、排卵性月经失调、放置宫内节育器均可有经量增多。

（2）周期不规则的阴道出血：多为无排卵性功能失调性子宫出血，但应注意排除早期子宫内膜癌。

（3）无任何周期可辨的长期持续阴道出血：一般多为生殖道恶性肿瘤所致，首先应考虑宫颈癌或子宫内膜癌的可能。

（4）停经后阴道出血：若发生于育龄妇女，应首先考虑与妊娠有关的疾病，如流产、异位妊娠、葡萄胎等；发生于围绝经期妇女者多为无排卵性功能失调性子宫出血，但应首先排除生殖道恶性肿瘤。

（5）阴道出血伴白带增多：一般应考虑晚期宫颈癌、子宫内膜癌或子宫内膜下肌瘤伴感染。

（6）性交后出血：性交后立即有鲜血出现，应考虑早期宫颈癌、宫颈息肉或子宫内膜下肌瘤的可能。

（7）经间出血：若发生在下次月经来潮前 14 - 15d，历时 3 - 4d，且血量极少时。多为排卵期出血。

（8）经前或经后点滴出血：月经来潮前数日或来潮后数日持续极少量阴道褐红色分泌物，常系放置宫内节育器的副反应。此外，子宫内膜异位症亦可能出现类似情况。

（9）绝经多年后阴道出血：若出血量极少，历时 2 - 3d 即净，多为绝经后子宫内膜脱落引起的出血或老年性阴道炎；若流血量较多、流血持续不净或反复阴道出血，均应考虑子宫内膜癌的可能。

（10）间歇性阴道排出血水：应警惕有输卵管癌的可能。

除以上各种不同形式的阴道出血外。年龄对诊断亦有重要的参考价值。新生女婴出生后数日有少量阴道出血，是由于来自母体的雌激素水平骤然下降，子宫内膜脱落所致。幼女出现阴道出血，应考虑有性早熟或生殖道恶性肿瘤的可能。青春期少女出血多为无排卵性功能失调性子宫出血。育龄妇女出现阴道出血,应考虑为与妊娠有关的疾病。围绝经期出血以无排卵性功能失调性子宫出血最多,但应首先排除生殖道恶性肿瘤。

## 二、异常白带

白带是由阴道黏膜渗出物、宫颈管及子宫内膜腺体分泌物等混合而成,其形成与雌激素的作用有关。正常白带呈白色稀糊状或蛋清样,高度黏稠,无腥臭味,量少,对妇女健康无不良影响,称生理性白带。但若生殖道出现炎症,特别是阴道炎和宫颈炎或发生癌变时,白带量显著增多,且性状亦有改变,称病理性白带。临床上常见的病理性白带有以下几种。

1. 无色透明白带　呈蛋清样,性状与排卵期宫颈腺体分泌的黏液相似,但量显著增多,一般应考虑慢性宫颈炎、卵巢功能失调、阴道腺病或宫颈高分化腺癌等疾病的可能。

2. 白色或灰黄色泡沫状稀薄白带　为滴虫阴道炎的特征,可伴有外阴瘙痒。

3. 凝乳块状白带　为念珠菌阴道炎的特征,常伴有严重外阴瘙痒或灼痛。

4. 灰色均质鱼腥味白带　常见于细菌性阴道病。

5. 脓样白带　色黄或黄绿,黏稠,多有臭味,滴虫或淋菌等细菌所致的急性阴道炎、宫颈炎、宫颈管炎均可引起。宫腔积脓、宫颈癌、阴道癌或阴道内异物残留亦可导致脓样白带。

6. 血性白带　白带中混有血液,血量多少不一,应考虑宫颈癌、子宫内膜癌、宫颈息肉、重度宫颈糜烂或子宫黏膜下肌瘤等。放置宫内节育器亦可引起血性白带。

7. 水样白带　持续流出淘米水样白带,且具奇臭者一般为晚期宫颈癌、阴道癌或黏膜下肌瘤伴感染。间断性排出黄色或红色水样白带,应考虑输卵管癌的可能。

## 三、下腹痛

下腹痛为妇女常见的症状,多为妇科疾病所引起。应根据下腹痛的性质和特点考虑各种不同妇科情况。

1. 起病缓急　起病缓慢而逐渐加剧者,多为内生殖器炎症或恶性肿瘤所引起;急骤发病者,应考虑卵巢囊肿蒂扭转或囊肿破裂;反复隐痛后突然出现撕裂样剧痛者,应想到输卵管妊娠破裂或流产的可能。

2. 下腹痛部位　下腹正中出现疼痛多为子宫病变引起的疼痛,较少见;一侧下腹痛应考虑为该侧子宫附件病变,如卵巢囊肿蒂扭转、输卵管卵巢炎症,右侧下腹痛还应想到急性阑尾炎等;双侧下腹痛常见于子宫附件炎性病变;卵巢囊肿破裂、输卵管妊娠破裂或盆腔腹膜炎时,可引起整个下腹痛甚至全腹疼痛。

3. 下腹痛性质　持续性钝痛多为炎症或腹腔内积液所致;顽固性疼痛难以忍受应考虑晚期癌肿可能;子宫或输卵管等空腔器官收缩表现为阵发性绞痛;输卵管或卵巢肿瘤破裂可引起撕裂性锐痛;宫腔内有积血或积脓不能排出常导致下腹坠痛。

4. 下腹痛时间　在月经周期中间出现一侧下腹隐痛,应考虑为排卵性疼痛;经期出现腹痛者,或为原发性痛经,或有子宫内膜异位症的可能;周期性下腹痛但无月经来潮多为经血排出受阻所致,见于先天性生殖道畸形或术后宫腔、宫颈管粘连等。

5. 腹痛放射部位　放射至肩部应考虑为腹腔内出血;放射至腰骶部多为宫颈、子宫病变所致;放射至腹股沟及大腿内侧,一般为该侧子宫附件病变所引起。

6. 腹痛伴随症状　同时有停经史,多为妊娠并发症;伴恶心、呕吐考虑有卵巢囊肿蒂扭转的可能;有畏寒、发热常为盆腔炎症;有休克症状应考虑有腹腔内出血;出现肛门坠胀一般为直肠子宫陷凹有积液所致;伴有恶病质为晚期癌肿的表现。

### 四、下腹部肿块

下腹部肿块是妇科患者就医时的常见主诉。肿块可能是患者本人或家属无意发现,或因其他症状(如下腹痛、阴道流血等)做妇科检查时被发现。根据肿块质地不同,可分为①囊性:一般为良性病变,如充盈的膀胱,卵巢囊肿、输卵管积水等;②实性:除妊娠子宫、子宫肌瘤、卵巢纤维瘤、附件肿块等实性块物为良性外,其他实性肿块应首先考虑为恶性肿瘤。

根据发病器官或部位的不同。下腹部肿块可来自肠道、泌尿道、腹壁、腹腔或生殖道等.但以源自生殖道者最多。

1. 子宫增大　凡位于下腹正中且与宫颈相连的肿块,多为子宫增大。子宫增大有以下几种可能:

(1)妊娠子宫:育龄妇女有停经史,且在下腹部扪及包块,应首先考虑为妊娠子宫。停经后出现不规则阴道出血且子宫迅速增大者,可能为葡萄胎。妊娠早期子宫峡部变软时,宫体似与宫颈分离,此时应警惕将宫颈误认为宫体,而将妊娠子宫误诊为卵巢肿瘤。

(2)子宫肌瘤:子宫均匀增大,或表面有单个或多个球形隆起。子宫肌瘤的典型症状为月经过多。带蒂的浆膜下肌瘤仅蒂与宫体相连,且一般无症状,故检查时有可能将其误诊为卵巢实质性肿瘤。

(3)子宫腺肌病:子宫均匀增大、质硬,一般不超过妊娠12周子宫大小。患者多伴有明显痛经。

(4)子宫畸形:双子宫或残角子宫可扪及子宫另一侧有与其对称或不对称的包块,两者相连,硬度亦相同。

(5)子宫阴道积血或子宫积脓:子宫及阴道积血多系处女膜闭锁或阴道横隔引起的经血外流受阻所致。患者至青春期无月经来潮,但有周期性腹痛及下腹部肿块扪及。子宫亦可因宫腔积脓或积液而增大。可见于子宫内膜癌。老年性子宫内膜炎合并宫积脓或在宫颈癌放射治疗后多年出现。

(6)子宫恶性肿瘤:围绝经期或绝经后患者子宫增大,伴有不规则阴道出血,应考虑子宫内膜癌的可能。子宫增长迅速,伴有腹痛及不规则阴道出血者可能为子宫肉瘤。以往有生育或流产史,特别是有葡萄胎史者,若子宫增大,甚至外形不规则,且伴有子宫出血时,应考虑子宫绒毛膜癌的可能。

2. 子宫附件肿块　在正常情况下,子宫附件包括输卵管和卵巢均难以扪及。当附件出现肿块时,多属病理现象。常见的子宫附件肿块有以下几种可能。

(1)输卵管妊娠:肿块位于子宫旁,大小、形状不一,有明显触痛。患者多有短期停经后阴道持续少量流血及腹痛史。

(2)附件炎性肿块:肿块多为双侧性,位于子宫两旁,与子宫有粘连,压痛明显。急性炎症时患者有发热、腹痛。慢性盆腔炎患者有不育及下腹部隐痛史,甚至出现反复急性盆腔炎发作。

(3)卵巢非赘生性囊肿:多为单侧可活动的囊性包块,直径一般不超过6cm。黄体囊肿可在妊娠早期扪及,葡萄胎患者常并发一侧或双侧卵巢黄素囊肿。卵巢子宫内膜异位囊肿多为与子宫有粘连、活动受限且有压痛的囊块。

(4)卵巢赘生性囊肿:不论肿块大小,凡其表面光滑、囊性且可活动者多为良性肿瘤。凡肿块为实性,表面不规则,活动受限,特别是盆腔内扪及其他结节或伴有胃肠道症状者多为卵巢恶性肿瘤。

3. 肠道肿块

(1)粪块嵌顿:块物位于左下腹,多呈圆锥状,直径约4-6cm,质偏实,略能推动。灌肠排便后块物消失。

(2)阑尾脓肿:肿块位于右下腹,边界不清,距子宫较远且固定,有明显压痛伴发热、白细胞增高和血沉加快。初发病时先有脐周疼痛,以后疼痛逐渐转移并局限于右下腹。

(3)腹部手术或感染后继发的肠管、大网膜粘连:肿块边界不清,叩诊时部分区域呈鼓音。患者以往有手术史或盆腔感染史。

(4)肠系膜肿块:部位较高,肿块表面光滑,向左右移动度大,向上下移动受限制.易误诊为卵巢肿瘤。

(5)结肠癌:肿块位于一侧下腹部,呈条块状,略能推动,有轻压痛。患者多有下腹隐痛、便秘、腹泻或便秘腹泻交替以及粪便中带血史,晚期出现贫血、消瘦。

4. 泌尿系肿块

(1)充盈膀胱:肿块位于下腹正中、耻骨联合上方,呈囊性,表面光滑,不活动。导尿后囊块消失。

(2)盆腔肾:先天异位肾可位于髂窝部或盆腔内,形状类似正常肾,但略小。一般无自觉症状。静脉尿路造影可确诊。

5. 腹壁或腹腔肿块

(1)腹壁血肿或脓肿:位于腹壁内,与子宫不相连。患者有腹部手术或外伤史。为了区别是否腹壁肿块,可让患者抬起头部使腹肌紧张,若为腹壁肿块则肿块更明显。

(2)腹膜后肿瘤或脓肿:肿块位于直肠和阴道后方,与后腹壁固定,不活动,多为实性,以肉瘤最常见;亦可为囊性,如良性畸胎瘤、脓肿等。静脉尿路造影可见输尿管移位。

(3)腹水:大量腹水易与巨大卵巢囊肿混淆。腹部两侧浊音,脐周鼓音为腹水特征。但腹水可合并卵巢肿瘤,腹部冲击触诊法可发现潜在的肿块。

（4）包裹性结核性腹膜炎：肿块为囊性，表面光滑，界限不清，固定不活动。囊肿可随患者病情加剧或好转而增大或缩小。

（5）直肠子宫陷凹脓肿：肿块呈囊性，向后穹隆突出，压痛明显，伴发热及急性盆腔腹膜炎体征。后穹隆穿刺抽出脓液可确诊。

（向琳）

# 第二章 女性内分泌疾病

## 第一节 闭经

正常月经周期在大脑皮质控制下调节下丘脑-垂体-卵巢轴的激素周期,子宫内膜发生周期性变化,出现周期性子宫出血。任何环节发生障碍均可出现闭经。病理性闭经是妇科常见症状。亦可是全身各种疾病的一个症状。临床上年满 18 岁少女无月经来潮称原发性闭经。已有月经来潮,然后连续 3 个周期或超过半年无月经来潮,称为继发性闭经。

青春期前、妊娠期、哺乳期和绝经后无月经来潮称生理性闭经,不属本节讨论范畴。

### 一、下生殖道和子宫病变所致闭经

**(一)隐经**

虽有月经来潮,但由于下生殖道先天性异常或后天性损伤而出现阻塞,经血不能外流称作隐经,或假性闭经。患者性腺轴内分泌正常。

1. 处女膜闭锁 处女膜闭锁即无孔处女膜。如果患者子宫及阴道发育正常,则初潮后经血不能外流而积存于阴道及宫腔内,经输卵管反流入腹腔引起腹痛。

(1)临床表现

为原发性闭经,周期性下腹痛。

(2)诊断

检查可出现轻度腹膜刺激征及下腹正中有压痛包块。处女膜向外膨出,张力大。

(3)治疗

在处女膜作 X 形或弯月形切口,排除积血,修剪多余的处女膜瓣使之呈圆形。应注意避免纵形切口,防止损伤尿道及直肠。

一般手术后腹痛可消失。部分患者仍有痛经,需考虑炎症或子宫内膜异位症,确诊后应作相应治疗。

2. 阴道横隔 阴道横隔是副中肾管下端与泌尿生殖窦连接处未能贯通或贯通不全而形成。有完全性横隔与不完全性横隔两种,位置多在阴道中上段交界处。在任何水平均可发生。厚度多为 1～1.5cm。

(1)临床表现

完全性阴道横隔表现为原发性闭经。亦可伴有宫颈闭锁。症状与处女膜闭锁相似。

(2)治疗

切除横隔,排出积血。尽量以阴道黏膜覆盖创面,术后放置阴道模型。以保持阴道扩张,避免粘连,创面愈合撤去模型,定期随访。如有阴道狭窄和影响性交倾向,可再次用模型扩张。

3. 子宫腔粘连　由于子宫颈和子宫腔受损、粘连,导致闭经或月经过少。子宫颈粘连多在内口水平,主要是人工流产时吸头或刮匙反复多次进出子宫颈引起的创伤所致。

(1)诊断

表现为继发性闭经,可出现周期性下腹痛和下腹包块,探针检查可能子宫颈阻塞。

刮宫过度或广泛的子宫内膜炎亦可导致子宫腔完全粘连而闭经。亦可无阳性体征。

组织病理检查和子宫输卵管碘油造影可辅助诊断,近年应用宫腔镜可明确诊断。

(2)治疗

子宫颈粘连者可用小号宫颈扩张器分离粘连。亦有报道用激光分离粘连,排出积血。手术治疗时上推膀胱,纵形切开子宫颈前唇,分离粘连和瘢痕。如子宫腔广泛粘连,盲目刮宫有复发的危险,可选用手术宫腔镜直视下进行宫腔粘连分离术。为防止术后再次粘连,子宫颈管内放置 Foley 氏导尿管,或填塞凡士林纱条,或用碘甘油涂于子宫颈管内。子宫腔可考虑放置宫内节育环 3 个月,术前后用抗生素。术后可用雌激素刺激子宫内膜生长。据报道术后76%患者可受孕,其中80%足月妊娠。

(二)先天性无阴道无子宫

先天性无阴道多无子宫,而先天性无子宫的患者大多亦合并先天性无阴道。本病患者子宫完全不发育或仅呈单个或双侧性肌性结节,伴有阴道完全闭锁(称 Rokitan-sky-Kuster-Hauser 综合征)。

【诊断】

患者表现为原发性闭经,但第二性征发育和染色体正常,可伴有泌尿系发育异常。

宜常规作静脉肾盂造影术辅助诊断。

【治疗】

目的是解决性生活问题,不能恢复月经。常用方法有阴道模型扩张术,人工阴道应用自身皮片移植或羊膜移植,如腹膜代阴道成形术、外阴皮瓣代阴道或乙状结肠移植代阴道等。后者术后不需放置模型扩张,新形成的阴道有足够的深度和宽度,组织柔软和有一定分泌功能,效果较好。

(三)子宫内膜结核

本病绝大多数由输卵管结核蔓延而致,患者表现为原发性闭经。

(四)子宫或子宫内膜切除或子宫腔内放射治疗后闭经

经手术将子宫或子宫内膜切除,或子宫腔内进行放射治疗的患者,多表现为继发性闭经。

【治疗】

放射治疗时应避免损伤卵巢功能,可采用自体卵巢移位植入术,保留卵巢内分泌功能。

对于手术、化学治疗和放射治疗后卵巢失势的治疗,研究中的同种异体胚胎卵巢细胞团移植已进入动物实验阶段,取得初步的成果。

## 二、卵巢性闭经

(一)先天性卵巢不发育

1. Turner's 综合征　因性染色体不分离性畸变所引起,染色体核型 45,XO,即缺一个性染色体。

(1)诊断

表现为原发性闭经。卵巢呈条索状,卵泡不发育,不分泌雌激素,促性腺激素升高,身材矮小,伴多种异常如蹼颈、桶胸、肘外翻、后发际低和主动脉狭窄等,第二性征不发育。生殖器呈幼稚型,子宫发育不良。少数患者染色体呈嵌合体,如 45,XO/46,XX/或 45,XO/46,XY。

(2)治疗

可给予雌孕激素序贯疗法,第二性征可获得进一步发育,防止骨质疏松,月经来潮对患者有安慰作用,子宫内膜周期脱落预防子宫内膜癌。一般主张在骨骼闭合及达到最高身高后应用,过早用药有身材更矮小的倾向。文献报道个别患者可妊娠,但易流产和死胎,存活的婴儿则有畸形或智力迟钝的可能。Turner's 综合征患者中含有 Y 染色体者需手术切除性腺,以防恶变。

2. 单纯性卵巢发育不全　发病机制不明,染色体核型 46,XX 占 46%,46,XY 占 30%,嵌合体占 24%。

(1)诊断

表现为原发性闭经。卵巢呈索状,雌激素水平低下,促性腺激素升高。睾酮低下可与睾丸女性化鉴别。身材正常或高大,外表女性型,第二性性征幼稚,女性生殖器幼稚型。

(2)治疗

患者不能生育,用雌激素替代疗法。每日用炔雌醇 0.0 125～0.05mg,连用 20～22d;最后 5～7d 加甲羟黄体酮,2mg/d。停 8～10d 后又重复此疗程。本疗法药效高、用量少,副反应也小。有 Y 染色体者宜手术切除性腺防止恶变。

(二)睾丸女性化

外周雄激素受体衰竭,对雄激素不敏感,是一种 X 染色体隐性遗传病,姐妹均可得病。染色体核型 46,XY。

【诊断】

患者有睾丸不但不下降,表型为女性,第二性征发育,但依赖雄激素的阴毛和腋毛则缺乏。无女性内生殖器,外生殖器受雌激素影响为女性型,但阴道短,是假两性畸形,原发性闭经。青春期以后雌激素浓度较正常男性高,促性腺激素轻度升高,血浆睾酮浓度与男性相同。

少数患者末梢器官部分性有雄激素受体或受体不稳定,称为不完全性睾丸女性化,体态女性型,出现阴蒂肥大或阴茎短小伴尿道下裂。少数患者社会性别为男性,或轻度男性化。

【治疗】

患者多数社会性别是女性,睾丸多位于腹股沟,少数在腹腔内,恶变率达10%以上,故青春期应予切除。术后给予雌激素替代治疗。

不完全性睾丸女性化患者应及早切除睾丸,以免发生男性化现象。尽管不能生育,但仍可结婚和过性生活。

(三)卵巢功能早衰和高促性腺激素性闭经

过去认为促卵泡激素高于40IU/L,雌激素水平低下,40岁以前收经即为卵巢早衰。但目前更倾向于在年轻妇女用"高促性腺激素性闭经"这一术语来描述,这些患者约20%卵巢尚存有卵泡,或可恢复月经。对此类患者需明确诊断。

1992年,Rebar和Cedars提出了暂定的高促性腺激素性闭经的分类,他们将其分为6类:

1. 细胞遗传改变 ①生殖细胞数目减少;②加速闭锁;③X染色体结构改变或缺失;④X染色体三体性或其嵌合体;⑤与强直性肌营养不良有关;

2. 酶缺陷 ①17α-羟化酶缺乏;②半乳糖血症;

3. 物理损伤 ①化疗药物,特别是烷化剂;②放射治疗;③病毒感染,如腮腺炎;④吸烟;⑤手术摘除;

4. 免疫失调 ①与其他自身免疫疾病有关;②单纯免疫失调;③先天性胸腺萎缩;

5. 促性腺激素分泌或作用缺陷 ①分泌无生理活性的促性腺激素;②α或β亚单位缺失;③促性腺激素受体或受体后的缺陷;

6. 特发性。

【诊断】

高促性腺激素性闭经患者表现为原发性闭经的占15%,表现为继发性闭经的占85%,两者相比较,前者染色体核型异常和雌激素缺乏的症状较明显,卵巢排卵和妊娠的机会较少。

【治疗】

高促性腺激素性闭经的基础治疗是雌激素替代治疗,可防止骨质疏松,较年青的卵巢物理损伤的患者疗法可参阅上文;年龄较大的,则每周用羟炔雌醚(又称尼尔雌醇)1～2mg,每半年用7～10d甲羟黄体酮,6mg/d,此疗法强效、长效,且副作用小。如孕激素撤药后无月经,要排除妊娠。

有人试用外源性促性腺激素增加对卵巢的刺激,或用大剂量雌激素或促性腺激素释放激素促效剂去抑制促性腺激素,目前尚在探讨阶段。

对有生育要求的患者,最好采用捐卵的生殖技术,如体外受精和胚胎移植、输卵管内配子移植等。卵巢衰竭的患者,其子宫的内膜恢复有多种方案,如口服、经阴道或皮肤吸收的雌激素和口服、阴道或肌内注射吸收的孕激素。卵巢有功能的患者,先予促性腺激素释放激素促效剂,造成一种药物性无卵巢功能状态,再用外源性卵巢激素替代,如受孕成功,外源性激素补充需持续到胎盘功能参与,给予雌激素 7 周以上,孕激素 9 周以上,一般直至第 15 周。妊娠成功率高可能与捐卵质量好及子宫内膜激素准备充分有关。输卵管内配子移植的成功率可达 75%。

（四）卵巢肿瘤

卵巢肿瘤可致闭经,详细内容参考有关章节。

### 三、垂体性闭经

（一）垂体功能不全

垂体受缺血、炎症、放射及手术等破坏、垂体前叶功能低下而闭经。多见于产后大出血、休克时间较长的患者,垂体组织缺血坏死。如果垂体前叶 1/2 被破坏,可出现明显的促性腺激素缺乏;若破坏超过 3/4,可致全垂体功能低下,包括肾上腺皮质功能和甲状腺功能低下,称为 Sheehan's 综合征。表现为卵巢、甲状腺及肾上腺皮质功能的减退。

【临床表现】

最初出现症状为产后无乳;继而闭经或月经稀少;阴毛腋毛脱落;生殖器官萎缩;性欲减退;畏寒;黏液性水肿;消瘦;易疲乏;低基础代谢;低蛋白血症或低血糖。垂体一种或多种促激素减少。

【治疗】

给予内分泌替代治疗,方案要根据激素缺乏的种类而定。卵巢功能减退者,给予周期性雌孕激素序贯治疗,口服己烯雌酚 0.5mg,1 次/d,共 22d,甲羟黄体酮 4mg,2 次/d,共 8d。甲状腺功能减退者,可根据减退程度给予甲状腺素,但要慎重,因若同时存在严重的肾上腺皮质功能不全则有可能诱发肾上腺危象。肾上腺皮质功能减退者,可用可的松每日 12.5 ~ 25mg 或地塞米松每日 0.75 ~ 2.25mg。营养方面亦应加强,有感染者要用抗生素。可用外源性促性腺激素诱发排卵,再次妊娠。

（二）垂体肿瘤

在垂体微小腺瘤中,催乳素腺瘤约占 44%,伴有闭经溢孔者诊断更明确。催乳素抑制卵巢对促性腺激素的反应,也抑制垂体对促性腺激素释放激素的反应,从而引致闭经。

【临床表现】

生长激素腺瘤占 32%,表现为巨人症或肢端肥大症;

促肾上腺皮质激素瘤占 7%,表现为库欣综合征;

无功能垂体腺瘤占 16%,促甲状腺素瘤、促性腺激素腺瘤及混合性腺瘤较少见;

这些肿瘤早期不常见催乳素升高;

颅咽管瘤生长缓慢,好发于 20 岁左右。任何年龄均可发生。

【治疗】

手术治疗可选择经蝶骨切除腺瘤。现采用唇下切口,分离鼻黏膜,切除部分鼻隔暴露蝶鞍,在手术显微镜下操作,使安全性大大增加。

微腺瘤有内分泌亢进时,可采用药物治疗,如催乳素腺瘤可用溴隐亭治疗,以恢复排卵受孕。颅咽管瘤考虑颅骨切开术,术后需内分泌替代治疗。有生育要求者可给予外源性促性腺激素诱发排卵受孕。

### 四、下丘脑性闭经

(一)功能性下丘脑性闭经

功能性下丘脑性闭经是指下丘脑无器质性病变,垂体和卵巢功能完备的下丘脑性闭经。多为继发性闭经。受精神紧张、营养和运动等因素影响,功能性的内源性阿片和多巴胺活性增加,抑制促性腺激素释放激素(gonadotrophin releasing hormone,GnRH)脉冲分泌。这些中枢介质的变化可损害下丘脑对其他垂体激素分泌的调节,使生殖激素黄体生成激素(luteinizing hormone,LH)、促卵泡激素(follicle – stimulating hormone,FSH)、催乳素(prolactin,RRL)分泌抑制,血清甲状腺素($T_4$)和三磺甲状腺氨酸($T_3$)低下,提示有甲状腺刺激素(thyroid stimulating hormone,TSH)低下的可能,而皮质醇和生长激素(growth hormone,GH)则上升。

1. 精神因素性闭经  下丘脑受高级神经中枢支配,精神过度紧张、极度悲伤、过分忧虑和恐惧、强烈的妊娠愿望、生活环境改变等均可使大脑皮质-下丘脑功能失调导致闭经。精神紧张与促肾上腺皮质激素释放激素(corticotropin releasing hormone,CRH)增加相关,交感神经释放去甲肾上腺素,垂体前叶分泌促肾上腺皮质激素(adrenocorticotrophic hormone,ACTH)和β-内啡肽。ACTH 使肾上腺皮质分泌皮质醇,髓质分泌肾上腺素。皮质醇、雄烯二酮和硫酸脱氢表雄酮同时升高,提示 ACTH-肾上腺轴活性增加,而 CRH 和 β-内啡肽均在下丘脑抑制 GnRH 脉冲分泌,令 LH 脉冲分泌减少。皮质醇在垂体水平导致垂体对 GnRH 敏感性下降。

治疗:随着患者精神紧张的消除和生活方式改善,常可自然恢复月经。预防骨质疏松可选用雌激素替代疗法。有生育要求者可用小剂量氯米芬诱发排卵,开始时剂量为 25mg/d,连用 5d,让药物在低雌激素状态下发挥其弱雌激素作用。如氯米芬无效,可选用 GnRH 脉冲静脉给药,5~10ug/次,间隔 120min,排卵后间隔延至 240min;用绒毛膜促性腺激素(hCG)1 500IU,每 3d 一次,共 4 次,维持黄体功能,排卵率达 90%,其中25%~30%受孕。卵巢过度刺激综合征低于1%。亦有报道试用特异性阿片受体拮抗剂纳曲酮 50mg,1 次/d,超过 35 天未见效果为无效,排卵率为 75%。

另一种对中枢介质包括胆碱能、5-羟色胺能、多巴胺能和阿片能均有作用的药物是乙酰-1-卡尼汀,每日口服 2g,治疗 6 个月,能恢复月经。

2. 营养不良性闭经  严重的营养不良可导致低体重。患者对纳曲酮可有反应,闭经与下丘脑内源性阿片类紊乱有关,垂体对 GnRH 反应不敏感,LH 波动频率增加但幅度减少,持续时间缩短。神经性厌食症病因是精神心理性的进食障碍,使下丘脑功能受影响。这些患者下丘脑功能异常与体重下降同时存在。

临床表现为不愿进食、消瘦、闭经、便秘、低体重、低血压、低血糖、心动过缓,有报道此病对纳曲酮无反应,卵巢激素的负反馈机制受损。可能是一种非阿片类的与营养不良有关的因子起作用。GnRH缺乏,LH波动频率减少或缺乏。此病应与垂体功能减退引起的恶病质鉴别,后者有产后大出血病史。

治疗:营养不良低体重患者加强营养,体重增加,月经可恢复正常。神经性厌食症患者应进行精神治疗,同时给予高热量流质饮食,多数患者当体重恢复至正常的80%时月经恢复。但病因属精神心理性的,如这个问题不解决,患者仍持续闭经。有生育要求者可试用克罗来芬或外源性促性腺激素治疗。有资料显示,营养不良低体重的闭经,用促甲状腺素释放激素(thyrotropin releasing hormone,TRH)可使LH,FSH分泌明显增加;但神经性厌食症用TRH后,LH、FSH无明显增加,其临床意义尚待探讨。

3. 运动性闭经　闭经和月经稀发在运动员中的发生率为10%～20%,以跑步、游泳和自行车运动员发生最多,与训练强度、体重下降、脂肪组织减少、精神情绪过度紧张、食物蛋白质比例下降等因素有关。下丘脑功能紊乱,某些激素水平改变,往往多种因素同时起作用。目前已知运动性闭经患者的基础β-内啡肽和皮质醇水平较高,运动诱发的儿茶酚胺释放使中枢阿片肽产生,β-内啡肽升高抑制LH的脉冲分泌。

治疗:为改善低雌激素症状,可用雌激素替代治疗,加用孕激素使月经来潮。有生育要求者,可用氯米芬诱发排卵或外源性促性腺激素治疗。运动员减少运动量或增加体重可恢复正常月经,但这种方法运动员难以接受,因此,药物治疗是必要的。

4. 避孕药引起的闭经　避孕药作用于下丘脑,抑制其释放激素,进而减少垂体促性腺激素的分泌而导致闭经,亦称为过度抑制综合征。1%～2%妇女服药后发生闭经,其中青年妇女较多见,可能是下丘脑-垂体-卵巢轴尚不成熟。大部分病例停药后6个月内自然恢复正常月经。

治疗:改用其他方法避孕。可用小剂量雌激素或人工周期,连用3个周期,停药后恢复月经。有生育要求者亦可用氯米芬或促性腺激素,甚至GnRH治疗。

(二)器质性缺损下丘脑性闭经

是先天性下丘脑缺陷、脑部肿瘤、炎症、损伤等引起的、下丘脑功能减退所引起的闭经。如单纯促性腺激素缺乏,其特点是GnRH分泌减少,导致促性腺激素低下的性腺功能减退,类无睾症特征,第二性征幼稚和原发性闭经。一些患者伴嗅觉缺失,即诊为:Kallman综合征。这种缺陷可能是在胚胎发生时,GnRH神经元发育不完全或未从嗅球移行至下丘脑,一些患者可确认嗅球发育不良。

【治疗】

要用雌激素替代治疗促使第二性征发育,并促使骨骺融合,避免长得过高。有生育要求者,可用氯米芬、促性腺激素或GnRH脉冲治疗。

**五、其他内分泌腺功能失常性闭经**

(一)肾上腺皮质功能失调性闭经

当肾上腺皮质由于增生或肿瘤而功能亢进时,可产生皮质醇增多症(即柯兴氏综合征)、醛固酮增多症、肾上腺性征异常征(即 adrenogenital 综合征)或先天性肾上腺增生症。以上情况均可出现闭经或月经量少,糖皮质激素可抑制垂体促性腺激素的释放,并抑制促性腺激素对卵巢的刺激作用。严重的电解质不平衡可影响正常月经功能。

肾上腺性征异常征和先天性肾上腺增生症均有过多的雄激素产生。雄激素分泌过多可抑制卵巢功能,导致雌激素分泌减少而发生闭经。

肾上腺皮质可由于结核、严重败血症、全身性真菌感染、创伤、手术、全身性淀粉样变性而受破坏,或由于先天性肾上腺发育不全而发生功能减退。功能减退导致糖皮质激素及醛固酮分泌不足。由于体重锐减、低血压、低血糖等,卵巢功能受影响而出现闭经。

【治疗】

应针对引起肾上腺皮质功能亢进或减退的病因进行治疗。如有腺瘤,应手术切除。如为肾上腺皮质增生,可作肾上腺次全切除术。对存在的低血钾、糖代谢紊乱、蛋白质分解过度、感染等,应对症治疗。

对先天性肾上腺增生症,应给予糖皮质激素治疗,目的是替代肾上腺分泌糖皮质激素的不足,另外是抑制过多的 ACTH 释放,从而减少雄激素的过度产生。有些患者用氯米芬诱发排卵。轻度的肾上腺皮质增生症的临床表现类似多囊卵巢综合征,此类患者可给予可的松,每日 15~50mg;或泼尼松,5mg/d。对肾上腺皮质功能减退症患者应予补充生理性剂量的肾上腺皮质激素。

在进行以上治疗的同时,如卵巢功能低下可周期性给予小剂量雌激素,如炔雌醇,每日 0.01~0.04mg,或己烯雌酚,每日 0.5~1mg,连服 3 周,停药一周后再开始新的周期治疗。

(二)甲状腺功能失调性闭经

甲状腺功能亢进症患者月经周期往往不规则,周期多延长,月经量常逐渐减少,以至闭经。血浆性激素结合蛋白的浓度增高,而雌二醇的游离部分不高,反可降低。

甲状腺功能减退症患者由于缺乏甲状腺激素,活性较大的雌二醇转变为活性很低的代谢物雌三醇的过程加速。雌二醇减少可引起卵巢功能障碍。患者月经周期不规律,长期紊乱后可发生闭经。

【治疗】

对甲状腺功能亢进症患者可用抗甲状腺药物以减少甲状腺激素的分泌,如药物治疗效果不佳,可施行甲状腺部分切除术。此外,还需用镇静剂、交感神经阻滞剂及补充维生素等以调节整体功能,经治疗后月经可以恢复正常。

对甲状腺功能减退症患者主要用甲状腺激素替代疗法。一般服药 2 周左右可见食欲改善,月经趋向正常。对严重贫血患者,应补充铁剂或维生素 $B_{12}$。

(三)糖尿病性闭经

糖尿病是胰岛素分泌绝对或相对不足造成。它导致糖代谢的紊乱,使血糖浓度过高,出现糖尿。本病多见于 40 岁以上的中老年人,发病于幼年者称幼年型糖尿病。

幼年型糖尿病患者(大多在 15 岁以下)约 1/2 发生闭经。

【治疗】

糖尿病的治疗主要是依靠饮食的控制及降糖药物或胰岛素。治疗后月经多能恢复正常。

### 六、闭经 – 溢乳综合征

参阅本章第二节"高催乳素血症及闭经溢乳综合征"。

### 七、多囊卵巢病

参阅本章第四节"多囊卵巢综合征"。

【护理措施】

1. 向患者讲述发生闭经的原因,耐心向患者讲清病情、治疗经过等,减轻患者的思想压力。

2. 解释必须按时、按规定接受有关检查的意义,取得其配合以便得到准确的检查结果和满意的治疗效果。

3. 指导合理用药,应将药物的作用、剂量、具体用药方法、时间、副反应等详细讲清,并确认患者完全正确掌握为止。

(陈映霞)

# 第二节　高催乳素血症及闭经溢乳综合征

RRL 是腺垂体分泌的一种激素,血中含量过高,便称作高催乳素血症。泌乳症是指乳腺异常分泌乳液,妇女于非孕期或产后,和产后哺乳断奶一年后,一侧或双侧乳腺有乳样液自然溢出或被挤压出。生育年龄妇女泌乳症的准确发生率未明,文献报道为 0.1% ~0.5%,此与是否常规对月经异常妇女进行乳腺检查而异。泌乳妇女中,约 80% 有月经异常,表现为闭经或月经稀发。其中 25% 患垂体肿瘤。有 79% ~97% 兼患高催乳素血症,而后者则约 30% ~80% 有泌乳。Yen 曾报道 100 例泌乳妇女中,有 80 例闭经,20 例月经正常,血清催乳素升高前者有 60 人,后者有 10 人。闭经妇女中,有 33% ~45% 兼泌乳。笔者等研究一组 73 例月经稀发、闭经患者中,兼泌乳者占 50.68%,闭经兼高催乳素血症者为 81.5%。可见高催乳素血症并非不常见,且大多数有闭经或月经稀发,导致慢性无排卵或稀发排卵而不孕。

生长激素、胰岛素、雌激素、皮质激素及催乳素等是乳腺正常发育及泌乳所必需的激素,而垂体分泌的催乳素则是泌乳最重要的激素。

催乳素是 1971 年应用放射免疫分析法首先从人血清中测到,并于 1972 年从人垂体中提取出。循环中的催乳素水平是呈昼夜节律释放模式,深夜睡眠时浓度达高峰水平,约晨早稍迟降至基值水平。病理和生理失调可影响催乳素分泌,阻抑其生理的昼夜分泌节律。

催乳素升高对下丘脑-垂体-性腺轴各环节均有影响。催乳素升高可促使性腺对垂体促性腺激素产生对抗性,影响性腺正常功能和性激素合成与分泌降低,在女性引致泌乳兼闭经或月经稀发和不孕。在笔者等一组闭经泌乳患者中,高催乳素血症占71.2%,血清促卵泡激素(FSH)、黄体生成素(LH)和雌二醇水平均在正常月经周期早卵泡期值限或稍低。

现已知有几种不同分子量的催乳素存在于血液循环中,一般有3种:①小分子催乳素,其分子量约22kDa,是单体形式,具有高受体亲和力和生物活性;②大分子催乳素,分子量约50kDa;③大大分子催乳素,分子量约100kDa。这些不同分子量的催乳素对人类生理有不同的生物活性。后两者为聚集体,无生物活性但通常有免疫反应,故放射免疫分析血清催乳素水平与临床现象可不相符合,如妇女血清催乳素升高但月经正常,其催乳素含70%~90%大分子催乳素,而正常则为>5%。

Corenblum(1990年)报道5例高催乳素血症无临床症状而月经正常的妇女。在较大量人群观察中发生率为1.2%,且在正常或催乳素腺瘤亦可有大分子催乳素存在。

下丘脑疾患或失调可引起多巴胺分泌减少,失去其对垂体催乳素分泌的正常抑制作用,致催乳素分泌增多而发生泌乳、月经稀发或闭经。个体乳腺对催乳素敏感性有异,敏感性高者,催乳素分泌正常亦可产生反应而泌乳。引起高催乳血症的因素很多,可有生理性、药物性、病理性和功能性或特发性:

1. 生理性 妊娠、产后及哺乳、睡眠、进食、情绪紧张及剧烈运动等均可引起高催乳素血症。已知妊娠期随着雌激素分泌渐增,血清催乳素水平亦进行性升高而有乳液分泌。笔者等一组180例正常妊娠妇女,血清催乳素于孕早期为136ng/mL,晚期高达537.4ng/mL。

产后哺乳,一般12周催乳素恢复正常,此时不需高水平的催乳素亦能维持泌乳。

笔者统计一组产后断乳后或流产后出现泌乳闭经或稀发月经者,血清催乳素升高者达43.5%。

情绪紧张、剧烈运动或进食会促使肾上腺皮质激素分泌及最终脑胚肽增多,改变下丘脑神经介质5-羟色胺及多巴胺的正常调节,使催乳素分泌增加亦可发生高催乳素血症及月经异常。

2. 药物性 药物因素是高催乳素血症最常见的原因,主要是抗多巴胺合成分泌贮存或结合所致多巴胺减少。

(1)抗精神病类药:据报道,接受精神病类药治疗的妇女中,约50%有泌乳。最易引起泌乳者为吩噻嗪类的盐酸氯丙嗪,75%~80%用者可出现泌乳闭经。轻性镇静剂如利眠灵、甲丙氨酯及安定等长期用亦可诱发泌乳;

(2)抗高血压药:已知抗高血压药中,可引起催乳素升高及(或)泌乳者有利血平和甲基多巴;

(3)麻醉药:此类药含阿片类物如吗啡和海洛因,可诱发泌乳及(或)高催乳素血症;

(4)类固醇激素:包括合成雌激素和雌孕激素复合剂;

(5)甲氧氯普胺:是一种多巴胺受体强效拮抗剂,有影响多巴胺代谢及阻抑垂体多巴胺受体的作用,使抑制催乳素功能减退,催乳素分泌增加。

3. 病理性

(1)原发性甲状腺功能低下:患者中约30%催乳素水平升高及2%～5%有泌乳。

(2)下丘脑失调:下丘脑肿瘤、退行性变、肉芽肿、血管性或感染性病变等恒定抑制多巴胺的分泌。

(3)垂体干切断:阻抑多巴胺进入前垂体。

(4)垂体失调:在脑瘤中约10%为垂体肿瘤,而垂体瘤中有60%～70%属催乳素瘤,患者常兼有泌乳和闭经。经尸解证实,催乳素腺瘤是病理性高催乳素血症常见病因。Katz和Adashi(1990年)提出催乳素腺瘤是非进行性发展肿瘤,多数微细瘤未经治疗可退化或维持不变。但肿瘤扩展严重者可压迫视神经致视力不清、头痛等,故垂体催乳素瘤是高催乳素血症的重要病因。

(5)慢性肾功能衰竭:患者因功能问题导致催乳素廓清低减。

(6)局部因素:局部刺激如胸廓手术、创伤、带状疱疹或慢性乳腺刺激等可致高催乳素血症,但其机制未明。

4. 功能性或特发性　特发性高催乳素血症是下丘脑对垂体泌乳细胞调节异常所致。

【临床表现】

1. 泌乳　非产后泌乳是高催乳素血症的标志,约30%不伴催乳素升高。反之,高催乳素血症非常伴发泌乳。这可由于血清催乳素含有免疫反应的大或大大分子催乳素而缺乏生物活性。

2. 月经异常　可表现为月经频发以至月经稀发和闭经。

3. 雌激素低下的表现　高催乳素血症是一种化学性卵巢切除术。有不少患者可有血管舒缩症状、乳房变小和阴道萎缩,严重者可有骨质疏松。

【诊断】

引起高催乳素血症的常见原因有药物使用及垂体腺瘤,近年发现产后或哺乳断奶一年后泌乳者亦不少。故对泌乳闭经、月经稀发及(或)不孕者应详细询问病史、体检及妇科检查、实验室检查和其他辅助检查。

1. 病史

详询月经史、末次妊娠及产后哺乳情况,药物使用,泌乳情况,头痛或视力异常等。

2. 体检

体检除一般妇科检查外,应常规检查双侧乳腺有无泌乳。检查时宜用手从乳房周围向乳头方向挤压。泌乳常呈乳白色或水样,显微镜下见脂肪球是确定泌乳的简单方法。

3. 实验室及其他辅助检查

(1)血清催乳素放射免疫法分析　一般宜先作甲状腺功能检查,包括甲状腺素($T_4$)和促甲状腺激素(TSH),以排除甲状腺功能低下。

对单侧或双侧,间断或持续,自然或挤压溢出乳液伴月经稀发,闭经或排卵障碍者,常规作血清催乳素测定,准确测定催乳素水平是决定高催乳素血症的最重要方法。取血时间应在清晨空腹时进行,以免生理性因素(进食、睡眠、紧张等)影响结果。

闭经者宜进行血清 LH 和 FSH 检查,多囊卵巢患者亦有 20% 左右伴轻度血清催乳素升高。

遇血清催乳素 2~3 次检查均升高者,或患者有头痛及视力异常时,需作视野及放射检查蝶鞍区,以排除垂体肿瘤。

(2)放射学检查　Reyneick(1983 年)指出,X 线检查蝶鞍正侧位可发现垂体肿瘤约 30%。由于 X 线平片诊断是依据骨的改变,断层照片诊断鞍内肿瘤准确率约 60%,而阴性率达 72%,故近代已不采用,而应用更敏感的电子计算机轴向 X 线断层摄影术(computer tomography,CAT)或核磁共振显像(magnetic resonance imaging,MRI)。

第四代 CAT 已可发现直径 2mm 大小的微腺瘤。Katz 与 Adashi 认为 MRI 法三面显像可较好检查瘤体向鞍外发展至视神经及视交叉,且缺乏电离子电离放射或其他生物效应,故适宜于反复试验。但对微小或正常大小的垂体和蝶鞍底部离散病灶则不如 CT 敏感。

Blackwell(1985 年)报道,血清催乳素水平常直接与垂体肿瘤大小相关。一般催乳素 50ng/mL 时发现微腺瘤者占 25%,水平在 100ng/mL 时发生率达 50%,而水平达 200~300ng/mL 时则几乎 100% 可见垂体肿瘤。但当肿瘤扩展压迫及组织坏死时,催乳素水平常可降低。Reyecak 曾提出功能性高催乳素血症患者催乳素水平极少超过 100ng/mL,而垂体肿瘤则 10% 可达此水平,超此水平则 25%~75% 的蝶鞍可有异常,水平超过 300ng/mL 则几乎可诊断。并认为催乳素水平对诊断价值甚大。

(3)眼科视野检查　如有头痛及视力不清者,宜作视野检查以排除肿瘤扩展压迫视交叉。

【治疗】

1. 治疗原则

泌乳症患者经诊断后宜根据不同病因而给予治疗。对甲状腺功能低下者,给予甲状腺素一般可奏效。若泌乳是继发于外源性药物,应酌情停止用药,往往于停药短期内泌乳停止及恢复正常月经周期。笔者等研究一组因服甲氧氯普胺引致闭经及泌乳者,均于停药 1~2 个月内泌乳消失,月经恢复正常,催乳素亦降至正常水平。用类固醇避孕药者亦停药后 2~3 周催乳素回复基值水平。持续水平升高者应进一步作 CT 扫描,以排除垂体微腺瘤,产后或产后哺乳断奶一年后泌乳者,如乳液非自然溢出或不干扰血清催乳素(即催乳素正常)者,一般可不治疗而给予定期随访检查,以防有垂体微腺瘤存在。

Schlechte(1989 年)对高催乳素血症患者 30 人未进行治疗,前瞻性观察 3~7 年,从临床内分泌和放射学分析其自然规律。在 14 例原 CT 扫描正常者中有 4 人发展为肿瘤,其中 3 人催乳素水平持续升高符合 CT 结果,另一人催乳素水平波动甚大。提出催乳素瘤是相对良性和高度缓慢生长,对高催乳素血症患者不宜确定为催乳素瘤,除非催乳素稳定上升。应定期随访,6 个月后每年作血催乳素分析,每 2 年作 CT 扫描。

March 等（1981 年）指出高催乳素血症患者中，不到 10% 发展成肿瘤。Koppelman 等（1984 年）亦观察 25 例，其催乳素水平最低在 50ng/ml 维持最少 2 年，未经治疗随访 11.3 年，仅一人发展为肿瘤。故认为当症状非不可耐受及无生育要求者可不做治疗，但需定期检查。

对泌乳、闭经或月经稀发伴高催乳素血症。原因不明的功能性高催乳素血症（特发性）患者，或 X 线及/或 CAT 检查证实为垂体肿瘤者，近代一般根据情况分别给予单纯内科药物治疗或药物结合手术和放疗。药物治疗，临床应用的药物均针对降低血清催乳素水平而合成。常用有麦角碱类衍生物如甲磺酸溴隐亭、甲磺酸麦角晴、马来酸麦角乙脲和硫内麦角林等。此类制剂中，以溴隐亭市面供应较多，是临床使用较广的多巴胺促效剂。另一种为麦角酸衍生物甲麦角林，是一种拮抗 5-羟色胺的合成制剂。两类药物分别通过增强多巴胺活性或拮抗 5-羟色胺的调节，使催乳素分泌减少，恢复下丘脑-垂体-卵巢轴的正常调节功能。此外，近年报道这类药物对正常催乳素细胞及癌细胞均有影响，故可缩小垂体肿瘤。

2. 药物治疗

（1）溴隐亭　此药来自麦角碱类的半合成产物，是特异性的催乳素抑制剂，1969 年临床开始试用。口服溴隐亭迅速从胃肠道吸收，服后 3h 达高峰水平，半衰期 3.3h。单次给药抑制催乳素分泌达 47% ~96%，此效应可维持 12 ~14h，至少 9h，此时血中已不可测出。约 98% 和 2% 分别从粪便和尿排出。长期服药催乳素水平可连续下降。近年对因口服而致胃肠道反应不能接受者改经阴道给药，药物进入血液的浓度持续升高达 8h 以上，从而降低催乳素水平。

一般每日量为 2.5 ~10mg，常用 2.5 ~7.5mg 分次服，2.5mg/次。对催乳素腺瘤患者日量很少需超过 20mg，而对特发性高催乳素血症则日量 1.25mg 已足够。治疗开始时剂量宜少，可 1.25mg 日服 2 次，7d 后增至 2.5mg，以降低副反应。此药对降低催乳素水平，抑制泌乳及恢复正常月经周期非常有效。有 73% ~100% 患者恢复正常月经周期，可于开始服药一个月内恢复，85% 于治疗半年恢复，且约 57% ~100% 有排卵。

笔者等研究一组 33 例经溴隐亭治疗后，恢复排卵月经周期者 80%，时间 1 ~21 周，平均 7 周，月经稀发者于服药 1 个月内恢复。妊娠率 72.2%。泌乳消失占 84.8%，时间 1 ~21 周，平均 6.1 周。血清催乳素水平下降者 73.7%。虽然泌乳可于开始治疗数日改善或停止，但个别病例则虽待催乳素降至正常，泌乳显著减少但仍未消失。

（2）培高利特　是一种长效多巴胺促效剂，单次口服 50μg 可显著降低催乳素最少达 24h，3h 内可降低治疗前数值的 41%，24h 平均为治疗前的 28.8%。

开始口服剂量为 25 ~50μg，于睡前小食后服，以减少副反应。持续治疗量需根据催乳素水平及肿瘤大小而调整，大剂量平均 81μg/d，垂体微腺瘤平均剂量 46μg/d，巨腺瘤平均 184μg。服药后 76% ~89% 患者恢复月经，首次平均于治疗后 2 个月恢复，黄体酮测定多显示有排卵。

（3）甲麦角林　副反应较微。Bohnet（1986 年）报道此药可用于对溴隐亭不能耐受的患者。

治疗开始为 4mg/d，晚上服，1 周后增至 8mg，4 周后可再增至 12mg，每日分 2～3 次，饭后服，极量 24mg/d。治疗 8 个月后 96.5% 患者可恢复正常月经，约 57.1% 于治疗当月恢复。排卵率 72.4%，妊娠率 24.1%。垂体肿瘤患者其效果则略低。

（4）溴隐亭 SRO　一种新的更强效的麦角类制剂：Ayalon 等（1988 年）曾对 21 例用溴隐亭治疗过的高催乳素血症患者（CT 扫描除 2 例外余均为催乳素瘤）用溴隐亭 SRO 做治疗研究，据报道，受试者每日口服，2.5～5mg/次，9 例于服药 12h 后血清催乳素水平降至正常，6 例于第 7d 恢复正常，余 6 例于一个月血清催乳素虽下降但仍未达正常水平。所有患者均重复 CT 检查，有 7 人（35%）肿瘤缩小伴催乳素显著下降。据此，他们提出溴隐亭 SRO，口服，2.5～5mg/次，较溴隐亭日量 5～15mg 能更有效地抑制催乳素，且多数患者对副反应易耐受。

（5）长效多巴胺促效剂

①CV205-502：此药为最近研制成的非麦角类制剂：Homburg（1990 年）曾做过双盲法比较，结果提示本药日量低每日（0.075mg），可有效地较溴隐亭降低催乳素，且反应亦较少。Brue 等（1992 年）亦曾做过研究，认为本药可克服患者对溴隐亭的耐药性，患者耐受良好，似为治疗催乳素瘤更有利的一种药物。

②溴隐亭 LA（长效）和 LAR（长效反复用）：是较新的溴隐亭注射剂，用于肌内注射。单次注射 LA50mg，3 个月后可显著降低催乳素并持续下降约达 6 周。LAR 对催乳素瘤反复用药显示催乳素回复正常率高，且单次注射 50mg 后催乳素稳定抑制达 4 周或更长时间及瘤体迅速缩小，副作用轻，严重低血压亦于 24h 后消失。

多巴胺促效剂是治疗高催乳素血症和催乳素瘤的选择药物。有些患者不能耐受口服制剂可适用注射剂。总之，长效非麦角衍生物 CV205—502 可提供 1 次/d 的有效疗法，副反应率低。注射制剂溴隐亭 LAR 可持续抑制催乳素达 4 周，并可每隔 4 周重复用药。另外，溴隐亭改良的持续释放制剂 SRO 是一种吸收缓慢药。目前有学者认为溴隐亭仍然是宝贵的用于治疗高催乳素血症的标准多巴胺促效剂，常规用药为 1 次/d，可控制许多患者的催乳素水平。

3. 药物副作用

上述药物的副作用大致相同，主要为恶心，少数患者有呕吐，两者均于治疗头 2～3d 出现，且为短暂性，常随继续治疗而消失，于食后服药或降低剂量可减轻症状。次为直立性低血压，头晕或眼花，偶有疲倦，食欲缺乏，便秘，鼻塞和嗜睡等，但症状均轻及多能耐受而长期服药。培高利特可致转氨酶升高。有报道大剂量溴隐亭可诱致严重心搏快及心律失常。但多数长期治疗未见任何不良反应。

4. 治疗方法

（1）泌乳高催乳素血症　服溴隐亭 2.5mg，2 次/d，可于数天内迅速降低催乳素水平，有75%～80%患者于6～8周内恢复正常月经功能。为减少副反应，有学者主张开始治疗时，可每日服1.25mg，2次/d，一周后无不良反应时增至2.5mg，2次/d或3次/d。

治疗期间需用基础体温监视排卵，定期1～3个月复查血清催乳素。无须生育者应采取避孕措施，但不宜使用类固醇避孕药。一般选择方案有如下几种：

①持续服药：每日口服溴隐亭5mg，分2次服，6周后未见月经复潮或超期5～6周仍未再来潮，经证实为妊娠者需停止治疗。偶有个别持续服药仍未恢复规律排卵者，可同时加用氯米芬或人绝经促性腺激素（human menopause gonadotropin，HMG）疗法。Barnal与Villamizer（1982年）提出低剂量单次夜服法，每晚10～11时服2.5mg，使药物高峰水平与催乳素分泌高峰相一致，以取得良好的抑制催乳素效果，及后则改用1.25mg为维持量。

②间断服药：如上法口服溴隐亭5mg共3周停用。如月经于停药后2周内恢复，则于月经开始来潮日重复另一疗程。若开始治疗5周尚未有月经，经检查证实妊娠者停药。若妊娠试验阴性，再服药3周。经间断服药4个疗程仍未见月经周期恢复或无排卵者停止用药，改用上述持续服药疗法。

Blockwell（1985年）提出，连续服药12～14周后停药，一个月后复查血清催乳素，经随访6个月若患者保持无泌乳及催乳素水平正常，则常可永久治愈。若患者又见泌乳或闭经伴催乳素升高，则可能有垂体微腺瘤未被发现，或有下丘脑神经递质功能失调，宜重复治疗6个月再停药随访。遇泌乳或闭经复现及催乳素升高者，应长期服药。除垂体巨腺瘤外，临床上少见有催乳素恢复正常水平而症状无改善者。

（2）泌乳高催乳素血症伴发垂体腺瘤　临床上依据催乳素瘤的大小将其分为微腺瘤（直径＜10mm）和巨腺瘤（直径＞10mm及向蝶鞍外发展）。男女两性的发病率年龄在16～86岁，平均男性为45岁，女性为26岁。在女性患者中约2/3为微腺瘤。

垂体催乳素瘤的治疗目的常包括缩小瘤体，恢复正常视野及脑神经功能以及前垂体其他功能和性腺功能等。一般可采用放疗、外科手术、多巴胺促效剂或联合治疗。放疗因反应迟慢及有继发全垂体功能低下的潜在倾向，故已不用。外科手术包括经蝶窦切除肿瘤，但可有感染、术后脑脊液漏和短暂的尿崩症。对微腺瘤治愈率可达70%～75%，死亡率＜1%，术后常有残余瘤存在，需作药物治疗。临床许多报道证实溴隐亭可使肿瘤停止生长甚至消失，多表现为停止生长，尤以巨腺瘤有高度分泌活性者反应良好。

垂体微腺瘤一般主张用溴隐亭持续治疗，剂量为2.5mg，每日服2～3次。每2～3个月随访一次，每次测定血清催乳素。采用溴隐亭疗法可降低催乳素达94%～100%，且大多数患者恢复排卵和生育功能。

对巨腺瘤的治疗，不少学者亦主张用溴隐亭治疗较优越。有学者认为部分患者停药后催乳素水平又复上升，瘤体增大，指出治疗巨腺瘤时停药宜慎重。亦有学者提出临床上手术治疗时有时难以切除全部瘤组织，可于术前用溴隐亭以缩小瘤体，用药3周后施术。如瘤扩展超出蝶鞍窝，手术极少可全部切除肿瘤，宜常规术后应用溴隐亭治疗。

（3）泌乳高催乳素血症合并垂体腺瘤与妊娠　高催乳素血症患者一旦治疗后，恢复正常月经周期，其妊娠概率与正常妇女相同。溴隐亭治疗高催乳素血症并发垂体肿瘤患者的排卵率达50%～100%，恰当治疗可于2～6个月内妊娠。微腺瘤妊娠率达70.3%，巨腺瘤达37.5%。对垂体肿瘤合并妊娠的处理尚有争论，但学者们均认为宜紧密随访以防妊娠期肿瘤扩展（头痛、视野障碍）。亦有少数学者主张妊娠前先作放射及（或）手术治疗，然而此并不常能防止妊娠并发症。

垂体腺瘤应用溴隐亭持续治疗，常用量为2.5mg，3次/d，亦可4次/d，视催乳素水平及视野检查而调整。治疗一年内宜采取避孕措施，尤其巨腺瘤，一年后重复CT扫描。若肿瘤消失或巨腺瘤缩小在鞍内，则可妊娠，但仍继续用维持量治疗及记录基础体温。当证实妊娠时则需停止服药，每月检查视野一次，亦可测定催乳素是否显著超出正常妊娠期水平，以发现肿瘤是否迅速增大。

随着孕期进展，雌激素不断增多，对催乳素腺瘤有刺激作用。据报道，微腺瘤未经治疗而妊娠者，头痛和视力缺损发生率为1.1%～1.6%，不需手术治疗。巨腺瘤合并妊娠的并发症危险性为25%～37%，但若在妊娠前曾经用溴隐亭治疗，其并发症发生率可低于20%。Batrinos（1983年）认为腺瘤患者妊娠期出现肿瘤扩展症状时，用溴隐亭治疗可促进改善及肿瘤可缩小。Blackwell（1985年）亦认为微腺瘤妊娠过程大致良好，并非妊娠禁忌证。至于巨腺瘤则妊娠期并发症倾向较大，约近30%需进一步服药或手术治疗。同时指出，尽管巨腺瘤妊娠并发症倾向较大，但患者可妊娠至足月无危险，无论在妊娠期间何时出现视野改变或头痛，应再给予溴隐亭治疗。若需终止妊娠，亦宜重复药物治疗。

妊娠期溴隐亭可从母体血循环进入胎盘，从而降低胎儿催乳素。文献报道2 000例妊娠各期接受溴隐亭治疗的孕妇，其胚胎及胎儿未发现有突变、致畸或患者本身流产率增加。在350个孩童中，其母亲怀孕期间曾持续接受溴隐亭治疗，经随访达9年之久亦未发现异常，证明此药对妊娠的安全性。

（陈映霞）

# 第三节　经前期综合征

经前期紧张综合征又称经前期综合征，为经前7～14d反复出现的一系列不适症状，随月经来潮后症状迅速消失。

【临床表现】

近年(1985年)有人提出PMS可有150多种症状，可归纳为两组，即躯体和心理的症状。躯体症状常见为腹胀、乳房胀痛、盆腔痛、头痛、体重增加和大便习惯改变。心理症状为烦躁、攻击或侵犯性行为、沮丧、焦虑、紧张、缺乏集中意向、嗜睡、失眠、胃纳及性欲改变、情绪波动和啼哭等。症状一般于月经来潮前24～48h达高峰。

正常妇女经前无症状者占10%～15%，有轻微一种或多种前述症状者约占50%。

自觉症状较重或影响日常生活者，即为PMS，其发生率为30～40%，严重者不到

10%。

病因至今未明，近年提出导致 PMS 的原因约有如下数种：

1. 精神病　PMS 症状强烈程度和精神心理因素变动相关，如患者月经前情绪波动则其症状加剧。童年时精神创伤、产后情绪消沉等均可发生 PMS。

2. 内分泌　认为卵巢性激素、催乳素、胰岛素、甲状腺素、生长激素、促性腺激素等均与 PMS 有关。目前，对内分泌与 PMS 的关系仍未清楚，有认为，PMS 可能是对正常内分泌反应异常相关。

3. 水潴留　卵巢激素促进的钠潴留导致 PMS。多数妇女于经前期体重增加和浮肿。严重水潴留可能与肾素-血管紧张素-醛固酮轴及抗利尿激素相关。

4. 内胚肽　内胚肽是内源性吗啡肽，有调节促性腺激素作用。内胚肽过多或骤然撤退可导致 PMS 的精神神经内分泌症状。

5. 5-羟色胺　PMS 妇女月经期前 5-羟色胺水平显著降低，提示 5-羟色胺代谢改变是 PMS 发生的原因。

6. 前列腺素　有人认为前列腺素是 PMS 症状的启动因素。临床实践中应用前列腺素抑制剂可减轻 PMS 症状。

7. 维生素　维生素 $B_6$ 是多巴胺合成的辅酶，缺乏维生素 $B_6$ 将减少多巴胺合成，引致催乳素分泌增多及脑胺缺少，尤其 5-羟色胺减少，使中枢神经系统处于兴奋状态而出现 PMS 症状。

前列腺素合成过多或失常与 PMS 发病机制有关，维生素 E 可调节前列腺素产生，使磷酸分泌前列腺素前体花生四氢酸减少，从而降低前列腺素 $F_{2\alpha}$（prostaglandin F2，$PGF_{2\alpha}$）合成。

8. 镁　缺少镁可特异性地减少多巴胺合成，PMS 患者的细胞内镁水平较正常妇女低。已知肾上腺皮质在月经前对神经紧张反应敏感，镁是增加肾上腺皮质激素对紧张刺激的阈值，其减少可促进垂体与肾上腺对环境刺激反应。

9. 饮食　营养因素中，精糖对 PMS 患者可影响钠潴留，酮酸助肾清除多余的钠和水分，少进食简单的糖类可致胰岛素降低，大量食糖后胰岛素迅速增加，抑制酮酸合成致水钠潴留，细胞外液膨胀和乳房触痛等。咖啡、茶、巧克力、含咖啡呋饮料等对 PMS 水钠潴留有影响。酒精可抑制葡萄糖生成致血浆糖下降，可使 PMS 患者意志消沉或沮丧。

【诊断】

1. 辅助检查

（1）实验室检查　血常规、肝、肾功能检查，血浆蛋白等检查，可排除全身性疾病所引起的水肿。还可查血糖耐量以确定有无低血糖倾向；

（2）基础体温测定　多为双相型，但显示黄体功能不良，排卵后体温上升缓慢或不规则，或梯形上升；

（3）阴道细胞学检查　雌激素水平有偏高现象，孕激素影响不明显；

（4）诊断性刮宫或子宫内膜活检　为增生过长、不典型分泌期，混合型或分泌不良；

（5）激素测定　黄体酮水平低下，而雌激素水平较高。PRL 水平较高；

（6）抗利尿素、加压素测定　在发作时测血中抗利尿素、加压素有增高，另外测醛固酮亦升高，与水钠潴留有关；

（7）皮肤电测定　皮肤电测定是指身上所产生的电流用来测定自主神经系统的功能，一般正常值为30，低于20或高于40皆为异常。本病皮肤电测定值极不稳定，大部分反应偏高，有的可高达110以上，说明患者交感神经功能亢进。皮肤电测定值偏高者，又多见于精神症状表现明显者。

2. 诊断要点

由于 PMS 的病因尚未明了，故判定诊断尚有困难。一般主要依靠详询病史，尤其是有关症状的出现与消退时间和月经周期的关系，症状是否反复抑或是偶然出现等。需经全身检查与有关实验室检查以排除器质性或功能性病变。

【鉴别诊断】

1. 水肿明显者应与心脏性水肿、肾病性水肿、营养缺乏性水肿鉴别

心脏性水肿有心脏病史、体征及慢性右心衰竭的临床表现，水肿从下肢开始遍及全身，同时有心脏增大、心脏杂音、肝大、颈静脉怒张、肝颈征阳性或静脉压升高等。

肾病性水肿的特点早期于清晨起床时发现眼睑或颜面水肿，以后便发展为全身水肿，除水肿外，还有血压升高及尿的改变，如蛋白尿、血尿及管型尿等。

营养缺乏性水肿主要由于低蛋白血症引起血管内胶体渗透压降低所致，而给予高热量和高蛋白质膳食后，水肿不久便消失。且上述疾病所引起的水肿，均与月经无关，更无月经周期性改变。

2. 精神症状严重者应与各类精神病症鉴别

（1）周期性精神病　绝大多数起病于青春发育期，本病每次发作开始急骤，结束也很快，往往于月经前1周左右突然发病，在月经后自行缓解，每次发作的临床表现十分相似，具有刻板性的特点。每次发作的症状及持续时间的长短，几乎都是相同的，也有周期性，周期交替时间多为1个月左右，也有一年仅有数月发作者。本病发病诱因多为精神因素引起，发作时可体温微升、心率快、手足冷而多汗，面色呈显著充血或苍白。部分患者有发育停滞、身材矮小、生殖器发育不全。脑电图可有轻度或中度弥漫性异常，如节律紊乱，两半球出现少数尖波、θ波或δ波。

（2）症状性精神病　发作与月经周期无关，是躯体疾病引起的精神障碍，常见于感染、中毒和心、肺、肝或肾等内脏器官有严重病变时，由于缺氧、中毒、代谢紊乱等引起大脑功能活动失常，一般为可逆性，如病程较长时亦可发生变性及其他永久性损害。

（3）反应性精神病　是一种急剧或持久的精神创伤引起的脑功能活动失调的疾病，往往在急剧的精神因素影响下迅速发病，表现为精神运动性兴奋，各种杂乱行为，亦可为精神运动性抑制，情感反应迟钝，躯体方面可有颤抖、心跳加快、出汗、瞳孔扩大等，甚至

部分患者出现猜疑、幻觉。与月经周期无关。

（4）神经官能症　与月经周期无关。发病常有精神因素，如长期的思想矛盾或精神负担过重等，但体检及实验室检查均为阴性。

3. 有乳房结节应与乳痛症、乳腺腺病、乳腺囊性增生病鉴别

乳痛症于经前一周开始感到乳房肿胀及疼痛，以乳房外上部最多见，扪及乳房有硬结、触痛，边缘不清，行经后消失，呈周期性发作。乳腺腺病，仅在无意中发现乳房外上部有一肿块，呈圆形、扁平或颗粒样。边界不清，行经后不消失。乳腺囊性增生病，肿块边界不清，与皮肤及胸筋膜无粘连，可活动，经后肿块不消失。

【治疗】

1. 一般治疗

目前由于 PMS 病因未明，病理生理的改变亦未确切了解，临床症状是多方面的表现，故治疗涉及许多方面。追溯患者的生活史，多有较明显的精神心理因素。童年时期精神创伤可能是产生经前情绪变化的重要原因，其他心理因素可有家庭不和睦，学习成绩低劣或失恋等。故必须详细耐心地询问病史，了解其生活细节和心理状态，分析精神心理因素在各种症状中的相关作用，从而耐心地启发患者认识产生症状的原因及对其了解，进行详细解释和教育，增强其对治疗的信心。

在饮食上宜避免进食对中枢神经系统有兴奋作用的食物和糖盐，以免加重焦躁、忧虑、失眠和水肿等症状。在经前期有低血糖的 PMS 患者可试行少吃多餐，食物成分以糖类 60%，蛋白 20%，脂肪 20% 为宜。

工作与生活要合理安排。在经前期宜适当减轻日常工作和家务劳动。配合药物治疗，常可获得较好效果。在经前期有规律的运动锻炼可继续进行。

2. 药物治疗

一般认为，PMS 的治疗需针对特异性症状给予药物治疗，少数可用安慰剂。在选择药物治疗时宜避免用多种药物。育龄妇女黄体期用药时必须排除早孕的可能性。因有些药物可有致畸作用。

（1）激素治疗　虽然 PMS 的病因及病理生理尚未明，基于症状是在月经前出现，激素变化可能对症状产生作用，故改变患者的内分泌环境可能减轻其症状。激素药物治疗分类如下。

月经周期黄体期补充黄体酮治疗：多年以来对 PMS 用激素治疗最突出的是黄体期给予补充黄体酮，因 PMS 症状及血清黄体酮两者均为黄体期的现象。虽然 PMS 没有明显的黄体酮低下或其他激素异常，但显然有联系。黄体期给予黄体酮补充被认为可能是安慰剂或真正的黄体酮镇静作用。Dennersrein 等（1985 年）给 PMS 患者口服微粒黄体酮改善症状较安慰剂多。最近 Freeman 等（1990 年）给 121 例患者以安慰剂及黄体酮阴道栓比较，认为两者效果比较无差异。多数认为黄体酮治疗无任何药物性危险，且改善症状较安慰剂明显。

学者们对黄体酮的剂量和用法意见不一致。一般用天然黄体酮，可于月经后半期隔日肌内注射一次，20mg/次。国外多用经阴道给予黄体酮栓剂，每日 200~400mg。

阻断正常月经周期-无排卵治疗：由于 PMS 症状通常见于排卵妇女，应用性激素以抑制排卵，阻断正常月经周期的内分泌环境，以期获得减轻或消除 PMS 症状。

方案有服用口服避孕药，缓慢给予孕激素或雌激素。

①口服避孕药：口服避孕药是用恒量的合成雌孕激素代替内源性月经周期的激素水平，通过调控月经的周期性以有效治疗 PMS，但效果尚未肯定。Morris 等（20 世纪 70 年代）研究认为，口服避孕药与安慰剂治疗效果无差异。异炔诺酮-美雌醇片（enovid）可减轻痛经，但可加重乳房胀痛及腹胀，对沮丧情绪无效。

最近 YuK（1991 年）回顾性分析低剂量口服避药时指出，服与不服口服避孕药的患者效果无异。Walker（1990 年）对中至重度 PMS 患者 122 人分别用单相或三相口服避孕药及工具避孕进行了研究，结果三组患者的烦躁、沮丧、腹胀等症状无异，仅单相口服避孕药对乳房胀改善。同年 Graban 报道用与不用口服避孕药效果无异，但对主要症状如焦虑、意志消沉、腹胀、疲倦等，则口服避孕药者症状出现较轻及时间较短。Kut-ner（1992 年）对 5 000 多例经前意志消沉 PMS 患者进行观察，指出用口服避孕药者症状减轻，且以合成孕激素剂量较大尤好。综上可见，虽然口服避孕药明显改善患者激素环境，临床经验提示口服避孕药对多数有明显 PMS 症状的患者无改善。

②合成孕激素：虽然黄体酮已多年广泛应用以治疗 PMS，临床实际对孕激素治疗 PMS 的研究尚未有报道。Hellberg（1991 年）用甲羟黄体酮治疗 PMS 发现症状减轻显然较安慰剂好。于月经周期第 12~25d，10mg/d，对 PMS 症状无加剧，提示这类孕激素对 PMS 患者无不良影响。据报道，每 1~3 个月肌内注射长效制剂（depo-provera）150mg 可减少 PMS 症状约 50%。

③雌激素：缓慢给雌二醇予 PMS 患者似有效。Mages（1986 年）前瞻性研究，在 PMS 患者前腹部皮下埋置雌二醇晶体 100mg 及每月口服炔诺酮 7d，5mg/d，促使规律来经。试验 10 个月中，PMS 症状显著持续改善，经 2~8 年随访报道（1990 年）患者的沮丧、腹胀、疲倦、焦急和易怒等状症显著持续减轻。亦有人用雌二醇贴剂，患者持续每日用 100μg，每 3d 换一次，持续 3 个月，并于每月周期 19~25d 口服炔诺酮5mg，亦可改善症状。贴剂优点是方便、易耐受及有效。缺点是 10% 患者可有皮肤刺激的不良副作用。

3）假绝经期方案：令雌激素低下及雄激素作用的疗法称假绝经治疗，亦为无排卵治疗。

①丹那唑：许多学者发现此激素对 PMS 治疗有效。临床上丹那唑的药理学复杂，可导致无排卵。Gilmore（1988 年）首先将丹那唑用于 PMS 患者，每日给药 400mg，共 3 个月，可解除沮丧、紧张、烦躁、乳房痛、腹胀等症状，且效果明显优于安慰剂。

Watts 认为日量 200mg 可合适解除 PMS 症状，尤其对乳房胀痛，且副作用少。Hel-breich（1991 年）报道每日用 200mg 此药与安慰剂比较，指出无排卵周期其症状明显消除，认为丹那唑减少 PMS 症状机制在于其抑制排卵功能。许多学者同样报道此药可有效地治疗 PMS 的严重症状，但长期用药副作用大及可有危险潜能。

②促性腺激素释放激素促效剂（GnRHa）：GnRHa 是另一种有效的假绝经方法治疗 PMS 药物。此制剂在用药开始第 1~2 周时活跃垂体-性腺轴功能，及后起降调节作用致垂体促性腺激素活性减少或无，停药后正常功能迅速恢复，此与丹那唑有异。有喷鼻、皮下注射及长效肌内注射等用法。

Bancroft 首先用布舍瑞林 200ug 每日喷鼻 2~3 次治疗 PMS，多数患者症状改善。

Muse 及 Hammarback 分别用此制剂用皮下注射及喷鼻法作双盲治疗研究（1987－1988年），均报道用 GnRHa 治疗 PMS 可去除乳房胀痛、腹胀、疲乏等机体症状和烦躁、恐惧、沮丧、情绪波动等精神心理症状，提示 GnRHa 抑制排卵可有效地治疗多数 PMS 患者。由于此激素抑制排卵，雌激素显著降低，若长期应用则如自然绝经妇女可发生骨质疏松或心血管硬化等疾病，故一般主张用药宜勿超过 6 个月。但 Mortola（1991 年）提出，若给 GnRHa 同时加用生理量的雌孕激素，如雌二醇 1mg 贴剂和周期给孕激素，可望减少 PMS 症状，又可预防低雌激素引起的并发症。

临床上目前主张对轻症 PMS 可用口服避孕药或黄体期给予黄体酮治疗，对重症者可选用 GnRHa，丹那唑或缓慢给雌二醇治疗。

（2）前列腺素抑制剂　有人认为前列腺素是 PMS 症状启动物，其含量过多或不平衡可导致 PMS 症状的产生。临床实践用前列腺素抑制剂可控制 PMS 症状。Wood 等用甲芬那酸 500mg，3 次/d，收到明显效果，如易怒、忧郁、紧张及头痛等大有改善。Budoff（1983 年）在经前 4d 开始给予患者甲芬那酸，对乳房胀痛、腹胀及踝水肿等症状显著改善。JaKubowicz 等（1984 年）亦报道用此药治疗 PMS 患者共 13 周期，有 87% 患者症状明显缓解，同时月经过多及原发性痛经亦获好转。

（3）精神心理症状的药物治疗　PMS 主要症状是情绪和行为失调。下丘脑－垂体－性腺轴的波动可使神经化学物质产生烦恼而促使行为改变。性激素受体存在于脑可直接影响其激素敏感性，雌孕激素可直接作用于中枢神经致行为改变。在人体研究中发现于黄体期神经化学发生变化，最近的研究（1990－1991 年）指出，PMS 患者月经周期中的神经肽或神经介质与正常妇女不相同，这些变化可引致患者的行为改变。基于上述因素，提出用精神心理药物治疗 PMS，此类药物特别对 PMS 的焦虑及意志消沉症状有效。

①可乐定：是一种触突前自身受体促效剂和抑制肾上腺能活性剂，在人脑神经皮质的神经末梢与受体结合可控制 5-羟色胺分泌。该药可降低血浆肾素活性和固酮分泌。部分患者的 PMS 症状伴有周期性 β-内胚肽水平下降，认为此可能促成经前情绪和行为改变。用可乐定的剂量为 17μg/kg 重，每日分 4 次口服，减少症状较安慰剂显著。

②纳曲酮：是麻醉拮抗剂，通过竞争结合阿片受体而抑制阿片的作用。于周期 9~18d，预期周期中期 β-内胚肽水平升高前给药，可明显改善患者意志集中困难及行为改变的症状。

③阿普唑仑：既往一些研究显示在月经前期对紧张和激动反应较大。阿普唑仑可改善烦躁、焦虑、意志消沉及情绪不稳定等 PMS 症状。治疗方案可用 0.25mg，3 次/d，从周期 20d 开始至月经期第 2d 止；或每日平均量 0.25～0.5mg，于月经期前 6～14d 服用；亦有用 0.125mg，3 次/d，多数患者反应良好。

④溴隐亭：是强效麦角衍生物及多巴胺促效剂，其作用在漏斗管系抑制催乳素分泌。许多研究可见黄体期催乳素水平升高及乳房胀痛，因而用溴隐亭以治疗 PMS。许多学者证明溴隐亭主要有效的治疗乳房胀痛，亦可改善情绪波动、沮丧和烦躁等症状。口服副作用多为恶心呕吐，近年有经阴道给药，可减少副作用。

⑤抗意志消沉药：下列药物对治疗经前情绪变化有效：去甲替林，50～125mg/d；氯丙咪嗪，25～50mg/d，连用 5 个周期；氟西汀，20mg/d。

⑥5-羟色胺促效剂：芬氟拉明作用于中枢神经系统各个 5-羟色胺受体，其作用是刺激 5-羟色胺分泌和阻断其重吸收。Brzezinski 等（1990 年）报道用 15mg，2 次/d，周期从 14d 至月经开始第 2d 服，除可有效地改善情绪不稳定症状外，尚可抑制经前热量、碳水化合物和脂肪的摄取。

⑦5-羟色胺部分促效剂：丁螺环酮亦有用以治疗经前情绪症状。此药开始和持续治疗似有不同作用。药物开始是抑制 5-羟色胺细胞启动而继后通过自身受体脱敏有加强作用。有些患者在治疗开始时焦虑加强，持续治疗则明显消除。此药治疗焦虑、疲倦、疼痛等疗效较安慰剂显著，平均为 25mg/d，经前 12d 开始服用，剂量宜缓慢增加以避免头痛和胃肠道不适。

（4）饮食因素治疗

①维生素 $B_6$ 和维生素 E：有报道维生素 $B_6$ 500mg/d 治疗 PMS 较安慰剂有效，症状可明显改善及消除经前水钠潴留引致的体重增加。临床上严重的乳腺胀痛及组织增生症状，有 85% 可获显著改善，用药剂量为 600mg/d。

②矿物质：有研究证明矿物质可有生理作用以调节与月经周期有关的激素及神经肽分泌和生物活性，但未见报道单纯用矿物质如锌、铜、镁或钙可治疗 PMS。如口服锌和维生素 A 可改善经前出现油脸及痤疮症状。

③多种维生素合并矿物质：补充多种维生素和矿物质以治疗 PMS。最近报道用内含多种营养元素的 optivite 治疗 PMS，症状获得改善。

④其他饮食因素：在晚黄体期摄入含丰富碳水化合物和低蛋白质食物可改善黄体期许多情绪不稳定症状。学者们报道（1984～1987 年）随着摄入糖类不含蛋白质的食物可增加脑 5-羟色胺合成和释放，而含蛋白质丰富的食物则抑制脑 5-羟色胺合成与分泌，此与 PMS 患者的 5-羟色胺能的活性降低学说相一致。

3. 手术治疗

手术切除双侧卵巢，甚或连同子宫切除，此法甚少采用，只可用于极少数对各种药物治疗无效的严重 PMS 症状及无生育要求的患者。可用于对丹那唑或 GnRHa 抑制反应良好并需治疗观察 4~6 个月的患者，以预测手术治疗效果。

（陈映霞）

# 第四节　多囊卵巢综合征

多囊卵巢综合征（polycystic ovary syndrome，PCOS）是常见的内分泌失调疾患之一。1935 年，Stein 与 Leventhal 首先描述此病有闭经或月经失调、不孕、多毛、肥胖及双侧卵巢增大与多囊性变等症状，此后不少学者致力研究。

本病准确发生率尚未明了，一般在所有妇女中患者为 1%~4%；20 世纪 80 年代用形态及激素准则估计在生育年龄妇女中 3.5%~7.5% 患病，而超声波随机扫描特征则约为 22%。在多囊卵巢患者中，不孕发生率有 35%~95%，平均为 74%。笔者等一组 50 例患者，不孕发生率为 76.9%，其中原发不孕占 60%，继发不孕为 40%，故本病亦为功能性无排卵较常见的病因。

目前对此病无确切的生化或临床定义，病因亦未明了，一般认为 PCOS 是卵巢功能障碍组成的一系列失调表现，具有多相的临床和内分泌特征。近年来，临床归纳为三大症状和特征，即卵巢排卵功能失调，表现为：①慢性无排卵或排卵稀发与闭经（35%~95%）；②雄激素分泌过盛以致多毛（17%~83%），痤疮与面部皮脂分泌过多（油脸）；③组织合成代谢增高而出现体重增加，肥胖（16%~49%）及体重难以减轻或维持恒定。

近代研究表明，患者的初潮年龄多属正常，但有不少于初潮前体重增加，初潮期间出现多毛及初潮后月经一直不规则，稀发或闭经。故认为于青春期间，因肾上腺逾常初发，雄激素分泌过多以致影响下丘脑 - 垂体 - 卵巢轴的功能正常调节；并提出若妇女于初潮期间出现多毛及肥胖体征，初潮后数年月经尚未规则者很可能于 20 岁左右发生 PCOS。1992 年，Nobel 及 Dewailly 认为抗胰岛素伴代偿性高胰岛素血症是 PCOS 的通常特征，也是青春期的正常现象。超声波检查也较多见有 PCOS 显像，提出青春期胰岛素水平及类胰岛素生长激素活性进行性增加是对易感妇女发生 PCOS 的促进因素，并可有月经失调的家族史倾向。这可能由于青春期前或青春期间，卵巢经受雄激素激发所致。

PCOS 的发病机制与下述因素相关：

1. 卵巢形态　典型患者的卵巢外观是双侧增大及囊性变，表面光滑呈珠白色，包膜增厚硬化，但单侧卵巢增大或正常并非不常见。1990 年，Cheung 与 Chang 指出，现代明了在 PCOS 患者中，常为单侧卵巢多囊变，甚至卵巢正常大小，仅依据卵巢形态做出诊断并非可靠。

异常卵泡相对缺乏颗粒细胞，其细胞表面 FSH 受体及有丝分泌活力减少，电子显微镜所见特征与产生蛋白而非类固醇激素相一致。

2. 内分泌变化

（1）垂体促性腺激素：呈无周期性分泌，大多数患者的 LH 基值相对增高，据 Frank（1989 年）报道，PCOS 患者 LH 浓度较人群增高 2 倍，其分泌模式为脉冲频率及幅度增加，与 LH 分泌相反，FSH 水平则常为正常卵泡期水平或较低，并且相当稳定而无明显脉冲式分泌模式。LH/FSH 比例几乎常是增加，大于 2～3∶1。笔者等研究一组病例中，LH/FSH＞3 者占 70%。故目前不少学者认为，LH/FSH 比例增加是 PCOS 的特征，可助确诊。

（2）性激素：睾酮与雄烯二酮水平均常升高，且主要来自卵巢，亦部分来源于肾上腺。雄烯二酮主要在外周组织中代谢转化为雌酮和雌二醇，这种恒定较高水平的雌激素反馈作用于下丘脑，从而增加垂体反应的敏感性，改变垂体促性腺激素分泌，使 LH 增加。

雄激素持续分泌过多，于外周组织转化成雌激素可有促进脂肪细胞的复制作用。患者长期持续地受雌激素的影响，脂肪细胞增生，脂肪增多而肥胖。此外，睾酮分泌过多，刺激毛囊的活性，使毛发生长而出现多毛。

（3）抑制素 F：抑制素 F 是由卵巢的卵泡合成，可作用于垂体及（或）下丘脑，主要抑制 FSH 分泌，使卵泡不能正常发育成熟。LH 则持续维持在相对较高水平，过度刺激卵泡间质使之增生，分泌更多雄激素，导致卵泡发育障碍及闭锁。雄激素在外周转化成雌激素，对下丘脑与垂体产生异常的反馈作用，使垂体 LH 分泌不恰当，对促性腺激素释放激素（GnRH）的反应性不稳定地增强，FSH 则处于恒定的较低水平，形成恶性循环而导致排卵障碍。

（4）血清催乳素：Cheung 与 Chang（1990 年）报道 20%～30% 患者有血清催乳素（serum prolactin，PRL）升高。此外，PRL 分泌升高与肾上腺雄激素分泌过多相一致，影响垂体促性腺激素。

（5）胰岛素与类胰岛素生长激素：近年发现 PCOS 与耐胰岛素及高雄激素血症相关。Anttila 等（1991 年）指出，PCOS 患者的血清胰岛素与雄激素相关，及 LH 分泌的脉冲频率和幅度增加致 LH/FSH 比例增大是症状的特征。

Buyalos（1992 年）指出，高胰岛素血症和耐胰岛素常见于 PCOS 患者，与此病的发生机制相关。

【临床表现】

多种多样，差别很大。

1. 症状

（1）月经失调　以继发性闭经多见，亦有月经稀发、月经过少、周期性无排卵型月经，或无排卵型功能失调性子宫出血。

（2）不孕　系无排卵型月经所致。

（3）多毛　约占 60% 以上，乳晕周围发现一至数根粗长毛即有诊断意义。上唇、腹中线毛发增多，阴毛呈男性分布，粗而黑，并延及肛门周围，前臂及小腿可见明显毛发增多。

（4）肥胖　主要为体重偏重，明显肥胖的不多见。脂肪分布均匀，呈女性体态，但乳房发育不良。

（5）卵巢增大　约半数以上患者双侧卵巢对称性多囊性增大 2～4 倍，或为子宫体积的 1/3～1/4，张力大，亦有 20%～30% 患者卵巢无明显增大。

（6）并发症　部分患者合并高泌乳素血症，此类患者子宫内膜癌发生率高，应予警惕。

2. 妇科检查

双侧卵巢增大，或虽无明显增大但有胀韧感，生殖器不萎缩。

【诊断】

1. 妇女初潮年龄正常，初潮后数年月经仍不规则，多有月经稀发及（或）闭经，同时伴有肥胖与多毛体征，婚后不孕等应可疑患有 PCOS。

2. 内分泌测定　进行血清内分泌分析，若 LH 基值维持在较高水平，FSH 则恒定在早卵泡期水平，LH/FSH 比例增加大于 2～3:1；睾酮或雄烯二酮水平升高；可足以与其他慢性无排卵鉴别。

亦可作 24h 尿 17-酮类固醇或血清硫酸去氢表雄酮测定，一般遇基值水平升高，宜与卵巢或肾上腺雄激素分泌肿瘤、肾上腺皮质增生等鉴别。可用地塞米松抑制试验：4 次/d，口服，0.5mg/次，连续 4d；或晚 11 时及次晨 8 时各服一次，1.0mg/次；服后取血样分析，如血清硫酸去氢表雄酮或尿中 17-酮类固醇被抑制至正常水平，可排除肾上腺肿瘤。亦宜行甲状腺功能检查，以排除甲状腺功能失调所致的月经不调、肥胖与不孕。

3. 盆腔检查　妇科检查可发现有双侧或单侧卵巢增大呈囊性感；肥胖者可进行盆腔 B 超扫描，常见特征多是双侧卵巢对称性增大，呈椭圆形或卵形；大多数病例因包膜增厚显示边界清楚，回声增强，卵巢表面不平隆凸，内见许多小卵泡液性暗区；在一平面上最少有 10 个，直径常为 2～8mm，沿卵巢周边排列，多呈环形，也可分散排列；有时大小亦可不等，间质增多，回声明显。遇卵巢正常大小则小卵泡数及其排列分布和间质增多是重要特征。

亦可行腹腔镜检查或剖腹探视，常见卵巢增大囊性变，表面光滑呈珠白色，包膜增厚变硬。必要时亦可在腹腔镜下作卵巢组织活检，以助确诊。近年来多采用无损伤性盆腔超声波扫描来显示卵巢特征以助诊断。

【鉴别诊断】

1. 卵巢男性化肿瘤

有闭经、多毛等症状，应与多囊卵巢综合征鉴别。但本病多为单侧，实性，男性化征候明显。且短期随访可能增大，常伴有腹水及转移灶。血中睾酮含量大于 3.0nmol/L。

2. 垂体性闭经

可通过仔细的了解病史，注意有无脑部疾患、产后出血、内分泌代谢性疾病等。有无头痛、视力障碍等症状。体检时注意发育、营养、有无泌乳现象。更重要的可作垂体功能检查予以鉴别。垂体性闭经可测血 FSH，LH 均＜5IU/L 提示病变在垂体，放射线蝶鞍部摄片、CT、MRI 等检查有助鉴别。

3. 肾上腺皮质增生或肿瘤

除闭经外，常伴有多毛和肥胖现象，需与多囊卵巢综合征鉴别。本病呈向心性肥胖，多伴高血压、高血糖及高皮质醇等症。先天性肾上腺皮质增生，常伴有外阴两性畸形伴性器官发育不良。地塞米松抑制试验无抑制作用。

4. 甲状腺功能亢进或甲状腺功能低下

均可产生闭经，常伴有甲状腺功能亢进及低下症状。测甲状腺素即可鉴别。

5. 高泌乳素血症

有闭经、溢乳、不孕史，但男性化症状不明显，测 PRL 升高，卵巢正常。

6. 遗传性多毛症

有家族史，无月经失调、闭经史。生育正常，仅有多毛现象。

7. 假孕

虽亦有闭经，但无其他症状和体征。往往出现在盼子心切或惧怕妊娠的妇女，伴精神症状，通过辅助检查如 B 超等易鉴别。

8. 子宫性闭经

基础体温测定为双相曲线，阴道脱落上皮细胞检查呈周期性变化，宫颈黏液可出现羊齿状结晶及椭圆体，显示卵巢功能及垂体促性腺激素分泌是正常的。孕激素试验及雌激素试验均无撤药性出血。

9. 哺乳期闭经

有哺乳史，阴道黏膜萎缩，子宫缩小，卵巢处于静止状态。检查雌激素水平可极度低落，FSH 的排出量亦很少，但一旦哺乳停止，则卵巢功能迅速恢复正常。

10. 暗血

罕见，属原发性闭经，即使给予周期性性激素治疗亦不可能引起子宫出血。但卵巢功能正常，子宫内膜亦有周期性变化，甚至不影响生育功能，通过性激素检查可以鉴别。

【治疗】

1. 治疗原则

宜根据患者综合征中的突出临床症状与体征、年龄及有否生育要求等而分别给予药物、手术或其他措施治疗。

（1）肥胖　已知所有 PCOS 的肥胖患者多是与高胰岛素血症及雄激素分泌过盛有关，后者于外周组织，特别是脂肪转化成雌激素，从而促进脂肪细胞增生而肥胖。单纯肥胖亦可降低血中性激素结合蛋白的含量，诱致睾酮水平上升。Pasguali 等（1986 年）给肥胖者以控制饮食治疗（蛋白 20%，脂类 30%，糖类 50%）后可促使体重减轻，血清游离睾酮下降，雌二醇/雌酮比值增加；并指出在所有 PCOS 的肥胖患者中，血清睾酮水平而不是 LH 分泌增加是决定卵巢卵泡发育异常的首要因素，性激素代谢稍有改变可使体重减轻及恢复月经周期。故宜鼓励患者采用减肥措施。

（2）多毛　PCOS 患者亦可因雄激素分泌过多而刺激毛囊及/或皮脂腺活性，使产生多毛及/或脸部油脂分泌过盛和痤疮，影响患者身心健康。

（3）不孕　Thompson 于 1985 年报道，不孕妇女中排卵功能失调者占 15% ～25%。卵巢排卵障碍是 PCOS 的临床主要特征之一，由于排卵功能失调常致慢性无排卵或排卵稀发而不孕、闭经和月经稀发。患者中不孕占 35% ～95%，笔者等一组病例中不孕占 76.9%。

对 PCOS 所致的不孕而又要求生育者，以往常采用手术卵巢楔形切除术，但因部分患者术后可有炎症及盆腔粘连，故自 1962 年氯米芬问世后，一般以药物诱发排卵作为不孕的首选治疗措施。诱发排卵的药物有限，各自有其特定的指标和作用机制，为保证药物使用的安全性和效果，治疗期间一定要进行严密的排卵监测和观察。治疗前宜先行男方精液常规检查，女方应排除生殖道器质性病变及其因病变或卵巢早衰所致的不孕。

2. 药物治疗

（1）氯米芬　氯米芬是抗雌激素类药，是近代药物诱发排卵的首选药物。该药在雌激素敏感组织中（如下丘脑、垂体及其他组织）与胞浆雌激素受体竞争结合，并移入核内停留，但不传递激素信息，亦不能增补激素受体，此与天然雌激素有异。

该药对体内具有一定雌激素水平患者（即在给予黄体酮药物后能出现撤药性出血者）诱发排卵效果最好。一般于治疗的第 5d 效应达高峰水平。

该药的副作用是：卵巢因过度刺激而增大（13.6%），血管舒张而有阵热感（10.4%），腹部不适（5.5%），视力模糊（1.5%），或有皮疹和轻度脱发等。

具体用法：一般常规于自然月经周期或黄体酮撤药性出血第 5d 开始服药，开始剂量为 50mg/d，连服 5d 为一疗程，常于服药的 3 ～10d（平均 7d）发生排卵，头 3 ～4 个疗程内妊娠。排卵率达 67% ～80%，妊娠率为 30% ～61%。笔者等研究一组 50 例患者治疗后，排卵率和妊娠率分别为 72.7% 和 59.1%。

治疗期间需记录周期的基础体温，以监视排卵或作血清黄体酮或尿孕二醇测定以证实排卵及指导下次疗程剂量的调整。如患者不便测整个周期的基础体温，有人提出可于停止服药的次日开始，每日记录晨温直至体温显示下移及上升维持 2 ～3d 止。此短暂的 7 ～12d 体温记录亦可帮助决定排卵是否发生及其发生的时间，以指导患者的性生活，提高妊娠率。若此法仍不便进行，则可于停药 2 周取血或 24h 尿测定黄体酮值。遇基础体温升温后持续不下降，经证实妊娠者宜停止服药。若月经来潮，则于周期第 5d 重复治疗。无月经又非妊娠者可于服药的第 30d 重新开始按上述方法服药。服药剂量视有否出现排卵而定，如有排卵，则在下周期继续用同样剂量；若经 3 个治疗周期仍无排卵者，则将剂量递增 50mg/d，剂量不超过 250mg/d。每周期服药前，宜行妇科检查，以免发生卵巢过度刺激综合征。

有人认为在正常排卵过程中，在排卵月经周期第 5~7d 有一个主要卵泡可发育成熟排卵。如超过周期第 5d 开始服药，可能阻断主要卵泡的正常发育及（或）分泌更多的促性腺激素，刺激次要卵泡发育而引致多发性排卵。亦有人认为如在第一疗程显示卵泡期少于 11d，提示早期排卵，表明卵泡对促性腺激素过度敏感及（或）疗程中促性腺激素分泌过多，下一疗程可减少药物剂量。反之，卵泡期延长，提示排卵延迟，是卵泡对促性腺激素不敏感及（或）促性腺激素分泌不足，下一疗程可增加药物剂量或服药 7~8d 以利于卵泡正常发育。一般预期排卵约在末次服药后第 7d。亦可用盆腔 B 型超声波监视，当主要卵泡增大，其直径达 17~20mm 时，加用人绒毛膜促性腺激素（human chorionic gonadotropin，HCG）2 000~5 000IU 以促进排卵，效果尤佳。

（2）肾上腺皮质激素 肾上腺皮质激素用于治疗 PCOS 已有 30 多年历史，其作用是基于此类激素可抑制来自卵巢或肾上腺分泌的过盛雄激素，学者们经过分析研究指出，P-COS 患者中雄激素分泌过多者，有 41% 是来自卵巢（27%）和肾上腺（12%）。故对雄激素水平升高的患者，主张用肾上腺皮质激素，通常用地塞米松或泼尼松。近年以地塞米松较多用，其半衰期为 110~120min，长期应用水潴留的倾向较少。停药后无不良影响。

具体用法是：泼尼松每日量为 7.5~10mg，2 个月内可见显效。约 35.7% 闭经者和 90.9% 无排卵者的卵巢功能得到恢复。

地塞米松：部分患者血中肾上腺皮质雄激素水平过高，单用地塞米松治疗亦可奏效。应用地塞米松亦可改进对氯米芬或垂体促性腺激素治疗反应。一般主张对氯米芬诱发排卵无效时，可在治疗周期中同时加服地塞米松 0.5mg，每晚睡前服一次；或于月经周期第 5d 开始，每晚服 2.0mg，共 10d，可提高排卵率和妊娠率，亦可减少氯米芬的日服剂量及逆转对氯米芬诱发排卵的失败。Daly 等（1984 年）的一组病例中，22 例单用氯米芬，另 23 例加用地塞米松；结果前者有 14 例有排卵，后者则全部有排卵；前者有 8 例妊娠，后者则有 17 例；差异均显著。

Singh（1992 年）认为，大剂量氯米芬和皮质激素如地塞米松、泼尼松或强的松龙联合用药，是治疗高雄激素血症和 PCOS 的首选药物，并曾对 40 例大剂量氯米芬和人绒毛膜促性腺激素 HCG 抗药者按常规于月经周期第 5d 每日服氯米芬 50mg，连服 5d，同时每晚服地塞米松 0.5mg，直至妊娠或治疗终止，均不用 HCG。第一周期无排卵者则加大氯米芬量（最大量 150mg）至排卵，治疗 2~3 周期无效者再改用他法。结果显示，排卵率达 88.8%，治疗 9 周期内妊娠率达 87.5%，这说明氯米芬加地塞米松可成功地治疗对氯米芬抗药的不孕者，可纠正垂体促性腺激素和雄烯二酮异常分泌及增多。

（3）垂体促性腺激素

人绝经期促性腺激素（human menopause gonadotropin，HMG）：主要用于内源性垂体促性腺激素与雌激素分泌减少的患者。此激素是绝经期妇女尿中的纯化提取物，内含 FSH 与 LH，两者比例为 1:1；每安瓿含：FSH 和 LH 各 75IU。此激素被视为治疗无排卵不孕的后一选择的诱发排卵药物。此药含 LH 及 FSH，在 LH 及 FSH 协同作用下，雌二醇分泌增加，LH 分泌达高峰水平，诱发成熟卵子从卵巢排出。此药效应强，可引起严重副作用。

应用于慢性无排卵经其他恰当方法治疗（如氯米芬、溴隐亭或肾上腺皮质激素等）无效的不孕妇女，其血清垂体促性腺激素水平正常并有一定的雌激素分泌功能者，或垂体促性腺激素和雌激素均低于正常值限，对黄体酮无撤药性出血反应一般无效者。由于 PCOS 患者已有较高水平的内源性 LH 与雌二醇，故宜慎重使用，以防止发生卵巢过度刺激综合征。

具体用法：目前多认为，HMG 的治疗剂量应因人及治疗周期而异，并应有严密的卵泡成熟监测措施，如疗程中每日进行内分泌测定，以了解血或尿雌激素水平，盆腔 B 型超声波扫描及子宫颈黏液分泌评分，以了解卵泡成熟过程。

一般治疗开始每日肌注 HMG1 安瓿，3～4d 后如血清雌二醇水平渐增则继续用药，若雌二醇水平不上升可增加 0.5～1 安瓿，3d 后再根据情况调整药量。当尿雌激素水平达 50～100μg/24h 或血清雌二醇在 500～1 000μg/mL 时，卵巢增大及压痛，应停药。于末次 HMG 注射后 24～36h 注射 5 000～10 000IU HCG 以促进排卵，并于 4～8d 后再注射 3 000IU 以维持黄体功能。如卵巢增大及压痛，或血清雌二醇超过 1 000μg/mL，应停用 HCG，以免发生严重的卵巢过度刺激综合征并发症。

近年来，每 2～3d 作一次盆腔 B 型超声波检查能较准确了解卵泡发育情况。当卵巢最大卵泡直径达 14mm 时则 1 次/d，当最大卵泡直径 18mm 时，宜停用 HMG，并于 24h 后注射 HCG。

不少报道认为，对氯米芬治疗无效的患者，常因体内雄激素高水平及卵泡内雄烯二酮/雌二醇比例增加而影响卵泡正常发育有关。已知肾上腺皮质激素可抑制雄激素。

Erou 等（1983 年）治疗一组经用大剂量氯米芬和 HCG 治疗无效的 PCOS 患者，用地塞米松 0.5mg 于 HMG 治疗周期每晚服一次，连续治疗 4 个周期，每周期的 HMG 剂量可从 25 安瓿减至 18 安瓿，结果排卵率为 40%～60%，妊娠率达 74%。

尿促卵泡素（FSH）：纯 FSH 是一种新的垂体促性腺激素制剂，从人绝经期尿提取制成。每安瓿含 FSH75IU 和少于 0.11IU 的 LH。

Saibel 和 Taymor 认为，PCOS 患者血清 LH 和雄激素水平增高，而 FSH 为低水平，给予纯 FSH 制剂不会增加外源性 LH，较符合生理需求，可使不平衡的生化过程逆转，并司减少副反应。

Kamrava 等（1982 年）介绍用低剂量（40IU/d）FSH 持续周期治疗 2 例，肌内注射共 3～4 周，依据卵巢排卵监测来调整日剂量（无排量剂量增至 80IU/d），结果 2 例均排卵妊娠。Garcea 等（1985 年）亦介绍用 FSH 治疗 PCOS 患者，开始时剂量为每日 150～225IU，并根据卵巢排卵监测来调整剂量（极量 375IU/d），于停药后 36～48h 注射 HCG 5 000～10 000IU。一般在治疗 12～16d 发生排卵，排卵率达 91%，妊娠率则为 50%。

对 PCOS 患者，用氯米芬诱发排卵耐药者尚无较大的成功。应用 HMG 加 HCG 可伴发卵巢过度刺激综合征及多胎妊娠。采用纯 FSH 因未能降低多胎率仍不令人满意。1991 年，

Shoham 等提出，卵巢对 FSH 需要量有临界值，而低于此值卵泡便不发育，故采用逐步增加小剂量纯 FSH 治疗与常规法治疗做了分析比较：开始时用 FSH 肌内注射 75IU/d，如出现多个卵泡发育则于下周期减量用 37.5IU，每 7d 增加 37.5IU 直至卵泡发育直径达 10mm 或以上，及宫内膜增厚。于注射 FSH24h 后给予 HCG 10 000IU（若优势卵泡多于 3 个则停用 HCG）。结果发现低剂量疗法优势卵泡减少，且对 HCG 无明显卵巢过度刺激综合征。

并发症　在疗程中若无严密适当的卵巢功能监测措施，HMG 可能引起严重的不良反应，包括多个排卵，多胎妊娠及卵巢过度刺激综合征等。后者常出现于注射 HCG 后 3～6d，表现有卵巢迅速增大、激素过度分泌及腹部不适等。严重者可有失水、微细血管渗透性增加、出现腹水及/或胸腔积液、血液凝固性过高等而需住院治疗。

（4）促性腺激素释放激素　促性腺激素释放激素（GnRH）是下丘脑分泌的激素，在生理情况下，GnRH 自下丘脑呈脉冲式每 90min 间断释出，经门脉血管进入前垂体使之产生 FSH 和 LH，从而刺激卵巢，使卵泡发育成熟而排卵。

GnRH 适用于慢性无排卵或排卵稀发的不孕妇女，经氯米芬或 HMG 治疗无效者，对下丘脑性闭经尤其有效。近年来亦用于因 PCOS 慢性无排卵对氯米芬治疗耐药者。

由于应用 HMG 诱发排卵常可并发多个排卵、多始妊娠、卵泡早期黄素化及卵巢过度刺激综合征等，故 20 世纪 80 年代不少学者致力于研究用 GnRH 促效剂（GnRHa）脉冲式给药，经喷鼻、皮下或静脉给药以诱发排卵，已取得一定疗效。喷鼻法疗效低，用药量大，现已少采用。

具体用法：一般应用 GnRHa 间断给药法诱发排卵，排卵率达 85% 左右，妊娠率约 57%。每次给药剂量为 1～100μg，一般多为 2.5～20μg。将 GnRHa 溶于 0.9% 氯化钠溶液中，每毫升含 GnRHa 10μg 及肝素 30IU，用小型自动间断注射泵经前臂静脉或下腹部皮下每 90min 注射一次，直至基础体温上升或 B 型超声波显示排卵才停止注射。一般治疗 2～3 周出现排卵。

亦可于排卵后改为每 4h 注射一次，或用 HCG 1 500IU，每 3d 肌内注射一次，以维持黄体功能。此法较 HMG 安全，可不需系列测定雌二醇以监视排卵，患者易于接受。

Eshel 等于 1988 年对 48 例经用氯米芬 100mg/d 治疗无效的 PCOS 患者，用经皮下每 90min 注入 GnRHa15ug（无效则加服氯米芬 100mg/d）共 5d 的办法治疗；上法无效时则改用静脉脉冲给药，剂量同上。结果在 29 周期中有 14 个有排卵，经过 6 个月治疗，总妊娠率 60%，排卵周期 90%，提示排卵失败是妊娠失败的唯一原因。排卵失败者乃伴发肥胖和高雄激素血症，认为 GnRHa 脉冲给药治疗 PCOS 非最理想的疗法。同年，Filicori 等认为，PCOS 患者在给 GaRHa 后，血清促性腺激素和睾酮水平正常后开始静脉给药妊娠率较多，且黄体期孕激素值较高。

3. 外科治疗

对药物诱发排卵无效者亦可施行外科治疗，以往常用的有卵巢楔形切除术，近十多年亦主张在腹腔镜术下或经阴道后穹隆直接行卵巢皮质下的小囊泡微孔刺穿术，最近则有在腹腔镜下行二氧化碳激光卵巢楔形切除、刺穿或烧灼术。

切除部分卵巢或多处刺穿卵巢包膜，使部分卵巢皮质下的小卵泡囊去除或破坏，卵泡内的激素水平骤然发生变化。术后早期血清中雄烯二酮与睾酮水平显著下降，从而解除雄激素与抑制素 F 对下丘脑及垂体的异常反馈，恢复其正常调节功能。FSH 分泌增加使卵巢中的卵泡开始生长，或令发育中的卵泡继续发育成熟，同时亦可消除卵巢包膜的硬化，促使成熟卵子向卵巢表面排出。然而，此常为短期结果，对中枢性长期 LH 及雄激素分泌过多无作用或影响。

具体的手术治疗方法有：

（1）卵巢楔形切除术　经腹施行手术以切除部分卵巢皮质下的小卵泡囊。切除组织一般宜勿超过卵巢的 1/3。多于术后 4 周内发生排卵，排卵率 52% ~ 86%，妊娠率 25% ~ 71%。由于外科手术常可增加卵巢输卵管的机械性粘连而影响妊娠，导致功能失调性不孕转为机械性不孕，且疗效与药物治疗相似，故近代多主张此手术治疗适用于药物诱发排卵无效者，并宜用显微外科法进行，以减少术后发生粘连而不孕。

（2）卵巢皮质下卵泡囊刺穿术　近十年来应用内窥镜进行电灼或激光楔形切除卵巢等手术。Gjnnaess 等人于 1984、1985 年报道腹腔镜术下行电灼刺穿卵巢包膜，方法是用单电极活检钳或输卵管绝育钳置于卵巢表面使之固定，以免损伤盆腔内邻近组织，然后置电极与卵巢表面压放 2 ~ 4 秒可足以刺穿包膜；每个穿刺孔直径为 1 ~ 3mm，穿刺深度为 2 ~ 4mm，每侧卵巢穿刺孔可达 8 个，两侧合共 10 个以上效果较好。术后 4 周内排卵率 72%，随访 11 个月为 84%，妊娠率 69% ~ 80%。此法无流血及极少发生粘连，并可改善卵巢对氯米芬的治疗反应。适用于对氯米芬、HMG/HCG 或 FSH/HCG 无反应者。

（3）腹腔镜下卵巢电灼及激光楔形切除术　这两种手术于 20 世纪 80 年代后期有不少研究报道，两者均可减少产生雄烯二酮的泡膜和间质组织。

1992 年，Ostizeaski 介绍在腹腔镜下应用二氧化碳激光行卵巢楔形切除术的方法是：用无损伤性钳提起卵巢子宫韧带，宫直肠窝注满 Ringers 乳酸溶液，使卵巢于激光时及后保持冷却，术后积极开始氯米芬治疗。结果于术后 24hLH 和 FSH 上升，雄烯二酮显著下降，第一周期排卵。

1992 年，Gadir 亦报道了 33 例 PCOS 患者经 HMG 治疗 6 周期无效者，改为电灼卵巢，术后 3d 用 HMG 一支，下周期第二天重复。结果发现排卵率为 85.3%，且 HMG 用量较少，诱导排卵时间短及优势卵泡较少。有 26.5% 未用 HCG 而有自然 LH 峰，提示电灼可代替 GnRHa 诱发排卵。

（陈映霞）

# 第五节　功能失调性子宫出血

功能失调性子宫出血（dysfunctional uterine bleeding，DUB）是由于调节生殖的神经内分泌机制失常，卵巢无排卵，或虽有排卵但卵泡或黄体发育异常，性激素合成失调使子宫内膜发育异常所致。临床上 DUB 分为两类：无排卵型和有排卵型 DUB。

患者中 70% 与无排卵有关，50% 以上发生在 45 岁以上的妇女，20% 见于青春期，其余见于育龄期。但要注意排除妊娠和其他全身性或生殖系统器质性病变所引起的子宫异常出血。

正常月经周期有赖于下丘脑 – 垂体 – 卵巢轴系统调节。大脑皮质控制下丘脑的功能，机体内外任何因素干扰了此系统的完整性，均可导致 DUB。精神过度紧张、环境和气候改变、营养不良、劳累过度或代谢紊乱等因素，均可通过大脑皮质的神经递质，影响下丘脑 – 垂体 – 卵巢轴，导致性激素分泌异常使子宫内膜无周期性的脱落而发生异常的撤退性或突破性出血。

【临床表现】

1. 无排卵型 DUB

表现为不规则阴道出血，出血前可有 5～10 周停歇，亦可恰在相当月经期开始时出血。可表现为断续出血，量多少不定，时出时停；亦可表现为持续出血，甚至可长达 1～2 个月。多数无腹痛，大量出血或病程持久者因失血多可致贫血。

2. 有排卵型 DUB

（1）黄体功能不全　一般表现为月经周期缩短，经期正常或略长，经血量较多或正常。有时患者月经周期虽基本正常，但黄体期较短，故多数患者不孕或怀孕后流产。

（2）黄体萎缩不全　月经周期多正常，但经期延长，经血量较大。

【诊断】

排除生殖道器质性病变，确定功血的病因、病理和临床分型。

1. 病史

仔细询问个人发育史和月经史、病因和诱因、发病情况及诊疗过程，尤应注意所用激素和药物的名称、剂量、疗效、激素测定和内膜诊刮的病理结果。

2. 查体

注意全身营养状况，有无贫血、黄染、出血倾向（出血点、瘀斑和紫癜）、淋巴结、甲状腺及乳房检查。盆腹腔有无肿物和肝脾是否肿大等。

3. 妇科检查

注意观察出血量、来源及性质，阴道、子宫颈、子宫、卵巢有无肿瘤、炎症、子宫内膜异位症等器质病变。肛诊了解后盆腔和直肠情况。

4. 辅助检查

目的了解卵巢功能（排卵和黄体功能）和子宫内膜组织病理变化。

（1）诊断性刮宫　欲监测排卵应于月经前 1～2d 或行经后 6h 内诊刮。欲确定黄体功能障碍类型，则应于行经第 5d 后诊刮。诊刮必须彻底全面，尤应注意两侧宫角部，刮出物全部送检。

（2）排卵和黄体功能监测　①基础体温（basal body temperature，BBT）：双相型曲线提示有排卵，高温相缩短（<8d）或不稳定见于黄体功能障碍。单相型曲线提示无排卵；②阴道细胞学和宫颈黏液功能（数量、黏稠度、拉丝度和结晶型）检查：评估排卵和黄体功能；③激素测定：包括血 FSH、LH、PRL、$E_2$、P、睾酮（T）、$T_3$、$T_4$ 等水平测定，24h 尿、17-酮类固醇（17-ketone steroids，17KS）、17-羟类固醇（17-hydroxysteroid，17OHCS）浓度测定；④超声检查：观察卵泡发育、排卵和黄体情况，并排除生殖器或盆腔肿瘤。经阴道超声检查对功血鉴别诊断有重要的价值。可发现小型卵巢囊肿，观察是否有多囊卵巢超声像。若内膜呈单线状，则提示雌激素水平低；若内膜增厚、回声增强，应怀疑增生、腺癌或黏膜下肌瘤，需行刮宫检查或宫腔镜以助确诊。据 Tonngsong 的临床实验研究，在阴道超声检查时，发现正常或低危内膜（包括：内膜增生、非活动性息肉）或高危内膜（包括：不典型内膜增生、内膜癌）的平均厚度分别为（8.2±4.8）mm 及（13.2±3.6）mm。并提出：以绝经前后出血子宫内膜厚度 <7mm 作为正常内膜的预检值（敏感性100%，特异性40%），表明：经阴道超声测量子宫内膜厚度 7mm 是筛查绝经前后出血子宫内膜癌或过度增生的最合适的阈值，内膜厚度≤6mm 则不必作诊断性刮宫。子宫内膜癌超声表现多为：内膜增厚（11~22mm）、形态不规则、内部回声为不均质或宫腔有积液等。

（3）宫腔镜检查　已成为鉴别子宫出血原因不可缺少的手段。在诊断宫腔息肉、黏膜下肌瘤有确诊价值。

（4）血液常规和凝血、纤溶功能检查　包括血红蛋白、红细胞、白细胞计数，血细胞比容、出凝血功能检查，必要时骨髓穿刺检查。

（5）肝、肾功能检查。

【鉴别诊断】

目的在于排除器质性病变引起的异常子宫出血。

1. 全身系统性疾病

（1）血液病　最常见的是血小板减少性紫癜、再生障碍性贫血、白血病等。

（2）内分泌疾病　如甲状腺功能减低、肾上腺皮质功能异常及糖尿病等引起的持续性无排卵。

（3）肝脏疾病　由于影响雌激素代谢或凝血因子的合成等原因，而致子宫出血。

（4）肾功能衰竭　透析治疗后。

（5）全身性红斑狼疮　由于损伤血管功能或血液抗凝抗体作用而引起。

（6）神经系统肿瘤、精神创伤、应激、营养不良。

2. 生殖系统疾病

（1）妊娠并发症　各种流产、异位妊娠、葡萄胎。

（2）肿瘤　子宫肿瘤如肌瘤（肌间、黏膜下）、宫颈癌、宫体内膜癌或肉瘤、绒毛膜上皮癌；多囊卵巢、卵巢肿瘤，尤其是分泌雌、雄激素的性索间质瘤；输卵管癌。

（3）炎症　一般或特异性（结核、性病）子宫内膜炎、阴道炎、宫颈炎、宫颈息肉。

（4）子宫肌腺症、子宫内膜异位症、子宫内膜息肉、引产后或分娩后胎盘或胎儿组织残留、子宫动静脉畸形、子宫内膜血管瘤。

（5）生殖道创伤、异物。

3. 医源性出血

放置宫腔避孕环后、使用激素类避孕药后、宫颈电烙后、服抗凝药后、性激素服用不当或药物流产术后等。

【治疗】

1. 治疗原则

对出血多的病例，首先应考虑止血，然后调整月经周期，纠正贫血，防治感染和改善一般情况。青春期妇女止血后应促使卵巢恢复排卵功能；更年期妇女止血后则以调整周期、减少出血为重点，不需恢复排卵；育龄期有排卵型患者，应促使其恢复黄体功能。

2. 无排卵型 DUB 的治疗

（1）急症处理　DUB 往往急性失血过多，需紧急止血，方法如下：

①刮宫术：是传统的紧急止血法，迅速有效，同时取子宫内膜做病理检查又有助于诊断。首次刮宫约 70% 患者效果明显；但由于未能纠正原有的内分泌功能失调，约 40% 患者容易复发。刮宫术不适用于青春期未婚患者。长期出血患者如有继发性子宫内膜炎，术后给予抗生素。更年期患者应作分段诊刮以排除癌变。

②雌激素：适用于青春期患者。出血是因体内雌激素水平下降，子宫内膜脱落后不能修复所致。补充雌激素可使内膜迅速修复而达到迅速止血的目的。

用药方法：用药及其剂量和途径按止血要求的缓急而定。一般用己烯雌酚，每日口服 2～6mg，可在 2～3d 内止血。止血后，每 3d 减量一次，每次减量不宜超过原用量的 1/3，直至维持量每日 0.5～1mg。从止血后算起，继续服药 20d 左右，停药 2～5d 后出现撤退性子宫出血。患者可同时服维生素 B$_6$ 以缓解己烯雌酚引起的恶心、呕吐副作用。如出血多，可肌内注射己烯雌酚 2mg，每 2～4h 一次。如副作用明显，可改用苯甲酸雌二醇肌内注射，每 2～4h 一次，止血后改用己烯雌酚口服，并逐渐减量至维持量。雌激素撤药性出血往往因子宫内膜剥落不全而引起出血时间延长，可在维持量最后 7d，每日用黄体酮 10～20mg，肌内注射，以减少月经出血量。

国外报道采用妊马雌酮，大剂量静脉注射，每 4h 注射 25mg；止血后改用雌激素合并孕激素治疗，减少撤药性出血；据目前的资料表明，72% 患者有效。作用机理是通过改善凝血因子产生影响，故特别适用于血凝障碍如血友病和遗传性假血友病患者，但需注意其可引起血栓等副作用。

③孕激素：适用于体内有一定雌激素水平的患者，能使子宫内膜发生分泌期改变而完全脱落，有人称之为"药物性刮宫"。其止血作用发生于撤药性出血以后，撤药性出血量可能比 DUB 的出血量多，应预先向患者解释，以免引起恐慌。

用药方法：黄体酮 10 ~ 20mg，肌内注射，1 次/d，共 5d，一般停药后 2 ~ 3d 发生撤药性出血。亦可选用甲羟黄体酮 10mg，每 4 ~ 6h 一次，止血后逐渐减量，每次减药量不超过原用量 1/3，直至维持量每日 4 ~ 6mg；维持用药至止血后 20d，停药后 3 ~ 7d 出现撤药性出血。如效果欠佳，应考虑体内雌激素水平过低，影响黄体酮发挥作用，可每日加用妊马雌酮 0.625mg 或炔雌醇（乙炔雌二醇）0.02mg。

有报道炔诺酮有致动脉粥样化的作用，且子宫内膜前列腺素 $F_{20}$ 和前列腺素 $E_2$ 的浓度用药后无变化，故出血量未减少，目前对使用该药尚有争议。

④雌孕激素合并法：可选用以孕激素为主的短效避孕药，尤其适用于有避孕要求的患者。

用药方法：口服避孕药 I 号或 II 号，4 片/d，常可在 2 ~ 3d 内止血；止血后逐渐减量至维持量 1 片/d，共 20d。停药后 2 ~ 3d 内有撤药性出血，长期应用少数患者可继发闭经，有生育要求者慎用。

⑤促性腺激素释放激素促效剂（gonadotropin - releasing hormone activator，GnRHa）：近年报道短期应用 GnRHa 急症止血后可争取时间让患者改善贫血状况和考虑下一步治疗方案。其机制可能与大剂量妊马雌酮静脉注射相似，促使雌激素水平升高和子宫内膜修复。首次应用可使出血减少 30% ~ 50%，此后闭经。但停药后又无效。

用药方法：可选用长效 goserelin 皮下埋植，3.6mg/月，共 3 个月。副作用是用药时间长有雌激素缺乏症状、潮热、阴道干涩和偶有头痛等，用药 6 个月以上或有骨质疏松的危险性。亦可选择经鼻黏膜吸入 buserin，400μg/次，1 次/d 或 200μg/次，3 次/d。有人建议随后采用孕激素治疗。

⑥去氨加压素（desmopressin，DDAVP）：一种合成肽类，与内源性激素相比较，其作用强且半衰期长。作用是迅速提升凝血因子Ⅷ发挥影响。

用药方法：在 15 ~ 30min 内静脉注射用 50mL 生理盐水稀释的去氨加压素 15μg（0.3μg/mL），90 ~ 120min 凝血因子Ⅷ达最高水平，并持续 6h 以上。12 ~ 14h 后重复首次剂量同样有效。24 ~ 48h 后用药可重建初次反应。鼻黏膜用药效果较差，凝血因子Ⅷ仅增加 2 倍。

⑦严重出血者配血备用：一旦 DUB 严重出血被控制，应采用巩固疗效的方案，如药物不能控制，可考虑再次刮宫。

（2）调整周期治疗　大部分 DUB 患者并不需要急症处理，可先用药物治疗。如果无效，应重新估计出血量（主诉出血过多者仅 38% 每次月经出血超过 80mL，准确测量月经量的实用方法尚待探讨）。亦有再次宫腔镜检查的指征。

①雌孕激素序贯疗法：己烯雌酚 1mg，每晚一次，于月经周期第 5d 起连服 20d，于服药第 16d 起每日加用黄体酮 10mg，肌内注射，共 7d，连续用 3 个周期。青春期患者停药后可自发排卵。

②雌孕激素合并疗法：口服避孕药 I 号或 II 号，1 片/d，于月经周期第 5d 起连服

22d，连续3个周期。尤其适用于有避孕要求者。

③释放黄体酮类药物的宫内节育器：放置释放18块诺黄体酮的宫内节育器一年后经血减少97%。缺点是经间点滴出血，常发生在放置后第一个月，个别可闭经。对年轻患者或更年期患者又不宜做子宫内膜切除术者，可作为口服避孕药的替代方法。

④前列腺素抑制剂：子宫内膜前列腺素浓度增高可能影响溶酶体稳定性致各种蛋白酶释放，使子宫内膜凝血机制紊乱。可选用萘普生，使月经量减少30%～47%。用法为月经头2d，750mg/d，以后250mg/d，一般不超过5d，亦可用甲芬那酸，使月经量减少24%～46%，500mg/次，3次/d，与食物同时服，伴有痛经、头痛、恶心和腹泻等症状亦可得到缓解。优点是短期应用副作用小，副作用主要有胃肠刺激作用，故有消化道溃疡和支气管肺病者禁用。

⑤丹那唑：又称炔羟雄烯唑，作用机制未明。其中枢抑制作用可影响黄体生成激素（LH）和促卵泡激素（FSH）脉冲分泌，但未改变LH和FSH在外周的浓度。已知可作用于下丘脑的雄激素受体，导致LH频率减少。丹那唑在体内与性激素结合蛋白结合，游离睾酮增加，还可引起肝脏性激素结合蛋白合成减少，抑制多种酶作用，使卵巢甾体激素合成减少，外周雌二醇减少。此外，丹那唑可在子宫内膜与孕激素受体结合，使子宫内膜萎缩，经血减少86%。对一些不明原因的DUB有效。每日口服100～200mg。连用12周，经量减少，经期缩短，周期改变不大。副作用为痤疮，烦躁、皮脂腺分泌增加、浮肿、多毛、乳房萎缩、部分肩部肌肉僵硬等，停药后副作用可消失。

⑥抗纤溶制剂：对子宫内膜纤溶活性增加所致的出血有效，减少经量50%左右。选用口服氨甲苯酸500mg/次，每日2～4次；或100～200mg加入25%～50%葡萄糖40mL缓慢静脉注射，1～2次/d，至出血明显减少时停药。亦可用口服6-氨基己酸，2g/次，每日3～4次；或按每kg体重0.1g加入50%葡萄糖或生理盐水100mL中静脉滴注。也可用氨甲环酸400mg加入10%葡萄糖40～60mL中静脉注射，1次/d。副作用有恶心、腹泻和头晕等，需注意血栓形成的危险。

⑦中药：据报道口服云南白药止血效果好，有激活血小板，提高血小板凝集性的作用。DUB属中医崩漏病范畴，辨证论治以急者治其标，缓则治其本的原则，灵活应用塞流、澄源和复旧三法，即止血，求因治本和固本善后调理。

⑧理疗：对药物治疗无明显效果的DUB患者采用直流感应电疗机治疗有效，25min/次，隔日一次，15～20次为一疗程。亦有报道用微波子宫腔内照射治疗DUB，温度司达60℃～80℃，破坏子宫内膜从而引致闭经，但数月至一年后又恢复月经，多用于45岁以下的患者。冷冻破坏子宫内膜亦多数不能取得永久闭经的效果。

⑨促性腺激素释放激素促效剂合并低剂量雌、孕激素替代疗法：长期应用GnRHa可发生药物切除垂体作用，抑制卵巢甾体激素生成导致闭经；但易引起雌激素低下症状、潮热、阴道干涩、骨质疏松、血管损害和不良的代谢变化等。故最近有报道Gn-RHa合并低剂量雌、孕激素替代疗法，减轻副作用。

GnRHa 可选用布舍瑞林经鼻黏膜吸入，戈舍瑞林和醋酸亮丙瑞林皮下吸收。低剂量雌孕激素替代疗法选用环—佳乐，月经周期第 5d 与戈舍瑞林同时应用。环—佳乐 1mg 含口服戊酸雌二醇 1mg 共 11d，和随后的口服 18-炔诺黄体酮 0.5mg 共 10d。隔 4 周再用 2 个周期。停药 12 周后评价治疗效果，有可能恢复正常月经周期。

有报道用经皮肤吸收的雌二醇药贴有效。每贴含雌二醇 50μg，2 贴/周，第 21～28d 加用甲羟黄体酮。

皮下生物降解埋植剂和微球可能是更易接受的制剂。这种疗法仅适用于其他治疗手段无效的患者，价格昂贵且需严密的监测和随访。

⑩子宫内膜部分切除术：此法近 10 年进展迅速，已成为 DUB 的标准疗法，是在子宫腔镜直视下用电凝或激光破坏内膜，是替代子宫切除术的现代治疗手段。目的是破坏深达基底层的子宫内膜，闭经率达 46%～65%，特别适用于绝经前后的患者。

手术可在门诊局麻下进行，一般术前可用药物如醋酸甲地黄体酮、丹那唑或 GnRHa 4 周，以抑制子宫内膜使之变薄，血管减少；或刮宫除去部分内膜；使镜下视野清晰，内膜薄易切除，手术快，出血减少，膨宫液吸收减少。亦有报道术前不必特殊准备，在月经周期任何时候手术。手术时需注意膨宫液右旋糖酐可发生过敏反应，空气栓塞、液体吸收过度引起肺水肿、脏器损伤，特别是子宫未穿孔但温度过高仍可波及直肠等邻近器官等问题。

目前，镜下切除子宫内膜的随访资料尚待积累。手术后可残存部分子宫内膜，未排除其癌变的可能性。子宫大于妊娠 12 周或内膜有不典型增生者不宜手术。术前应告知患者，手术会影响生育功能，亦不能保证绝育，术后不保证闭经，手术出现并发症仍可能切除子宫。

⑪子宫切除术：本法是 DUB 各种治疗方法无效时采用的最后手段，手术指征尚有争议。20 世纪 80 年代中期 40 岁以上 DUB 患者约 50% 切除子宫，15～44 岁妇女切除子宫者有 20% 手术指征为 DUB。随着各种新技术的迅速发展，可预期子宫切除术会逐渐减少。

⑫子宫收缩剂：尽管临床上广泛应用宫缩剂来治疗 DUB，但此法对月经过多无效，经血未见减少。麦角新碱尚有影响血压和中枢神经血流动力学的危险。

（3）促排卵治疗　青春期和育龄期 DUB 患者在止血后需诱发排卵。

①己烯雌酚：0.25mg/晚，月经周期第 6d 开始，连服 20d，连用 3 个周期，促卵泡发育。

②氯米芬 50mg/d 或他莫昔芬（又称三苯氧胺）20mg/d，月经周期第 5d 起连服 5d，根据疗效调整剂量，两药可交替应用。解除雌激素对中枢抑制，刺激卵泡发育，是最常用的方法。

③地塞米松：0.5mg/d，月经周期第 5d 起连续服用，可与氯米芬同用，抑制过高的雄激素。

④溴隐亭：2.5mg/d，抑制过高的催乳素，可根据催乳素的水平来调节剂量。

⑤甲状腺素：60mg/d，治疗甲状腺功能低下，改善黄体功能。根据甲状腺功能来调节剂量。

⑥绒毛膜促性腺激素（HCG）：超声检查优势卵泡发育成熟时，肌内注射：hCG 5 000IU 可与氯米芬配合应用。

⑦绝经后促性腺激素（HMG）或促卵泡激素（FSH）：早卵泡期用于促卵泡发育，可配合 hCG 应用，剂量按内分泌状态调整，对外源性促性腺激素的敏感性个体差异很大，故用量必须因人而异。本品的并发症包括多胎妊娠（＞20%）和自然流产率高（＞20%），并有卵巢过度刺激综合征的危险，严重者伴腹水、胸腔积液、血栓形成，需严密监测并治疗。

⑧针灸：可针灸气海、关元、三阴交等穴位促排卵，近排卵期治疗一周。

⑨中药：中药人工周期促排卵，以益肾养血为主，辨证佐以调肝、健脾和活血，调补任冲。

周期第 6～10d 用促卵泡汤，益肾养血，调补任冲，促卵泡汤组成为：熟地 15g，山药 15g，续断 30g，菟丝子 24g，首乌 30g，枸杞子 15g，黄芪 30g，当归 15g，香附 12g，加水煎至 200～300mL，早晚分服，连服 5～6 剂。月经后期量少，兼见肾阳虚者，加淫羊藿 15g，仙芽 12g，紫河车 12g，肉桂 6g。月经先期，量多，兼有肾阴虚者，改熟地为生地，加女贞子 15g，旱莲草 15g，龟板 30g，鳖甲 30g，乏力纳呆气虚者。加党参 30g，白术 18g，砂仁 9g，去熟地。

周期第 11～16d 用促排卵汤，益肾养血，佐以活血化瘀。促排卵汤组成为：山药 15g，续断 30g，菟丝子 24g，枸杞子 15g，肉苁蓉 30g，淫羊藿 15g，丹参 15g，赤芍 12g，红花 12g，刘寄奴 12g，川芎 9g，香附 12g，水煎至 200～300mL，早晚分服，连服 6 剂。

周期第 17～25d 用助黄体汤，补益肝肾，健脾固任冲。助黄体汤组成为：山药 15g，黄芪 30g，白芍 15g，续断 30g，旱莲草 15g，女贞子 15g，生龙牡 30g，首乌 15g，菟丝子 24g，覆盆子 30g，丹参 12g，水煎至 200～300mL，早晚分服，连服 6～8 剂。

周期第 25～28d 用通经汤，活血通经。通经汤组成为：当归 15g，川芎 12g，赤芍 15g，红花 12g，丹参 30g，泽兰 15g，牛膝 15g，鸡血藤 30g，生蒲黄 12g，茺蔚子 12g，香附 12g，肉桂 6g，水煎至 200～300mL，早晚分服，连服 3～5 剂。

可多种药物配合制定治疗方案，供各种不同内分泌状态的 DUB 患者选用。

3. 有排卵型 DUB 的治疗

（1）周期中期出血，部分患者可自愈，不需治疗。

①补充性治疗：己烯雌酚 0.25mg，或炔雌醇 0.025mg，1 次/d，周期第 10d 起连服 10d，连用 3 个周期。

②卵泡刺激法：可选用氯米芬常规治疗。

（2）黄体功能不足，黄体酮补充疗法最有效。先兆流产者有 23%～40% 黄体功能不足，其中 80%～91% 用黄体酮保胎成功。因黄体功能不足致不孕者，约 50% 经黄体酮治疗后怀孕。

①补充性治疗：黄体酮 20mg 肌内注射，从经前 8～12d，1 次/d，共 5d。或用含黄体

酮25mg 的阴道栓，从基础体温上升3d 起，2 次/d 塞入阴道至经前停药。适用于有生育要求的患者。

甲羟黄体酮2~4mg，于黄体期1 次/d，连服10~12d。因对胚胎可有致畸作用，故仅适用于无生育要求的患者。

②卵泡刺激法：可选用雌激素、氯米芬、溴隐亭、地塞米松、hMG、FSH 和 GnRH 等。用法同促排卵治疗，适用于排卵异常者。雌激素经皮肤吸收可避免肝脏代谢的不良影响，阴道局部用药不影响脂类代谢，无胆固醇升高副作用，可改善阴道干涩和排尿困难等雌激素低下的症状。

③黄体刺激法：选用 hCG，每次1 000~2 000IU，于基础体温上升第3d 起，隔日一次肌内注射，共5~6 次，有些患者对 HCG 不敏感，可用黄体酮治疗。

（3）黄体延迟退化  黄体酮20mg 肌内注射或甲羟黄体酮10~12mg，于经前8~12d 开始，1 次/d，连用5d。大量孕激素对垂体负反馈作用，促使黄体如期萎缩，内膜完整脱落。此疗法连用3 个周期，停药后观察月经恢复情况。

（4）正常周期伴月经过多  患者一般雌激素偏高，治疗可用睾酮对抗雌激素。选用甲睾酮5mg，2 次/d，舌下含服，自周期10~20d，连用10d。亦可用前列腺素合成酶抑制剂，如吲哚美辛25mg，3 次/d，饭后服，月经期开始连服一周，或用栓剂塞入肛门1~2 次/d，连用5d。一般止血药如氨甲苯酸、止血敏（又称酚磺乙胺）、卡巴克洛、维生素 K 和维生素 C 等亦可选用。有报道于月经第5~8d，1 次/d，用凝血酶2 000U 加生理盐水20mL 子宫腔灌注，1 次/d，共用3d 后出血停止。

【护理措施】

1. 护士要使接受药物治疗的功血患者，了解用药的目的、用药剂量、剂型、用法以及递减药量的方法，使患者具备自我监护的能力。例如能够预料用药后可能出现的副反应等，并按时接受咨询指导，发现异常情况及时与医师联系。

2. 出血期间，患者需卧床休息以减轻盆腔充血；护理人员应加强巡视，观察并记录生命体征及阴道流血量，加强会阴护理。保持外阴卫生。

3. 应该鼓励患者表达内心情感，评估其焦虑或恐惧的程度，为其提供有效的信息；介绍与治疗效果好的病友进行沟通，分享感受，增强战胜疾病的信心。

（陈映霞）

# 第六节  性激素治疗的应用

近代性激素已广泛应用于临床以治疗妇产科疾患。本节复习文献，着重介绍目前性激素在治疗妇科疾患中的应用情况。性激素包含有雌激素、孕激素和雄激素，后者因副作用较大，近年已极少采用，故本节不予介绍，只介绍雌激素和孕激素。

## 一、雌激素

根据化学结构的不同，雌激素可分为类固醇雌激素和非类固醇雌激素两类，它们的生物性质相似但代谢则各异。

（一）类固醇雌激素

1. 天然雌激素　天然雌激素包括雌二醇（estradiol，$E_2$）、雌酮（estrone，$E_1$）、雌三醇（estriol，$E_3$）和马烯雌酮等。天然雌激素在体内只有少部分（约4%～5%）游离不结合的具有生物活性。雌激素广泛分布于身体组织中，而以脂肪组织含量高。

（1）17β-雌二醇（$E_2$）：是主要的雌激素。雌二醇的主要来源是绝经期前妇女排卵周期卵巢排卵前的成熟卵泡及排卵后的黄体。雌二醇是天然雌激素中生物活性最强有力的一种，在靶组织与雌激素受体结合时具有最高亲和力。雌二醇可转化为雌酮，雌酮亦可转化为雌二醇，但多为雌二醇转化为雌酮。

（2）雌酮（$E_1$）：是由肾上腺皮质和卵巢产生的雄烯二酮在腺体外周组织通过芳香化酶作用转换成。绝经后，卵巢的卵泡耗尽，外周雄烯二酮的转化便成为主要的产生途径。外周转化产生在肝脏、脑、肾脏和脂肪组织，且无周期性变化。卵巢疾患可增加雄烯二酮的分泌，伴有增加芳香化过程而引致雌酮产生增加，这些可发生于肥胖、肝病、甲状腺功能亢进、代偿性充血性心力衰竭及饥饿等情况下。

（3）雌三醇（$E_3$）：是雌二醇和雌酮的代谢产物。在靶组织与受体结合后停留时间只1～4h，是最弱性的雌激素，容易从尿液排出。

（4）马烯雌酮：从孕马的尿液中提取而成，不能从人体中产生。

2. 合成雌激素　天然雌激素经口服是通过肝脏代谢，经肌内注射亦迅速代谢，故均是相对无效。合成雌激素可改变化学结构但又不失其雌激素生物活性，从而改进其吸收和缓慢灭活过程。

（1）炔雌醇（ethinylestradiol，EE）：又称乙炔雌二醇。是合成雌激素中生物活性最强效应的一种。由于它在循环中是缓慢消除，故较雌二醇的活性延长。与雌二醇不同，炔雌醇有相当量从粪便排出，与从尿排出的比例为4:6。

（2）美雌醇：在体内约54%在肝脏脱甲基变成炔雌醇而起作用。由于脱甲基不完全，故需较多量才可达到与炔雌醇相等的效应。

（3）炔雌醚：在脂肪组织中有高亲和力，以不改变其化学形式贮存于脂肪中，经数日后缓慢释出。不贮存的部分迅速代谢，主要形成炔雌醇而起作用。大部分自尿及胆液排出。由于缓慢释放，其生物半衰期可达（120±7）h。

（二）非类固醇雌激素

非类固醇雌激素用以矫正天然雌激素的不足和缺点，具有雌激素活性，但目前对其代谢途径尚未完全明了。

1. 己烯雌酚（diethylstilbestrol，DES）　此激素及其代谢产物如同类固醇雌激素，进入肝肠循环代谢。

2. 三对甲氧苯氯乙烯（trimethoxybenzene chloroethylene，TACE） 是从己烯雌酚演变而成。具有弱的雌激素性质，但可代谢成更具活性的化合物贮存于脂肪组织中，通过缓慢释放而延长其效应。

（三）作用机制

雌激素的细胞内作用机理虽已有不少研究，但其在脱氧核糖核酸（DNA）的特异性尚在推理中。它是通过被动扩散进入靶细胞质内，与高容量低亲和力的类似血清甾体结合球蛋白结合。雌激素受体是一种与雌激素化合物有高亲和力的蛋白，结合后形成甾体受体复合物移入核内，与 DNA 相互作用合成核糖核酸（RNA）和蛋白。靶细胞内的雌激素受体数量有限，且每一受体只与一个雌激素分子结合，故受体容易饱和。激素断续作用于细胞似需增补胞浆的受体数和受体复合物继续移入核内，以继续发挥其效应。有些雌激素不能刺激受体的再补充，故似为临床用以拮抗雌激素的一个主要机制。

（四）药理作用

1. 生殖道　刺激子宫内膜腺体及间质，子宫肌、阴道及尿道上皮增殖，增加生殖道血流和宫颈腺体分泌，刺激黄体酮及促 LH 受体产生。

2. 乳腺　刺激乳腺管生长。

3. 下丘脑 – 垂体　抑制血管舒缩症状，抑制和刺激促性腺激素分泌和增加催乳素分泌。

4. 皮肤　增加透明质酸酶和水分含量，减少胶原耗损、皮脂产生和上皮增殖。

5. 骨　减少骨质吸收，增加甲状旁腺激素分泌。

6. 肝　刺激多种结合球蛋白产生（如类固醇、皮质醇和甲状腺等结合球蛋白），增加胆盐浓度。

7. 血凝　刺激Ⅶ、Ⅷ、Ⅸ、Ⅹ因子及凝血酶原，抑制抗凝血酶Ⅲ和增加血小板黏附性。

8. 脂质　调节血中高、低密度脂蛋白的比例。

（五）临床应用

雌激素的临床应用，一般以较低而有效的剂量为宜。多数采用周期服药法，即每月服药 21d，停药 7d。对更年期及绝经期妇女，应详细检查乳腺及盆腔，子宫颈刮片，必要时取子宫内膜活体组织检查以排除存在的病灶。妇女尚保存有子宫者，于服雌激素周期最后 7～10d 宜加用孕激素制剂，以对抗雌激素对子宫内膜的刺激增生作用，对切除子宫的妇女亦可考虑采用。据报道对预防子宫内膜增殖症、不典型增生和癌变及乳腺癌的发生均有效。常用雌激素制剂见表 1 – 1。

表 1-1　常用雌激素制剂及近年新制剂及剂量

| 制剂 | 剂量 |
| --- | --- |
| 炔雌醇（乙炔雌二醇，ethinylestradiol，EE） | 0.015mg |
| 美雌醇（rnestranol） | 0.02mg |
| 结合雌激素（premarin） | 0.625mg |
| 己烯雌酚（diethylstibestrol） | 0.25mg |
| 戊酸雌二醇（estradiol valerate） | 1mg，2mg |
| 微粒雌二醇（mieronizde $E_2$） | 1mg，2mg |
| Pirpeuazine estrone sulfate | 0.625mg，1.25mg |
| conjugate eguine estrogen | 0.3mg，0.625mg，1.25mg |
| conjugate estrogn cream | 1.25mg，2.5mg |
| 雌激素贴剂 | 0.05mg，0.10mg |
| 雌激素小体（埋置剂） | 25mg |

因天然类固醇是相对水溶性，故口服雌激素最常用。合成雌激素效应增强及半衰期延长，对肝脏作用较大。微粒雌二醇口服时全剂量可进入门脉循环，故在体内水平较高。结合雌二醇半衰期约12h，高峰水平在4h出现。

雌二醇贴剂含有整容剂用以治疗皮肤老化。胶冻型迅速从皮肤吸收，近年用以治疗绝经期阵热和预防骨质疏松。对血三脂、血凝因子和肾素影响较少。每贴作用维持 3~4d，故每周要换贴 2 次。

阴道制剂现代广泛用以治疗萎缩性阴道炎，剂型有阴道环、微粒阴道药片及阴道软膏等。阴道环作用可维持 3 个月。软膏约 1/4 雌二醇可进入血循环。

注射剂使体内雌激素达最高水平及作用时间最长。但宫内膜增殖率较口服剂高，极少用于绝经期妇女仍保留有子宫的患者。

埋置剂被认为是最合乎生理的释放剂型。可释放规定的雌二醇剂量进入体内循环及维持时间较长。最常用于绝经后妇女，每 6 个月一次。

雌激素的具体应用如下。

1. 青春期

（1）性激素低下：因性激素低下原发闭经少女，可用外源性雌激素以刺激性发育及预防骨质过早疏松。治疗前宜详细检查，以排除脑病、含 Y 染色体异常及其他内分泌或全身性疾患伴发低性激素（如心或肾功能异常）。

用药方法：采用周期给药法。每日给药 1.25~2.5mg，结合雌激素治疗 3 周，停药一周，可足以刺激第二性征发育。一般治疗 6 个月后，待乳腺发育良好可调整剂量。每周期于雌激素治疗末后的 7~10d 加用孕激素制剂，如甲羟黄体酮 10mg，每日分 2 次服，年轻妇女可出现月经。不宜用口服避孕药代替此疗法，因其所含雌激素剂量超过促进第二性征发育及维持月经所需的量。亦有学者主张每日用结合雌激素 0.625mg，周期给药

6个月后增量至 1.25mg/d，一年后加用孕激素，之后周期服每片含炔雌醇 50mg 的复方避孕药。

（2）功能失调性子宫出血：青春期功能失调性子宫出血可因诊断延迟、宫内膜延迟整复而出血过多，或间断少量出血而需用性激素治疗。具体方法参阅本节"生育期功能失调性子宫出血"。

（3）体高的治疗：少女在到达生长高峰速度前，若给予雌激素，可使骨骺早期闭合，从而最终降低其体高倾向。有报道每日用结合雌激素 2.5~20mg 或相当量的其他雌激素制剂可获得疗效。治疗宜于骨龄约近 11 岁时开始，以保证确实体高的反应，至骨龄达 15~16 岁时停治疗。长期治疗效果尚未明了。亦有人主张于治疗周期末后的 7~10d 同时给予孕激素。

2. 生育期

（1）功能失调性子宫出血：子宫出血异常及过多常为无排卵周期所致，尤其多发生于更年期或接近更年期妇女。这类患者早期应用孕激素治疗可奏效。若长期出血，内膜广泛坏死脱落，则需用雌激素以促使内膜生长，同时刺激内膜的孕激素受体生成，增加其对外源性孕激素的反应。

Friedmen 等曾介绍治疗开始时，需用大剂量雌激素（如结合雌激素 25mg 或其他相当量的雌激素），每 4h 静脉或肌内注射一次，一般注射 3 次流血减少（极量 6 次）。然后改服低剂量雌激素，1.25mg/d，连用 7~10d，或用合成孕激素 21d。

March 主张用雌孕激素序贯疗法。治疗开始时用结合雌激素 10mg/d（或相当量雌激素制剂），2~3d 内流血多明显减少或停止，然后再继续用药至 21d，于末后 5d 加用甲羟黄体酮 10mg/d。头 2~3d 持续流血则改用倍量雌激素 2 天，流血停止则继续服药共 21d。

有时因长期用单方孕激素或孕激素占优势的口服避孕药可引致内膜脆弱易破碎出血，此时可加用结合雌激素，每日 1.25~2.5mg，共 14d，能促使宫内膜生长。

（2）子宫颈黏液不良：不孕妇女在预期排卵时子宫颈黏液稀少及性质不良，应用外源性雌激素以改善其水分含量、pH、电解质及蛋白的浓度，使黏液分泌增多、透明及呈羊齿状结晶现象，成丝状使精子易于穿透。可于月经周期的中至晚卵泡期（即周期第 8~14d），每日用结合雌激素 0.3~0.625mg 或其他相当量的雌激素。于排卵后停药至为重要，以减少妊娠时对胚胎致畸的危险性。每日用量超过 0.625mg 可使排卵延迟。

（3）避孕：大剂量雌激素曾有用作没有防备的性交后避孕。可用己烯雌酚 25mg，每日口服 2 次；或结合雌激素 30mg，1 次/d。于性交后 72h 内开始，连服 5d 以预防妊娠发生。据报道，失败率约 0.5%。此大剂量雌激素可引起严重的恶心或呕吐。一旦避孕失败而怀孕，可能会致畸胎，故宜慎重使用。

（4）继发性闭经：继发性闭经妇女若对外源性孕激素激惹试验有撤药性出血者，提示体内雌激素水平不足。Given 介绍于撤药性出血的第 5~15d，周期性给结合雌激素 0.625mg/d，连续 3 个周期，停药 3 周期。借以刺激垂体促性腺激素分泌，使卵泡发育和产生激素。部分患者可获排卵和妊娠。

（5）子宫内膜异位症：基于子宫内膜异位症与排卵周期相关，曾有报道应用每日大剂量雌激素以抑制排卵和异位内膜的生长，可获得症状改善，但异位的内膜无缩小。且长期应用可导致宫内膜囊腺型或腺瘤样增生和其他严重的不良反应，故近代极少甚或不应用。

（6）经前期综合征：虽然经前期综合征的病因及病理生理尚未明确，但由于其症状是在月经来潮前出现，故一般认为激素的改变可能是对症状产生作用，改善患者的内分泌环境可能减轻症状。临床上有用雌激素给予治疗，详见本章第二节有关内容。

（六）不良反应

雌激素虽可治疗妇科疾患，但亦带来一些不良反应，如子宫内膜癌、乳腺癌等。

1. 子宫内膜癌　单纯用雌激素而不联合用孕激素治疗，据估计可引起低度子宫内膜癌的发生率增加，相对危险性 1.5 ~ 1.7 倍之间，且与雌激素的剂量及治疗时间相关。近代学者们极力主张在治疗期间宜每周期加用孕激素 10 ~ 12d，使内膜周期性脱落，以减少内膜癌的发生率。

2. 乳腺癌　近年研究指出，雌激素替代治疗可增加乳腺癌的发生。但亦有大量资料指出未能证实绝经期妇女接受雌激素治疗有增加乳腺癌的危险性。据报道，妇女接受雌激素治疗其患乳腺癌的危险性增加 20%，且延长用药时间其危险性显著增加。相反，服用结合雌激素未见危险性明显增加。

3. 血栓性静脉炎　妇女接受雌激素治疗，未见有增加特发性血栓性静脉炎的发生。美雌醇可对纤维蛋白原有较大刺激和凝血酶Ⅲ有较大抑制。既往有血栓性静脉炎史或有此倾向的妇女，忌用雌激素治疗。

4. 心冠状血管及脑血管病变　妇女接受雌激素治疗，许多资料报道均未有增加这些疾病的危险性。最近，有不少学者认为，雌激素治疗可有保护心脏血管的作用。

5. 子宫肌瘤　有报道雌激素可刺激子宫肌瘤的生长，但此可与雌激素的剂量相关。有学者认为临床使用相当于结合雌激素 0.625mg/d，似未见有此并发症发生。

6. 致畸影响　生育年龄妇女有妊娠可能者，于妊娠期不宜用雌激素治疗。

## 二、黄体酮和孕激素

（一）黄体酮

黄体酮是天然的孕激素，主要由卵泡黄体分泌，但亦可来自胎盘和肾上腺。

任何途径给予外源性黄体酮均易吸收。因其几乎是完全通过肠黏膜及肝脏代谢，故低剂量经口服无效。在血循环中与皮质结合球蛋白（cortical binding globulin，CBG）和白蛋白有高亲和力，约 88.9% 与蛋白结合，少部分贮存于脂肪组织中。静脉给药半衰期在 3 ~ 90min 之间，通常每日给药一次有效，表明其在体内作用延长。

黄体酮在肝脏、宫内膜和宫肌代谢，约 2/3 经肝脏代谢成孕二醇。注射后，50% ~ 60% 的代谢产物经肾脏排出，只 10% 经胆液和粪便排出。注射给药有效，相等的剂量口服效果仅约1/12，含服约1/8，经阴道给药为1/5；而经肌内注射油剂黄体酮25mg，其血清浓度可达黄体中期水平。

（二）合成孕激素

合成孕激素用以克服天然黄体酮的不足。现有制剂口服有效，作用时间较长；注射剂对注射部位刺激较少。

1. 19碳－和19－去甲基孕激素　这类合成孕激素是来自睾酮，有炔诺酮及醋酸炔诺酮，前者半衰期为8h，主要经尿液以结合代谢形式排出。

2. 类黄体酮的合成孕激素　如注射有效的17α－羟己酸黄体酮和口服或注射长效的甲羟黄体酮或甲地黄体酮等。其代谢与黄体酮相似。

孕激素制剂见表1－2。

表1－2　孕激素制剂和剂量

| 制剂 | 剂量 |
| --- | --- |
| 醋酸甲地黄体酮（megestrol acetate） | 20mg，40mg |
| 炔诺酮（norethisterone） | 2.5mg，5mg |
| 醋酸炔诺酮（norethist：erone acetate） | 5mg |
| 炔诺黄体酮（110rgestrel） | 0.075mg |
| 微粒黄体酮 | 100mg |
| 长效甲羟黄体酮 | 100mg |
| 己酸黄体酮（hydroxyprogesterone caproate） | 125mg |
| 黄体酮（progesLerone） | 20mg，100mg |

口服孕激素中，天然黄体酮吸收是不足的。微粒黄体酮吸收较有效，300～400mg/d分次服可产生峰值达10ng/mL类似黄体酮水平。给药12d可足以保护子宫内膜不致增生变化。有学者认为口服黄体酮对脂蛋白无副作用，但其吸收和代谢则非所有患者均一致。

在注射制剂中，长效甲羟黄体酮的性能类似天然黄体酮，迅速吸收，半衰期为8h。一般剂量为5mg/d，连用12d可足以保护子宫内膜不致发生增殖变化。日量可低至2.5mg或高达10mg。

在阴道孕激素制剂中，有合成孕激素的阴道环，可用以避孕。黄体酮阴道栓内含25mg或100mg，由于吸收不恒定，价格稍昂贵，故目前未被普遍采用。

（三）作用机制

黄体酮的作用机制类似雌激素，亦是被动扩散进入靶细胞质。但黄体酮受体具有2个亚单位与2个黄体酮分子结合成一个复合物，而后移入核内，且可抑制其自身受体及雌激素受体的再补充。此乃黄体酮在靶组织内具有拮抗雌激素作用的机制。

（四）药理作用

黄体酮对组织的主要作用必须同时或预先有雌激素的影响，其对组织的作用如下。

1. 生殖道　减少宫内膜腺体有丝分裂活动，增加腺体分泌及抑制雌激素的刺激。

内膜间质在雌激素影响下增加有丝分裂，引致血管弯曲。在宫颈则减少腺体分泌，抑制黏液羊齿结晶形成及降低其伸延性。

2. 乳腺　刺激乳腺腺胞生长。

3. 皮肤　抑制毛囊 $5\alpha$ -还原酶活性，降低靶组织对雄激素反应；

4. 骨　减少骨质吸收，保护骨质密度；

5. 肾　抑制醛固酮活性；

6. 脂质　减少血清高密度脂蛋白浓度，致使血清高密度脂蛋白与低密度脂蛋白比例降低；

7. 血凝　无影响。

（五）临床应用

1. 青春期前性早熟　近代认为，少女于 7 或 8 岁前显有乳腺发育等第二性征或 9 岁前出现月经初潮者为性早熟，是因下丘脑-垂体-卵巢轴过早成熟所致。1980 年 Brenner 指出，女性性早熟约 10% 为假性，由卵巢或肾上腺肿瘤引起；90% 属真性，其中 10% 为脑瘤所致，而 90% 为特发性。

特发性性早熟患者常表现有第二性征早发，月经周期来潮或有排卵型月经，身高迅速增长而最终则体型矮小。故理想的治疗是使第二性征消退，月经停止及防止身高迅速增长，以免骨骼早期闭合最终变为矮小。有学者主张用强效促性腺激素抑制剂-长效甲羟黄体酮，每 2～4 周肌内注射一次 100～200mg，亦有学者认为每 3～6 个月注射 150mg，以抑制排卵及月经来潮。但此法不能预防骨骺早期闭合，使第二性征消退，且可抑制肾上腺皮质功能，停药后下丘脑-垂体-卵巢轴功能延迟恢复，故宜慎重选用。

2. 生育期

（1）无排卵型子宫出血：此类患者于绝经前常由于卵巢无排卵而缺乏黄体分泌黄体酮以拮抗雌激素对子宫内膜的刺激，以致子宫出血过多或不规则。给予孕激素可促进间质蜕膜化，内膜呈分泌改变，停药后内膜同步脱落而止血。一般可采用合成孕激素，如甲羟黄体酮 10mg/d，醋酸炔诺酮 5mg/d，或孕激素占优势的复方口服避孕药 4 片/d，亦可肌内注射黄体酮 50～100mg，疗程一般为 5～7d。治疗期间流血停止，停药后 2～7d 再出现撤药性子宫出血。以后每月或 2 个月给予孕激素 7～10d，每月给予孕激素治疗可有利于观察自然排卵的恢复。遇患者长期出血，子宫内膜耗尽，则常需先用雌激素后再加用孕激素方可奏效。若患者不需生育，可用复方口服避孕药周期治疗，以防止无排卵型的不规则子宫出血。

对子宫内膜增生过长者，可每月服合成孕激素 10～14d，连续 3～6 个月，如甲地黄体酮 20～40mg，2 次/d，甲羟黄体酮 10mg/d 或醋酸炔诺酮 5mg/d。亦可用长效甲羟黄体酮每 2 周肌内注射一次。长期治疗可并发内膜萎缩出血，在排除内膜恶变后，可暂停孕激素治疗 2 周或加用雌激素一周，如是出血可止及促进孕激素受体生长，增加内膜对外源性孕激素的反应。

（2）黄体功能不足：对黄体功能不足所致的不孕或习惯性流产，一般用天然黄体酮可奏效。方法是于基础体温显示升温 2d 后开始每日肌内注射黄体酮 10～20mg，连续 6 周或至月经来潮止。如已妊娠则至妊娠 12 周后，胎盘是黄体酮合成的主要地方，故可不需继续治疗。

近年亦有学者主张用黄体酮阴道栓剂，栓剂内含药 25mg，每日放置阴道 2 次，但不宜使用合成孕激素。

（3）月经前阴道点滴出血：有学者主张使用合成孕激素来治疗反复月经前期的点滴阴道出血，于黄体期的最后 7d 服用，有时可奏效。但宜慎用，以防疗程中发生妊娠而致畸胎的可能。

（4）子宫内膜异位症：有学者提出应用合成孕激素来治疗子宫内膜异位症。孕激素可抑制促性腺激素的分泌，从而抑制排卵及性激素产生，亦直接作用于子宫内膜，使之发生萎缩。可用长效安宫黄体酮，每 2 周肌内注射 100mg，2 个月后改为每月注射 200mg，连续 4～6 个月，症状可缓解。但停药后排卵恢复明显延迟，故对不孕而有生育愿望的患者，有学者不主张采用长效甲羟黄体酮治疗。

由于妊娠后常可改善子宫内膜异位症的症状体征，故有人主张持续用雌孕激素复方制剂 6～9 个月，模拟妊娠过程而获得疗效。常用方法为于月经周期早期（第 5d）每日服复方口服避孕片一片，数周后增至 2～3 片/d，遇突破性出血时再适当增量，可引致异位内膜蜕膜样变、坏死和吸收。一般停药后 6～8 周内可恢复自然排卵，妊娠率在 26%～72%。

（5）绝经期综合征：绝经期妇女由于卵巢萎缩，功能衰竭，缺少雌激素分泌，以致局部宫颈腺体无分泌，阴道及尿道上皮变薄而发生性交困难疼痛，尿道压力减退而有压力性尿失禁或感染而发生排尿疼痛。全身性则缺乏对下丘脑垂体反馈，FSH 和 LH 分泌升高。近年有人认为由于 LH 升高而致血管舒张失调出现阵热及出汗症状，尿钙和肌酐排出失调，骨吸收钙质减少，以致骨质疏松易发生骨折。以及循环中高密度和低密度脂蛋白比例失调而可发生心血管疾患，如冠心病等，故学者们对绝经期综合征应用雌孕激素治疗有较多研究。

性交疼痛是绝经期阴道萎缩最常见症状之一。应用雌激素治疗可促进阴道血管和上皮增生，分泌增多，减少性交的创伤及疼痛。1992 年，Jone 提出，多数绝经妇女的血清雌二醇水平在卵泡期中期值限（60ng/mL）已足以使尿钙和肌酐正常排出及防止骨质丢失及改善阴道干燥症状。一般可经阴道给药，如结合型雌二醇（0.625～1.25mg/d）、微粒雌二醇（2mg/d）或雌激素皮贴（0.1mg），数周后阴道干燥和灼热感症状消退。一旦治疗反应良好，可降低剂量或间断给药。

对于尿痛和压力性尿失禁，应用雌激素可使尿道上皮和血管增生从而改善症状。一般可经阴道给药或口服。

阵热和阵汗是自然或手术后绝经常见的血管舒缩症状，约25%绝经妇女其症状可持续达5年之久。早在30多年前已有人应用雌激素来治疗，可有效地减少症状发生的频率。一般多主张雌激素的剂量宜小及因人而异。近年已有不少报道，指出激素代替治疗短期可缓解绝经期症状及长期可减少骨质疏松和心脏病发生。然而，1960～1970年应用雌激素治疗导致增加宫内膜增殖症，据报道，低剂量周期治疗子宫内膜囊腺型增生为7%，大剂量则增加至15%，且伴有不规则出血过多及1%可有癌变危险；若有不典型增生则癌变危险率达45%，此与使用时间长短相关。故近年主张应用雌孕激素联合治疗。1989年，Perrson等证实雌孕激素联合应用的效果：黄体酮对抗内膜增殖作用与使用时间相关，加用7d黄体酮，囊腺型增生率为3%，加用10d为2%，加用13d则未见有发生。

　　1989年，Hargrove等对持续口服微粒雌二醇和黄体酮代替疗法治疗绝经妇女进行了报道：组一病例每日早晚服微粒雌二醇0.35mg和黄体酮100mg，持续治疗12个月；组二病例每日结合雌激素0.625mg和甲羟黄体酮10mg，每月服10d，持续12个月。结果两组病例的血高密度脂蛋白均升高；组一病例于6个月后无宫出血，宫内膜组织学显示静止及萎缩现象；组二病例则仍有规则撤药性出血及内膜为增殖或分泌期改变。两组病例均未见有内膜增殖症。有人认为此是由于黄体酮对内膜基底细胞的降调节作用。防止内膜再生，故对内膜无刺激或引致出血，而周期性出血则可保护内膜不受刺激及增生。

　　1990年Whitehead等亦初步报道了应用雌孕激素皮贴代替治疗：于臀部用雌二醇贴剂（含50μg），每日一贴共14d，继用醋酸炔诺酮/雌二醇贴剂14d，每周更换皮贴2次，患者均有规则性周期宫出血，宫内膜组织学显示晚分泌期改变，均未见有丝分裂现象。

　　（六）不良反应

　　长期使用孕激素可致子宫出血、抑郁、水潴留及体重增加。长效孕激素可致长期闭经。亦有报道指出于妊娠早期应用孕激素可有致畸胎之危险，故宜慎用。

（陈映霞）

# 第三章　外阴炎性疾病

## 第一节　阴道炎引起的外阴炎

临床上最常见的阴道炎是由白色念珠菌引起的真菌性阴道炎和人毛滴虫引起的滴虫性阴道炎，这两种阴道炎均由于炎症时阴道产生大量分泌物而刺激外阴发生炎症。

**【临床表现】**

主要症状为外阴瘙痒，皮肤容易抓破。炎症严重时局部充血、肿胀及疼痛。

**【治疗】**

主要针对病因进行治疗。

（玛依热·阿吉）

## 第二节　外阴前庭炎综合征

1987年，Friedrich首先将性交困难的外阴不适称为外阴前庭炎综合征，其特征为：①接触外阴前庭部位，阴道进入栓剂，性交时严重疼痛；②外阴前庭局部压痛；③前庭部位呈现不同程度的充血。这个命名现已为许多临床医师所接受，并用于文献报道中。

**【临床表现】**

表现为性交疼痛，常较严重，性交后外阴灼痛持续1～24h，患者因而拒绝性交，致性交频数减少。严重者穿紧身衣裤亦会疼痛。

**【诊断】**

此综合征好发于性生活活跃年龄的妇女。常易误诊为特异性阴道炎而给予抗真菌或抗生素治疗，诊断时应做全面的临床及外阴阴道检查。从阴道采取标本做真菌、滴虫检查，子宫颈刮片作细胞学检查，阴道及宫颈内分泌物做淋菌及沙眼衣原体检查，在外阴前庭压痛最明显部位做活体组织检查。

据报道，Mann（1992年）信访本病患者71例，多数患者过去有反复病菌感染，少数有尖锐湿疣病史。Furlonge（1991年）报道24例患者中，念珠菌培养阳性者6例，发现线索细胞者4例，发现疣、沙眼衣原体及表浅脓肿者各1例。

**【治疗】**

1. 抗感染治疗

发现有关特异性病原菌者，给予抗生素或抗真菌对症治疗。

2. 鬼臼毒素治疗

有些病例因怀疑为尖锐湿疣，故有人曾给予鬼臼毒素治疗。Westrom（1991 年）报道曾治疗 17 例，其中 6 例无效，后施前庭切除术。

3. β-干扰素

Bornetein（1993 年）报道用 β 干扰素，$4.5 \times 10^7 IU$ 肌内注射，症状消失，也有报道用此药注射于病损部位，半数病例症状改善。

4. 激光或冷冻治疗

对拒绝手术切除前庭者可试用，但疗效不肯定。

5. 前庭切除术

于外阴部沿处女膜内侧边缘做一切口，另一平行切口则沿黏膜皮肤交界处向会阴，两切口于（时钟）3 点及 9 点处相吻合，前庭后部深入 5mm 作切除术。伤口作间断缝合，10 ~ 14d 后拆线。术后 3 周开始以直径为 2cm 的扩张器扩大阴道入口，逐渐增至用直径为 4cm 的扩张器。经手术及术后处理性交一般无疼痛。

国外有人（1991 年）曾对 17 例患者施前庭切除术后随访 5 ~ 19 个月，术后性交中度疼痛 1 例，轻度疼痛 3 例，其余各例性交均无疼痛。

（玛依热·阿吉）

# 第三节  前庭大腺囊肿

前庭大腺导管阻塞，使腺内分泌物潴留便形成囊性扩张。过去曾认为，前庭大腺囊肿是因脓肿中脓液吸收后为黏液性分泌物所代替而形成的。目前则认识到，更常见的原因是前庭大腺导管非特异性炎症阻塞，如分娩时会阴与阴道裂造成瘢痕堵塞腺管口，或由于会阴侧切术损伤所致。另外，腺内分泌物过分黏稠或先天性导管狭窄均可造成前庭大腺囊肿。

【临床表现】

可见大阴唇后下方有囊性肿物，呈椭圆形，肿物大小不等，但最大一般不超过鸡蛋大，单房性较多见。囊肿内含清晰透明液体，感染时可呈脓性。小型囊肿可无症状。大型囊肿会阻塞阴道口，且令患者行动不便。感染时才会局部红肿及疼痛。

【诊断】

诊断困难时，可作局部穿刺，抽得的黏液送细菌培养和药物敏感试验。

【鉴别诊断】

1. 大阴唇疝

大阴唇有肿物应与前庭大腺囊肿鉴别。本病与腹股沟环相连，挤压可以复位消失，咳嗽时肿物有冲动感，向下屏气时肿块稍增大。叩诊呈鼓音。一般多在过度用力后突然出现。根据这些特点，鉴别一般无困难。

2. 中肾管囊肿

两病囊肿皆出现于前庭侧前部位，应予以区别。本病囊肿一般较小，很少发生感染。病理检查可确诊。

3. 表皮样囊肿

肿生长的部位与前庭大腺囊肿类似。但表皮样囊肿位于皮下或皮内，质地坚硬，微隆起于皮肤表面，无波动感，抽不出液体，囊肿内含角质蛋白。病理检查可确诊。

【治疗】

主要方法为手术治疗。如有感染时按前庭大腺脓肿处理（参阅本节"前庭大腺脓肿"）。无继发性感染时，目前多主张施囊肿造口术，方法是沿大阴唇内侧皮肤与黏膜交界处作半弧形切口，切开囊壁，然后将囊壁与皮肤或黏膜作间断缝合，过去主张用囊肿切除术，但该法因囊壁不易取净，有复发的可能性。

（玛依热·阿吉）

# 第四节　慢性肥厚性外阴炎

本病又称外阴象皮病，病原菌为丝虫。丝虫的微丝蚴寄生在淋巴系统中，引起淋巴管炎症及阻塞，导致皮肤营养障碍，形成皮肤增厚。

【临床表现】

外阴部皮肤，包括阴蒂、小阴唇及大阴唇呈局限性或弥漫性增厚，表面粗糙，有时凹凸不平呈结节状、乳头状或疣状，间有色素沉着。

由于外阴肥厚肿大，致使患者坐位及行动均不适，大小便困难，性生活受影响。

局部病灶瘙痒，抓破后容易引起继发性感染，并形成溃疡、疼痛、有分泌物等。

【诊断】

询问病史可查出有丝虫感染及乳糜尿等，局部病变有上述特征。由于丝虫微丝蚴有夜间出现于周围血循环的特点，故可在夜间抽血检查。此外，血清抗链球菌溶血素"O"值可增高。

【治疗】

发现为丝虫感染时，可用乙胺嗪（又称海群生）治疗，每次 $4 \sim 6mg/kg$，3 次/d，7~8d 为一疗程。也有人主张用短程疗法，即 1.5g/d，分 1~2 次服，连服 2d。

局部病灶要注意干燥清洁，预防继发性感染。如病灶增生及肥厚严重者，可考虑手术切除。

（玛依热·阿吉）

# 第五节 非特异性外阴炎

非特异性外阴炎是一种混合性细菌感染，常见病原菌有葡萄球菌、链球菌、大肠杆菌及变形杆菌等。常因经血、宫颈或阴道分泌物、粪便、尿液等刺激而引起，临床上可包括单纯性外阴炎、毛囊炎、外阴脓疱病、外阴疖病及汗腺炎等。

## 一、单纯性外阴炎

引起外阴炎的原因很多，如患子宫颈炎或阴道炎时，阴道分泌物增多，分泌物流至外阴，刺激而引起外阴炎，此原因最多见；其次，为糖尿病患者糖尿直接刺激，粪瘘患者粪便的刺激，尿瘘患者尿液长期浸渍等。此外，由于穿着尼龙内裤，局部通透性差，外阴皮肤经常湿润刺激，亦易引起大肠杆菌、葡萄球菌及链球菌等致病菌的混合性感染而致外阴炎。

【临床表现】

急性炎症期外阴充血、肿胀、灼热感、疼痛，行动或排尿时症状加重。严重时可发生溃疡、浸软或脓疱，甚至蜂窝织炎。有时会引致腹股沟淋巴结肿大、压痛，体温可略升高，白细胞增多等。

慢性炎症时，由于长期刺激，皮肤可增厚、粗糙、皲裂，有时呈苔藓化。

【治疗】

1. 病因治疗

要针对病因进行治疗，如治疗糖尿病，进行尿瘘或粪瘘修补术，治疗子宫颈炎及阴道炎，改穿棉质内裤等。

2. 局部治疗

以 1 : 5 000 高锰酸钾液坐浴，2 ~ 3 次/d。清洁外阴后涂 1% 新霉素软膏。

3. 全身性治疗

在急性严重时应卧床休息，注意营养，增强抵抗力。必要时针对致病菌给予口服或肌内注射抗生素。

## 二、毛囊炎

毛囊炎是细菌侵犯毛囊引起的一种感染性炎症，病原体主要为金黄色葡萄球菌，其次为白色葡萄球菌。当全身抵抗力下降，患有糖尿病的患者因肥胖摩擦表皮而引起。

【临床表现】

可见阴阜、大阴唇外侧有毛部位出现毛囊性丘疹，丘疹尖端可变成小脓点。常反复发作。

【治疗】

注意保持外阴清洁，勤换内裤，勤洗外阴。避免进食辛辣食物或饮酒。丘疹较广泛时可适当口服抗生素。清洗外阴后局部要涂上1%新霉素软膏。

### 三、外阴脓疱病

本病是由溶血性金黄色葡萄球菌或链球菌引起。

【临床表现】

常为多发性。为薄壁小疱，周围红肿。严重时小脓包可互相融合，感染向深层发展时可形成疖病，本病多见于儿童。

【治疗】

儿童患此症时应予隔离，尤其是在幼儿园内，以免传染给其他儿童。保持外阴清洁。轻症者可给予1:5 000高锰酸钾液外洗或坐浴，1~2次/d。清洁外阴后可给予新霉素或杆菌肽外用，每日数次涂敷患处。国外有报道可用Nebacetin油膏或粉剂外用（此药内含新霉素及杆菌肽）。

### 四、外阴疖病

本病由金黄色葡萄球菌或白色葡萄球菌引起。

【临床表现】

开始时毛囊口周围皮肤轻度充血肿痛，以后形成圆锥形脓疱。许多邻近的小脓疱互相融合，周围组织浸润形成疖病。疖病开始时较坚实，表面皮肤紧张，以后结节中央变软，表面皮肤变薄，顶端出现黄白色点-即形成脓疱。

【治疗】

注意保持外阴清洁。疖病早期于清洁外阴后用抗生素软膏涂敷，以便促使炎症消散或局限化。

慢性疖病可用依沙吖啶作局部湿热敷。

亚急性期可用红外线照射，以促进疖肿软化。有人主张用青霉素20~40万IU溶于0.25%~0.5%普鲁卡因10~20mL中做封闭治疗，封闭时应在疖肿边缘外2~3cm处周围注射。

疖肿变软，有波动感时，证明已形成脓肿，应切开排脓。切口要适当大，以便脓液及坏死组织能顺利排出。千万不能挤压，以免炎症扩散。此时可适当给予口服或肌内注射抗生素。

### 五、汗腺炎

青春期外阴部的浆分泌汗腺开始活跃，分泌物的黏稠加上继发性葡萄球菌或链球菌感染，致使腺管堵塞导致本病。

【临床表现】

表现为外阴部有多个瘙痒的皮下小结节，如不及时治疗则会形成脓疱及穿破。

【治疗】

注意保持外阴清洁，要教育青春期少女了解外阴清洁的重要性。避免穿尼龙内裤。

早期治疗可用1:5 000 高锰酸钾液热坐浴，2~3 次/d。外阴清洗后保持干爽。

严重时可采用敏感的抗生素口服或肌内注射，形成脓疱时可切开排脓。

（玛依热·阿吉）

# 第六节　外阴结核

外阴结核主要是继发于严重的肺、内生殖器、胃肠道或腹膜的结核病，病原菌为结核杆菌。原发性外阴结核是否存在尚未证实，继发性外阴结核在临床上亦非常少见。

【临床表现】

病变多见于前庭或阴唇黏膜，初起时为一小结节，以后发展为表浅溃疡。溃疡基底不平滑，有黄色干酪样苔覆盖其上。病程一般进展缓慢，病灶可扩展至会阴、尿道或肛门。一般不疼痛，但性交时摩擦或小便时尿液刺激可引起疼痛。

【诊断】

当外阴有慢性溃疡时，应检查身体其他部位如肺、内生殖器官、胃肠道等是否有结核病灶。临床上外阴结核病灶必须与梅毒性溃疡、软性下疳、外阴癌及一般性溃疡相鉴别。

本病除根据病史、症状与溃疡特征外，主要靠溃疡分泌物涂片中找到结核杆菌来确诊。

【鉴别诊断】

1. 外阴癌

外阴结核病溃疡型其外观似外阴癌，且溃疡愈合较慢，易与外阴癌混淆。但外阴癌患者，在发现外阴肿块时多已有多年的外阴瘙痒史，溃疡经久不愈，无结核病史。在甲苯胺蓝染色指示下作活组织检查，可找到癌细胞。

2. 阿米巴性外阴炎

女性生殖道阿米巴病临床上罕见，大多数患者有阿米巴痢疾病史。外阴溃疡表面有大量腥臭的灰黄色坏死组织，如剥离此组织极易出血，应与外阴结核溃疡型区别。行阴道分泌物或溃疡刮物涂片检查，可找到溶组织阿米巴滋养体。活组织检查也可发现组织内有阿米巴原虫滋养体，并有中性粒细胞浸润。组织坏死、充血、出血。

3. 外阴象皮病

本病为丝虫感染所致。但有外阴皮肤增厚犹如增殖性外阴结核，故应鉴别。病变除见于外阴部外，更多见于下肢。夜间抽血可查到微丝蚴。

【治疗】

主要是用全身性抗结核药物治疗原发病灶，局部主要注意保持干燥和搞好个人卫生。

如果病灶范围局限且估计手术一次可切除净者，可考虑作局部病灶切除术。

（玛依热·阿吉）

# 第七节　前庭大腺炎及前庭大腺脓肿

前庭大腺位于大阴唇下 1/3 深部，开口于处女膜与小阴唇之间，致病菌侵入易引起炎症。常为葡萄球菌、大肠杆菌、链球菌及肠球菌等混合感染。国外则以淋球菌感染者为多见。

【临床表现】

炎症多发生于一侧。初起时局部红肿、疼痛、灼热感，患者行动不便，有时会致大小便困难。如发展成前庭大腺脓肿时，局部呈鸽蛋至鸡蛋大小红肿块，皮肤变薄，触痛明显，有波动感。炎症严重时可向会阴部及对侧外阴部发展，此时腹股沟淋巴结多数呈不同程度肿大。

【诊断】

在前庭大腺开口处或破溃处取脓液作涂片及细菌培养，可检出病原菌，并须作药物敏感试验。

【鉴别诊断】

前庭大腺脓肿与前庭大腺囊肿鉴别其共同点均为前庭大腺处有一肿块。区别在于前庭大腺脓肿者局部有痛感，常伴有发冷、发热。检查前庭大腺肿块，见表面皮肤发红，触痛明显，有波动感，挤压时在前庭大腺开口处可有脓液溢出。前庭大腺囊肿则前庭肿块皮下色泽不变，肿块呈囊性，无压痛，挤压肿块时前庭大腺开口处无脓液溢出。

【治疗】

注意保持外阴清洁。炎症急性期要卧床休息。局部可冷敷以减轻疼痛并使炎症局限化。可口服氨苄西林或头孢菌素。

前庭大腺脓肿已形成时，应施切开引流术，方法是外阴消毒后，在脓肿表面皮肤最薄处（一般为大阴唇内侧）作一半弧形切口，切口要适当大，以便脓液畅通流出。如脓脓肿切开排脓后，多数脓腔可完全闭合而痊愈。但亦偶有形成瘘管者，可触到一个小硬结，轻度压痛，挤压时瘘管口流出少量浓液。有时瘘管口狭窄或闭合，脓液积贮于内，再次形成脓肿。因此可反复发作，经久不愈。

【护理措施】

1. 每日用 1:5 000 氯己定或 100% 洁尔阴棉球擦洗 2 次；

2. 注意检查伤口，及时发现出血，随时更换局部敷料，保持外阴清洁；

3. 有引流者，每日换药，直到伤口愈合；

4. 继续用 1:5 000 高锰酸钾或 1:8 000 呋喃西林溶液坐浴；

5. 检查伤口，防止切口边缘黏合影响通畅。

（玛依热·阿吉）

# 第四章　阴道炎性疾病

## 第一节　阿米巴性阴道炎

阿米巴性阴道炎临床上较少见，往往继发于肠道阿米巴感染。由于患者粪便中有阿米巴滋养体排出，可以直接接触方式传播至外阴及阴道。这种感染方式多发生于机体抵抗力低下，外阴阴道有损伤者。在这种情况下，阿米巴滋养体才得以侵入皮肤或黏膜组织，因而引致阿米巴性外阴阴道炎。

【临床表现】

主要症状为阴道排出物为血性浆液性或黏液性脓性分泌物，有腥臭味，常伴有外阴及阴道疼痛、性交痛。检查见外阴、阴道至宫颈上可见典型的溃疡－其边缘不整齐，显著突起，溃疡表面覆以污秽的黄棕色坏死物，易出血。个别由于结缔组织反应严重，可呈现肿瘤样增生。

【诊断】

1. 刮片检查　阴道分泌物刮片检查中找到阿米巴原虫的滋养体即可诊断。

2. 培养法　滋养体在体外很易死亡，冬天尚需保温。刮片找不到滋养体者可做培养。

3. 活组织检查　难以确诊时可作病变活组织病理检查。

【治疗】

由于阿米巴性阴道炎为继发性感染，故必须治疗原发性病灶－肠道或肝脏阿米巴病。

1. 吐根碱　本品又称依米丁，能干扰阿米巴的分裂与繁殖，故能杀灭机体中的阿米巴滋养体；因治疗浓度对包囊无杀灭作用，故不能消灭其传播感染能力。本品口服后引起恶心、呕吐，故一般采用深部肌内注射。本品有毒性，排泄缓慢，易积蓄中毒，不宜长期连续使用。本品对人的致死量为 $10 \sim 20mg/kg$。老弱、孕妇、婴儿、即将手术患者、重症心脏病、严重贫血、肝肾机能明显减退者均禁用。

用法：治疗全身性阿米巴病者，$1mg/（kg \cdot d）$，最大剂量不超过 $60mg/d$，分 2 次作肌内注射，连用 6d 为一疗程。30d 后可做第二疗程。

2. 氯喹　本品对肠道外阿米巴包囊有杀灭作用，故在用依米丁治疗时可同时口服本品。本品服后有食欲减退、恶心、呕吐及腹泻等反应，少数人可出现脱毛、毛发变白、皮肤瘙痒、剥脱性皮炎、头昏、耳鸣及怠倦等情况，偶有发生心律失常，严重者可发生急性心源性脑缺氧综合征（Adams-Stokes 综合征）。

用法：磷酸氯喹，$500 \sim 600mg/d$，分 2 次服，2d 后改为 $250 \sim 300mg/d$，$2 \sim 3$ 周为一

疗程。

3. 卡巴肿　能杀灭阿米巴滋养体。用药后偶有恶心、呕吐、腹泻或皮疹等反应。肝肾功能减退或对肿剂敏感者禁用。

用法：200～400mg/次，每晚或隔晚置于阴道内，7d 为一疗程。如有肠道阿米巴感染者，可同时口服，200～250mg/次，2 次/d，10d 为一疗程。

4. 甲硝唑　本品对组织内阿米巴原虫有杀灭作用，毒性小，疗效高，口服方便。本品口服吸收后，有效血浓度可维持 12h，70% 药物以原形由尿排出，亦可由阴道分泌液中排出。

用法：口服 400mg/次，3 次/d，7d 为一疗程。也可用本品片剂或栓剂每晚 200mg 置入阴道内，7d 为一疗程。

5. 替硝唑　本品为抗阿米巴药。服药后会发生一时性白细胞减少。

用法：口服 500mg/次，4 次/d，3d 为一疗程。

6. 奥硝唑　本品又称氯醇硝唑，对肠内及肠外阿米巴疾均有效。妊娠期及有神经系统器质性疾病者禁用。

用法：口服 500mg/次，4 次/d，3d 为一疗程。

7. 二氯尼特　本品又称二氯散、安特酰胺，能直接杀灭阿米巴原虫，对肠内外阿米巴病均有效。本品可与依米丁或氯喹合用。

用法：口服 500mg/次，3 次/d，10d 为一疗程。

8. 白头翁　中药，有抑制阿米巴原虫生长繁殖的作用。

用法：15～30g/次，水煎，1 剂/d，分 2～3 次饭后服，连服 4～7d。也可用煎剂冲洗阴道，1 次/d，10d 为一疗程。

9. 鸦胆子　中药，有抗阿米巴原虫作用。

用法：口服 10～15 粒/次，3 次/d，7d 为一疗程。也可用煎剂冲洗阴道，1 次/d，7～10d 为一疗程。也可将粒仁 2～4 粒捣烂后置入阴道，1 次/d，7～10d 为一疗程。

（向琳）

# 第二节　念珠菌性阴道炎

1849 年，Wilkinson 首先报道女性生殖道念珠菌感染。1931 年，Plass 等报道第一例妊娠妇女念珠菌病。阴道念珠菌感染 80%～90% 是由白色念珠菌引起，其余是别种念珠菌和拟酵母菌属。一般认为 10%～20% 正常妇女阴道中能找到白色念珠菌，而妊娠妇女则高达40%。

本病诱因包括妊娠、抗生素治疗、糖尿病、免疫抑制状态、口服避孕药及穿不透气类衣服如尼龙内裤等。

【临床表现】

主要为外阴瘙痒，严重时患者往往难忍而抓破外阴皮肤。由于外阴皮肤损伤引起性交疼痛及小便时灼热感。阴道分泌物为典型白色干酪样。分泌物涂片经氢氧化钾处理后呈现菌丝体。

有报道对 1 004 名妇女阴道分泌物检查，发现 10.4% 白色念珠菌阳性，其中口服避孕药者 6.8% 阳性，而子宫内置避孕器者 13.0% 阳性，说明后者更容易感染本病。

【诊断】

检查时可见阴道黏膜被白色膜状豆腐渣样分泌物覆盖。擦除后黏膜面红肿，或为表浅溃疡的糜烂面。

【治疗】

及时了解存在的诱因并将其消除，如停服广谱抗生素或雌激素等。合并有糖尿病时要同时积极予以治疗，要换穿棉质内裤。患者的毛巾、内裤等衣物要隔离洗涤，用开水烫。以免本病传播。

由于念珠菌在 pH5.5 ~ 6.5 范围内最适于繁殖，因此，可改变阴道酸碱度造成不利于念珠菌生长的环境。方法是用碱性溶液如 2% ~ 4% 碳酸氢钠溶液冲洗阴道，2 次/d，10d 为一疗程。以碱性溶液冲洗阴道，抹净后，可选用下列药物。

1. 龙胆紫（又称甲紫）水溶液　本法较古老而又简单易行。方法是用棉棒浸上 0.25% ~ 1% 龙胆紫溶液，在阴道窥镜帮助下涂于整个阴道，包括穹隆部及宫颈的黏膜、阴蒂及小阴唇内侧。2 ~ 3 次/周，2 ~ 3 周为一疗程。

2. 制霉菌素　本药为黄色结晶粉末，不稳定，难溶于水，1964 年开始临床应用。本药抑菌的最低浓度为 1.56 ~ 3.12μg/mL。传统用法是 10 万 IU，制霉菌素作栓剂或乳剂置阴道深部，也有用粉剂或片剂者，置入阴道，2 次/d，10 ~ 14d 为一疗程。制霉菌素低浓度有抑菌作用，其高浓度有杀菌作用。据统计治愈率达 80% ~ 90%。

由于本药要每日阴道用药 2 次，加上疗程长，患者不易坚持。不少患者在症状消失时即停止用药，因此很快便又复发。治疗的关键是足够的药物剂量。婴幼儿霉菌性外阴阴道炎时，可用 2% 苏打水冲洗外阴阴道后，局部用制霉菌素冷霜（冷霜 10g 内含制霉菌素 50 万 IU、薄荷 0.2g 拌匀），3 次/d，插入阴道深处及涂布外阴，连用 2 周。

怀疑由肠道念珠菌蔓延而致病者，应口服制霉菌素片剂，每次 50 ~ 100 万 IU，3 次/d，7 ~ 10d 为一疗程，以消灭自身的感染源。

3. 曲古霉素　本药为淡黄色结晶或粉末，不溶于水，易溶于碱性水溶液。本品抗菌作用较制霉菌素强。对滴虫、阿米巴和梅毒螺旋体也有效。本品的阴道制剂有：栓剂，5 ~ 10 万 IU一片；软膏，每克含 15 万 IU；泡腾片，每片含 10 万 IU。用法为每晚一次置入阴道，10d 为一疗程。本药配制后应在短期内使用。

4. 克念菌素　本品是国内由球孢放线菌的一种变种培养液中提取的，为黄色粉末，不溶于水。本品对念珠菌作用较制霉菌素强或相似。最低抑菌浓度为 0.065 ~ 0.2μg/mL。本品的阴道制剂有栓剂（5mg）和软膏。两种制剂同时分别用于阴道及外阴，2 次/d，7 ~

14d 后，改为每晚一次，2～3 周为一疗程。

5. 咪唑类药物　包括有克霉唑、益康唑或酮康唑等。

(1) 克霉唑：本品又称三苯甲咪唑，是最早用于治疗外阴阴道念珠菌病的咪唑类药。本品为强力抗真菌制剂，疗程较短，效果较制霉菌素更佳，临床治愈率大多达 85%～95%。

克霉唑阴道片每片含 100～200mg，临床上用 100mg，每晚一次，7d 为一疗程；或 200mg，每晚一次，3d 为一疗程。亦有用 1% 克霉唑油膏每晚涂于阴道黏膜上，7 次为一疗程。油膏亦可涂在外阴及尿道口周围，以减轻瘙痒症状及小便疼痛。

学者们曾对单次阴道用克霉唑 500mg 与上述治疗方案的疗效做比较，发现结果大致相似。有报道 115 例患者，其中 50 例用 500mg 单剂阴道给药；其余的每晚一次阴道给药 100mg，共 3d；5～10d 检查阴道涂片，结果阴性者前者为 77%，后者为 89%；第 27d 检查，则阴性者前者为 65%，后者为 74%，经统计学处理后无明显差异。另有报道 199 例患者，其中 102 例为一次阴道给药克霉唑 500mg；其余的每晚一次阴道给药 100mg，共 6d 为一疗程；4 周后检查治愈率，前者为 82.4%，后者为 84.5%，两组相同。

(2) 益康唑：本品又称氯苯甲氧咪唑，是欧洲首先应用的咪唑制剂，是咪唑类药中抗菌谱较广的，对深部或浅部真菌均有效。本品可作用于细胞膜，改变细胞渗透性，使药物进入细胞内抑制核酸的合成，并使细胞膜形成受阻，最终使整个细胞溶解。制剂为阴道栓剂 50mg 或 150mg，阴道霜剂含量为 1%，连续 3d 应用痊愈率达 84.2%。

我国于 1979 年开始生产本药并应用于临床。阴道栓剂，150mg/粒，每晚一粒，3d 为一疗程；50mg/粒，每晚一粒，15d 为一疗程。阴道酊剂，0.01g/mL，2～3 次/d 涂患处。阴道霜剂，每克含本药 0.01g，2～3 次/d，5g/次，置入阴道。此外，还有粉剂，每克含本药 0.01g。

(3) 酮康唑：本品又称酮哌嗯咪唑，是一种新型口服吸收的抗真菌药，为咪唑衍生物。每片含 200mg，1 次/d 口服，5～6d 为一疗程，也有用每日口服 2 次，5d 为一疗程的。疗效与克霉唑或益康唑阴道用药相近。儿童用量：1～4 岁，50mg/d；5～12 岁，100mg/d。

对于复发性念珠菌性阴道炎患者，有人主张用口服酮康唑来治疗。国外有人曾对 100 例复发性念珠菌性阴道炎患者每日给予 400mg 本品，14d 为一疗程，全部患者痊愈；但 3 个月内半数患者复发；一部分患者在此 3 个月内于每次月经来潮第一天开始口服 400mg，连续 3d，这些患者的复发率低，但一旦停止这种维持疗法，复发率又升高。因此，认为维持疗法对预防有效，但不能彻底治愈本病，并要进一步研究最好的方法及维持治疗的时效。

酮康唑对肝有毒性，因此患者用药前必须检查肝功能，医务人员亦要对患者讲清楚用药的危险性。妊娠期及哺乳期妇女不宜服用酮康唑。

6. 中药　一般为外用药。

(1) 冰硼散：将冰片与硼酸粉等份，用甘油混合，阴道局部涂抹，早、晚各一次。对新感染病例效果良好。

（2）加味苦参煎剂：苦参、生百部、蛇床子、木槿皮、土茯苓、鹤虱、白藓皮、虎杖各30g，黄檗、花椒、地肤子、胆草、明矾、五倍子各20g，加水3 000mL，煮沸10～15min，过滤后熏洗坐浴。据报道，用此法治疗患者180例，结果治愈143例，好转29例。

（3）清热利湿杀虫方：金银花、紫草、苦参、黄檗各30g，加水煎成含药量20%溶液，然后将明矾、雄黄、冰片各3g研成粉末加入即成。用此药涂阴道，1次/d，治疗患者52例，结果治愈49例，治愈率达94%。另一法是仍取金银花、紫草、苦参、黄檗、明矾、雄黄、冰片7药，将前4种药与后3种药按10:1之比研末过筛后撒布阴道，1次/d，治疗20例，结果治愈18例，治愈率达90%。

（4）青黛散：青黛、黄连、芒硝各9g，冰片1.5g，上述4药以香油调匀后涂于外阴及阴道，1次/d，10d为一疗程。此法对改善症状效果显著。

7. 顽固或反复发作的念珠菌性阴道炎的治疗：需要认真对待。复发原因之一是性交传播。据报道，女方有症状者，其男性配偶10%有尿道炎。再感染者部分来自直肠念珠菌病。具体处理有如下措施：

（1）对持续有症状者似无必要延长疗程，对这类患者应用克霉唑或益康唑效果比应用制霉菌素好。有些患者对药物的敏感性可能与其赋形剂有关，因此，对在治疗过程中症状有发展的患者，应用的药物应含有不同的赋形剂。

（2）在应用克霉唑或益康唑阴道给药时，应同时用该药的油膏外涂外阴部，以减轻瘙痒症状。月经期间不能中断治疗。治疗期间禁止性交。

（3）治疗一个疗程完成后，在6个月内，每次月经前每晚都要用阴道栓剂一次，共3d。

（4）停服口服避孕药。

（5）这类患者在接受广谱抗生素治疗期间，每日应同时用抗念珠菌药油膏涂抹阴道，以防复发。

（6）配偶要同时治疗：可用抗念珠菌药油膏局部涂用。

（7）口服制霉菌或酮康唑，以降低有直肠感染患者大便中念珠菌的浓度。但效果不肯定。

（向琳）

# 第三节　滴虫性阴道炎

滴虫病是性传染病，由原虫类中的阴道毛滴虫引起。侵害人体的其他两种毛滴虫是侵犯口腔的口腔毛滴虫和侵犯肠道的人毛滴虫。

阴道毛滴虫为厌氧性可活动的原虫，梨形，全长15～20μm，较多核白细胞稍大。不同种系的滴虫其大小亦不一样，较大种系者侵犯人体多无症状，而体积较小种系者侵犯人体则引起更明显的临床症状。虫体前端有四根鞭毛，体部有波动膜，体内有一个大核，后端有突出轴柱。在 pH 5.5 ~ 6.0 的环境中生长繁殖迅速。

滴虫性阴道炎是妇科常见疾病，Donne 于 1836 年首次描述本病。在妇科门诊中，本病占 13% ~ 25%。在国外性疾病门诊中占 18% ~ 32%，妓女中占 50% ~ 75% 患此病。女方有此疾病，其配偶 13% ~ 85% 可有感染，男方有此疾病，其配偶 80% ~ 100% 有感染。

阴道毛滴虫生命力强，有观察指出，可在尿中存活 24h，在厕板上存活 45min，在患者湿衣物中存活 24h，在精液中存活 6h。

【临床表现】

60% 以上患者主诉有异常阴道分泌物，为稀薄泡沫状，当混合有其他细菌感染时分泌物会呈脓性。100% 患者诉阴道分泌物有异常臭味，10% 患者诉外阴及阴道口瘙痒，有时伴性交疼痛，20% 患者诉尿频、尿痛。阴道感染时往往累及附近组织。

有人报道在 387 例有症状患者中，从阴道培养出阴道毛滴虫者为 98%，从尿道旁腺培养出者为 98%，从尿道培养出者为 83%，从宫颈管内培养出者为 13%。

【诊断】

1. 阴道分泌物使用生理盐水悬滴法镜下找滴虫。

2. 疑有滴虫性阴道炎，多次悬滴法未能发现滴虫时，可取阴道分泌物作滴虫培养。

【鉴别诊断】

1. 霉菌性阴道炎

白带多，外阴瘙痒与滴虫性阴道炎的症状极相似。但本病白带多呈凝乳或豆渣样，不带泡沫，阴道黏膜附有白色膜状物，其下黏膜有红肿、糜烂。阴道分泌物检查可确诊。

2. 非特异性阴道炎

白带增多及外阴轻度瘙痒，应与滴虫性阴道炎鉴别。本病白带多呈灰白色，薄而均质，气味异常。阴道黏膜充血不明显。阴道分泌物涂片可确诊。

3. 阴道嗜血杆菌性阴道炎

与滴虫性阴道炎相似皆以白带增多为主要症状。但本病白带多有鱼腥样气味，灰白色无泡沫。阴道分泌物涂片可找到线索细胞，加入 10% 氢氧化钾有鱼腥样气味，分泌物进行细菌培养可证实。

4. 阿米巴性阴道炎

白带增多需与滴虫性阴道炎区别。本病过去有肠道阿米巴病。

白带多但以浆液性或黄色黏液脓性为主。阴道检查可见典型溃疡、边界不整且覆棕色坏死物。阴道分泌物经涂片或培养，能找到阿米巴滋养体。

5. 老年性阴道炎

与滴虫性阴道炎不同是本病多见于绝经期后，阴道壁呈老年样，黏膜薄、皱褶少、弹性差、易出血，不时有溃疡或粘连。分泌物检查可见大量脓细胞。

6. 阴道蛲虫感染

本病主要表现为阴部奇痒，包括肛门周围。阴道分泌物多，涂片检查可见蛲虫卵。

7. 婴幼儿外阴阴道炎

本病特点外阴、阴道奇痒，病儿哭闹不安，阴道有脓性分泌物流出。检查阴道前庭充血，阴蒂红肿，分泌物经涂片或培养，可找到病原体。

【治疗】

1. 灭滴灵　又称甲硝唑。传统用法为口服 200mg/次，3 次/d，7d 为一疗程。目前国外多主张口服 2g/次，两种方案的治愈率相近。单剂治疗的好处是总药量较少，患者乐意接受。

本药通过胃肠道吸收，在肝内代谢。副作用为胃肠反应，如恶心、呕吐等，少数患者有皮疹或白细胞减少等现象，一旦发现应立即停药。患者用药期间及用药后 24h 内不能饮用含酒精饮料。药物半衰期为 8h，苯巴比妥及苯妥英可使其半衰期缩短 50%，从而会致治疗失败。血清锌水平低亦会使治疗失败。Grinbaum（1992 年）曾报道，一例患者用本药后，第 11d 发生急性暂时性近视，停药后 4d 视力恢复正常；5 周后再次使用本药时，亦再次发生急性近视。

目前许多医师赞成用本药 2g 一次内服法治疗，并在这方面做了不少研究。Jennison 报道甲硝唑浓度在 1μg/mL 以下时，对 66 种滴虫在 3d 内几乎全被杀死，Durel 亦报道甲硝唑浓度为 2.5μg/mL 时，可于 24h 内杀死 99% 培养中的阴道滴虫。而常规口服 200mg/次，3 次/d，7d 一疗程后，血中药物浓度达 4 ~ 5μg/mL。因此，学者们认为目前常规的口服 7d 法药物过量。国外有学者报道，口服 2g 甲硝唑后，经化学鉴定，1h 达血中最高浓度，72h 后消失；生物鉴定，2h 达血中最高浓度，48h 后消失。据此，目前国外不少医师推荐口服 2g/次的疗法。

也有人主张用 5d 疗法，方法是 400 ~ 500mg/次，2 次/d，共 5d；也有人建议用 10d 疗法，方法是 200 ~ 250mg/次，3 次/d，共 10d。在实践中，应视患者对药物的反应及能否坚持完成疗程来选择具体疗法。应注意的是，疗程时间短，患者易于接受并能坚持完成，但因剂量大，可出现药物反应，因此，选用一次剂量疗法一定要慎重。

甲硝唑为诱变剂，虽然其对人类的致畸作用尚未定论，但药物可通过胎盘到达胎儿血循环，故妊娠期间应慎重用药。有人建议怀孕后的前 16 周禁止口服本药，但可阴道用药；怀孕 16 周后，可每次口服用药 200 ~ 400mg，2 ~ 3 次/d，共 7d 为一疗程。哺乳期亦不宜服用，因为药物能通过乳腺分泌。

新生儿用药可为 50mg/次，2 次/d，共 4 ~ 5d。婴幼儿则以 80mg/kg 的剂量分 4d 用。

患者的配偶亦需同时治疗，因为长期感染会导致尿道狭窄，男性滴虫性尿道炎有时会发展为副睾炎或前列腺炎。男性可用口服 2g/次的方法治疗。

需要补充的是，在动物实验中发现甲硝唑对一些啮齿动物有致癌作用，但未在人类证实其致癌性。

2. 克霉唑 克霉唑对滴虫有杀伤作用。妊娠早期滴虫性阴道炎可考虑用本药，每晚一次，100mg/次，放入阴道内，7d 为一疗程。如仍有症状，则于妊娠中期或晚期再服用甲硝唑。

3. 对甲硝唑有抗药性的患者 有文献记载可用甲苯达唑，2 次/d，100mg/次，连服3d；或口服呋喃唑酮，3 次/d，100mg/次。Livengood（1992 年）曾报道，一例 31 岁的患者长期大量口服及阴道同时用甲硝唑治疗未见效，后因采用壬苯聚醇-9 避孕，意外地令滴虫感染消失。

4. 阴道局部用药 阴道用药症状缓解较快，但往往不能彻底消灭滴虫，停药后容易复发。一般先用 0.5% 醋酸或 1% 乳酸溶液冲洗阴道，每晚一次，洗净抹干后上药，上药可用乙酰胂胺（每片含乙酰胂胺 250mg 及硼酸 30mg）或卡巴胂（每片含 100mg 或 200mg），每晚一次一片，深置入阴道顶端，10d 为一疗程。也可用甲硝唑与卡巴胂各 200mg，加曲古霉素 10 万 IU 制成的栓剂，深置入阴道，每晚一次，10d 为一疗程。也可用卡巴胂、硼酸及葡萄糖粉各 1g，混匀后撒布于阴道黏膜上，1 次/d，3～5d 为一疗程。

5. 无症状的患者 也要治疗，以免传染他人。

6. 患者于治疗后滴虫检查阴性者 尚应于下次月经干净后再作一疗程治疗，巩固疗效。月经干净后阴道 pH 偏碱性，利于滴虫生长。因此，本病往往在月经干净后复发。治疗至滴虫检查转阴性后，还需连续 3 个月于每次月经干净后复查阴道分泌物，3 次均为阴性，才能称为治愈。

（向琳）

# 第四节 老年性阴道炎

阴道结构与雌激素关系密切。老年期由于卵巢功能衰竭，雌激素减少，生殖器官开始萎缩。阴道黏膜变薄，皱褶消失，局部抵抗力减弱。阴道壁的弹性组织减少，致使阴道口豁开，阴道前后壁亦因松弛而膨出。这些因素使阴道易受损伤。性交或阴道冲洗也能造成阴道创伤。子宫颈炎、子宫内膜炎或盆腔炎时排出的分泌物刺激阴道黏膜产生炎症，若局部细菌生长则引起感染。

【临床表现】

阴道分泌物量多，呈水样。当有继发性感染时，视病原菌不同，阴道分泌物可呈脓性、泡沫状或带血性。患者有下腹坠胀不适及阴道灼热感。由于刺激患者感觉外阴及阴道瘙痒。当炎症累及尿道口周围黏膜时，患者会出现尿频、尿痛。

检查时可见阴道壁发红及不同程度的水肿，间有点状出血。严重时阴道形成溃疡。

慢性浅表溃疡如长期不治疗可引致阴道闭锁，闭锁段上端阴道分泌物排泄不出可潴留继发感染形成积脓；有时长期刺激可使阴道黏膜下结缔组织纤维化形成瘢痕，致使阴道狭窄。

【诊断】

病史有无卵巢切除术、患者年龄大、绝经，加上临床症状及检查所见，一般诊断不难。但必须与真菌性或滴虫性阴道炎相鉴别。阴道细胞学检查可反映雌激素水平，有助诊断。年老者必须注意排除子宫体或子宫颈恶性变。

【治疗】

注意外阴清洁，保持干燥。分泌物多时可用1%乳酸或1:5 000高锰酸钾坐浴或冲洗阴道，擦干后可撒布制霉菌素粉剂。严重病例可考虑用雌激素。

雌激素制剂一般可用0.25~0.5mg己烯雌酚栓剂，或0.1%己烯雌酚软膏涂阴道壁。阴道用药较安全，副作用少。有人主张对顽固病例可考虑给予口服己烯雌酚0.125~0.25mg，每晚一次，10d为一疗程。用口服或阴道雌激素制剂前，要做乳房检查，排除乳腺肿块；做阴道检查，排除子宫内膜恶性变；肝功能异常者亦不宜用雌激素类药物。

（向琳）

# 第五节　细菌性阴道病

对不是由念珠菌、滴虫或淋病双球菌引起的阴道炎，过去统称为非特异性阴道炎。

1955年Gardner（加德纳）从非特异性阴道炎患者分泌物中分离出一种革兰氏阴性杆菌，称之为阴道嗜血杆菌。1980年，为了纪念加德纳，阴道嗜血杆菌改称为加德纳阴道杆菌。1983年开始，国外文献开始将非特异性阴道炎改称为细菌性阴道病。大多数学者认为，细菌性阴道病是加德纳阴道杆菌与厌氧菌间协同作用，使阴道的生态环境改变所致。从40%~68%无症状而性生活活跃者阴道分泌物中可分离出加德纳阴道杆菌。加德纳阴道杆菌由性接触传染，女方患细菌性阴道病者，其性伴侣80%~90%从尿道中可培养出此菌。

本病是生育期妇女最常见的阴道感染性疾病。有统计在性传播疾病门诊的发生率为33%~64%。由于本病可引致多种妇产科并发症，如盆腔炎、子宫切除术后感染、绒毛膜炎、羊水感染、早产、胎膜早破及产后子宫内膜炎等。Thomasson等（1991年）报道当细菌性阴道炎作为单一危险因素时，发生早产的相对危险度为正常对照者的2.6倍；而细菌性阴道炎与其他感染性疾病一起作为危险因素，发生早产的相对危险度高达6倍。Kurlci等（1992）调查790例孕妇，确诊为细菌性阴道病者，其提早宫缩、早产和胎膜早破发生率的危险度分别增加2.6、6.9和7.3倍。因此本病目前正日益受到妇产科医师的重视。

寄生于健康妇女阴道中的细菌有革兰氏阳性需氧菌，如棒状杆菌、乳酸杆菌、肠球菌、非溶血性链球菌及表皮葡萄球菌；革兰氏阴性需氧菌，如大肠杆菌和加德纳阴道杆菌。这些细菌互相制约、又受到阴道内环境的影响，阴道内环境包括：阴道黏膜上皮、来自阴道壁渗出液、宫颈黏液、宫腔与腹腔的液体等的阴道液，阴道内酸碱度等。影响阴道内环境的因素包括：①月经周期的性激素变化；②使用避孕工具或药物；③性生活中精液改变阴道液成分；④性传播疾病的致病源；⑤药物，如皮质激素、广谱抗生素及免疫抑制剂等。

【临床表现】

大多数患者可无症状。有症状时主要为阴道分泌物及臭味，有时阴道分泌物多至要用外阴垫或阴道塞子，以防污染内裤。在月经刚净时或性交后，阴道分泌物的臭味特别明显。13%患者有外阴瘙痒。

阴道检查时可见阴道口有分泌物流出，分泌物透明并黏着于阴道壁。10%患者其分泌物呈泡沫状。阴道分泌物 pH5.0~5.5。外观检查外阴及阴道无炎症。

【诊断】

1. 辅助检查

（1）阴道分泌物 pH 检测　pH >4.5，常为 5.0~6.0。

（2）胺反应试验　将阴道分泌物放在 10% 氢氧化钾溶液试管内或将阴道分泌物与 10% 氢氧化钾溶液放在载玻片上混合，可引出难闻味或鱼腥味。

（3）阴道分泌物显微镜检查　见线索细胞、白细胞、乳酸杆菌类、背景细菌、Molbiuncus 菌或阴道病原体（滴虫、酵母菌芽孢或假菌丝），本病以需氧菌和厌氧菌明显异常为特征，而乳酸杆菌量减少。

2. 诊断要点

（1）薄的或水样，不黏附的阴道分泌物；

（2）阴道 pH >4.5；

（3）阴道分泌物加 10% 氢氧化钾溶液后有鱼腥臭味；

（4）阴道分泌物盐水湿标本中找见线索细胞。

【治疗】

1. 灭滴灵　又称甲硝唑，是最有效的首选药物。一般用量为 500mg/次，2 次/d，7d 为一疗程。连续 3 个疗程效果最好。也有人采用 400mg/次，2~3 次/d，5~7d 为一疗程或 500mg/次，2~3 次/d，5~7d 为一疗程的疗法，治愈率 82%~99% 不等。有人曾对患者给予单次服 2g 作观察，其中 413 例只单服 2g/次；193 例剂量为 2g/d，共 2d；317 例 2g/d，共 5d；280 例剂量为 2g/d，共 7d；其治愈率分别为 85%、87%、86% 及 87%，无明显区别。甲硝唑 200mg/次或 0.75% 胶冻置入阴道内，1 次/d，7d 为一疗程。还有人主张用 24h 缓释阴道栓剂，但此法有待进一步观察；

2. 克林霉素　这是目前公认另一有效药物，可适用于孕妇，用法：口服 300mg/次，2 次/d，连服 7d。有报道与甲硝唑相比，有效率 94%，甲硝唑为 96%，另有分析近期治愈率为 93.5%，远期治愈率为 89.7%。副作用有腹泻、皮疹及阴道刺激症状，但均不严重，不必停药。有用阴道内置入克林霉素 0.1%、1% 或 2% 油膏剂，以 2% 效果最佳；

3. 匹氨西林　700mg/次，2 次/d，6~7d 为一疗程。有报道指出本药可用作甲硝唑的替代治疗。有人曾对 289 例患者分别用本药及甲硝唑治疗，结果有效率本药为 54%，甲硝唑为 69%。另有人用这两种药各治疗 86 例作观察，结果治愈率本药为 43%，甲硝唑为 64%；

4. 氨苄西林　500mg/次，每 6h 一次，5 ~ 7d 为一疗程；

5. 阴道内放置 pH 为 3.5 的乳酸脎 5mL，连续 7d。或用 1% 过氧化氢也有一定效果。洁尔阴洗液或 3% 过氧化氢冲洗阴道 1 次/d，共 7d。

有人曾对几种治疗方案进行比较，结果发现治愈率，氨苄西林为 58%，甲硝唑为 97%。在患者进行治疗的同时，其配偶是否也要进行治疗，目前尚有争论，大多数学者认为不必治疗，对无症状的携带者可不必治疗。

由于本症本身为良性，而且考虑到甲硝唑的副作用，因此，无症状患者不一定要治疗。有症状患者或妊娠期可口服氨苄西林，不要服甲硝唑。

（向琳）

# 第五章　盆腔炎性疾病

## 第一节　慢性输卵管炎

慢性输卵管炎可能起病即为慢性，可能是由急性炎症未经治愈或治疗不彻底引起，或由于病菌毒性较低，机体抵抗力强，急性症状不明显，延误治疗而形成慢性输卵管炎。

【临床表现】

1. 症状

下腹部有不同程度疼痛，多为隐痛、腰骶部酸痛，下坠感，经期劳累后疼痛加剧。急性发作时，症状加重。月经异常表现为经量增多，周期不规则。痛经多在经前一周开始出现腹痛，逐渐加重，直至月经来潮。白带增多。

2. 体征

子宫常呈后倾或后屈，活动受限或粘连固定。于子宫一侧或两侧可触及粗的输卵管，呈条索状，或呈囊性肿物。肿块可活动或不活动，外形不规则，有压痛。

【诊断】

1. **慢性间质性输卵管炎**　临床上较为多见。

（1）巨检：输卵管增粗肥大、变硬，管腔常堵塞，伞端多内翻闭锁而成杵状指。输卵管卷曲，并常与卵巢、子宫及阔韧带后叶黏附在一起，不易分离。

（2）镜下检查：输卵管各层特别是黏膜层均有广泛的淋巴细胞及浆细胞浸润，上皮细胞增生肥大，未分化细胞明显增多，但无异型性。

2. **峡部结节性输卵管炎**

（1）巨检：输卵管峡部因肌层肥厚而增粗，且在肌层中散布有数个黄色或棕色坚实结节，其大小 1～2cm 不等。

（2）镜下检查：在峡部肌层中散布着由输卵管上皮所形成的腺腔，腔外肌纤维增生肥大，并可有少量淋巴细胞浸润。

3. **慢性输卵管积脓**

（1）巨检：输卵管增粗，管腔中含有黏稠的脓性分泌物。黏膜表面灰白呈颗粒状或光滑，皱襞萎缩。如与卵巢接连，可形成输卵管—卵巢脓肿。

（2）镜下检查：管腔黏膜皱襞变平，间质有淋巴细胞、中性粒细胞及浆细胞浸润，可累及全肌层。

4. **输卵管积水**

（1）巨检：伞端封闭，管腔内含有清亮液体，壁薄而透明。

（2）镜下检查：黏膜皱襞大部消失，上皮变扁平或低柱状，甚至可萎缩呈内皮细胞形态，在管壁各层均无炎症细胞浸润。

5. 输卵管积血

（1）巨检：输卵管腔内含有血液。

（2）镜下检查：上皮多萎缩变成单层扁平上皮，输卵管壁常萎缩成为致密的纤维层。

6. 输卵管卵巢囊肿　当输卵管卵巢脓肿中脓液被吸收后即形成积液，多为双侧，壁薄，常与周围脏器广泛粘连。

7. 输卵管卵巢炎性肿块　因炎性结缔组织增生而形成坚实的肿块，并与大网膜、肠管、子宫、膀胱形成广泛的粘连。

【鉴别诊断】

1. 陈旧性宫外孕

临床表现有腹痛、月经异常，盆腔检查于一侧可触及肿块等易与慢性输卵管炎混淆。但陈旧性宫外孕有停经史，突然出现下腹疼痛，伴恶心、头晕等内出血症状。疼痛可自行缓解，但又可反复多次突然发作。患者呈贫血貌。妇科检查时肿块多偏于一侧，质实而有弹性，形状极不规则，压痛较炎症轻，后穹隆穿刺可吸出陈旧性血液及小血块。B 超检查有助诊断。

2. 子宫内膜异位症

可有痛经、月经多、性交痛、排便痛、不孕及盆腔肿块粘连等体征而易与慢性输卵管炎相混。但本病无急性感染病史，经过各种抗感染治疗而毫无效果。其痛经特点为继发性，呈进行性加重。妇科检查盆腔有粘连，子宫呈后倾、后屈位，在子宫直肠陷凹处，特别是子宫骶骨韧带有不规则硬结节及触痛。B 超可协助诊断。必要时可用药物试验治疗。

3. 双子宫腺肌病

有痛经，检查时盆腔有肿块易相混。但双子宫腺肌病腹痛规律同单子宫，仔细检查可触及两个肿块，形状皆似子宫，硬度同子宫一致。B 超检查或行子宫碘油造影可发现畸形子宫。

4. 卵巢囊肿

肿瘤为囊性，位于下腹一侧，肿块以外可扪到子宫体，故应与输卵管积水鉴别。但卵巢囊肿无炎症病史，妇科检查时肿瘤呈圆形或椭圆形，表面光滑且活动。典型输卵管积水呈香肠样，肿块周围有粘连，一般囊壁较薄。如输卵管积水较大或发生扭转时，则两病不易鉴别。B 超可协助诊断，手术时方能确诊。

5. 慢性阑尾炎

大多数慢性阑尾炎患者并无典型急性阑尾炎发作病史，仅述右下腹痛或同时有胃肠道功能障碍症状，阳性体征并不明显，故需与慢性输卵管炎区别。X 线钡餐检查可有一定帮助。如阑尾不能显示，但盲肠内侧有局限性压痛，且压痛部位随盲肠位置的改变而移动有助于诊断。妇科检查子宫及附件无异常。

6. 输卵管结核

可表现月经失调、腰痛、下腹隐痛、不孕症等。但输卵管结核患者多无急性炎症病史。往往于生殖器以外脏器（如肺、肠、腹膜等）有结核病灶存在。月经失调以闭经为多见。子宫内膜活体组织检查，大部分可发现结核病灶。血沉快，胸部透视、胃肠与盆腔 X线摄片以及子宫—输卵管碘油造影可帮助诊断。

7. 卵巢冠囊肿

于盆腔触及囊性肿块则应与输卵管积水鉴别。一般说鉴别较困难，但卵巢冠囊肿无炎症病史。妇科检查肿物呈圆形，囊感明显，活动，无粘连，确诊需行手术探查。

【治疗】

1. 保守治疗

（1）适当休息，禁行房事；

（2）积极治疗下生殖道炎症，特别是宫颈糜烂；

（3）理疗　目的是促进血液循环，以利炎症吸收、消散。常用的方法有短波、超短波、透热电疗、红外线照射等；

（4）抗生素侧穹隆封闭　采用抗生素加地塞米松一并注入侧穹隆，每日或隔日 1 次，7～8次为 1 疗程，必要时下次月经后重复注射，一般需注射 3～4 疗程；

（5）宫腔输卵管内注射抗生素　采用抗生素如青霉素或庆大霉素等，并加透明质酸酶、糜蛋白酶或地塞米松。在注射抗生素前，先服泼尼松，一般第一周用泼尼松 5mg，4 次/d，口服 5d；第二周 5mg，3 次/d，口服 5d；第三周 5mg，2 次/d，口服 10d，共 20d。于第三周期月经净后 3～4d 作宫腔注射，2～3d 一次，5～6 次为 1 疗程，共 3～4 疗程。

最初 3 次用青霉素 80 万 IU ＋庆大霉素 16 万 IU ＋透明质酸酶 1 500IU 溶于 10mL 生理盐水，以后 3 次改用地塞米松 5mg 加抗生素，两疗程后休息 1 个月再重复注射，至通畅为止。

（6）药物治疗粘连

①糜蛋白酶 2.5～5mg，肌内注射，隔日 1 次，共 5～10 次。

②透明质酸酶 1 500IU，肌内注射，隔日 1 次，共 5～10 次。

③菠萝蛋白酶 6 万 IU，3 次/d，7～10d 为一疗程。

2. 输卵管疏通术

如因慢性输卵管炎引起管腔阻塞或通而欠畅者，可行输卵管疏通术。即将外套管（9F15cm 长的韧性导管）经宫颈管插入宫腔，置于输卵管开口处；另取输卵管导管（5F24cm 长的血管导管，其前端 3cm 处弯成 120°角）放入外套管内进入输卵管峡部，注入水剂造影剂（常用 60% 泛影葡胺），见输卵管显影后注入药液疏通输卵管管腔，长用药液为新桉叶 24mL，地塞米松 5mg，庆大霉素 16 万 IU。同法处理对侧输卵管。

3. 手术治疗

慢性输卵管炎形成巨大输卵管积水或输卵管组织上皮已破坏，或形成团块，只好考虑切除输卵管。

（阿达来提·艾麦尼牙孜）

# 第二节　急性输卵管炎

急性输卵管炎为一化脓性病理过程，故又称急性化脓性输卵管炎，为非特异性化脓性细菌感染。细菌由子宫内膜通过淋巴管和血管进入子宫旁结缔组织，最后导致输卵管周围炎和输卵管炎。

【临床表现】

1. 症状

输卵管炎主要症状是急性下腹痛。轻者低热，重者出现寒战、高热，甚至发生败血症。白带增多，为脓性或血性。或有不规则阴道出血。急性输卵管炎由于渗出物刺激盆腔内脏器常引起膀胱、直肠刺激症状，如尿频、尿急、尿痛、腹胀、便秘、腹泻等。急性输卵管卵巢炎有时可伴发肝周围炎综合征，表现为右上腹或右下胸部痛，颇似胆囊炎或右侧胸膜炎症状。

2. 体征

轻者腹胀，下腹一侧或两侧有显著压痛。重者腹肌紧张，压痛、反跳痛显著，腹部胀气或肠鸣音减弱。妇科检查阴道有灼热感，宫颈重度充血，有脓性或血性分泌物流出，宫颈有上举痛，子宫一侧或两侧有触痛，一般不易摸及肿块。有时可能触到肿大的输卵管，子宫后位，正常大或稍大，粘连，固定，有明显触痛。

【诊断】

1. 实验室检查

（1）血液检查　白细胞总数及中性粒细胞数升高；

（2）血培养　明确致病菌的种类及致病菌对药物的敏感性；

（3）尿道或子宫颈分泌物涂片或培养　查致病菌及药敏试验。

2. 辅助检查

（1）后穹隆穿刺　可抽出渗出液或脓液；

（2）B超检查　输卵管卵巢与子宫和盆壁间界限不清，使子宫轮廓模糊，难以识别。

3. 病理检查

（1）巨检　输卵管显著增粗充血，管周围有纤细的纤维蛋白性腹膜粘连带，并可覆盖住伞端开口；

（2）镜下检查　黏膜上皮基本正常，可能出现轻度水肿，但肌层有重度水肿和大量嗜中性粒细胞浸润。

【鉴别诊断】

1. 急性阑尾炎

有发热、腹部剧痛等症状。但急性阑尾炎发病较急，腹痛的特点开始为上腹部或全腹痛，脐周痛，后局限于右下腹部。常伴有恶心、呕吐。无阴道出血。腹部检查腹肌紧张，比急性输卵管炎显著，Murphy 点有压痛及反跳痛。妇科检查生殖器官无异常发现。肛门检查右上方肠区有抵抗及触痛。阑尾穿孔并腹膜炎时鉴别较困难，腹部体征累及整个下腹部，极似急性输卵管炎。急性阑尾炎穿孔盆腔检查右侧可有触痛及抵抗感，而急性输卵管炎多为双侧触痛。

2. 输卵管妊娠流产、破裂

临床上亦表现有腹部剧痛，但本病发病突然，有停经史及早期妊娠反应及少量阴道出血史。腹痛为下腹一侧剧烈坠痛，继之全腹痛，常伴有失血性休克。一般无发热。腹部检查腹肌轻度紧张，下腹一侧压痛明显，有反跳痛及移动性浊音。妇科检查宫颈有举痛，后穹隆饱满有触痛，子宫有漂浮感，一侧附件处可触及有弹性压痛实质性肿块。白细胞总数一般在正常范围内，血红蛋白及红细胞数降低。妊娠试验可呈阳性反应。后穹隆穿刺为不凝固的暗红色血液。B 超检查可见子宫有漂浮感，子宫周围为液性暗区包围，患侧输卵管周围有血肿。

3. 急性肾盂肾炎

临床症状极似急性输卵管炎。本病高热可伴有寒战。腹痛主要在上腹部，亦可波及全腹。多数有明显腰痛，腰痛部位局限，肾区脊肋角有显著触痛及叩击痛。多数有尿频、尿急、尿痛等膀胱刺激症状。尿常规检查有脓球，红、白细胞存在。尿细菌培养多为阳性。

4. 卵巢囊肿蒂扭转

可出现下腹部一侧绞痛，伴恶心、呕吐。但本病发病突然，常与体位突然改变有关。有下腹部肿块史，无发热，无阴道出血。疼痛发生后原有肿块可增大。腹部检查于下腹部可触及肿块，触痛明显。妇科检查时一侧附件区触及囊性肿块，表面光滑，活动，触动明显，同侧子宫角有压痛。B 超可协助诊断。

5. 急性胆囊炎

急性输卵管炎伴发肝周围炎综合征，表现为右上腹或右下胸疼痛，颇像胆囊炎而易误诊。但急性胆囊炎无白带增多及下腹痛，妇科检查无异常发现，B 超检查可协助诊断。

6. 急性肠系膜淋巴结炎

可有高热、腹痛。腹部检查下腹部有压痛。但急性肠系膜淋巴结炎多见于儿童。常有呼吸道感染史，腹痛初起于右下腹部，呕吐少见。腹部检查时右下腹部有触痛，范围较广泛，触痛部位与肠系膜根部方向符合，即由右下腹斜行延至上腹中线左侧，有时可触及肿大淋巴结。妇科检查盆腔无异常发现。

7. 急性结肠炎

有腹痛，腹部检查有触痛，但本病有进食不洁食物史，伴有呕吐、腹泻，腹痛时有排便感，排便后腹痛出现一时性缓解，腹部检查时无腹肌紧张。粪便检查可发现脓细胞。妇科检查未见异常。

8. 局限性回肠炎

在急性发作时有腹痛、发热，腹部检查有触痛及白细胞数增高等，需与急性输卵管炎鉴别。但本病特点为阵发性绞痛，类似肠梗阻且有多次发作史，常合并腹泻。腹部检查有触痛、腹肌强直较广泛。触痛最显著部位有时随体位改变而变更。妇科检查未见异常。

9. 过敏性紫癜

有腹痛、下腹部触痛及腹肌紧张等表现。但过敏性紫癜多见儿童及青少年，多发生于上呼吸道感染后，每次发作时腹痛的部位不固定，腹部症状与体征的表现不一致。此外，多数患者有腹泻、恶心、呕吐、皮疹、便血、尿血、关节痛，血中嗜酸粒细胞增多。仔细询问则有过敏史。

10. 卵巢滤泡或黄体破裂

可引起腹痛，下腹部有触痛，腹肌紧张，但本病腹痛是由于内出血引起，发病突然，开始腹痛较剧烈，随后可减轻。出血多时可放射至肩部痛。有下坠排便感。妇科检查宫颈有触痛，后穹隆饱满，子宫有漂浮感，后穹隆穿刺可抽出不凝血液。追问病史对诊断极为重要，卵巢滤泡破裂发生于排卵期，多在两次月经间的中期。黄体破裂则在月经后半期。

11. 大网膜扭转或梗死

有腹痛、低热，腹部检查下腹有触痛、腹肌紧张，白细胞中度增多。但大网膜扭转或梗死的病程进展不如急性炎症快，腹痛表现为右下腹痛或脐周围腹痛，卧位或弯腰时腹痛常减轻。如大网膜组织较多时，可触及肿块。

12. 输卵管脓肿

由输卵管炎发展而来，临床上多见输卵管卵巢脓肿，临床症状及体征类似急性输卵管炎，但妇科检查时往往可触及肿大的输卵管，肿块为囊性，壁厚，与周围组织粘连而不活动，当管壁组织机化后囊感逐渐不明显。

13. 急性盆腔腹膜炎及急性腹膜炎

全身症状明显，腹膜刺激症状明显，甚至出现中毒性休克症状，高热不退，腹肌强直，压痛、反跳痛明显。妇科检查宫颈、宫体及后穹隆均有明显触痛。白细胞总数及中性粒细胞明显增高。腹腔或后穹隆穿刺可穿出脓性液体。

【治疗】

1. 一般支持及对症治疗

（1）卧床休息，半卧位；

（2）多饮水，给高热量易消化的半流质饮食；

（3）高热者应补液，防止脱水并纠正水、电解质紊乱；

（4）必要时给镇静剂及止痛剂；

（5）腹膜刺激症状严重者，可用冰袋或热敷下腹部。

2. 控制感染

（1）先用大量广谱抗生素控制感染；

（2）根据培养及药敏试验结果改选抗生素。

（阿达来提·艾麦尼牙孜）

# 第三节　慢性盆腔炎

急性盆腔炎治疗不彻底可演变为慢性，形成慢性输卵管炎、慢性输卵管卵巢炎性包块、输卵管积水、输卵管卵巢囊肿、慢性盆腔结缔组织炎。临床上心理因素引起的慢性盆腔痛，易被误诊为慢性盆腔炎。

**【临床表现】**

1. 主要表现为下腹坠胀痛，骶尾部痛，性交痛等。疼痛常在劳累、性交后，排便时及月经前、后加重。

2. 白带增多，低热，精神不振，全身不适，失眠等。

3. 月经失调，表现为周期不规则，经量增多，经期延长或伴痛经。

4. 常伴不孕症。

5. 妇科检查

（1）病变部位压痛：输卵管卵巢炎患者有附件区压痛；结缔组织炎者有主韧带、阴道组织压痛。

（2）病变组织增厚，粘连，包块形成：附件周围炎以粘连为主，附件炎可形成输卵管卵巢炎性肿块，亦可形成输卵管积水或输卵管卵巢囊肿（大型者可超过脐上）。慢性盆腔结缔组织炎可于三合诊时触到增厚之主韧带及骶韧带，重症可形成包围直肠质硬之扇形增厚，呈马蹄形。

以上体征妇科检查均可有助于诊断。

（3）子宫常呈后位，活动受限；也可为正常位，活动自如。

**【诊断】**

1. 血常规；

2. 血沉；

3. 必要时作宫腔分泌物培养；

4. B超于附件区可能测得包块（不规则、实性，囊性或囊实性）；

5. 腹腔镜直视下见内生殖器周围粘连，组织增厚，包块形成。

**【治疗】**

1. 一般治疗

解除患者思想顾虑，增强对治疗的信心。让患者进行适当的体育锻炼，注意营养及劳逸结合。

2. 药物治疗

（1）急性发作或亚急性期可用抗生素。

（2）慢性结缔组织炎，单用抗生素疗效不明显，可加用短期小剂量肾上腺皮质素，如泼尼松5mg，1~2次/d，口服，7~10d；也可第一周用泼尼松5mg，4次/d，口服，第二周5mg，3次/d，口服，第三周5mg，2次/d，口服，第四周5mg，1次/d，口服。第1、2周时加用抗生素，以后单用激素。亦可用前列腺素抑制剂，如吲哚美辛栓25mg塞入肛门，1次/d，10d为一疗程。

（3）盆腔粘连者可用药物消除粘连，常用糜蛋白酶2.5~5mg，肌注，隔日1次，共10次为一疗程。或用透明质酸酶1 500IU，肌注，隔日1次，10次为一疗程。或用菠萝蛋白酶60 000IU，口服，3次/d，10d为一疗程。

3. 理疗

下腹短波或超短波透热理疗，1次/d，10次为一疗程。

4. 手术治疗

（1）适应证

①输卵管卵巢炎性肿块，保守治疗无效，症状明显或反复急性发作；

②较大输卵管积水或输卵管卵巢囊肿；

③不能排除卵巢恶性肿瘤时，可进行腹腔镜检查或剖腹探查，以明确诊断，决定手术治疗范围。

（2）手术范围

①年龄较大（>45岁）可做全子宫双附件切除；

②年龄虽轻，但双侧炎性包块反复发作者，亦应做全子宫双附件切除；

③炎症以输卵管为主，卵巢仅有周围炎，可考虑保留卵巢；

④有生育愿望之附件周围炎，可酌情行输卵管卵巢周围粘连分解，输卵管整形术。

5. 预防及注意点

（1）注意个人卫生避免感染。积极彻底治疗急性输卵管炎；

（2）解除患者思想顾虑，加强信心，体力锻炼，劳逸结合；

（3）慢性盆腔炎粘连多，组织增厚，术前应充分估计手术难度，手术时认清解剖部位，仔细分离，以尽量减少手术并发症；

（4）手术后应予抗生素预防炎症发作。

【护理措施】

1. 评估慢性盆腔炎，有无急性起病经过，了解患者的心理状况，结合各项检查结果，制定相应护理计划。

2. 积极做好心理支持，进行健康教育，指导患者个人卫生，保持外阴清洁。

3. 积极锻炼身体，增加营养，增强机体抵抗力，增强治疗信心。

4. 积极执行医嘱，控制病情。

5. 观察中西医结合的综合性治疗效果，坚持正规疗程，提高治疗效果。

6. 观察患者不良反应及特殊不适，减轻疼痛。

（阿达来提·艾麦尼牙孜）

# 第四节　急性盆腔炎

急性盆腔炎是指下列部位一处或数处并存之急性炎症，这些部位包括子宫内膜、子宫肌层、输卵管、卵巢、子宫旁组织或盆腔腹膜。急性盆腔炎绝大部分由阴道和宫颈的细菌上行感染引起，少数是由邻近脏器炎症（如阑尾炎）及血液传播引起。

习惯上，子宫内膜炎、子宫肌炎不列入急性盆腔炎范围（该节请参阅"产褥感染"）。

根据感染原因可分为性接触传染、产后、流产后感染，以及宫腔操作感染等。

按病变范围及程度，急性盆腔炎可分为急性输卵管炎、急性输卵管卵巢炎、输卵管卵巢脓肿、盆腔蜂窝织炎和盆腔腹膜炎。

【临床表现】

1. 腹痛　按病变范围及程度而异，轻症可无腹痛。一般为下腹痛。弥漫性腹膜炎为满腹痛。并发肝周围炎者有右上腹痛。

2. 发热　轻症有发热，重症有畏寒、寒战、高热。后者常见于盆腔腹膜炎及并发之菌血症或败血症。

3. 常有头痛、食欲不振、下腹疼痛、白带增多等症状，有时在排尿、排便时有疼痛不适等刺激症状。当炎症刺激直肠可发生腹泻。

4. 全身情况　有急性病变，心率快，腹胀。下腹部腹膜刺激征，肌紧张，压痛、反跳痛。

5. 腹部检查　盆腔腹膜炎病例有下腹压痛，肌紧张及反跳痛。

6. 妇科检查　阴道及宫颈可以无明显变化，亦可能见充血，有时阴道内有脓性分泌物，宫颈有举痛。子宫略大有压痛。两侧附件增厚，压痛明显，扪及块物，一般为双侧性。主韧带有不同程度之增厚，呈扇形向侧后方扩展。重症可呈马蹄形之"冰冻骨盆"。

【诊断】

1. 白细胞及中性粒细胞升高。血沉增快。

2. 考虑性接触传染病来源者作尿道口分泌物及颈管分泌物淋菌涂片及培养。衣原体、支原体培养、细菌培养及药物敏感试验等。

3. 后穹隆穿刺有助于盆腔炎诊断。正常情况白细胞≤$1 \times 10^9$ 个/L，盆腔炎常≥$3 \times 10^9$个/L，盆腔积脓时吸出物均为脓液。可送细菌培养（包括厌氧菌）及药物敏感试验。

4. 宫腔培养及药物敏感试验，血培养及药物敏感试验。

5. B超对输卵管卵巢脓肿、盆腔积脓之诊断有价值。

6. 必要时可进行腹腔镜检查。可见到炎症部位充血、水肿、脓性渗出物。

【治疗】

1. 一般治疗

（1）收入院卧床休息，半卧位有利于炎症渗出物及脓液积聚于子宫直肠陷凹内，使炎症局限化；

（2）给予充分营养及水分，纠正水、电解质紊乱；

（3）高热采用物理降温；

（4）避免不必要的妇科检查以免炎症扩散；

（5）重症病例应严密观察，多测血压、体温、脉搏、呼吸，以便及时发现感染性休克。

2. 抗感染治疗

（1）方案1　青霉素80～120万IU，肌注或静滴，3次/d。加用0.5%甲硝唑100～200mL，静滴，2次/d；或甲硝唑0.4g，口服，3次/d；或0.5%甲硝唑100～200mL，静滴，2次/d。

（2）方案2　庆大霉素8万IU，肌注或静滴，3次/d。甲硝唑0.4g，口服，3次/d；或0.5%甲硝唑100～200mL，静滴，2次/d。

（3）方案3　林可霉素600mg，静注，3次/d。庆大霉素8万IU，肌注或静滴，3次/d。

上述任何一种方案治疗2～3d后，如疗效肯定，即使与药敏不符亦不必更换抗生素。如疗效不显或病情加重，可根据药敏改用相应抗生素。其他可供选择的治疗方案如下。

（4）方案4　氨苄西林/舒巴坦钠（青霉素酶抑制剂）0.5～3g，静注，每6～8h一次。

（5）方案5　阿莫西林/棒酸（青霉素酶抑制剂）1.2g，肌注或静滴，3次/d。

（6）方案6　头孢菌素类，如①头孢噻肟钠1～2g静注或静滴，2次/d；重症可用至4g，静注或静滴，2次/d；②头孢曲松2g，静注，1次/d；重症可用至2g静注，2次/d。

（7）方案7　喹诺酮类，例如环丙沙星200mg，静滴，2次/d。

以上方案，可酌情配伍甲硝唑等针对厌氧菌药物。

3. 手术治疗

附件脓肿如积极应用抗生素体温不见下降，可手术治疗；或疑有盆腔脓肿位置较低向后穹隆鼓出时，可考虑经阴道后穹隆切开引流。

4. 预防

（1）注意个人卫生，消毒隔离；

（2）孕期、产时、产后预防感染；

（3）妇科检查或手术时预防感染。

【护理措施】

1. 全面评估急性盆腔炎患者的病史、疾病经过和治疗经过，了解患者的身心状况和各项检查结果，确立护理诊断，依据具体情况，选择护理措施。

2. 急性期采取半卧位，注意保证休息。鼓励进食进水，高热时给予物理降温，出汗多者，及时协助更衣、更换床单，保持会阴部的清洁和舒适。

3. 稳定情绪，提供咨询指导，鼓励患者积极参与治疗。

4. 正确收集化验标本，按时准确给药。按医嘱准确给予各种抗生素，有效控制感染。

5. 提供纠正电解质紊乱、调整酸碱平衡的药物及输血等，防止转为慢性或迁延型。

6. 观察患者的病情变化和用药反应，为采取手术治疗的患者提供相应护理。

7. 同时做好消毒、隔离工作。

（阿达来提·艾麦尼牙孜）

# 第五节　盆腔腹膜炎

女性盆腔生殖器官炎症常伴有各种程度的盆腔腹膜炎，严重者整个盆腔腹膜发生炎症，甚至可弥漫至全腹成为弥漫性腹膜炎。常继发于急性输卵管炎症播散，也可继发于盆腔蜂窝织炎、阑尾炎、憩室炎穿孔之后。

整个盆腔腹膜充血，大量浆液性渗出液含纤维蛋白。变为慢性后，子宫、附件及肠管广泛粘连成团，大网膜从骨盆入口上面像房顶样与其他脏器粘连，形成一包裹性炎性肿块。

【临床表现】

1. 症状

发病前多数有急性盆腔炎病史。患者发冷、发热，高热可达40℃左右，脉细速，有剧烈、持续性腹痛、腹胀、恶心、呕吐，活动时加重。排尿、排便时痛，有时有腹泻或便秘。为减轻腹壁紧张性疼痛，患者常取两腿屈曲卧式。病情严重时可发生败血症、脓毒血症、感染性休克，甚至危及生命。

2. 体征

腹壁紧张、强直，呈板状腹，拒按，下腹部有明显压痛及反跳痛。妇科查宫颈、穹隆触痛明显；慢性期可触及生殖器官与肠管、大网膜粘连所形成的肿块，表面不平，大小不等，压痛并固定。

【诊断】

1. 实验室检查

白细胞及中性粒细胞数均增高，血沉明显增速。应作宫颈分泌物或血培养及药物敏感试验，以利抗生素的选择。

2. B超检查

肿块轮廓不规则，周围有浓密回声，肿物内无回声，肿物与子宫有界限。

3. 腹腔或后穹隆穿刺

如抽出淡红色，稀薄血性液体或黄色渗出液，多为盆腔炎症；如抽出脓液，则更有助确诊，抽出液应作细菌培养。

**【鉴别诊断】**

1. 急性阑尾炎

穿孔或肠穿孔两病有类似盆腔腹膜炎的症状体征。但急性阑尾炎之腹痛，从上腹部开始，不久疼痛转至右下腹，其压痛点多固定于 Murphy 点。阑尾发生穿孔后，腹肌紧张及反跳痛为主要体征，直肠指检有压痛，双合诊检查则宫颈无举痛，附件阴性。肠穿孔后腹痛剧烈，呈舟状腹，腹肌强直。肝浊音区缩小或消失，肠鸣音消失，严重时有移动性浊音。当感染局限，粘连成团，形成下腹部肿块时，有压痛。腹腔穿刺或后穹隆穿刺可抽出肠内容物。B 超或 X 线检查膈下有游离气体。

2. 卵巢肿瘤蒂扭转或破裂

本病与盆腔腹膜炎有相似症状与体征，但本病有下腹部肿块史，蒂扭转或破裂常为突然发生，疼痛较剧，以病侧为重，扭转或破裂时出现腹膜炎的症状和体征。双合诊检查盆腔可扪及一侧附件区有触痛性肿块，尤其是肿块与子宫相联系的部位更为显著，或肿块比原先缩小或边界不清，对侧附件可正常。B 超有助于诊断。

3. 异位妊娠破裂

当异位妊娠破裂出血时，引起腹膜刺激症状，与盆腔腹膜炎局部体征很难区别。但本病有停经史，早孕反应，多伴有阴道出血，一般不出现寒战高热，以内出血及疼痛为主要特征，甚至出现失血性休克。后穹隆穿刺可抽出不凝血，妊娠试验可能为阳性。B 超可协助诊断。

4. 结核性腹膜炎

常有低热、消瘦、腹痛、腹部肿块及消化道症状。应与慢性盆腔腹膜炎相鉴别。首先本病有结核病史或接触史，腹部检查肿块边界不清，叩诊时鼓音，浊音界限不清。胃肠 X 线造影见肠管粘连，不易推开。腹部平片可见钙化灶。腹水较多者可考虑行腹腔穿刺，抽出腹水为黄色渗出液，其比重在 1.060 以上，黎瓦他（Rivalta）反应阳性，少数患者可呈血性腹水。

5. 子宫内膜异位症

有痛经、月经失调为主的症状，应与慢性盆腔腹膜炎鉴别。

本病痛经特点为周期性，进行性加重，检查时阴道后穹隆或子宫峡部、子宫骶骨韧带有触痛结节。腹腔镜检查可明确诊断。

6. 卵巢恶性肿瘤

盆腔肿块应与慢性盆腔腹膜炎区别。本病无典型炎症病史，表现多为不规则固定实性肿块。B 超可协助诊断。腹腔镜检查取病检可明确诊断。

**【治疗】**

应采取全身支持疗法及控制感染等非手术疗法，抗感染治疗与急性输卵管卵巢炎治疗相同。有脓肿形成时则应经腹或经阴道切开引流，或脓肿切除与盆腔脓肿治疗相同。慢性期与慢性附件炎治疗相同。

（阿达来提·艾麦尼牙孜）

# 第六节　盆腔脓肿

盆腔脓肿是由急性盆腔蜂窝织炎未得到及时治疗而形成盆腔脓肿，盆腔脓肿包括输卵管积脓、卵巢积脓、输卵管卵巢脓肿以及由急性盆腔腹膜炎与急性盆腔蜂窝织炎所致的脓肿等。盆腔脓肿可局限于子宫一侧或双侧，脓液也可以流入盆腔深部，甚至可达直肠阴道隔。

形成盆腔脓肿的病原体多为厌氧菌、需氧菌、淋球菌、衣原体、支原体，以厌氧菌为主。

【临床表现】

1. 主诉发热、畏寒，甚至寒战等。

2. 腹胀、腹痛、头痛、食欲不振等。

3. 体温升高，心率快，下腹部有压痛及反跳痛，腹肌紧张，肠鸣音减少或消失。

4. 妇科检查　阴道充血或正常。大量脓性分泌物。宫颈充血，或有水肿，明显举痛。穹隆部有触痛。子宫体略大或饱满、有压痛、活动受限，子宫两侧明显压痛，扪及一侧或双侧块物伴压痛、波动感。包块位于前方可伴膀胱刺激症状，如尿频、尿痛、排尿困难等，若位于后方则有直肠刺激症状。

【诊断】

1. 血、尿常规。

2. 血、宫颈分泌物培养，检查淋菌、衣原体、支原体及细菌，进行药敏试验等。

3. B超检查提示盆腔组织界限不清、模糊，有炎性反应，并见到包块，有液体，脓液稠。

4. 后穹隆穿刺　抽出脓液即可明确诊断。脓液作病原体培养。

【鉴别诊断】

1. 盆腔积血

患者有腹痛及肿块，与盆腔脓肿有相似之处。但盆腔积血可在短时内出现进行性贫血，甚至失血休克。发热较轻，腹痛及触痛等腹膜刺激症状较轻，后穹隆穿出血性液体即可加以区别。B超可协助诊断。

2. 阑尾脓肿

在右下腹部触及有波动感肿块与盆腔脓肿鉴别较困难。本病疼痛开始于胃区而后固定于Murphy点，位置较高，位于骨盆线以上。B超、CT可协助诊断。最后多需通过剖腹探查才能明确诊断。

**【治疗】**

1. 支持疗法

卧床休息，半卧位，高能量饮食，注意水、电解质平衡，必要时输液、输血、输清蛋白，提高机体的免疫和防御能力。

2. 抗生素治疗

首先选用广谱抗生素，根据病原体的培养报道及药物敏感试验结果，选择抗生素，随时纠正用药。抗生素剂量要足够，如症状有好转，继续使用至症状消失，再用2周以巩固疗效，力求痊愈，以免形成慢性盆腔炎。

3. 手术治疗

（1）凡有脓肿形成，经足量药物治疗48～72h，体温持续不下降，患者中毒症状明显，应立刻进行剖腹探查；

（2）如盆腔脓肿患者，经药物治疗后症状有好转，可继续控制炎症。以后再行手术；

（3）如疑脓肿破裂，需立即行剖腹探查术。手术范围应根据患者年龄和病灶情况决定，原则上以切除病灶为主。年轻妇女尽可能行保守性手术，保留卵巢。年龄大者可行全子宫及双附件切除术；

（4）如无法完整切除脓肿者，可根据脓肿的位置经腹部或经阴道切开引流排脓。

（阿达来提·艾麦尼牙孜）

# 第六章　子宫炎性疾病

## 第一节　宫颈糜烂

宫颈外口周围的表面被宫颈管黏膜柱状上皮伸展占据而发生的红色病变，称为宫颈糜烂。形成原因有两种。①先天性糜烂指女性胎儿在生殖系统发育时受母体性激素影响发生鳞、柱交界向外推移，宫颈外口处为柱状上皮覆盖；②后天性糜烂不包括炎症性糜烂，宫颈管内膜柱状上皮增生向阴道方向外翻，超越宫颈外口所致的糜烂。只发生于卵巢功能旺盛的生育期年龄，好发于妊娠期，产后自行消退。是由于性激素平衡失调，而与炎症无关。但在这基础上，可继发炎症。

【临床表现】

1. 无明显症状；

2. 白带增多，清洁黏液状；

3. 继发炎症时，症状与宫颈炎相同；

4. 妇科检查见宫颈糜烂区色鲜红呈圆形或斑状，边缘整齐，表面光滑或呈颗粒状。其大小范围不一，可由宫颈外口伸出数毫米或数厘米，甚至占据宫颈阴道部的大部分。常有宫颈腺体囊肿。

【诊断】

1. 病史

好发于生育年龄和妊娠期或有内分泌失调者。

2. 辅助检查

（1）阴道镜检查　可见鳞状上皮区内柱状上皮异位、柱状上皮孤岛和白斑，血管分布增加。

（2）涂碘试验(Schiller's test)　显示不全着色。

【治疗】

1. 先天性　幼女及内分泌紊乱引起的颈管柱状上皮外翻，无须治疗。

2. 继发炎症者　其治疗见"宫颈炎"。

（文丽芳）

# 第二节  慢性子宫内膜炎

慢性子宫内膜炎主要是由急性子宫内膜炎治疗不当，致病菌对药物不敏感或防御机制受损所致。临床上较为少见。

【临床表现】

1. 症状

表现在下列四方面：

（1）盆腔区域疼痛  在月经间歇期出现下腹坠胀痛及腰骶部酸痛；

（2）白带增多  由内膜腺体分泌增加所致，一般为稀薄水样，淡黄色，有时为血性白带；

（3）月经过多  经期规则而经量倍增，流血期显著延长，不规则出血较少见；

（4）痛经  多见于未产妇女，但严重痛经者少见，可能由于内膜过度增厚，阻碍组织正常退变坏死，刺激子宫过度痉挛性收缩所致。

2. 体征

轻度炎症时，双合诊检查无明显异常或宫体较软，有压痛。当子宫积脓时，子宫呈球形增大，柔软并压痛。窥器检查可见宫颈排出血性脓液，奇臭。

【诊断性刮宫】

刮出物全部送病理检查以明确发病原因及排除恶性病变。术前应控制炎症3d，术后继续给予抗生素消炎。

【鉴别诊断】

1. 结核性子宫内膜炎

结核性子宫内膜炎与慢性子宫内膜炎两者的临床表现都可以有下腹坠痛及腰骶部酸痛，白带增多及月经过多等现象。但结核性子宫内膜炎晚期发生内膜萎缩性变化，使月经稀少甚至闭经，同时多数患者往往无生育能力。过去有结核病史或接触史。诊断性刮宫及子宫输卵管碘油造影有助于鉴别诊断。

2. 子宫内膜息肉

系多发性弥漫性子宫内膜息肉。患者常见症状为月经过多及月经持续时间延长，当息肉发生继发性感染和坏死，可引起不规则阴道出血，并有恶臭的分泌物。与慢性子宫内膜炎鉴别主要依靠诊断性刮宫，刮出组织送病检，可明确诊断。宫腔镜检查亦有助诊断。

3. 慢性子宫颈炎

见有关章节。

4. 子宫内膜癌

子宫内膜癌与慢性子宫内膜炎在临床表现上均有阴道排水样或血性分泌物，当继发感染时分泌物呈脓性，有臭味。但本病多发生于绝经后妇女，伴有不规则阴道出血，呈断续不止。诊断性刮宫将刮出物全部送病检有助确诊。B超及宫腔镜最有利诊断。

【治疗】

在应用抗生素的基础上，仔细寻找病因予以去除，如应取出安放的宫内节育器，产后或流产所致的慢性子宫内膜炎，应做细致的刮宫术以清除可能残留的、机化的胎盘组织，疑有内膜息肉或黏膜下肌瘤者，可行宫腔镜检查，并在镜下电灼切除。

老年患者应行刮诊，以去除外内膜恶性病变，扩张宫颈有利于引流，可用少量雌激素治疗，每日口服倍美力 0.625mg，共约 1 个月，第 16d 加服甲羟黄体酮，6mg/d，连用 10d。

对慢性子宫内膜炎患者，扩张宫颈有利于引流，去除病因的同时应口服抗生素。

（文丽芳）

# 第三节　急性子宫内膜炎

急性子宫内膜炎是指病原体侵入子宫内膜，扩散到整个内膜层，引起急性炎症。若炎症延伸，也常累及子宫壁表浅肌层，则称为子宫内膜肌炎。此病多见于分娩及产褥期感染，也可由于宫腔操作如人流刮宫、诊断性刮宫、放置或取出宫内节育环等消毒不严密而引起。经期不卫生，经期性交或性生活紊乱等也是致病原因之一。致病菌可由外界进入，但有时也可为患者自体的感染。

【临床表现】

1. 症状

起病较急，有恶寒甚至寒战、发热、脉快、全身无力、出汗、下腹部疼痛、大量血性、脓性或水样白带，并有臭味。

2. 体征

妇科检查可见子宫颈口有大量脓性或血性有臭味的分泌物外溢。宫颈有痛，子宫增大，压痛明显。

【诊断】

1. 实验室检查

周围血白细胞总数及中性粒细胞增多。应尽量采取宫腔分泌液送细菌培养及药物敏感试验，同时作涂片检查细菌种类，供临床选用药物参考。

2. 病理检查

（1）巨检　轻者可见子宫内膜充血、水肿，严重感染者内膜表面有坏死、脱落及大量脓性渗出物，甚至溃疡形成。

（2）镜下检查　可见内膜间质充血、水肿或坏死，有多形核白细胞及圆形细胞呈局灶性或弥散性浸润。

【治疗】

如子宫内膜炎发生在分娩或流产后，应首先行超声检查了解宫腔内有无组织残留，如有胎盘组织残留或有息肉，应于大剂量抗生素控制感染后予以清除。如宫腔内有异物（节育器、镭针等），则应尽早取出。应根据宫腔细菌培养及药敏试验，选择有效抗生素。

在药敏结果出来之前，可先用青霉素 G 800 万 IU、庆大霉素 24 万 IU、甲硝唑 200mL（0.5%）联合用药。青霉素对溶血性链球菌、肺炎球菌、肠球菌、淋球菌、脑膜炎双球菌等有效，庆大霉素对革兰阴性菌效果好，甲硝唑对多种厌氧菌有效。如上述联合用药在 24~48h 内未能控制病情，宜采用第 3 代头孢菌素，如头孢曲松 1g，肌内注射或静脉滴注，每 12h 一次。头孢哌酮，肌注或静脉滴注 1~2g，每 12h 一次。若发现宫腔内有黏膜下肌瘤、或息肉，则应考虑手术治疗。

（文丽芳）

# 第四节　慢性子宫颈炎

慢性子宫颈炎往往起因于非特异性感染，致病微生物一般为葡萄球菌或链球菌。急性子宫颈炎治疗不彻底可转为慢性子宫颈炎，如淋菌性子宫颈炎；流产或分娩损伤子宫颈后，继发感染往往亦为慢性过程，故大部分经产妇都会有不同程度的慢性子宫颈炎；不讲究个人卫生，雌激素水平低致使阴道上皮细胞抵抗力减弱，异物（如子宫托等）刺激等均可导致慢性子宫颈炎。

因病理过程不同，慢性子宫颈炎可表现为：①宫颈糜烂。由于子宫颈阴道部分的鳞状上皮因炎症而丧失，被柱状上皮覆盖而形成；②子宫颈肥大。由子宫颈组织充血、水肿，腺体及间质增厚，纤维组织增生所致；③子宫颈腺体囊肿。在愈合过程中，子宫颈腺管口被新生鳞状上皮覆盖，堵塞腺管口潴留而成；④子宫颈息肉。因炎症的长期慢性刺激，使局部黏膜增生并向子宫颈外口突出而成。

【临床表现】

1. 白带增多　可呈乳白色黏液状，有时呈淡黄色脓性，有时分泌物中有血丝或少量血液，有时见性交后出血。

2. 腰、骶部疼痛，盆腔部下坠痛、痛经，在月经期，排便或性交后症状可加重。

3. 其他症状　如月经失调、痛经、盆腔沉重感或不孕等。

4. 妇科检查　宫颈上见红色颗粒状糜烂，颈管口有脓性黏液样分泌物。有时宫颈充血、肥大。

（1）根据宫颈糜烂面积的范围，可分为三度：轻度，指糜烂面小于整个宫颈面积的1/3；中度，占整个子宫颈面积的 1/3~2/3；重度，占整个子宫颈面积的 2/3 以上。根据糜烂的深浅程度又可分为单纯、颗粒、乳突三型。

（2）长期炎症刺激可使宫颈管局部黏膜增生向宫颈外突出而形成一个或多个不等，直径一般在1cm以下，色鲜红，蒂细长，质软而脆，易出血的肉样组织，多附着于子宫颈外口。少数从颈管内长出来，称为宫颈息肉。

（3）宫颈糜烂愈合时，新生的鳞状上皮覆盖子宫颈腺管口或伸入腺管以致腺管口阻塞，使腺体分泌物潴留而形成宫颈腺体囊肿，可见宫颈表面突出多个青白色小囊泡，内含无色黏液。若囊肿感染，则外观呈白色或淡黄色小囊泡。

（4）宫颈口充血，有黏性或脓性分泌物堵塞。

【诊断】

1. 白带检查　找滴虫、真菌、衣原体、淋菌、细菌培养及药敏试验。

2. 固有荧光诊断仪检测或阴道镜检查　如有阳性征象即做定位活检。

3. 如宫颈刮片细胞学检查　结果Ⅱ级或Ⅱ级以上应作阴道镜检查，如有异常即作活组织检查，或宫颈管刮出物病理检查以除外癌症。

【鉴别诊断】

1. 陈旧性宫颈裂伤

裂伤的子宫颈内膜牵引外翻，往往被误认为慢性子宫颈炎，但本病可触及宫颈中的纵行皱襞，当将窥阴器放松时，外翻的子宫颈可复原。

2. 子宫颈癌

糜烂的子宫颈炎与早期子宫颈癌不易用肉眼辨别，但宫颈癌组织质地硬、脆、极易出血。可经宫颈刮片，阴道镜及宫颈活检等方法确诊。

3. 结核性宫颈炎

阴道分泌物多，接触性出血，早期似宫颈糜烂。但本病活检可见多少不等的结核结节，病灶中可见干酪坏死，甚至有朗汉斯巨细胞。

4. 阿米巴性宫颈炎

阴道有血性分泌物，宫颈外口有浅表糜烂应与宫颈糜烂鉴别。从渗出物或坏死组织检查，可见阿米巴变形虫，涂片可见阿米巴滋养体。

【治疗】

根据子宫颈不同的病理改变，采取不同的治疗措施。

1. 保守治疗

在患者分娩期后，应即给予抗生素治疗，如子宫颈外表光滑但有慢性脓性分泌物者，应考虑为子宫颈管内炎症，应给予口服或肌内注射抗生素，子宫颈管内深部炎症时阴道局部用药无效。因后倾子宫慢性充血会使子宫颈炎症加重，故产后如出现子宫后倾时应尽可能使子宫恢复为前位。注意个人卫生，每晚用0.5%醋酸冲洗阴道，10～14d为一疗程，会有助于子宫颈慢性炎症的愈复。

有报道用人白细胞干扰素0.3mL喷洒宫颈表面，2次/周，6次为一疗程。结果78%治愈，22%好转，有效率为100%。

2. 电灼

电灼治疗应在月经净后 3 ~ 7d 进行。方法是将外阴、阴道及子宫颈消毒后，将电灼尖端接触子宫颈糜烂面，先从下唇子宫颈管内 0.5cm 处开始，由内向外放射状移动，直至超过糜烂面 0.3cm 处为止。然后以同法电灼上唇。有子宫颈腺体囊肿时，灼破、抹去囊液后再电灼。电灼后应避免性交 1 个月，下次月经干净后复查。

**3. 电熨**

处理原则及操作规程与电灼术相同，只是用电熨器代替电灼器。

**4. 冷冻**

消毒外阴、阴道及子宫颈后，选用大小能完全覆盖糜烂面的探头，将探头置于糜烂面处，用力按 1 ~ 3min，待探头自然复温后移离子宫颈。冷冻器装置以液氮为制冷源，可降温至 −196℃，治疗时可使接触之组织迅速降温至 −40℃ ~ −45℃。术后应避免性交 1 个月，此段时间阴道分泌物较多。

**5. 激光**

消毒外阴、阴道及子宫颈后，将激光器的光管头对着糜烂面，距离子宫颈约 3 ~ 5cm，以平行光束照射，自下而上，由外向内，照射范围应超出糜烂面约 2mm。烧灼深度轻症者 2 ~ 3mm，重症者可达 4 ~ 5mm。临床一般多用二氧化碳激光器、波长为 10.6μm 的红外光，输出功率为 40 瓦，光束、光斑为 3 ~ 5mm。每烧灼一次可达糜烂面深度为 0.1 ~ 0.2mm。因此，糜烂较深时应反复多次烧灼。烧灼后糜烂组织炭化结痂，痂皮脱落后，创面为新生的鳞状上皮覆盖。$CO_2$ 激光不但能融解组织，且有极强的穿透作用，使病变表层立即凝固、脱水和碳化。据统计痊愈率约为 80%。术后应避免性交与阴道冲洗，下次月经干净后复查。创面要痊愈后才能恢复性生活。如糜烂面较深，有时需 2 个月才能愈复。

**6. 子宫颈锥形切除术**

子宫颈炎症表现为糜烂面较大，且伴肥大及累及子宫颈管内者可考虑此手术。最近 Jahshan（1994 年）等设计一种热刀外覆盖有聚四氟乙烯，热力达 110 ~ 130℃其效果与冷冻刀锥形切除术相比时间短，失血量少。

慢性子宫颈炎病程长，患者往往缺乏治愈信心。护士需要使患者了解病因、病理及治疗原则。使患者树立信心。主动配合治疗。

在治疗过程中，除向患者讲明效果外，还应告知治疗时间、术前注意事项、术中感受及术后各种表现与处理方法。

（文丽芳）

# 第五节　急性子宫颈炎

## 一、淋菌性子宫颈炎

本病是经性传染的、由革兰氏阴性淋病奈瑟氏双球菌引起的，主要侵犯柱状或假性鳞状上皮。淋球菌直接损害子宫颈管内黏膜。性乱交的地区本病发病率较高，有些国家性病门诊患者中25%为淋病。

**【临床表现】**

淋球菌开始先侵犯子宫颈管内黏膜，随后70%～90%患者发现尿道受累。约有80%患者开始时可无症状，15%患者因淋球菌向上蔓延引起上生殖道感染。

患者最初大多主诉有脓性或血性阴道分泌物，不同程度的排尿疼痛，偶有引起前庭大腺炎。

检查时可见尿道、尿道旁腺或前庭大腺有脓排出。子宫颈可有压痛，并可见有黏液脓存在于子宫颈口。35%患者可同时有肛直肠淋病菌感染。

**【诊断】**

从子宫颈管取分泌物作涂片，显微镜下检查可见革兰氏阴性双球菌，50%～70%病例可用此方法诊断出。80%～90%病例可用培养法诊断出。新近有一种非培养方法，即酶联免疫吸附试验（enzyme linked immunosorbent assay，ELISA）中的一种，其检出率可达84.2%～97.2%。

**【治疗】**

1. 水剂青霉素G 480万IU/d，分4次肌内注射；每次肌内注射同时口服丙磺舒500mg；7～10d为一疗程。

2. 阿莫西林 4g/d，分4次，肌内注射；或氨苄西林，4g/d，分4次，口服或肌内注射，同时口服丙磺舒，500mg/次，4次/d；7～10d为一疗程。

3. 多西环素 每次口服100mg，2次/d，7d为一疗程；每次同时口服丙磺舒500mg。口服丙磺舒的作用是减少肾小管排泄，使血液内药物浓度能维持较高水平。

据国外统计，约有25%～60%淋病患者同时有生殖器官衣原体感染。对淋病合并衣原体感染的患者，可用青霉素-丙磺舒治疗。

**二、衣原体感染性子宫颈炎**

据国外报道，近年来衣原体较淋病双球菌感染致急性子宫颈炎者更常见。生殖器官衣原体感染亦先侵犯子宫颈管内黏膜，然后再扩展至上生殖道。

侵犯女性生殖器官的衣原体主要是包涵体结膜炎衣原体，由于这种衣原体与沙眼衣原体极为相似，难于相互鉴别，因此一般统称其为沙眼-包涵体结膜炎衣原体。

**【临床表现】**

大多数衣原体感染下生殖道者无症状。有症状者主诉有黏液脓性阴道分泌物，有时排尿困难，性交后或月经周期中间有少量阴道出血。

检查时可见宫颈肥大外翻，有接触性出血。

**【诊断】**

除临床所见外，可做细胞学检查，经吉姆萨染色后检查细胞质内有无包涵体。目前常用培养方法，用 McCoy 或 Hela 细胞作传代细胞，经 48～72h 培养，即可用吉姆萨染色检查包涵体。最近有人报道，用直接或间接荧光免疫法检查，检出率可达 92%～98%

【治疗】

1. 多西环素　口服，2 次/d，100mg/次，7d 为一疗程；

2. 红霉素　口服，4 次/d，500mg/次，7d 为一疗程；

3. 复方磺胺甲基异恶唑　每片含甲氧苄啶 80mg，磺胺甲基异恶唑 400mg。口服 2 次/d，1～2 片/次，5～7d 为一疗程。

（文丽芳）

# 第七章　妇科肿瘤

## 第一节　外阴肿瘤

### 外阴良性肿瘤

外阴良性肿瘤较少见。上皮来源的肿瘤乳头瘤、色素痣及汗腺瘤。中胚叶来源的肿瘤有平滑肌瘤、纤维瘤、脂肪瘤。神经纤维瘤、淋巴管瘤和血管瘤更少见。

#### 一、乳头瘤

外阴乳头瘤是以上皮增生为主的病变，多发生于阴唇，为单个肿块，表面呈多数乳头状突起，质地略硬。镜下见指状疏松纤维基质，其上有复层扁平上皮覆盖，并有明显棘细胞层增生肥厚。肿瘤恶变率2%－3%。应手术切除，术中做冰冻切片，证实有恶变，应作较广泛外阴切除。

#### 二、平滑肌瘤

外阴平滑肌瘤来源于外阴平滑肌、毛囊立毛肌或血管平滑肌。多发生于生育年龄。肌瘤常位于大阴唇、阴蒂及小阴唇。有蒂或突出于皮肤表面，质硬，表面光滑。镜下见平滑肌细胞排列成束状，与胶原纤维束纵横交错或形成漩涡状结构，常伴退行性变。治疗原则为有蒂肌瘤局部切除或深部肌瘤摘除。

#### 三、纤维瘤

外阴纤维瘤来源于外阴结缔组织，由成纤维细胞增生而成，多位于大阴唇，是最常见的外阴良性肿瘤。常为单发，初起为硬的皮下结节，增大后形成带蒂的肿块，大小不一，表面可有坏死和溃疡，切面为致密、灰白色纤维结构。镜下见波浪状或相互盘绕的胶束和成纤维细胞。纤维瘤恶变少见，治疗原则为手术切除肿瘤。

#### 四、脂肪瘤

外阴脂肪瘤来自大阴唇或阴阜脂肪细胞，少见。肿瘤大小不一，多无蒂，呈圆形分叶状，质软，与周围组织界线清楚，有包膜。镜下见瘤子大小不等，大的直径可达十几厘米。这成熟脂肪细胞间有少量纤维组织混杂。肿瘤较小时无须处理，较大引起行走不便或性生活困难，需手术切除。

### 五、汗腺瘤

外阴汗腺瘤由汗腺上皮增生而成，少见。生长缓慢，直径 1 - 2cm。包膜完整，与表皮不粘连。切面见囊性结构，其中有乳头状生长。镜下见近腔面为高柱状或立方形腺上皮交织形成绒毛突起。病理特征为分泌形柱状细胞下衬有一层肌上皮细胞。极少恶变。治疗原则为先做活组织检查，确诊后再做局部切除。

## 外阴上皮内瘤变

外阴上皮内瘤变（vulvarintraepithelialneoplasia，VIN）是一组外阴病变的病理学诊断名称。包括外阴鳞状上皮内瘤变和外阴非鳞状上皮内瘤变（Paget's 病及非浸润黑色素瘤），多见于 45 岁左右妇女。近年 VIN 发生率有所增加。VIN 很少发展为浸润癌，但 60 岁以上或伴有免疫机制抑制的年轻患者可能转变为浸润癌。

【病因】

不完全清楚。分子生物学技术检测，发现 80% VIN 伴有 HPV（16 型）感染。细胞病理学变化，包括病毒蛋白在细胞核周形成晕圈、细胞膜增厚及核融合、这些改变多发生在病变的表层细胞。其他高危因素有外阴性传播疾病、肛门 - 生殖道瘤变、免疫抑制及吸烟。

【临床表现】

VIN 的症状无特异性，与外阴上皮内瘤变一样，主要为外阴瘙痒、皮肤破损、烧灼感及溃疡等。体征可表现为丘疹或斑点，单个或多个，融合或分散，灰白色或粉红色；少数为略高出皮面的色素沉着。

【诊断和鉴别诊断】

1. 活组织检查　对任何可疑病变应做多点活组织检查。取材时应注意深度，避免遗漏浸润癌。阴道镜检查或采用 1% 甲苯胺蓝涂抹外阴病变皮肤，有助于提高病灶活检的准确率。

2. 病理学诊断和分级

（1）外阴鳞状上皮内瘤变：分 3 级：VIN Ⅰ：即轻度不典型增生；VIN Ⅱ：即中度不典型增生；VIN Ⅲ：即重度不典型增生和原位癌。

（2）外阴非鳞状上皮内瘤变：主要指 Paget's 病，其病理特征为基底见大而不规则的圆形、卵圆形或多边形细胞，细胞质空而透亮，核大小、形态、染色不一（Paget's 细胞），表皮基膜完整。

外阴湿疹、外阴白色病变、痣、脂溢性角化瘤和黑色棘皮瘤等也可引起 VIN，注意与这些疾病鉴别，以及这些疾病与 VIN 并存的情况。

【治疗】

VIN 的治疗取决于其组织类型和病灶范围，治疗前应作活组织检查以明确诊断和排除早期浸润癌。

1. 外阴鳞状上皮内瘤变　①VIN Ⅰ：药物治疗，5%氟尿嘧啶软膏，外阴病灶涂抹，1次/d。也可用激光治疗，能保留外阴外观，疗效较好。②VIN Ⅱ－Ⅲ：采用手术治疗，行较广泛外阴病灶切除（距病灶边缘 0.5－1.0cm）或单纯外阴切除。

2. 外阴非鳞状上皮内瘤变　Paget's 病肿瘤细胞多超越肉眼所见病灶边缘，且偶有发生浸润者。治疗应行较广泛局部并在切除或单纯外阴切除。若出现浸润或合并汗腺癌时，需作外阴根治术和双侧腹股沟淋巴结切除术。

## 外阴恶性肿瘤

外阴恶性肿瘤较少见，约占女性全身恶性肿瘤的 1%，占女性生殖道恶性肿瘤的 3%－5%。常见于 60 岁以上妇女。其组织类型较多，以外阴鳞状细胞癌最常见，占外阴恶性肿瘤 80% 以上，其他有恶性黑素瘤、基底细胞癌、汗腺癌和肉瘤较高，腺癌和鳞癌次之，基底细胞癌恶性程度最低。

（一）外阴鳞状细胞癌

外阴鳞状细胞癌是最常见的外阴癌，多见于 60 岁以上妇女。其发生率近年有所增加。

【病因】

未完全明了，常并发于 VIN。与发病相关的因素有：性传播疾病，如尖锐湿疣、单纯疱疹病毒Ⅱ型感染（HSV－Ⅱ）、淋病、梅毒等；人乳头瘤病毒（human papilloma virus，HPV）、巨细胞病毒感染；外阴慢性皮肤病，如外阴上皮内非瘤样病变。上述因素均与该病发生有关。

【临床表现】

1. 症状　主要为不易治愈的外阴瘙痒和各种不同形态的肿物，如结节状、菜花状、溃疡状。肿物合并感染或较晚期癌可出现疼痛、渗液和出血。

2. 体征　癌灶可生长在外阴任何部位，大阴唇最多见，其次为小阴唇、阴蒂、会阴、尿道口、肛门周围等。早期局部丘疹、结节或小溃疡；晚期见不规则肿块，伴或不伴破溃或呈乳头样肿瘤。若瘤灶已转移至腹股沟淋巴结，可扪及一侧或双侧腹股沟淋巴结增大、质硬、固定。

【转移途径】

直接浸润、淋巴转移较常见，血运转移多发生在晚期。

1. 直接浸润　癌灶逐渐增大，沿皮肤、黏膜向内侵及阴道和尿道，晚期可累及肛门、直肠和膀胱。

2. 淋巴转移　初期转移到腹股沟浅淋巴结，再到腹股沟深淋巴结，由此进入盆腔淋巴结，如髂总、髂内、髂外、闭孔淋巴结，最后可达腹主动脉旁淋巴结。浅淋巴结被癌灶侵犯后才转移至深淋巴结，腹股沟浅、深淋巴结无癌转移，一般不会侵犯盆腔淋巴结。阴蒂癌灶常向两侧侵犯并可绕过腹股沟浅淋巴结直接至股深淋巴结。外阴后部及阴道下段癌可直接转移至盆腔淋巴结。

【诊断】

外阴癌位于体表，根据病史、症状和体征诊断并不困难。早期浸润癌的诊断有一定难度，因其与外阴慢性病变和 VIN 同时存在，且浸润癌灶可能不明显，且早期易被患者本人及医务人员忽略而漏诊。对可疑病变应及时作外阴活组织检查。为提高准确性，先用 1% 甲苯胺蓝涂抹局部，待干后再用 1% 醋酸擦洗脱色，在仍有蓝染部位作活检，或在阴道镜检查下去活检。

【治疗】

手术治疗为主，辅以放射治疗与化学药物治疗。

1. 手术治疗  0 期：单侧外阴切除。Ⅰ期：ⅠA 期外阴广泛局部切除术；ⅠB 期病灶位于一侧，外阴广泛局部切除术及病灶同侧腹股沟淋巴结清扫术。病灶位于中线则行外阴广泛局部切除术及双侧腹股沟淋巴结清扫术。Ⅱ期：手术范围同ⅠB 期，若有腹股沟淋巴结转移，术后应放疗（腹股沟与盆腔淋巴结区域）。也可加用化疗。Ⅲ期：同Ⅱ期和伴尿道前部切除与肛门皮肤切除。Ⅳ期：外阴广泛切除、直肠下段和肛管切除、人工肛门形成术及双侧腹股沟、盆腔淋巴结清扫术。癌灶浸润尿道上段与膀胱黏膜，则需作相应切除术。

2. 放射治疗  外阴鳞癌虽对放射线敏感，但外阴正常组织对放射线耐受性差，使外阴癌灶接受剂量难以达到最佳放射剂量。外阴癌放疗指征为：①不能手术或手术危险性大，癌灶范围大不可能切净或切除困难者。②晚期病例先行放疗，待癌灶缩小后，行较保守的手术。③复发可能性大的，如淋巴结有转移、手术切缘癌细胞残留，病灶靠近尿道及直肠近端，既要保留这些部位，又要彻底切除病灶看，可加用放疗。放疗采用体外放疗，应用高能放射治疗机（$^{60}$Co、直线加速器或电子加速器）以及组织间质内插植放疗（放射源针 $^{60}$Co、$^{192}$Ir 插入癌灶组织内）。

3. 化学药物治疗  抗癌药可作为较晚期癌或复发癌的综合治疗手段。常用药物有阿霉素类、顺铂类、博来霉素、氟尿嘧啶和氮芥等。为提高局部药物浓度，也可采用盆腔动脉灌注给药。

【预后】

预后与病灶大小、部位、细胞分化程度、有无淋巴结转移、治疗措施有关。无淋巴结转移的Ⅰ期、Ⅱ手术治愈率大于 90%；淋巴结有转移者，仅为 30%–40%，预后差。

【随访】

外阴癌治疗应随访。第一年：1–6 月 1 次/月，7–12 月每 2 月 1 次；第 2 年：每 3 个月 1 次；第 3–4 年每半年 1 次；第 5 年及以后每年 1 次。

【预防】

注意外阴部清洁，每日清洗外阴部；积极治疗外阴瘙痒、性传播疾病或感染性疾病，出现外阴结节、溃疡或白色病变，应及时就诊，及时治疗。

（二）外阴恶性黑色素瘤

外阴恶性黑色素瘤占外阴恶性肿瘤的2%～3%，常来自结合痣或复合痣。可发生于任何年龄，多见于小阴唇和阴蒂，特征是病灶稍隆起，有色素沉着，结节状或表面有溃疡；表现有外阴瘙痒、出血、色素沉着范围增大。典型者诊断不困难，但需根据病理检查区别良恶性。治疗原则：原发病变应行外阴广泛局部切除术，切缘离开病变至少1cm。淋巴结切除术的作用还有争议，行选择性淋巴结切除术的生存率比广泛淋巴结切除术高。预后与病灶部位、大小、有无淋巴结转移、浸润深度、尿道和阴道是否波及、远处有无转移及手术范围等有关。外阴部黑痣有潜在恶变可能，宜及早切除，切除范围应在病灶外1～2cm处，深部应达正常组织。

（三）外阴基底细胞癌

外阴基底细胞癌很少见，占外阴恶性肿瘤的2%～13%。多见于55岁以上绝经后期妇女。来源于表皮的原始基底细胞或毛囊。临床表现为局部瘙痒和烧灼感，也可无症状。大阴唇有小的表浅肿块，有的肿块中央呈现侵蚀性溃疡，发展缓慢，很少侵犯淋巴结。镜下见肿瘤组织自表皮基底层长出，细胞成堆伸向间质，分化好的基底细胞癌有时呈囊性、腺性或角化等形态的细胞和未分化的、成分一致的细胞混合而成。癌细胞团中央可见大量黑素和鳞状上皮角化珠。多为单发，偶尔多发。很少发生转移。20%伴发其他癌瘤，如外阴鳞癌、恶性黑色素瘤、乳腺癌、宫颈癌或皮肤癌。治疗原则是较广泛局部病灶切除，不需作外阴根治术及腹股沟淋巴结切除术。单纯局部单纯局部切除后约20%局部复发需再次手术。基底细胞癌对放射治疗敏感，但由于外阴正常皮肤对放射线耐受性差，治疗时并发症难以忍受，故只适用早期单纯的基底细胞癌。外阴基底细胞癌治愈率很高，5年生存率为80%～95%。

（文丽芳）

# 第二节　宫颈肿瘤

## 子宫颈癌

子宫颈癌是女性生殖道癌瘤中最常见的恶性肿瘤，约占女性生殖道癌瘤的2/3，全世界每年发生的新病例约46万。在我国，子宫颈癌的年发病率约占全世界的1/3，居妇科恶性肿瘤之首。子宫颈癌中鳞状上皮癌占95%以上，腺癌约为5%。

子宫颈癌灶最初发生于上皮层，通称为浸润前期或原位癌。临床上子宫颈原位癌好发于30～40岁的妇女，子宫颈浸润癌常见于40～50岁妇女，即从原位癌发展为浸润癌需5～10年时间。临床出现症状的浸润期子宫颈癌的自然存活期为3～5年。极少部分子宫颈癌可来自于子宫颈息肉恶变。

**【临床表现】**

（一）宫颈鳞状上皮癌

1. 发病年龄　多在 30~50 岁之间。

2. 症状　常见有阴道出血，早期接触性出血，排便后出血，绝经后出血，以外生型出血早，量多；阴道排液，多为脓血样，具有特殊恶臭；晚期癌侵犯宫旁组织，神经血管及盆壁时引起剧痛，恶病质于晚期出现。

3. 体征　一般多表现为宫颈不同程度糜烂。可呈菜花、结节、溃疡、空洞等型，组织脆、硬，易出血。晚期癌癌扩散则宫颈旁、宫旁组织增厚，变硬或可触及团块状物。阴道受累时阴道表面不平、弹力减退。

（二）宫颈腺癌

来自宫颈管的腺上皮。

1. 发病年龄　平均为 54 岁。

2. 症状　主要为白带增多，亦可有不规则阴道出血。

3. 体征　向外生长则呈息肉样，乳头状甚至菜花状；向内生长则表现宫颈肥大，质硬。

**【诊断】**

（一）病理检查

1. 非典型增生　属癌前病变，其变化和原位癌基本一致。只是在程度上有差异，可发展成癌亦可消除病因后恢复正常。可分为三级：

Ⅰ级（轻度）：上皮细胞极性稍紊乱，轻度异型性。异型上皮占上皮层的下 1/3；

Ⅱ级（中度）：上皮细胞排列紊乱，异型性明显。异型上皮占上皮层下 2/3 以内；

Ⅲ级（重度）：上皮细胞极性可全消失，显著异型性。异型上皮超过上皮层下 2/3。

2. 原位癌　上皮的全层完全被异型细胞所代替，极性消失，但异型细胞不穿透基底膜。其病变只限于上皮内，无间质浸润。另外，常见原位癌累及腺体，癌细胞沿宫颈腺腔开口进入腺体，亦属原位癌的一种类型。与宫颈浸润癌之区别，原位癌累及腺体仍保持腺体轮廓，癌灶边缘整齐、癌巢内无角化倾向。

3. 宫颈浸润癌　镜下癌细胞的多形性更为明显，细胞大小、形态不一，核大而不规则，染色质浓，核分裂象多见。

4. 宫颈腺癌　大多数分化较好的腺癌呈管状分支腺结构，腺体分散。可同时伴有鳞状细胞癌或黏液型腺癌，后者用 Alcian 蓝特殊染色呈阳性反应。

（二）辅助检查

1. 阴道细胞学检查：由于癌细胞代谢快，凝聚力低，脱屑早，部位浅，故取材容易，检查准确率高，方法简便，为目前发现早期宫颈癌最实用的方法。一般采用五级分级法，Ⅲ~Ⅳ级涂片均需进行宫颈活体组织检查，以明确诊断。

2. 宫颈和宫颈管活体组织检查：为诊断宫颈癌最可靠的依据。取材可在肉眼可疑病变区或碘试验阴性区，多点活检，尽可能在鳞柱状上皮交界处取材。

3. 宫颈勺搔刮术：用于宫颈刮片反复阳性，而宫颈活检为阴性，以及阴道镜检查时见病变向宫颈管内伸延者。可协助诊断宫颈管癌。

4. 宫颈锥形切除术：若阴道细胞学涂片检查连续多次阳性，多点活检未见癌变或已诊断为原位癌，但不能排除浸润癌时，可采用此法进一步确诊。

5. 阴道镜检查：将宫颈及阴道黏膜放大 10～40 倍，可见到癌变上皮的血管增生，异型上皮；可提供活检部位，提高活检阳性率。

6. 阴道显微镜：可放大 100～300 倍，宫颈涂以 1% 甲苯胺蓝染色，借助阴道显微镜观察细胞及核的大小、排列、形态及毛细血管图像进行诊断。

7. 子宫颈癌表面涂色法：细胞核遇诊断液（铁苏木素液）即被染成深黑色，而胞浆不着色。由于癌细胞呈高度增生，单位面积上细胞核数目大为增加，因而着色深，上色快，不易褪色，与正常细胞容易鉴别。

8. 染色体检查：重度非典型增生、原位癌、浸润癌大多可发现非整倍体及多倍体。

9. 荧光显微镜检查：用荧光染料吸附于生物组织，在紫外线照射下，细胞各部发生不同色彩和强弱的荧光，然后用荧光显微镜观察细胞内部结构。常用荧光染料为吖啶橙，它对 DNA 和 RNA 均有很强的亲和力。胞浆和核仁中 RNA 呈红色荧光，核内染色质 DNA 呈绿光或黄色荧光。癌细胞呈大红色的浆和亮绿黄色的核。

10. 荧光检查：利用荧光素对肿瘤的亲和作用，口服或静脉注射一定量的荧光素，癌组织吸收荧光素比正常组织多，在紫外光源的激发下，癌组织产生荧光强度比正常组织强；因而呈现不同颜色，借此可对早期癌进行诊断。出现紫色或紫褐色时称荧光检查阴性；出现黄色时称荧光检查阳性。

11. 氦激光固有荧光诊断法：宫颈表面呈暗红色，为固有荧光阳性；如呈蓝白色为阴性。

12. 宫颈造影术：是一种新的诊断宫颈癌的技术，即将宫颈放大后造影，然后在短距离放大 16 倍投影读片，做出诊断，其检查方法与阴道镜检查相同。

13. 电子计算机断层摄影（CT）检查：用以检查盆腔对确定癌瘤扩散和淋巴结转移的范围有一定实用价值。

14. B 超检查：盆腹腔有无转移灶。

15. MRI：可显示盆腔脂肪中肿瘤的浸润，对晚期癌最有价值。

**【鉴别诊断】**

（一）宫颈糜烂

可有月经间期或接触性出血。检查时宫颈外口周围有鲜红色小颗粒，拭擦后也可出血，故与早期宫颈癌难鉴别。可作宫颈刮片，阴道镜或宫颈活组织检查以明确诊断。与晚期癌较易鉴别，糜烂部分较为光滑，边缘整齐，色红，弹性好，组织不硬。

（二）宫颈外翻

外翻的黏膜过度增生，表面也可呈现高低不平，较易出血，与早期宫颈癌不易鉴别。

宫颈内膜外翻时边缘较整齐，可见黏膜皱襞，外翻区域弹性好，周围组织无浸润。阴道窥器向外退出时外翻面消失。宫颈刮片及活组织检查可鉴别。

（三）宫颈息肉

临床上可有月经间期或性交出血，应与早期息肉状宫颈癌相鉴别。但宫颈息肉表面较为光滑，色红，弹性好，多有蒂，基底部软，息肉直径超过1cm者很少。息肉为炎性赘生物。息肉摘除送病理检查可明确诊断。宫颈刮片可协助区别。

（四）宫腔或宫颈黏膜下肌瘤

自宫颈口悬出于阴道内，若肿瘤表面感染、坏死，且有恶臭白带，应与宫颈癌鉴别。宫腔或宫颈黏膜下肌瘤，如尚未突出宫颈外口时，子宫颈明显增大，子宫颈管变薄，展平，外口扩张。检查时可通过宫颈外口探查肿瘤情况。肿瘤光滑，基底部无浸润，轮廓清楚；如已突入阴道内，则肌瘤检查多呈球形，表面光滑，弹性好，组织不脆。必要时行活组织检查以确诊。

（五）宫颈结核

很少见。表现多样，宫颈外观可正常、肥大、糜烂、溃疡、乳头状或息肉样生长，与宫颈癌相似。但本病好发于年轻妇女，多有月经异常、结核病史及不育史。多为继发性，于全身其他部位可发现结核灶。活组织检查可确诊。

（六）子宫颈乳头状瘤

此瘤形如菜花，可有阴道出血及白带增多，极似菜花型宫颈癌。但本病为良性肿瘤，往往发生于妊娠期，产后可自然消失。乳头状瘤组织不脆，弹性好。活组织检查可明确诊断。

（七）阴道葡萄状肉瘤

呈水肿的息肉状或菜花状肿物，生长快，易出血，应给予鉴别。此瘤多见幼女。大体如粉红色葡萄状物，常浸及阴道上段或突出阴道口外，质软而不脆。诊断依靠活组织检查。

（八）阿米巴性宫颈炎

临床上表现为阴道出血及脓性白带，当结缔组织呈瘤样增生时酷似菜花型宫颈癌。有痢疾病史，分泌物中能找到阿米巴滋养体。宫颈活组织检查可确诊。

（九）子宫内膜癌

有不规则阴道出血及白带增多，不难与宫颈管癌鉴别。本病发病较晚，可有阴道排液但无接触性出血。检查时宫颈光滑或糜烂，子宫大小正常或稍大。阳性体征较少时可行分段刮宫明确诊断。

（十）宫颈尖锐湿疣

病损表面多凹凸不平，有时融合呈菜花状，病检可确诊。

（十一）宫颈硬下疳

有宫颈溃疡应与溃疡型宫颈癌鉴别。本病溃疡特点是无痛，边缘隆起而硬，有浆液性分泌物。可借助病史、血清学检查、暗视野检查鉴别。活检可确诊。

**【治疗】**

子宫颈癌的治疗方法有手术、放疗、化疗、中药和免疫等治疗方法，但目前以手术和放疗为主要治疗手段，其余均为辅助手段。治疗方法的选用以临床分期和病理分化程度为依据。原则上早期子宫颈癌可采用单一的主要治疗手段，随病情的发展需联合使用多种治疗手段才能获得良效。对某些病理分化较差的病例，除应用主要治疗手段外，亦需佐以其他辅助疗法才能提高生存率。

（一）子宫颈癌的治疗

癌瘤局限于子宫颈上皮内（O期）。以局部治疗为主。其方法有：

1. 药物锥切　应用中药制成"三品"的钉、杆、饼等剂型敷贴于子宫颈或插入子宫颈管，使子宫颈癌灶受药物的作用而产生局部凝固、坏死、自溶、脱落，形成圆锥形筒状缺损，如同子宫颈锥形切除的手术。

（1）药物和配制：

①"三品"饼、杆：由白砒 45g，明矾 60g，雄黄 7.2g，没药 3.6g 组成。先将白砒和明矾研成粉，混合煅制成白色疏松块状物，研细再与雄黄、没药混合均匀，压制成型，阴干后紫外线消毒。

②双紫粉：由紫草、紫花地丁、紫河车、黄檗、旱莲草各 30g，冰片 3g 组成。上述各药共研成细末，高压消毒。

③鹤酱粉：由仙鹤草、败酱草、银花、黄檗、苦参各 30g，冰片 3g 组成。上述各药共研成细末，高压消毒。

（2）阴道内上药方法：

①消毒阴道、子宫颈和子宫颈管。

②用凡士林纱保护好阴道穹隆后，将"三品"杆、饼分别置于子宫颈管和子宫颈阴道部，再用双紫粉棉球填充阴道压紧，以利固定及消炎制腐，防止阴道壁受药物腐蚀发生溃疡。

③上药 24h 后查看药物位置有无移动，48h 换阴道凡士林纱，阴道内仍用双紫粉棉球填塞，72h 后，取出阴道凡士林纱和作局部清洁，此后每日更换阴道内双紫粉或鹤酱粉棉球一次。

④子宫颈组织受药物作用后产生凝固坏死，需 5～8d 才开始自溶、脱落，待坏死组织脱尽后 1～2d 可再上"三品"饼或杆，直至子宫颈阴道部癌灶消失，子宫颈管形成锥形筒状缺损为度，痂皮脱落后，子宫颈变为光滑。

⑤治疗结束前需用 75% 铬酸酐液涂擦阴道穹隆，并收集脱落的鳞状上皮，供病理组织检查，以排除阴道穹隆原位癌的存在。

（3）药物反应及其防治："三品"制剂中的白砒经煅制后含三氧化砷，可产生一定的副反应。少数患者在阴道上药后 24h 内出现纳呆、恶心、头痛、呕吐、下腹痛等现象，持续一日左右可消失。反应轻微者可于上药后服用绿豆汤或土茯苓、银花、紫花地丁、生甘草等清凉解毒药物。若反应严重，应取出药物，反应可消除。

（4）禁忌证：

①子宫颈原位癌合并有阴道穹隆原位癌者；

②年老妇女子宫颈高度萎缩，阴道扩张度欠佳，不便观察者；

③单纯子宫颈管病灶，不便观察浸润深度者；

④合并有急性传染病或严重心、肝、肾病者。

（5）疗效：药物锥切方法具有简便、经济，且能保持生理功能和生育能力等优点。杨学志等（1984 年）报道了 107 例子宫颈原位癌患者经本法治疗 5 年生存率达 100%。

2. 子宫颈锥形切除术　采用长柄尖刀或特制锥切刀，于子宫颈病灶外 3～5mm 作环绕子宫颈外口的圆锥形切除，锥切深度需达 2cm 以上。标本切取后，子宫颈创面可采用碘仿纱来填塞，也可采用荷包缝合法以止血。

子宫颈锥切后标本需标明部位，并作病理连续切片，以排除浸润癌之可能。

子宫颈锥形切除术的评价：此法能较全面地了解子宫颈癌灶的现状，如锥切标本完整地包含子宫颈癌的好发部位的鳞柱转变区的全部，子宫颈原位癌是可以治愈的。此法最大的缺点是病灶的切除不完全，产生遗漏。同时，子宫颈原位癌常是可并发阴道穹隆部的原位癌，因此本法除适应于年轻需保留生育功能，并能进行严密随诊的原位癌患者外，其余患者均需要审慎采用。

3. 子宫颈冷冻疗法　应用低温技术产生 -60℃～-196℃ 的超低温度，反复冻融子宫颈病灶区的组织，可使冷冻区组织供血受阻，细胞破坏，产生凝固性坏死，随之脱落，最后正常上皮重新生长，达到局部治疗的目的。此外，冷冻后机体会产生相应的抗体，增强抗肿瘤的能力。

子宫颈原位癌的冷冻治疗多采用接触式的冷冻疗法，即将冷冻治疗机的探头紧接于子宫颈病灶处。当温度达 -50℃ 时，开始计时，持续冷冻 1～3min。一般待探头与局部组织冻结而成的冰球已超过病灶区外 3mm 以上，停止冷冻，让其自然复温，直至探头与子宫颈脱离为止。如此冷冻可反复进行 1～2 次，以增强效果。此法冷冻深度可达 5～6mm。通常采用的冷冻剂有液氮（-196℃）和二氧化碳（-70℃）。

子宫颈冷冻治疗的评价：此法操作简便，术后无须压迫止血，仅有水样排液持续 2 周左右，痛苦甚少，且有增强机体免疫力的意义。对子宫颈浸润前期病灶（不典型增生和原位癌），其疗效可达 80% 以上。但如病变部位较高，位于子宫颈管或病灶侵入子宫颈腺腔时，常导致本法的失败。冷冻后，由于子宫颈鳞柱交界区退缩到子宫颈管内，致使阴道镜检查不满意，此亦为本法缺点之一。

4. 电烙法　利用高温破坏子宫颈病灶组织，使之坏死、脱落，上皮重生而达到治疗目的。

电烙时，应自子宫颈外口由内向外进行。在治疗病灶区时，电烙时间应稍长，所用压力亦应较大，才能使烧灼的病灶部位达到足够的深度。一般深度可达3mm左右，以局部组织变深黄色为宜。电烙范围应超过病变区边缘2mm左右。子宫颈管可用针形电极烙之。

子宫颈电烙的评价：凡病灶位于子宫颈外口，能用阴道镜检查的部位，应用本法较适宜。经本法治疗的子宫颈病灶经6~7周后可痊愈。近期疗效尚好，可达80%以上。但可有残存癌灶和术后继发性出血等缺点。

5. 激光疗法　应用激光所发出的能量而产生高温（200~1 000℃），对子宫颈病灶部组织进行烧灼，使之凝固、坏死、碳化和汽化以达到治疗的目的。治疗时为避免病灶遗漏，激光发射头应对准子宫颈外口，按顺序自内向外，自上而下进行治疗，直至整个病灶皆经烧灼，达到汽化为止。激光烧伤深度与照射时间成正比，与激光功率无关。由于激光烧伤深度需经急性炎症细胞移行至深层边界后（约需72h）才能辨认，因此治疗深度的掌握依赖于术者的治疗经验。治疗后，阴道常有排液，间有出血，可局部用含抗生素的鱼肝油软膏治疗，以防止感染和促进伤口愈合。

激光治疗子宫颈原位癌的评价：此法可获得较满意的近期疗效。病灶上皮破坏深度不够是本法失败的主要原因。

6. 全子宫切除术　本法是治疗子宫颈原位癌的最常用的方法。由于子宫颈原位癌常与阴道穹隆的原位癌并发，因此在作全子宫切除术的同时应将阴道上段一起切除为宜。

7. 腔内放射治疗　将放射源钴$^{60}$、铯$^{137}$和铱$^{192}$。置于特制的容器中，放入子宫腔或阴道内进行放射治疗称为腔内放疗。由于子宫颈原位癌为局限于子宫颈上皮的病灶，因此仅采用腔内放疗可得以治愈。

8. 子宫颈原位癌治疗选择的评价　子宫颈原位癌是局限于上皮内生长的癌瘤，从理论上说是不应有淋巴道的转移。因此治疗上采用局部性的疗法是合理的。但由于子宫颈原位癌常为多中心，甚至可与阴道上段的原位癌同时并发，因此治疗上仅采用单纯针对子宫颈的治疗－锥切、电灼、冷冻、激光等治疗方法往往不够彻底，复发率可达10%~30%。即使采用传统性的全子宫切除术，术后也可发生阴道残端癌，发生率可达10%。因此，子宫颈原位癌的常规治疗以全子宫加阴道上段切除术为好。为了减少附件肿瘤的发生率，保留卵巢内分泌功能，术时可考虑将双侧输卵管予以切除，仅保留卵巢为宜。

腔内放疗是治疗子宫颈原位癌的一好方法。但由于其易引起放射性直肠炎和放射后阴道狭窄的并发症，以及疗程较长等缺点，故可考虑应用于不宜手术的年老患者。

对年轻需保留生育功能并能定期作阴道细胞学随访的患者，可考虑行子宫颈局部性治疗。但一经发现癌灶未控或复发，应及时改作根治性疗法。

中药锥切是我国首创的治疗方法，初步研究表明疗效佳，有条件的地方应加以推广。

（二）子宫颈浸润癌的治疗

早、中期的子宫颈浸润癌以区域治疗为主，包括对子宫颈原发病灶和区域淋巴结的治疗。晚期病例随病情不同选加全身性疗法，如抗癌化学药物的治疗等。

1. 手术治疗　子宫颈浸润癌的常规手术仅适用Ⅰa~Ⅱb期。手术范围除对Ⅰa1期的术式应作子宫切除术还是作根治性手术（即广泛性全子宫切除加盆腔淋巴清扫术）尚存争论外，Ⅰa2～Ⅱb期均采用子宫颈癌根治术。对一些较晚期病例，如癌灶侵及膀胱和直肠，而宫旁浸润尚轻者亦可采用超根治术（盆腔内脏清除术）。

（1）手术适应证：

①全身情况良好，无严重脏器疾患；

②盆腔有炎症疾患，或伴有诊断不明肿块，不宜放疗者；

③阴道或子宫颈管狭窄，盆腔骨骼变形，放疗困难者；

④黏液腺癌对放疗不敏感者；

⑤子宫颈管内癌，癌灶浸润较深，放疗难以彻底控制者。

（2）手术方式：

经腹腔行子宫颈癌根治术：包括两个主要部分。一是广泛性子宫切除术，手术范围包括全子宫，双侧卵巢和输卵管（年龄在45岁以下的早期病例可考虑保留一侧正常卵巢），阴道上中段（子宫颈下或距癌灶3cm左右）和足够的子宫骶骨韧带、主韧带、膀胱宫颈韧带和阴道旁组织。另一是盆腔淋巴清扫术，手术范围为整个髂盆区脂肪淋巴组织（除外骶骨前区），其范围包括：上界为髂总动脉下段（髂内、外动脉分叉上2～3cm），下界以腹股沟韧带下水平的旋髂静脉为界，外界为髂外动脉外、腰大肌表面，内界以输尿管为界，底部以闭孔神经水平以上为界。自上而下，自外而内，依次将髂总、髂外、髂内、闭孔窝、闭孔的淋巴结和脂肪组织连续整块切除。由于盆腔淋巴结是沿各大血管和神经分布的，清扫盆腔淋巴结时，应在紧贴各大血管壁和神经周围的无血管区进行，操作要求轻巧、准确的锐性分离。同时，盆腔淋巴结的切除是否彻底与手术的效果息息相关，尤其是对有盆腔淋巴结转移的患者更为重要，因此手术应是连续整块的完整切除，可减少淋巴结的遗漏。

腹式子宫颈癌根治术的手术步骤：

①手术切口：通常作左正中旁垂直切口，下端起于耻骨联合上缘，上端可绕脐上1～2cm，分层切开腹壁。肥胖患者可作下腹横切口，此切口易暴露髂盆区，但需切断部分腹壁肌肉，术后易发生腹壁疝。

②探查腹、盆腔情况：自上而下探查腹、盆腔各器官，特别注意肝、脾、肾、胃、肠、腹主动脉旁和髂盆淋巴结、子宫附件、主韧带和宫骶韧带的情况，以了解肿瘤有无播散和决定手术范围及具体步骤。

③暴露手术野：安置自动拉钩于腹壁切口，用湿垫纱布覆包肠管，推至上腹，暴露盆髂手术野。

④牵提子宫：用两把大弯钳夹双宫角处，以利术中牵提子宫及其附件。

⑤高位切断骨盆漏斗韧带、切除大部分圆韧带：于骨盆漏斗韧带的最上方（右、左两侧分别为回盲部和乙状结肠水平处），剪开其表面盆腹膜，向外前叶沿剪开之，直至圆韧带外1/3处，钳夹、切断、缝扎圆韧带残端，再向前内顺沿剪开阔韧带前叶，止于膀胱腹膜反折处。再于高位骨盆漏斗韧带腹膜剪开处，向内下，距输尿管约1cm沿其行径剪开后

腹膜，经阔韧带后叶基底，止于宫骶韧带处。此处应注意勿伤及输尿管。将骨盆漏斗韧带作适当游离，高位双重结扎、切断之。

⑥清扫盆髂淋巴脂肪组织：将一侧输尿管拉向内侧，自一侧髂总动脉下段始，下止于髂外静脉分支旋髂静脉处，外于腰大肌表面，内以输尿管为界，底以闭孔神经水平以上，自上而下，自外而内连续整块切除髂总、髂外、腹股沟深（髂外下组）、髂内、闭孔窝和闭孔的淋巴脂肪组织。此处操作时，需用锐性紧贴血管壁和盆侧壁无血管层进行剪剥。在作髂总、髂外、腹股沟深淋巴脂肪组织切除时，应于髂总处和腹股沟深的淋巴脂肪组织的残端处分别作结扎，以减少术后因淋巴液的渗出导致形成淋巴囊肿。同时应注意勿伤及腰大肌表面与髂外动脉伴行的生殖股神经和腹股沟深处的旋髂静脉。清扫髂内淋巴脂肪时，仅在髂内动脉上面和外侧进行。注意勿伤及其下的髂内静脉。清扫闭孔区淋巴脂肪时，仅在髂内动脉表面和外侧进行。注意勿伤及其下的髂内静脉。清扫闭孔淋巴脂肪组织时，先用血管拉钩将髂外动、静脉血管向上外方拉开，紧贴盆侧壁分离闭孔窝淋巴脂肪组织，达闭孔神经水平。在暴露闭孔神经后，沿闭孔神经表面将其周围淋巴脂肪组织整块切出。此处操作时，在作闭孔窝顶（闭孔神经出处）和闭孔（闭孔神经末端）淋巴脂肪组织切断时，均需将残端加以结扎。同时注意勿伤及闭孔神经和其下的静脉丛，以免造成难以止血的出血。

同法行对侧盆髂淋巴脂肪组织清扫。清扫盆髂淋巴脂肪组织的方法，也有采用分段钝性分离法的，即自髂总淋巴起自上而下，将髂外和腹股沟深淋巴连同脂肪组织作钝性剥离，取出该处淋巴脂肪组织；然后再将闭孔窝和闭孔处的淋巴脂肪组织钝性剥离取出。此法初学者较易掌握，但如遇盆腔髂淋巴结有转移灶或粘连时，常会伤及血管，引起出血。同时，钝性剥离常可导致淋巴组织的遗漏。

⑦游离输尿管下段：为确保输尿管的血液供应以减少术后输尿管瘘的发生，双侧输尿管仅作近子宫骶骨韧带水平处至膀胱子宫韧带边缘，即输尿管隧道口的输尿管段的游离。在游离输尿管时，切勿损伤其外膜。

⑧分离直肠，处理宫骶韧带：将子宫向耻骨联合方向上提牵，同时将直肠向上腹方向牵拉，暴露子宫直肠陷窝。自阔韧带后叶切缘，向横剪开子宫直肠陷窝腹膜。沿解剖界分离直肠阴道隔，使直肠前壁与阴道后壁分开，达子宫颈水平下 3～4cm，并适当分离直肠侧窝，使双侧宫骶韧带全显露。按手术探查宫骶韧带有无浸润的情况决定该韧带应切除多少。正常情况下，切除 2～3cm 已足够，以免过多的切除致术后膀胱、直肠麻痹，难以恢复其功能。如该韧带受癌瘤侵犯时，应尽量靠盆壁切除之，残端应作缝扎。操作时，应注意勿伤及输尿管和直肠。

⑨分离膀胱：将子宫向上腹方向牵拉，暴露膀胱反折腹膜，自阔韧带前叶切缘，横向剪开子宫膀胱反折腹膜。沿解剖界限锐性分离膀胱阴道隔，使膀胱壁与子宫下段、阴道前壁分开，达子宫颈水平下 3～4cm 止。

⑩处理输尿管隧道：输尿管隧道是由膀胱子宫颈韧带前、后叶及阴道旁结缔组织围绕

所组成，其间有阴道静脉丛穿行，术时如分层不清，易引起出血。切开输尿管隧道前，应先游离输尿管下段，直至输尿管隧道口——输尿管穿入膀胱宫颈韧带的边缘部，用弯血管钳使钳尖从输尿管内上方插入输尿管隧道，用血管钳轻轻地将输尿管与膀胱宫颈韧带前叶分离，并使血管钳从输尿管隧道的内上方穿出，钳夹、剪断和结扎该韧带前叶，如是分3~4次使输尿管隧道完全打开。如主韧带浸润不严重者，可在处理输尿管隧道时一起切断结扎子宫动脉，不必在子宫动脉起点处处理子宫动脉。这样既可避免在游离子宫动脉与输尿管交叉时伤及阴道旁静脉，引起出血；同时也可保留子宫动脉分出的输尿管营养支，使输尿管于术后保持良好的血运，避免发生术后输尿管瘘的并发症。将输尿管向外牵拉，锐性分离输尿管隧道后叶之粘连，将整个输尿管下段的内、底侧面全游离，但保留其前、外侧面，这样术后输尿管下段的血运将保持良好，可避免术后输尿管瘘的发生。同法处理对侧输尿管隧道。笔者采用此法处理输尿管隧道，百余例均未见有术后发生输尿管瘘。

⑪处理主韧带：将子宫向对侧牵引，同时将一侧输尿管向外侧拉开，暴露出一侧主韧带。此时，按病情需要决定切除主韧带的宽度，分次切断主韧带，残端需加以缝扎，直至阴道旁。同法切除对侧主韧带。

⑫处理阴道旁组织：将子宫向上腹部方面牵拉，同时将膀胱壁向耻骨联合拨开，使一侧阴道旁组织暴露，检查膀胱和直肠分离水平是否恰当，然后分次钳夹、切断及缝扎阴道旁组织，直至预定切除阴道长度平面的稍下方。同法切除对侧阴道旁组织。

⑬切断、缝合阴道：将子宫向上腹部牵拉，膀胱壁向耻骨联合拨开，暴露阴道上段，在子宫颈下3~4cm处用直角钳横钳整个阴道，在直角钳下方再钳两弯血管钳，于直角钳与弯钳间切断阴道，取出整个手术标本。阴道残端经消毒后，用肠线作连续连锁开放缝合。也可采用一次性缝合器缝合。

⑭盆腔置引流：用温开水冲洗盆腔术野，再作彻底止血。于盆腔闭孔窝处，左右各置一条胶管引流，从阴道引出也可经腹膜外从腹壁引出。

⑮缝合盆腹膜：用丝线连续缝合盆腹膜。在缝合时，应注意勿误缝输尿管。

⑯缝合腹壁切口：取出腹盆腔纱垫和腹壁自动拉钩，安置好小肠和大网膜后，分层缝合腹壁各层。

也可经腹膜外先行盆腔淋巴清扫术，后经腹腔行广泛全子宫切除术。此术式的优点是暴露腹腔时间较短，有利于术后肠道功能的恢复。缺点是在清扫盆腔淋巴结前对上腹部的情况未能得以了解，偶有病例不按常规转移者，如肝转移，要待盆淋巴清扫后才能发现。

子宫颈癌根治术术后并发症：以盆腔淋巴囊肿和输尿管瘘为常见。

盆腔内脏清除术：本术式适用于子宫颈癌瘤侵犯盆腔邻近器官-膀胱或直肠，而子宫旁浸润未达盆壁者。它包含3种术式：

①前盆腔内脏清除术：经腹将子宫、双附件、大部分阴道和膀胱整块切除加盆腔淋巴清扫术。此术式需同时用一段回肠或乙状结肠代替膀胱，将双侧输尿管移植其中，再将人造膀胱作腹壁移植或与直肠作端一侧吻合术。本术式适用于子宫颈癌侵犯尿道和膀胱的患

者。

②后盆腔内脏清除术：经腹会阴联合切口将子宫及附件、阴道和直肠整块切除加盆腔淋巴清扫术。同时，需将乙状结肠作腹壁人工肛门形成术。本术式适用于子宫颈癌侵犯直肠的患者。

③全盆腔内脏清除术：经腹会阴联合切口将子宫、双附件、阴道、膀胱和直肠整块切除加盆腔淋巴清扫术。同时，需重建人工膀胱和人工肛门。

盆腔内脏清除术是一种超根治性手术，手术难度较高，创伤较大，手术死亡率高，术后患者生活欠舒适。因此，施此手术时，应全面考虑。凡有下列情况者不适用此手术：单侧大腿水肿合并坐骨神经痛症状；盆腔淋巴结呈大灶转移；输尿管受癌浸润而呈梗阻；盆腹腔液细胞学检查呈阳性；肠系膜受侵犯；盆腔外转移。本手术在有选择的病例中的5年生存率约为1/3，手术死亡率约10%。

2. 放射治疗　适用于子宫颈原位癌和全部子宫颈浸润癌的治疗，特别适用于Ⅰb期子宫颈灶大于3cm或Ⅱ～Ⅳ期的患者。

（1）放疗适应证：

①无严重心、肝、肾等脏器疾患和恶病质者；

②无阴道和子宫颈狭窄、骨盆畸形、子宫脱垂和慢性盆腔炎者；

③无膀胱阴道瘘和直肠阴道瘘者。

（2）放疗方法：子宫颈癌的放疗通常由腔内放射和体外放疗两部分组成，其目的是使子宫颈的原发灶和可能发生的继发灶（区域淋巴结的转移）均给予最大的放疗量，而腹盆腔的内脏没有超过放射的耐受量。

腔内放射：采用的方法有镭或其他高能同位素放射源的固定容器和后装两种。前者将放射源先置于固定的容器中，其容器可按患者需要制成盒状（置于阴道）或管状（置于子宫腔）；后者将固定容器先置于需放疗之部位，放疗时再将放射源用自动装置输进至容器内，这一方法可减少医护人员的放射线接受量。腔内放疗是将放射源容器置于阴道和子宫腔内，使子宫颈、子宫体、阴道和邻近的子宫旁组织中的癌组织得到致死量的照射；此疗法主要针对子宫颈的原发灶，且避免盆腔的器官（直肠和膀胱）接受到过量的放射线而发生放射性损伤。

腔内放射源容器和剂量：

①腔内镭疗：将预先计算、设计、放置好镭或钴⁶⁰等放射源的子宫腔管或阴道盒，置于子宫腔和阴道，并加以固定，进行放射。对子宫颈浸润癌一般总剂量为7 000～8 000mg 1h/4周，阴道和子宫腔量各半。此法因防护不佳常导致医护人员接受过多放射线，目前已较少使用。

②腔内后装放疗：将预先设计好的置放射源的容器置阴道或子宫腔内固定后，安置患者于隔离室，连接好输送放射源的导管，通过遥控装置将放射源（铯¹³⁷、钴⁶⁰、铱¹⁹²）推送到阴道、子宫腔的放射容器内。按放射源的强度可分为高剂量率、中剂量率和低剂量

率。高剂量率后装治疗每次放射时间为一小时内，A 点每分钟的剂量为 0.08 ~ 0.10Gy 以上。低剂量率后装治疗需 10 多小时或几天，A 点每分钟的剂量为 0.01 ~ 0.03Gy。剂量率在两者间为中剂量率后装治疗法。

体外照射：应用高能放射源为钴$^{60}$和铯$^{137}$、电子加速器和直线加速器等，于体外对盆腔淋巴结（包括髂总、髂外、髂内、腹股沟、闭孔等处盆髂淋巴）和子宫旁组织进行放射，以达到对继发灶治疗的目的。放射野一般采用左右下腹野（前野）和相应左右臀野（后野）。放射野范围上缘位耻骨联合上缘上 8 ~ 10cm 处（相当于第 5 腰椎上缘），放射野下缘位耻骨联合上缘下 3 ~ 5cm 处（相当于闭孔淋巴结处），作一左右两侧野，中间相距 4cm 的 7cm × 12cm ~ 9cm × 15cm 的前后放射野。B 点的放射总量为 40 ~ 50Gy/5 ~ 6 周。

①腹主动脉的放射野：由于子宫颈癌腹主动脉旁淋巴结的转移率较高，因此凡手术证实有腹主动脉淋巴结阳性者，均需加用腹主动脉区放射野。但腹主动脉区放射野剂量应适当控制在 45Gy 以下，Piver 等报道（1981 年）腹主动脉区的放射剂量如超过 55 Gy 时，其原发死亡率可达 16% ~ 20%。Buchsbaum（1979 年）和 Stehman 等（1985 年）报道高位髂总和低位腹主动脉旁淋巴结阳性者，有 7.8% ~ 33.3% 锁上淋巴结受累。

②腔内放疗和体外放疗相配合：子宫颈癌的放疗，除原位癌仅行腔内放疗外，浸润癌均需采用腔内放疗和体外放疗相配合的方法，配合的方式有 2 种：先腔内后体外放射：此法是在腔内放疗结束后才进行体外放疗。先治疗原发灶合乎肿瘤治疗原则。此法适用于体质较差和阴道较窄的老年患者。腔内和体外同时放射：此法是在腔内放射的同时进行体外放射。对子宫颈的原发灶和继发灶同时进行治疗，有利于迅速控制癌灶，缩短治疗时间，减轻患者经济负担。但此法治疗期间副反应较大，故适用于年轻、身体素质较好的患者。

（3）子宫颈癌放疗特殊并发症及其处理：子宫颈癌放疗的并发症，除通常的全身性放射反应的并发症－易疲劳、失眠、食欲不振、恶心及呕吐、颗粒性白细胞减少等外。还有如下的特殊并发症：

放射性直肠炎：由于腔内放疗，放射源与直肠极为接近，加上直肠组织的放射敏感性高，因此易产生放射性直肠炎。其发生率在 80% 左右。按发生时间可分为早发（放疗期间或放疗后半年以内）或迟发的（放疗后半年以上）放射性直肠炎。早发者症状以腹痛、大便次数、里急后重为主，此乃肠黏膜充血水肿引起。迟发者以便血为主，常为肠黏膜发生溃疡引起。

治疗原则为解痉、止血消炎和润肠。腹痛腹泻使用肠道解痉药，如颠茄合剂等。便血用肠道抗菌药和止血剂等，如各种经胃肠的抗生素、维生素 K、卡巴克洛和云南白药。润肠用液状石蜡。对顽固便血的病例，可采用肾上腺皮质激素类药物保留灌肠常可奏效。中药对慢性放射性肠炎亦常可奏效（参阅下文）。发生直肠阴道瘘者，可作暂时性结肠造瘘术，待瘘管愈合后再作结肠复通术。

放射性膀胱炎：由于膀胱对放射线的耐受性高于直肠，故此并发症较放射性直肠炎少。放射性膀胱炎亦可分为早发和迟发，常见的为迟发性放射膀胱炎。主要症状是尿频尿急和尿血，常为膀胱毛细血管扩张破裂或膀胱壁溃疡继发感染引起，发生率约3%左右。

治疗原则是停留尿管，使膀胱处于收缩状态，常可达止血目的。用普鲁卡因溶液冲洗膀胱和使用抗生素，可促进膀胱炎症消退和溃疡愈合。饮用鲜茅根水剂亦可收到消炎止血的效果。放射性膀胱阴道瘘极为少见，如出现后即使行膀胱瘘管修补术亦常难以成功，常需行人工膀胱重建术，即输尿管乙状结肠移植术或同肠代膀胱术等。

放射性阴道狭窄：由于腔内治疗后阴道壁发生纤维化而导致狭窄。整个阴道可出现狭窄、缩短、黏膜苍白、干燥和片状毛细血管扩张区等。此并发症发生率可高达70%。

腔内治疗过程和治疗后阴道长期灌洗可减轻此并发症。通过放疗后的性生活亦可改善此并发症。

3. 抗癌化学药物治疗　目前子宫颈癌的抗癌化学药物治疗的临床疗效还不及手术治疗和放射治疗理想。现阶段子宫颈癌的抗癌药物治疗的缓解率低，尚不能单独使用而达治愈。但可与手术或放疗联合使用，以达到扩大手术适应证，防止转移，促进放疗的敏感性，提高放疗效果的目的。常用的药物以烷化剂（氮芥、环磷酰胺）和抗代谢药（5-氟尿嘧啶、氨甲蝶呤）为主，近来亦有人报道使用抗生素类（博莱霉素、阿霉素和表柔比星类）和重金属类（顺铂或卡铂）。这些药物以全身使用（肌内注射、静脉滴注或口服）来治疗子宫颈癌时，其有效率在50%以下，且缓解期短，因此除晚期子宫颈癌可采用全身用药外，对病灶局限于盆腔内的病例，可采用盆腔动脉插管灌注化疗的方法，常可达到提高局部疗效，减少全身反应的效果。抗癌化疗应联合用药，提高疗效。子宫颈癌常用的抗癌化疗方案如下。

（1）子宫颈癌的盆腔抗癌药灌注化疗的动脉插管途径：

经腹壁下动脉插管法：于腹股沟韧带中点上2~3cm处，做长3~4cm的纵切口，切开皮肤，皮下组织和腹外斜肌腱膜，钝性分开腹内斜肌后，可见腹膜前有条纵行的自髂外动脉发出的腹壁下动脉。将该动脉游离（最好从起点游离），结扎远心端，剪开近心端动脉壁，向近心端插入硅胶管。此时应将腹壁下动脉向腹股沟处拉，使硅胶管向上插入（以避免插管向下进入股动脉），经髂外动脉、髂总动脉，直达腹主动脉下段（约位于腹主动脉分为左右髂总动脉上1~2cm处，其体表标志约为脐的高度），一般常插入20~22cm。不能过高，因距腹主动脉分叉上约5~6cm处有一肠系膜下动脉，插管达到该水平时，药物可大量经该动脉灌注入直肠，可导致肠黏膜水肿，引起腹泻，甚至溃疡、坏死，导致肠穿孔并发症。此法操作容易，损伤小。但注药前需作双侧股动脉暂时性血流阻断，以免药液流向下肢，且本法药液灌注面较大，直接到子宫颈、阴道的药液浓度相对为少。

经闭孔动脉插管法：可采用腹正中切口，再经腹直肌侧鞘入口或采用左右两侧腹壁切口，分开腹壁前肌肉后，于腹膜外暴露左右闭孔窝区，找出闭孔动脉进行游离、插管和固定。一般将管端插至髂内动脉起点下2~3cm。此法能较保证灌注药液充分集中子宫颈和阴道的肿瘤区，但操作难度大，且需作左右两侧闭孔动脉插管术和双侧灌注。

（2）灌注方式：插管成功后，每日经管灌注一定量的抗癌药物，每疗程需6~8d。每次注药前，先注入 0.5% 普鲁卡因 5mL，目的是使盆腔内毛细血管扩张以利药物进入肿瘤。注药完毕后，再以 0.125% 枸橼酸钠或肝素溶液（125IU/mL）充盈管腔，再封住插管口，以防止血液充盈插管腔发生凝固堵塞管腔。

最近采用特别小药泵，在完成动脉插管后，将药泵埋于皮下，以后每次灌注时，仅经皮肤进行穿刺，灌注抗癌药液便可。药泵的优点在于动脉插管不需外露于体表，使患者在漫长的抗癌药液灌注日子里，可以如正常人生活。同时，可减少因插管外露导致的皮肤感染。

4. 中医药治疗　子宫颈癌的中医药治疗目前还处于探索阶段。其治疗原则应以局部和整体相结合，攻癌与扶正相结合，再结合四诊八纲进行辩证施治。即采用具有细胞毒的药物或有抑制癌瘤生长作用的药物，用于子宫颈癌灶的局部治疗，以摧毁癌灶。再以辨证论治中药内服，以调整机体、平衡阴阳，提高机体的免疫力，加强自身抑制癌瘤发展的作用。内服药多偏重于扶正培本、清热利湿或疏肝理气、活血化瘀等。

5. 子宫颈浸润癌治疗方法的评价　当前子宫颈浸润癌的治疗方法，以手术和放射治疗为主要手段。

手术治疗适用于早期子宫颈癌病例Ⅰ期 95%，Ⅱ期 79%。子宫颈癌根治性手术治疗的优点在于治疗期短，不需昂贵的设备，在目前我国大多数地区无放疗设备的情况下尤其适合。其缺点是手术操作难度较大，需一批经严格训练的医师才能胜任。同时，本方法不适用于绝大多数的中晚期病例，因此有其一定局限性。在手术范围上，对明显的浸润癌（Ⅰb～Ⅱa）均采用广泛性全子宫切除及盆腔淋巴清扫术的术式，部分Ⅳa期仅侵犯膀胱和直肠的晚期病例，经行盆腔内脏清除术亦能抢救一些病例，但盆腔内脏清除术手术难度更大，死亡率高，因此对此手术式应严格掌握适应证。目前对Ⅰa子宫颈癌的手术范围尚有争议，有采用子宫弧形锥切，也有采用全子宫切除，甚至行广泛全子宫切除加盆腔淋巴结切除术等。但依国内外资料表明，Ⅰa期子宫颈癌盆腔淋巴转移仅 8% 左右，极少子宫旁组织和卵巢转移，且各种不同疗法的疗效 5 年生存率均为 99% 以上，同时对无淋巴管内癌栓的Ⅰa病例作稍广泛的全子宫切除（即切除阴道上 1/3）已是足够。但对淋巴管内有癌栓者应行广泛全子宫切除加盆腔淋巴结清扫为妥。

放疗适用于全部子宫颈癌，早期疗效与手术相仿，但对中晚期病例其疗效较手术为好。但放疗需较昂贵的设备，且整个治疗的疗程较长。

化疗目前对子宫颈癌仅处于辅助治疗地位，此法对中晚期或复发的子宫颈癌病例为综合治疗不可缺少的手段，对病理分化差的子宫颈癌的综合治疗中佐以抗癌化疗亦可望提高疗效。

中医中药为我国特有的治疗子宫颈癌的手段。其优点是副反应小，前途广阔。目前使用中医中药治疗子宫颈浸润癌能减轻症状，延长寿命，部分患者还可得以治愈。但中医中药目前作为一种疗法单独使用为时尚早，有待于今后深入研究。

6. 子宫颈癌的综合疗法　为了提高疗效，针对那些使用单一疗法达不到理想疗效的病例，采用 2 种以上的治疗手段，有机地安排配合应用即为综合疗法。一般来说，综合疗法只对中晚期子宫颈癌而言，但对某些病理分化差的子宫颈癌亦应使用此法。

子宫颈癌的综合疗法有：

（1）手术与放疗的综合应用：

1）术前腔内放疗：对子宫颈癌原发灶呈现菜花型，直径超过 3cm 者；或子宫颈管型的子宫颈癌，颈管明显增粗者，由于癌灶过大（菜花状）或浸润较深（颈管型）导致手术较困难和预后较差，手术前给予适当的阴道和子宫颈管内放疗，可使肿瘤缩小和使癌细胞的活力降低，机体间质组织抗癌机能增强，既可使手术能较易进行，又可提高疗效。术前腔内放疗剂量以子宫颈肿物得以控制的程度而定。但一般 A 点达 30～40Gy/3～4 周即可足够。手术应在腔内放疗结束后 2～3 周左右进行为宜。此时，放疗反应已过，而又未达到组织纤维化；可免致造成术中解剖剥离困难而损伤血管、输尿管和膀胱。

术前行盆腔大野体外放疗亦可达到腔内放疗的效果。但由于整个盆腔脏器、组织所接受的剂量较高，可能导致术后盆腔结缔组织重度纤维化。患者可有长期的腰痛、下腹痛、甚至可引起下段输尿管阻塞。术前盆野体外放疗术后输尿管瘘的发生率亦高。

2）术后放疗：子宫颈癌根治术后，盆腔淋巴结阳性或阴道、主韧带或/和子宫骶骨韧带残端有残存癌者，均需相应地各自补充盆髂区体外放疗、阴道腔内放疗或全盆腔野体外放疗，常可获得良效。术后盆腔野补充放疗的主要缺点是易引起放疗侧下肢淋巴回流障碍，发发淋巴性水肿。但如能较好预防下肢感染，如出现下肢水肿时，及早、定期、反复使用消炎、利尿剂可防止下肢水肿的发展。

（2）手术与化疗的综合应用：术前对病理分化较差或临床较晚期的子宫颈癌给予适当的抗癌药物治疗，常可使癌细胞活力降低，生长受抑制，使发生转移的概率下降，放宽手术指征，提高手术的切除率和生存率。

（3）放疗与抗癌化疗的综合应用：抗癌化疗与放疗的配合应用治疗子宫颈癌可能会取得较好的疗效。从理论上说，当放疗杀灭大量癌细胞时，促使非增殖期的 $G_0$ 期细胞进入增殖期，此时使用抗癌药物可能较有效地杀灭这部分的癌细胞。同时，放疗后的残存癌细胞可能发展为抗放射细胞群，抗癌药物有可能将其消灭，而取得较好的疗效。

【预防及随访】

1. 保持外生殖器卫生，积极防治阴道或子宫颈的炎症。

2. 锻炼身体，劳逸结合，合理饮食，提高机体免疫力。注意性生活卫生，避免性接触感染。尤其要防治单纯疱疹病毒Ⅱ型，人乳头瘤病毒，人巨细胞病毒。发生白带增多等妇科症状时，及时就医。

3. 定期进行普查，每 1～2 年普查 1 次，30 岁以上妇女应定期参加宫颈癌普查，以早发现、早诊断、早治疗。

4. 随访指导

（1）随访时间：第 1 年内的 1 个月进行第 1 次随访，以后每 2～3 个月复查 1 次。第 2

年每 3 ~ 6 个月复查 1 次。3 ~ 5 年后，每半年复查 1 次。从第 6 年开始每年复查 1 次。出现不适症状应立即就诊。

（2）随访内容：包括术后检查，血常规检查和胸部 X 线检查。术后半年内禁止性生活。

## 子宫颈鳞形细胞癌

子宫颈鳞形细胞癌即子宫颈鳞癌，是指宫颈鳞形上皮发生癌变，不仅占据宫颈鳞状上皮层，而且已突破基底膜侵犯间质组织。是最常见的女性生殖道恶性肿瘤之一，约占子宫颈癌的 95%，多见于 40 ~ 50 岁的妇女。子宫颈癌的发病与早婚、性生活紊乱、性生活过早、早年分娩、密产、多产、经济状况、种族和地理环境等因素有关。

【临床表现】

1. 早期时常无明显症状。

2. 阴道流血：常为接触性流血，多见于性生活或妇科检查以后，出血量可多可少，早期时流血量较少，晚期时可表现为多量出血，甚至大出血。年轻患者也有表现为经期延长、周期缩短、经量增多，绝经后患者表现阴道流血等。

3. 白带增多：呈白色或血性，稀薄似水样、米泔状，有腥臭。晚期时伴继发感染，则呈脓性并有恶臭。

4. 继发性症状：晚期时根据病灶范围、累及脏器出现一系列继发性症状。

（1）癌灶侵犯盆腔结缔组织达骨盆壁压迫坐骨神经而出现骨盆疼痛、坐骨神经痛等。

（2）压迫或浸润输尿管、膀胱等出现尿频、尿急、血尿，甚至漏尿，输尿管梗阻，肾盂积水，尿毒症等。

（3）压迫或浸润直肠、肛门等出现肛门坠胀、里急后重、大便秘结、便血、粪瘘、肠梗阻等。

（4）下肢浮肿、疼痛等。

（5）消瘦、贫血、发热、全身衰竭等。

【诊断】

（一）妇科检查

1. 宫颈光滑或糜烂如一般慢性宫颈炎样。

2. 宫颈见赘生物呈菜花状、结节状、溃疡或空洞形成。表面盖有灰白色坏死组织，触之易出血。

3. 癌灶长在宫颈管内形成桶状宫颈，宫颈表面光滑如正常。

4. 癌灶浸润宫旁组织，可使其增厚，呈结节状，质硬，不规则，形成团块可达盆壁。固定、形成冰冻骨盆。

5. 癌灶侵犯阴道穹隆部及阴道壁，可见侵犯部位有癌组织、组织增厚、固定等。

（二）辅助检查

1. 刮取宫颈表面细胞及颈管内细胞涂片检查　巴氏染色，Ⅱ级以上（包括Ⅱ级）阳性涂片均应进一步检查以明确诊断。

2. 阴道镜、肿瘤固有荧光诊断仪检查　见宫颈上皮内瘤变。

3. 诊断性宫颈锥形切除术适用于下列情况：

（1）防癌涂片多次找到癌细胞，但定位活检及颈管刮术多次阴性者。

（2）确定癌灶范围以决定手术治疗的范围。

【治疗】

（一）治疗原则

手术与放疗都是治疗子宫颈癌的主要且有效的方法。两者的疗效几乎相同。

1. 手术　适用于早期病例如Ⅰ期及Ⅱa期。

2. 放疗　适用于各期宫颈癌病例。

3. 化疗　是有效的辅助治疗，既可用于手术或放疗前后，也可用于晚期患者以及治疗后复发或转移的患者。

（二）手术治疗

手术范围应根据不同病情、病理类型及细胞学分级等辨证决定。

1. Ⅰa1 期可行筋膜外全子宫切除术。

2. Ⅰa2 期行子宫次根治术。

3. Ⅰb 期及Ⅱa 期应行子宫根治术及双侧盆腔淋巴结清扫术。切除的宫旁组织、宫骶韧带及阴道壁的多少应根据病灶的范围而定，要求切缘距病灶 3 ~ 4cm。盆腔淋巴结清扫术应包括髂总、髂外、髂内、腹股沟深、闭孔淋巴结的清扫，必要时需清扫腹主动脉旁淋巴结。卵巢无器质性病变者可予保留。术后放置经腹膜外或经阴道放置导管以引流淋巴液及渗液，如引流液少，可在 48 ~ 72h 后取去。术后保留导管 5 ~ 7d，去除导尿管后注意排尿情况，并测剩余尿。如剩余尿超过 50 ~ 100mL 者，应继续保留导尿管至排尿功能恢复正常；

4. 晚期或治疗后复发病例侵犯泌尿道或肠道者，根据病情和患者全身情况可行全、前和后盆腔清扫术。

（三）放射治疗

早期以腔内照射为主、体外照射为辅。晚期则以体外照射为主，腔内照射为辅。

腔内照射剂量：早期 A 点 5 000cGy/5 周，宫腔 2 500cGy，穹隆 2 500cGy；晚期 A 点 4 0 000cGy/4 周，宫腔 1 750cGy，穹隆 2 500cGy。

体外照射：针对盆腔淋巴区。早期两侧骨盆中部剂量为 4 000 ~ 4 500cGy；晚期全盆腔照射 3 000 cGy 左右，以后小野照射至骨盆中部剂量为 5 000 ~ 5 500 cGy。

（四）化疗

适用于晚期或转移复发病例，可采用化疗为主的综合治疗。常用化疗方案有：FAVC 方案（5 - 氟尿嘧啶、阿霉素、长春新碱、环磷酰胺），ADAT 方案（阿霉素、顺铂、AT1258），或 DBV 方案（顺铂、平阳霉素、长春新碱）。

动脉插管化疗常用5-氟尿嘧啶（5-fluorouracil，5-Fu）、环磷酰胺（cyclophospha-mide，CTX）、氮芥（nitrogen mustard，HN2）、平阳霉素（pingyangmycin，PYM）、顺铂（cisplatin，DDP）、阿霉素（adriamycin，ADM）等。

（五）预防及随访

1. 加强卫生宣教及防癌普查教育，已婚妇女每年应接受普查一次。

2. 积极治疗宫颈炎及阴道炎。

3. 积检治疗宫颈上皮内瘤变，并密切随访。

4. 手术治疗后，每月随访一次，半年后每3个月随访一次，1年后每半年随访一次，3年后每年随访一次。

5. 放射治疗后每月随访一次直至局部病灶消失或愈合后，每3个月随访一次，1年后每半年随访一次，3年后每年随访一次。

6. 随访过程中如有复发或转移可疑者，应进一步检查以明确诊断，从而积极治疗。

## 子宫颈腺癌

子宫颈腺癌是指宫颈腺体发生癌变，较子宫颈鳞癌少见，约占子宫颈浸润癌的4%～5%。其发生率近年有上升趋势，已占宫颈浸润癌的6%～12.7%。是老年妇女的疾病。可分为：①来自宫颈内膜黏液腺癌，宫颈内膜柱形下细胞腺癌，有鳞腺癌、黏液表皮样癌、未分化腺癌和腺样囊性癌；②来自残留副中肾管上皮腺癌，如腺型腺癌、乳头状腺癌和透明细胞癌；③来自中肾管残留的腺癌；④其他类型腺癌，如乳头状腺癌及硬癌。

【临床表现】

（1）早期时无症状；

（2）白带增多水样或黏液样、白色、无臭；

（3）阴道流血表现为性交出血，白带内含血，不规则流血，经量增多，绝经后阴道流血等。

【诊断】

（一）妇科检查

1. 宫颈光滑或见赘生物，呈菜花状、息肉样，晚期时呈溃疡或空洞，有坏死组织覆盖。

2. 桶状宫颈 有时癌灶向颈管内生长，使宫颈管扩大、质硬，形成桶状宫颈，但宫颈表面却光滑或仅见轻度糜烂。

（二）辅助检查

1. 阴道细胞学防癌涂片阳性或可疑。

2. 阴道镜检查 所见有别于宫颈鳞癌。宫颈柱状上皮的中心血管高度扩张。末端终止于类似正常柱状上皮的绒毛突状瘤组织中并形成大而分散的点状血管，有时见发夹状异形血管，血管粗大分布异常。宫颈表面腺口异常增多或分布不规则，腺口白色环Ⅲ型以上多。腺口大小不规则，以致宫颈表面似蜂窝状图像。黏液腺癌腺口异型尤为显著。

3. 氮激光固有荧光诊断仪检测与宫颈鳞癌一样癌灶呈红色或紫红色。

4. 宫颈多点活检及颈管刮术检查所取各块组织分瓶送病理检查。

**【治疗】**

治疗原则只要患者身体情况能耐受手术，估计能切除病灶者应尽量争取手术治疗。虽然一般认为腺癌对放疗敏感性较差，但对晚期患者手术切除有困难或难以切尽者，手术前或术后加用放疗也有助于提高疗效。

（一）Ⅰ期病例

应行子宫根治术及双侧盆腔淋巴结清扫术，如淋巴结已有转移，手术后应加用放疗。

（二）Ⅱ期病例

宜采用综合治疗。

1. 能手术切除者应先行子宫根治术及双侧盆腔淋巴结清扫术。淋巴结有癌转移者，手术后加用放疗。

2. 病灶较大者，手术前先行放疗，待病灶缩小后再行子宫根治术及双侧盆腔淋巴结清扫术。

（三）Ⅲ、Ⅳ期病例

宜用放疗。若癌灶仅侵犯膀胱或直肠黏膜，腹主动脉旁淋巴结阴性者，根据病情和患者的要求可考虑前、后或全盆腔清扫术。

（四）预后及随访

同宫颈鳞形细胞癌。

（文丽芳）

# 第三节　子宫肿瘤

子宫肌瘤是女性生殖器官中最常见的良性肿瘤。据资料显示，30 岁以上妇女中，约 20% 在子宫内潜在大小不同、数目不等的肌瘤，有些因症状不显著，常被忽略。

子宫肌瘤多发生于性成熟期，好发于 30～50 岁，以 40～50 岁发生率最高。

子宫肌瘤为实性肿瘤，可单个或多个生长于子宫的任何部位，按其生长位置与子宫各壁层的关系不同，分别称为子宫壁间肌瘤、浆膜下肌瘤、黏膜下肌瘤、宫颈肌瘤等。此外，子宫肌瘤可多个同时存在，称为多发性子宫肌瘤，子宫肌瘤可发生恶性变，恶变率 0.4%～1%，多见于壁间肌瘤和子宫颈肌瘤，常发生于老年患者。临床表现为子宫肌瘤短期内迅速增大，尤其是绝经期后肌瘤仍不缩小，反而继续增大呈结节状，伴有阴道流血者尤应警惕。

**【临床表现】**

（一）发病年龄

多发生于 30~50 岁，30 岁以下较少见。

（二）症状

子宫肌瘤的临床症状与肌瘤生长部位有关。主要症状是子宫出血；发生于肌壁间肌瘤者表现为经量增多，经期延长；黏膜下肌瘤表现为阴道持续性出血或不规则出血；浆膜下肌瘤很少有出血症状。出血量多或出血时间长者，常伴有不同程度贫血。其他症状如下腹触及肿块，生长缓慢，长到一定程度后，有下坠感及压迫症状；如压迫膀胱、直肠可引起尿频、尿潴留、便秘等。白带增多，系由宫腔面积增大、腺体分泌增多所致；黏膜下肌瘤发生感染坏死时，则呈血性或脓性白带。下腹疼痛不是肌瘤常见症状，但肌瘤发生红色变性，或带蒂肌瘤发生扭转、或黏膜下肌瘤刺激子宫发生痉挛性收缩时，可引起急性腹痛。25%~35% 的子宫肌瘤患者可因肌瘤阻碍受精卵着床，或妨碍精子进入输卵管而引起不孕。

（三）体征

肌瘤超过 3 个月妊娠大小者可于下腹部正中触及。妇科检查时，黏膜下肌瘤如已脱出宫颈口或阴道内，可见紫红色光滑肿块，蒂之基底部多在宫腔内而触不到，否则除子宫增大外，无法触及肌瘤。壁间肌瘤或浆膜下肌瘤，尤当多发时，子宫呈不规则增大，表面不平滑有结节感，质硬，肌瘤变性时可较软。

【诊断】

（一）辅助检查

1. 子宫探针探测宫腔　肌瘤使整个子宫增大时，宫腔亦常增大或变形，可用子宫探针探测宫腔的大小及方向，以协助诊断。

2. 诊断性刮宫　刮宫时感子宫腔内有凸凹不平感，或宫腔内有肿物滑动。此法为辅助诊断方法。

3. 子宫输卵管碘油造影　黏膜下肌瘤造影摄片显示宫腔内有充盈缺损。本法可确定肌瘤数目和大小，且能定性。

4. B 超　肌瘤为实质性，界面回声较强。典型特征为子宫增大，肌壁内见类圆形团块，与周围肌层分界清楚；肌瘤突向浆膜下，则子宫轮廓不规则或有结节感；向黏膜下突出，则子宫中央有增强光团。

5. 宫腔镜检查　可查出黏膜下肌瘤；

6. 腹腔镜检查　个别患者诊断不清时，可利用腹腔镜在直视下检查。

7. X 线检查　肌瘤钙化时，表现为散在斑点，或壳样钙化包膜，或边缘粗糙及波浪状的蜂窝样。

8. CT 检查　子宫体积增大，结构均匀，密度 +40~+60H（正常子宫为 +40~+50H）。

9. MRI 检查　肌瘤无变性或轻度变性，内部信号均一。

（二）病理检查

1. 巨检　为实性，可单发或多发。肌瘤与子宫肌壁之间，有一疏松的结缔组织形成包膜包绕。切面呈灰白色，具有不规则漩涡状，质韧。如发生红色变性时，质地可变软，呈粉红色。

2. 镜下检查　由平滑肌组成，成束成熟的平滑肌纤维呈交错排列，有时细胞排列成栅栏状，其中可杂有纤维间质。肌瘤很少发生恶变。缺血时可造成变性，多见于肌瘤的中心部，分玻璃样变、囊性变、红色变以及少见肉瘤变。极少数的肌瘤细胞呈透明状，细胞形态多样，此时称平滑肌母细胞瘤。

**【鉴别诊断】**

（一）妊娠

见于生育年龄的妇女，子宫增大而软，且有停经史及伴恶心、呕吐等妊娠反应，与子宫肌瘤不难鉴别。如停经史不清，妊娠反应症状不明显或子宫肌瘤发生变性时，肌瘤也可变软，则易误诊。妇科检查妊娠子宫为球形增大，形状规则，子宫随妊娠月份而增大，子宫峡部变软，宫颈呈紫蓝色。妊娠试验阳性。B超可协助诊断。

（二）卵巢肿瘤

子宫肌瘤与卵巢肿瘤都可于下腹部触及一肿块，但子宫肌瘤往往伴有月经过多或不规则阴道出血，而卵巢肿瘤除功能性肿瘤外，多无月经改变。妇科检查子宫肌瘤质硬，位于下腹正中，肿瘤随子宫活动而移动；卵巢肿瘤多为囊性亦可为实性，多限于子宫一侧或双侧，与子宫可分离，肿块不随子宫移位。在有些情况下，两者很难区别；如卵巢实性肿瘤与子宫粘连，则可随子宫而移动，常误诊为浆膜下子宫肌瘤；带蒂浆膜下肌瘤发生扭转时，其症状与卵巢肿瘤扭转完全相似；子宫肌瘤发生玻璃样变或囊性变时，亦易与卵巢囊肿相混。用子宫探针测宫腔长度及方向可加以鉴别，卵巢肿瘤不影响子宫大小。或肌内注射催产素 10IU，卵巢肿瘤在注射后肿块无收缩，子宫肌瘤则有收缩。B超及腹腔镜检查对两瘤鉴别有帮助。

（三）子宫腺肌瘤

此病可有月经过多，经期延长等表现，应与子宫肌瘤鉴别。但本病痛经症状明显，月经期为痉挛性腹痛且逐渐加重。检查子宫均匀性增大，很少超过 2~3 个月妊娠子宫大小。常发现月经前子宫增大而经后缩小。如与子宫肌瘤合并存在，则往往于手术切除的标本经病理检查方能明确诊断。

（四）子宫内膜异位症

本病虽有月经失调，经量过多及子宫增大的特点，但临床上主要表现为痛经，呈继发性、进行性加重。常伴有原发性或继发性不孕。妇科检查除子宫增大外，子宫活动受限，盆腔粘连，可于子宫直肠陷凹或子宫骶骨韧带触及多个黄豆至蚕豆大小的结节，质硬，有明显触痛。B超及腹腔镜有助于诊断。

（五）子宫肥大症

可引起月经过多，检查子宫增大，易与小型肌壁间肌瘤混淆。子宫肥大型见于经产妇，子宫增大呈均匀性，约 6 ~ 8 周妊娠大小，表面光滑。探测宫腔子宫无变形，亦不感觉有肿块存在。长期观察一般子宫不继续增大，其病理表现为子宫平滑肌细胞肥大，结缔组织增生。而子宫肌瘤主要是平滑肌细胞增生形成。B 超检查见不到肌瘤结节。

（六）盆腔炎性肿块

临床上也有月经过多表现，检查时发现子宫上方有实性或囊性肿块，有时难与子宫肌瘤区别。但盆腔炎性肿块往往有足月产或流产后感染病史或盆腔手术史，继有下腹部疼痛，腰痛。肿块往往是双侧性，较固定，压痛明显，肿块虽与子宫关系密切，但可查清子宫轮廓。探测子宫腔未增大或变形。B 超检查肿块与子宫有界限，肿物轮廓不规则，周围有浓密回声，肿物内无回声。

（七）子宫恶性肿瘤

多见于年老妇女，常有不规则阴道出血或恶臭排液，易与黏膜下肌瘤感染相混。但本病多在更年期或绝经后发病。可行肿瘤活组织检查或诊断性刮宫以明确诊断。

（八）子宫翻出

慢性子宫翻出可引起阴道分泌物增多，月经过多，需与带蒂的黏膜下肌瘤鉴别。两者在检查时均可见到宫颈扩大，肿物由宫颈脱出，表面均有黏膜所覆盖。但本病多有产后子宫翻出病史。妇科检查阴道内触及圆形肿物、软、呈暗红色，仔细观察可见两侧输卵管开口，于肿物根部可触及宫颈环，双合诊检查宫底有凹陷，有时亦可触及肿大输卵管及卵巢在凹陷的两侧。子宫探针检查则不能探入宫腔或宫腔变短。如两者同时存在，则诊断较为困难。

（九）子宫畸形

双子宫或残角子宫不伴有阴道或宫颈畸形时需注意鉴别。畸形子宫无月经改变，妇科检查子宫旁有较硬肿物形似子宫。可用探针测量宫腔。亦可行子宫输卵管碘油造影以明确诊断。

（十）肠系膜肿瘤

下腹部可触及边界清晰肿块，应与子宫肌瘤区别。本病肿瘤小者，一般可无症状，大者可压迫肠道引起腹痛、食欲减退、便秘等。妇科检查未发现异常。此肿物位置较高且活动度很大，尤其是向右上方到左下方移动最为明显。可行钡餐胃肠道 X 线检查、CT 检查以助诊断。B 超除探及囊肿外，子宫及卵巢皆正常。

（十一）腹膜后肿瘤

不常见。于下腹部可发现一肿块，可伴有腹胀及腹部隐痛，晚期出现压迫症状，需与子宫肌瘤鉴别。本病无月经改变。腹部检查肿块较深而固定，一般无触痛，肿瘤大小与肿瘤性质有关。妇科检查无异常发现。肛诊直肠后、直肠侧及直肠腔被肿块压迫。B 超可见肿块在子宫后方。腹膜后充气造影、CT 检查可显示腹膜后肿瘤位置、范围、形状、性质等。

（十二）腹壁良性肿瘤

不多见。肿瘤生长慢，病史较长，肿瘤质地硬，类似子宫肌瘤。但本病无月经改变史，一般位于脐下方腹直肌处，可向周围作浸润性生长。检查时肿瘤边界不太清楚，比较表浅。

（十三）放置宫内节育器后引起的子宫出血

可表现月经周期缩短，经量增多，经期延长或不规则出血。有放宫内节育器史。随放置时间延长症状能相应减轻。妇科检查子宫大小正常。

（十四）血管脆性增高引起子宫出血

表现为月经过多，经后淋漓不断。但本病常合并牙龈出血，鼻衄及皮肤出现紫斑等。妇科检查盆腔未见异常。束臂试验阳性。血小板计数及其功能正常。

（十五）肝脏疾病引起子宫出血

如慢性肝炎、肝硬化等，使凝血酶原减少引起出血。临床表现除月经过多外，有肝脏疾病的表现，且出血可为多部位出血。妇科检查未见异常。肝功检查可协助诊断。

（十六）绒毛膜癌

有不规则阴道出血，量时多时少。妇科检查子宫增大而软，表面不平滑，应与子宫肌瘤鉴别。但本病有葡萄胎、足月产、流产等病史。可出现全身其他部位转移的症状与体征。血与尿HCG滴度增高。B超可协助诊断。胸部X线片可确定转移病灶。

（十七）陈旧性宫外孕

盆腔血块与子宫附件粘连一起，有可能误诊为子宫肌瘤。但本病有停经史、急性腹痛及反复腹痛发作史。检查患者呈贫血貌，穹隆饱满，触痛，盆腔肿块与子宫难以分开，边界不清。可行阴道后穹隆穿刺，抽出陈旧血液。B超有助诊断。

【治疗】

子宫肌瘤的处理，必须根据患者年龄、临床症状、肌瘤大小及部位以及患者对生育的要求等因素而确定。

（一）药物治疗

对肌瘤小、无症状或症状轻微的年青或近绝经期患者，一般需行药物治疗，并需定期检查以观察肌瘤的变化。可采用性激素治疗，常用药物和方法有：

1. 甲睾酮 10～20mg/d，连续服用3个月。

2. 丙酸睾酮 50～75mg/周。用药过程中如有男性化症状，如出现胡须、多毛、声音变粗等，应即停药。停药后上述症状自然消失。

在使用男性激素过程中，应适当使用护肝药物，如各种维生素、葡醛内酯）、肝宁（即水解肝）、肌醇等。

3. 黄体化释放激素（luteinizing hormone releasing hormone，LHRH） 肌内注射4mg，于月经周期第21d用，以后每4周注射一次，用药时间应超过3个月。

本品是一种人工合成的性激素，持续作用于垂体可使体内类固醇类性激素水平下降从而快速缩小子宫肌瘤。用药期间应禁用任何含雌激素的制剂（包括避孕药），并应用B型超声等定期监测子宫和肌瘤的大小。本药的主要副作用为潮热、阴道干燥等，一般症状轻微，可为患者接受。

4. 中医中药　用中医中药治疗以减轻症状，使月经周期正常，经量减少等。子宫肌瘤多属血热湿蕴，冲任失调，治宜用清热燥湿、养血和血、调理冲任的药物。方剂用芩连四物汤加减，主药有黄芩 9g，当归 9g，川芎 5g，生地 9g，白芍 9g，马尾连 3g，再随症加减。或用活血化瘀消症瘕药物，方剂用桂枝茯苓丸加减，主药有桂枝 5g，茯苓 9g，丹皮 9g，桃仁 gg，红花 9g，赤芍 9g，再随证加减。

如药物治疗无效，应考虑手术切除。

（二）手术治疗

手术治疗是目前治疗子宫肌瘤最常用的方法。可依据肿瘤的大小、数目、生长部位及对生育的要求采用相应的术式。

1. 肌瘤剔除术　分为腹式肌瘤剔除术和经阴道将带蒂肌瘤摘除术两种。

腹式肌瘤剔除术具有操作简单、能保持正常生理功能等优点，但由于患者存在某种好发肌瘤的倾向，原有的肌瘤剔除后新的又长出来；以及术时遗漏的微小肌瘤术后在卵巢激素作用下又长出来等原因；因此，术后肌瘤的复发率较高。文献报道复发率可达 20% 以上。故采用此术式时必须谨慎地选择病例，以免患者再次受手术之苦。

2. 次全子宫切除术　本术式的适应证是：①子宫颈必须正常或无恶性病灶；②盆腔广泛粘连，切除子宫颈有困难。

本术式的优点在于术后可保持阴道解剖上及功能上的完整。最大的缺点则是残留的子宫颈有发生子宫颈残端癌的可能，而子宫颈残端癌一旦发生，处理困难，预后较差。

文献报道子宫颈残端癌的患病率 0.4% ~1.9%。

3. 全子宫切除术　凡经产妇，肌瘤较大或多发性，症状明显者，均应考虑全子宫切除术。

较大的子宫颈肌瘤或阔韧带肌瘤常可压迫输尿管、膀胱及髂血管，使其失去正常解剖关系，手术时易损伤这些脏器。在这种情况下，应强调剪开盆腹膜，一切操作在腹膜后直视下进行，以减少误伤其他脏器的机会。如肿瘤巨大或有碍于盆腔手术施行时，也可将肌瘤先行挖除，然后再行全子宫切除术。

卵巢是妇女重要的内分泌器官，对平衡机体内环境，特别是性激素环境起重要的作用。因子宫肌瘤决定行子宫切除术时，对卵巢的弃留应持慎重的态度，有人主张在切除子宫的同时切除卵巢，其理由是防止以后卵巢肿瘤的发生，文献报道全子宫切除术后保留卵巢的肿瘤发生率平均为 0.15%。卵巢癌是妇科癌瘤中死亡率最高的恶性肿瘤，故主张预防切除。但切除双侧卵巢后，因内分泌紊乱除易发生更年期综合征外，还可促成或加重骨和心血管系统疾病如动脉硬化、冠心病及骨质疏松症等，因此亦有人主张在行子宫肌瘤的全子宫切除术时，应尽可能保留正常的卵巢。

笔者认为，在治疗子宫良性疾患需行全宫切除时，既要考虑保持卵巢的正常功能，又要尽可能降低卵巢癌的发生率。为此，主张将全子宫、双侧输卵管和一侧卵巢切除，仅保留一侧正常卵巢。但在保留卵巢时，应注意：①所保留的卵巢必须是正常的，必要时需剖视卵巢并作冰冻切片；②将保留的卵巢固定在盆腔腰大肌上或带蒂移植于腹壁，以便在发生卵巢肿瘤时易于检出。

（1）腹式全子宫及附件切除手术步骤

切口与探查：取下腹正中切口，开腹后依次自上腹至盆腔探查腹腔各脏器。排垫肠管，暴露手术野。

固定子宫：用两把大弯止血钳夹持两侧子宫圆韧带、输卵管及卵巢固有韧带，以利于手术时牵拉子宫，同时避免因手术挤压使肿瘤细胞由卵巢血管向远处扩散。

切断、结扎骨盆漏斗韧带：于骨盆漏斗韧带处剪开阔韧带前、后叶，前叶剪到圆韧带处并将其切断、缝扎之，后叶剪到宫骶韧带处。游离骨盆漏斗韧带并钳夹、切断，残端双重结扎。此时应仔细辨认并避开输尿管。接着锐性分离子宫旁组织达子宫动、静脉处。

分离膀胱阴道隔：将子宫向患者头部方向牵拉，暴露子宫膀胱反折，沿阔韧带前叶切口顺延剪开膀胱腹膜反折直达对侧，将膀胱锐性推离子宫下段、子宫峡部和阴道穹隆部相当于宫颈外1∶3水平。

分离直肠阴道隔：将子宫向耻骨联合方向牵拉，暴露子宫直肠窝，沿阔韧带后叶切口顺延横过剪开子宫直肠窝腹膜反折直达对侧，剪开后腹膜，以手指紧贴阴道后壁钝性下推直肠达宫颈外口水平。

处理宫骶韧带：以压肠板或纱粒将直肠向后上方推压，将子宫向耻骨联合方向牵拉，两侧宫骶韧带便伸张易辨，于贴近宫颈处钳夹、切断、缝扎双侧宫骶韧带。如宫骶韧带组织柔软，则骶韧带可与主韧带同时处理，此暴露步骤可略。

处理子宫血管：将子宫向一侧牵拉，暴露对侧子宫血管，在子宫下段峡部水平处钳夹、切断、缝扎子宫动、静脉。此步骤应在膀胱被充分推离宫颈后进行，否则易误伤输尿管。

处理主韧带及阴道穹隆旁组织：于子宫血管断端内侧分次钳夹、切断、缝扎主韧带及阴道穹隆旁组织。

切断阴道，缝后阴道残端：于阴道穹隆处环形切断阴道壁，切出子宫。阴道断端以碘酒、酒精、盐水依次消毒后，以Ⅰ号络制肠线连续锁扣缝合。

重建盆腹膜：用生理盐水冲洗手术野后，连续缝合盆腹膜。

缝合腹壁各层：清理腹盆腔，复位肠管逐层缝合腹壁各层，结束手术。

本手术的特点是：①全部操作在腹膜后直视下进行，故不易误伤腹膜后器官，尤其是输尿管；②除几对韧带及主要血管外，大部分操作以锐性分离为主，组织层次分明；故损伤小，出血少，术后恢复快，极少出现并发症。

（2）阴式子宫切除术主要步骤

取膀胱截石位，外阴、阴道常规消毒铺巾，以线将小阴唇固定于大阴唇外侧皮肤，充分暴露手术野；

切开阴道前壁黏膜：以宫颈钳将子宫颈向下牵引，用金属导尿管探测膀胱在子宫颈前唇的最低附着点，在其下方0.3cm之阴道壁做一横切口长达子宫颈两侧，深达子宫颈筋膜；

分离膀胱：用皮钳提起切口上缘，锐性分离膀胱阴道膈达膀胱腹膜反折；

剪开膀胱腹膜反折，以单叶拉钩将膀胱向上拉开，充分暴露膀胱腹反折，沿子宫环形剪开达两侧宫旁；

切开阴道后壁黏膜：将子宫颈向上牵引，沿两侧切口环形切开子宫颈后唇阴道黏膜；

分离直肠，剪开后腹膜：用皮钳钳夹阴道黏膜，钝或锐性分离直肠阴道隔达子宫直肠窝，剪开后腹膜达两侧宫旁；

切断、缝扎宫骶韧带：将子宫向上及一侧牵拉，暴露对侧宫骶韧带，紧贴子宫颈钳夹、切断、缝扎之；

切断、缝扎主韧带及子宫动、静脉：将子宫向下及一侧牵拉，紧贴子宫颈，依次钳夹、切断、缝扎主韧带、子宫动脉静脉及宫旁组织，一次钳夹组织不宜太多，以免缝线滑脱出血；

切断、缝扎子宫附件及圆韧带：用子宫爪钳将子宫体从子宫直肠窝切口或膀胱子宫反折腹膜切口牵出，以血管钳平行子宫侧壁依次钳夹、切断子宫圆韧带、卵巢固有韧带、输卵管等，断端缝扎，保留缝线；

重建盆腹膜：冲洗创面，充分止血后暴露前、后腹膜切口边缘，先将两侧子宫附件及各韧带断端半荷包缝合置于腹膜外，再连续缝合前后腹膜，关闭盆腔；

缝合阴道壁：以1号肠线间断或连续缝合阴道前后壁。

4. 内窥镜手术　对直径在10cm以内的浆膜下或壁间肌瘤以及直径在6cm以内的黏膜下肌瘤，有人采用腹腔镜应用激光凝固术或行宫腔镜下肌瘤切除术，获得满意的效果。此法可使患者免受开腹手术之苦，又可保持正常的月经周期和生育能力。

Hache于1992年曾报道应用宫腔镜治疗39例子宫肌瘤，其中4例已妊娠。

## 子宫内膜癌

子宫内膜癌（endometrial cancer，EC）是常见的妇科恶性肿瘤之一，在女性生殖器恶性肿瘤中，其发生率仅次于子宫颈癌或卵巢癌占第二位或第三位。近年来，子宫颈癌的发病率有所下降而本病则有上升的趋势。

子宫内膜癌多为腺癌，约占80%以上；腺棘皮癌（腺角化癌）占11%～20%，此类癌恶性度较低；腺鳞癌（混合癌），约占7%，多发生在老年妇女，恶性度高，易发生浸润和转移。

子宫内膜癌患者常伴有不孕、少育、肥胖、糖尿病、高血压、月经异常、绝经后延和因盆腔良或恶性疾病行盆腔外照射等病史，提示本癌瘤可能与雌激素分泌过多或长期外源性雌激素摄入、糖脂代谢障碍、放射线刺激等因素有关。

**【临床分期】**

1. 1971 年 FIGO 分期（临床分期）

0 期：原位癌

Ⅰ期：病变局限于子宫

Ⅰa 期：子宫腔深度≤8cm

Ⅰb 期：子宫腔深度>8cm

Ⅱ期：病变累及子宫颈

Ⅲ期：病变超出子宫但未超出真骨盆腔

Ⅳ期：病变超出真骨盆或明显侵犯膀胱或直肠黏膜

此临床分期有一定的局限性，因子宫腔深度与子宫肌层的受累程度未必成正比。有些子宫大小虽正常，但病变已达晚期。合并子宫肌瘤者，子宫腔虽可大于 8cm，但仍可为早期。故本分期方法仅能给初步治疗方案提供依据，而精确的治疗方案有待于术后根据病理检查结果和疾病的扩散范围而制定。

2. 1988 年 FIGO 分期（手术分期）

Ⅰ期：病变局限于子宫

Ⅰa 期：癌局限于子宫内膜

Ⅰb 期：癌侵犯子宫肌层<1/2

Ⅰc 期：癌侵犯子宫肌层>1/2

Ⅱ期：癌侵犯子宫颈

Ⅱa 期：癌侵犯子宫颈内膜腺体

Ⅱb 期：癌侵犯子宫颈间质

Ⅲ期：

Ⅲa 期：癌侵犯浆膜和（或）附件，和（或）腹膜细胞学阳性

Ⅲb 期：阴道转移

Ⅲc 期：盆腔和（或）主动脉旁淋巴结转移

Ⅳ期

Ⅳa 期：癌侵犯膀胱和（或）肠黏膜

Ⅳb 期：远处转移，包括腹腔内和（或）腹股沟淋巴结转移

临床分期法是以病史、体检、探测子宫腔及分段刮宫为诊断依据，不能反映肿瘤浸润肌层的程度及侵犯范围，有一定的局限性。因此只能作为选择初步治疗方案的依据或用于不能手术的病例。手术分期法能反映子宫肌层受癌侵犯的深度及病变的范围，能准确反映病程的早晚，有利于制定精确的治疗方案。故对采用手术治疗的病例应采用手术分期法。

**【临床表现】**

（一）发病年龄

多发生于绝经后妇女，80%以上发生于 50 岁以上妇女。

（二）症状

主要表现在绝经前后不规则阴道出血，一般出血量不多，无接触性出血。早期出血量少，晚期由于癌组织坏死，出血中杂有烂肉样组织。感染时则排出恶臭白带。由于宫腔内癌肿刺激，子宫收缩可引起阵发性下腹痛。宫颈管因感染、粘连阻塞可引起宫腔积脓。

（三）体征

1. 全身检查　部分患者有糖尿病、高血压或肥胖。亦可出现贫血，晚期出现恶病质。

2. 妇科检查　早期子宫大小正常。稍晚则子宫增大而软，似妊娠子宫。绝经后子宫不萎缩反而饱满或稍大。晚期可触及盆腔转移病灶。

【诊断】

（一）辅助检查

1. 诊断性刮宫及分段刮宫　刮宫检查为确诊不可缺少的方法。刮出组织已怀疑为癌，不必再搔刮。分段刮宫对子宫内膜是否已累及宫颈有很大帮助。

2. 阴道细胞学检查　子宫内膜癌阴道细胞学检查确诊率比宫颈癌低，因子宫内膜细胞脱落后，经宫腔、宫颈及阴道，可受不同酸碱度和黏液中细菌的影响，使细胞变性加快。如从宫腔取标本检查，则可提高其阳性率。取标本方法有：宫腔吸取法（用3mm金属管接一注射器抽吸）；螺旋器（软塑料螺形铲与浆形清除器，前者在宫腔内顺时针方向转动；后者收集标本）；宫腔冲洗法；子宫内膜刷取法等。

3. 海绵活检　以5mm外经V形海绵送入宫腔，海绵吸附宫内膜，取出后行组织学检查，其准确率达94%。

4. 宫腔镜　可直接观察子宫内膜变化，且能对可疑病灶取材，准确率更高。

5. B超　对子宫大小、位置及肌层浸润程度、是否累及宫颈管具有一定意义。B超可探及子宫增大明显，宫腔内有分布不均匀光团及相间暗区，侵入肌壁时，则出现不规则断续宫壁回声等。

6. 子宫造影　主要了解肿瘤部位、体积、肌层受侵程度等。

7. 腹膜后淋巴结造影　能确定盆腔、腹主动脉旁淋巴结有无转移。

8. CT检查　对肿瘤大小、范围可准确测出，亦可确定子宫肿瘤有无向周围结缔组织、盆腔、腹主动脉旁淋巴结及腹膜的转移结节等。

9. MRI检查　能准确判断肌层受侵程度。如子宫增大变形，呈信号不均匀的大肿块，在大片较高信号区中见散在大小不等的低信号瘤结节。癌组织向宫旁扩散及淋巴转移时，呈不同程度中等信号团块影。

（二）病理检查

1. 巨检　多发生于子宫体后壁或子宫角部。可分两种类型：

（1）弥漫型：肿瘤呈息肉状或乳头状生长，表面可有坏死、溃疡。侵入肌层形成结节状病灶。切面呈灰白色，质脆如豆渣状。

（2）局限性：呈小息肉或颗粒状生长。

2. 镜下检查  可分为：

（1）腺癌：癌细胞形状大小不一，排列紊乱，腺体的间质很少或消失，形成背靠背的现象。

（2）腺棘皮癌或腺角化癌：部分腺癌组织中可有局限性鳞状上皮化生。

（3）混合性癌：腺癌和鳞癌同时存在，分化差，恶性程度高。

（4）透明细胞癌：以透明细胞为主。

【鉴别诊断】

（一）无排卵型功能失调性子宫出血

若阴道出血发生于绝经后需与子宫内膜癌区别。本病妇科检查盆腔无异常发现。诊断性刮宫送病理检查可确诊。B 超有助于诊断。

（二）子宫肌瘤

有月经改变、子宫增大等。浆膜下肌瘤及壁间肌瘤的子宫增大而硬，表面不规则，均有别于子宫内膜癌。黏膜下肌瘤的子宫可正常大小或稍大，常伴有不规则阴道出血及排液，临床表现与子宫内膜癌十分相似，可通过子宫内膜活组织检查及宫腔造影来明确诊断。B 超有助于诊断。

（三）子宫颈癌

可出现不规则阴道出血，排液、腹痛等类似子宫内膜癌症状。但子宫颈癌多发病在 40～60 岁妇女，早期有接触性出血史，较晚妇科检查宫颈呈糜烂、结节、菜花、溃疡空洞等典型体征。宫颈活组织检查可确诊。如子宫内膜癌累及宫颈时则极难区别，需通过分段刮宫鉴别。

（四）子宫内膜息肉

有不规则阴道出血，检查子宫不大或稍大，与子宫内膜癌相似。通过诊断性刮宫、宫腔镜、子宫碘油造影可鉴别。

（五）原发性输卵管癌

主要表现阴道出血、排液及有时阴道涂片找到癌细胞与子宫内膜癌相混。但本病妇科检查于子宫一侧可触及肿块。诊断性刮宫无异常。腹腔镜可明确诊断。

（六）老年性阴道炎

更年期后阴道有少量出血及白带增多，需给予鉴别。本病检查时有老年性阴道炎特点，阴道黏膜有点状出血。细胞学涂片检查为炎性细胞。诊断性刮宫病理检查无恶变。

（七）卵巢颗粒细胞瘤

由于肿瘤分泌雌激素可引起子宫内膜增生，而引起不规则阴道出血。特别是绝经后子宫出血应与子宫内膜癌鉴别。该瘤于妇科检查常可触及单侧性附件肿块、中等大小，实性或有囊性区域，与子宫可分开，子宫未发生萎缩，可饱满。雌激素测定值升高。B 超有助于诊断。

（八）慢性子宫内膜炎

主要白带增多，更年期往往因宫颈内口狭窄，宫内排出物引流不畅，而发生子宫积脓，应与子宫内膜癌继发宫腔积脓鉴别。慢性子宫内膜炎除排出脓性、血性、脓血性白带外，还伴有全身炎性反应。B超检查后行诊断性刮宫可明确诊断。宫腔镜检查多可鉴别。

（九）重度宫颈糜烂

可有不规则阴道出血或排出血性白带，应给予鉴别。但宫颈重度糜烂在宫颈外口有鲜红色糜烂面，质地不硬，有时触之出血，宫颈活组织检查可明确诊断。

（十）子宫内膜结核

可表现月经过多、腹痛及全身消耗症状，与子宫内膜癌相鉴别。

本病好发于生育年龄妇女，结核早期由于子宫内膜充血或溃疡引起月经过多，晚期内膜遭到破坏后，表现为月经稀少或闭经。妇科检查子宫小，有时于子宫两侧偶可触及大小不等、形状不规则的肿块，质硬，有结节感。诊断性刮宫可明确诊断。子宫输卵管造影可协助诊断。应进一步作胸部X线或胃肠钡餐检查，以便发现原发病灶。

（十一）子宫肉瘤

绝经后不规则阴道出血，应与子宫内膜癌鉴别。诊断性刮宫可明确诊断。

【治疗】

子宫内膜癌的治疗手段有手术、放疗、化疗和激素治疗等，手术治疗是目前的主要方法。早期病例采用单纯手术治疗，大多数患者能获得治愈；中晚期或病理分化差的病例，应考虑综合治疗，力争完全切除癌灶；或作减积术，然后辅以激素治疗、化疗或放疗，以提高生存率。

（一）原位癌的治疗

由于子宫内膜癌的生长缓慢，可在相当长时间内局限于子宫，仅行单纯子宫切除已足够。为了避免术中由于挤压使癌细胞由输卵管挤入腹腔，或经子宫颈进入阴道，故术前准备应行阴道塞纱，术中应先使用两把大弯钳钳住子宫角和在切除子宫时，应用直角钳作阴道闭合式切除。

子宫内膜癌常与卵巢癌并存，在各期子宫内膜癌中，卵巢转移率高达8%～10%。同时，癌细胞易通过输卵管种植于卵巢，故除年青和神经类型不稳定的早期患者在手术时考虑给予保留一侧正常卵巢外，子宫内膜原位癌的手术范围应以全子宫双附件切除为宜。

黄体酮类药物对控制子宫内膜癌的发展有一定的疗效，对分化良好的癌瘤疗效更为显著。黄体酮作用于内膜细胞，直接延缓脱氧核糖核酸和核糖核酸的合成，从而控制癌瘤的生长。同时，黄体酮类药物可增强癌细胞对放疗的敏感性，对早期患者能使肿瘤缩小、消失或分化好转。临床多用于术后的治疗。常用的药物有己酸黄体酮，每周1 000～3 000mg；甲羟黄体酮，每周1 000～1 500mg；甲地黄体酮，40～80mg/d。用药时间应持续2年甚至更长。给药方法可用口服与肌内注射交替使用，同时应适当使用护肝药物和定期检查肝功能，如肝功能有异常应停药。

（二）浸润癌的治疗

1. 手术治疗　子宫内膜癌术式的选择目前仍有不同意见，有主张行全子宫附件切除术

（手术步骤见上文），也有主张行广泛性全子宫切除及盆腔淋巴清扫术（手术步骤见本章第二节"子宫颈癌"部分）。

主张全子宫附件切除术的理由是：①子宫内膜癌的淋巴转移方式按其主要淋巴引流方向是流向阔韧带，沿骨盆漏斗韧带上达腹主动脉旁淋巴结，或沿圆韧带达腹股沟淋巴结，并不向盆腔淋巴结引流，因此不应作盆腔淋巴结清扫术；②子宫内膜癌是生长较慢的癌瘤，发生转移较迟，单纯子宫切除的治愈率也较高。

主张行广泛性全子宫切除及盆腔淋巴清扫术的理由是：①子宫内膜癌以淋巴转移为主要转移途径，其盆淋巴转移率并不低，可达 14% ~ 20%；②病变常接近或侵犯子宫颈，而术前未能准确排除子宫颈转移；③根治性手术可以减少复发。

临床实践中，子宫内膜癌盆髂淋巴结的转移率颇高，这与肿瘤分化程度、子宫肌层受癌浸润深度和宫颈有无受累有关。但子宫内膜癌很少侵犯主韧带和宫骶韧带，因此，在手术治疗中常采用先行"次广泛全子宫切除术"，即高位切断骨盆漏斗韧带，切除阔韧带内组织、大部分圆韧带、小部分宫骶韧带及主韧带和全子宫、双侧附件以及阴道上段 2cm。术中剖视子宫，凡内膜癌灶犯及子宫及子宫肌层 1/2 以上或子宫颈者，均加作盆髂淋巴清扫术。并行腹主动脉旁淋巴结活体组织检查。

2. 放射治疗　单纯放射治疗适用于：①晚期病例不能手术切除者；②年迈或合并有其他慢性疾患如高血压、心脏病、严重糖尿病等手术禁忌证者。

放疗的方式是：子宫和阴道腔内放疗加体外照射。腔内放疗可采用镭疗，总剂量可给予 7 500 ~ 8 000mg/4 周，但子宫腔内剂量要求高些，通常给予 4 500 ~ 5 000mg/4 周，而阴道腔内给予 3 000 ~ 3 500mg/4 周。如采用后装治疗，放射原为铱$^{192}$和铯$^{137}$，A 点总剂量应给予 70 ~ 80cGy/7 ~ 8 周。体外照射野于双侧盆髂淋巴结区域，总剂量约 40 ~ 50cGy。

3. 手术与放射治疗相结合：适用于临床较晚期，但还可行手术切除的病例，可于术前或术后进行放射治疗。术前放疗可杀灭一些敏感的癌细胞，减少术后复发和转移的机会；同时，放疗后肿瘤缩小，利于手术切除。术后放疗可使残存的癌灶或癌细胞得以进一步杀灭，从而提高疗效。

术前放疗适用于：①分化不良的腺癌；②病灶累及子宫颈或阴道；③子宫体增大不利于手术者。一般采用阴道和子宫腔内放疗，肿瘤照射总剂量给予 30 ~ 45 Gy/3 ~ 4 周。放疗期间直至手术前均应坚持 1 次/d 阴道冲洗。手术于放疗结束后 2 ~ 3 周进行为宜。如于放疗后间歇时间过短手术，则肿瘤缩小不理想，淋巴管尚未纤维化，达不到减少癌细胞扩散的目的，而且还会因放疗导致组织充血增加手术困难，出血多；但放疗后间歇时间过长会因组织间隙粘连层次不清而增加手术困难。

术后放疗适用于：①术后证实有盆髂、腹主动脉旁淋巴结转移者；②全子宫附件切除术后或次广泛全子宫切除术后发现子宫肌层 1/2 以上受肿瘤侵犯或子宫颈受累者。

术后放疗应在残留肿瘤的相应部位，包括腔内放疗和体外照射。凡术后证实有盆髂淋巴结转移者，或肿瘤侵犯子宫肌层 1/2 以上而未行盆髂淋巴结清扫者，均应给予体外盆髂野放疗，组织剂量为 45～50 Gy/4～5 周。凡盆腔有肿瘤残留者，应行体外全盆腔野照射，组织剂量给予 40～50 Gy/4～5 周。凡阴道残端有残留癌者，应补充腔内放疗。

4. 激素治疗　黄体酮类药物对子宫内膜癌有肯定的疗效。常用作术后或放疗中的补充治疗，对已扩散或复发的病例，用孕激素辅助治疗有 30%～50% 可收到客观疗效，尤其是对肿瘤细胞分化良好，长期缓解以及转移瘤限于肺部的病例，疗效更好。对用孕激素治疗获得缓解的病例，若肿瘤再次复发，可改用另一种孕激素制剂，可能再次获得缓解。

他莫昔芬是一种抗雌激素类药物。已知子宫内膜癌细胞内含有雌激素受体和孕激素受体，他莫昔芬能与肿瘤细胞雌激素受体结合，阻止雌激素的作用，有效地抑制肿瘤的生长；同时，还能刺激肿瘤细胞内孕激素受体的合成，从而提高孕激素的敏感性和长期有效性。他莫昔芬常用方法如下：①10mg/次，2 次/d，长期应用 2～4 年；②与抗癌药物联合应用或序贯应用，一般认为无拮抗作用；③与黄体酮联合应用，10mg/次，2～3 次/d；④与黄体酮交替应用。10mg/次，2～3 次/d，与黄体酮每周交替应用，主要副作用为轻度胃不适和恶心、潮热，其他少见的副作用有白细胞和血小板暂时下降、水肿等。

5. 抗癌药物治疗　抗癌药物对子宫内膜癌的疗效比孕激素差。常用于分化较差的癌瘤或晚期和复发的病例，作为综合治疗中的一种辅助治疗手段。对需要术前或术后补充放疗而又无此条件的地区，可采用抗癌药物治疗，可达到止血、缩小肿瘤、防止肿瘤复发的目的。

常用药物有顺铂、阿霉素、5-Fu、环磷酰胺、放线菌等。给药途径除常规全身化疗外，对有盆腔腹膜种植转移者，或腹水细胞学阳性者，可采用腹腔灌注化疗或盆腔动脉给药（包括动脉插管化疗和介入化疗）。一般来说，盆腔内动脉插管灌注抗癌药物对控制局部癌灶较全身化疗效果为好；故对术后盆腔有残留或术前希望缩小肿瘤以利于手术者，可行盆腔动脉插管化疗。

【预防及随访】

1. 预防　中年妇女应每年接受防癌检查一次；对每位受检者认真识别高危因素，高危妇女应接受进一步防癌指导；严格掌握雌激素的使用指征，指导用药后的自我监护方法及随访措施；对围绝经期月经紊乱或阴道不规则流血者，或绝经后出现阴道流血者应高度警惕内膜癌，进行早诊断、早治疗。

2. 随访指导　子宫内膜癌的复发率约为 10%～20%，绝大多数的复发时间在 3 年以内。治疗结束后应继续定期随访，监测异常情况，及早发现复发灶，给予及早处理。随访时间：一般在术后 2 年内，每 3～6 个月 1 次；术后 3～5 年，每 6～12 个月 1 次；患者有不适感觉，应及时就诊检查。晚期或癌肿无法切净等特殊患者应按医生要求进行随访。

## 子宫肉瘤

子宫肉瘤是女性生殖器肿瘤中比较少见的癌瘤，约占子宫恶性肿瘤的 3%～4%。恶性程度较高，预后较差，5 年生存率为 20% ~ 40%。

子宫肉瘤可分为：①子宫平滑肌肉瘤；②子宫内膜间质肉瘤；③子宫混合性中胚叶肉瘤；④淋巴肉瘤。预后以子宫平滑肌肉瘤，特别是子宫肌瘤恶变者最好，内膜间质肉瘤次之，混合性中胚叶肉瘤和淋巴肉瘤最差。

本肿瘤可发生于任何年龄，多见于 50 岁左右的妇女。各类型子宫肉瘤的发病年龄不同，子宫平滑肌肉瘤的发病年龄较轻，内膜间质肉瘤及混合性中胚叶肉瘤多见于绝经期妇女，葡萄状肉瘤则多发生于幼女。

【临床表现】

（一）子宫平滑肌肉瘤

为最多见的一种类型，可来源于子宫肌层，也可来自平滑肌瘤恶变。

1. 发病年龄　多见于 45 ~ 56 岁妇女。

2. 症状　常见为阴道出血，可表现为月经过多，不规则出血或绝经后出血等，少数可无症状。如肿瘤溃烂、坏死，则阴道排出血水样白带伴有恶臭。若有远处转移，即可出现不同部位的转移症状。

3. 体征　如原有肌瘤可发现子宫增长较快，表面呈结节感或光滑。

（二）子宫内膜间质肉瘤

发生于子宫内膜的间质细胞，为少见的一种肿瘤。

1. 发病年龄　45 ~ 50 岁。约 1/3 发生在绝经后。

2. 症状　主要为不规则阴道出血或月经过多，有时伴有腹痛、腰痛。因肿瘤恶性程度高，常有较早转移，侵犯盆腔器官及肺、肝等。

3. 体征　子宫大而软，表面平滑或不规则，有时呈息肉状突出于宫颈口处，其表面可有溃疡、坏死、出血。

（三）子宫恶性苗勒（Mullerian）管混合瘤

来源于苗勒管衍化物中分化最差的子宫内膜间质组织。其具有多向分化能力，可发生各种间叶肉瘤，亦可向生殖道上皮分化成癌成分。本病少见，恶性程度高，预后差。

1. 发病年龄　多为绝经后，50 ~ 69 岁，平均年龄 59 岁。

2. 症状　为不规则阴道出血或血性黄水样白带，晚期出现腹痛、腹胀、腹水及恶病质。

3. 体征　子宫大而软，宫颈口开放并上缩，有息肉样物或葡萄状物经宫口突出于阴道内。

【诊断】

（一）辅助检查

1. 诊断性刮宫　子宫肉瘤位于黏膜下或肉瘤侵犯子宫内膜，刮出物送病理检查，对确定诊断有重要价值。

2. 活体组织检查　从宫颈口脱出组织取检，为可靠诊断方法。

3. 阴道细胞学检查  宫腔吸片或涂片检查有时可找到癌细胞。

4. 宫腔镜  可直视下取材，提高阳性率。

5. 胸部 X 线摄片  可协助诊断有无转移。

6. 血生化检查  碱性磷酸酶升高。

7. 其他辅助检查  B 超、CT、MRI 及盆腔动脉造影等可协助诊断。

（二）病理检查

1. 子宫平滑肌肉瘤

（1）巨检：可位于黏膜下，肌层内，浆膜下及阔韧带内。有清楚的假包膜，但也可弥漫性生长，与肌层无界线。肉瘤切面显示组织软而脆，可均匀一致，或呈鱼肉状，间杂有囊变、出血、坏死区。

（2）镜下检查：肉瘤细胞呈细索或片状，多数分化不良，瘤巨细胞及核分裂相多见，或伴有坏死、水肿，白细胞浸润现象。

2. 子宫内膜间质肉瘤

（1）巨检：肿瘤来自子宫内膜，呈多发性息肉状或分叶状。切面呈灰白或黄色，鱼肉状，常有肌层浸润。

（2）镜下检查：瘤细胞大小和形态一致，核呈圆或卵圆形，胞浆少、淡染，界限不清。

3. 恶性苗勒管混合瘤

（1）巨检：常位于宫体上部，呈单个或数个息肉状，基底部宽，可突出于阴道。切面呈灰白色而软，伴有出血坏死。

（2）镜下检查：这类肿瘤结构极为复杂，含有癌及肉瘤两种成分，一般表现以肉瘤为主。肿瘤细胞有的较为原始，有的为高分化的横纹肌、软骨、骨或脂肪。癌与肉瘤混合者，癌成分多为腺癌或鳞状细胞癌。

【鉴别诊断】

（一）子宫肌瘤

位于壁间肌瘤可引起月经改变、经量增多，经期延长。黏膜下肌瘤易感染而引起不规则出血，白带增多。检查子宫大，表面光滑或不规则，故与子宫肉瘤的症状及体征相似。但子宫肌瘤好发于生育年龄妇女。肌瘤生长缓慢。诊断性刮宫、阴道细胞学涂片及宫腔镜检查有利于鉴别。

（二）子宫内膜癌

多发生于绝经后不规则阴道出血，应与子宫内膜间质肉瘤鉴别。本病妇科检查早期无明显体征，子宫稍大。可行诊断性刮宫及宫腔镜检查有利于诊断。

（三）子宫内膜息肉

可表现月经过多，不规则阴道出血或绝经后出血，易与子宫肉瘤相混。诊断性刮宫时息肉表面光滑，组织不脆。送病理检查可确诊。

（四）子宫颈癌

有不规则阴道出血或阴道排液伴恶臭，与子宫肉瘤症状类似。但子宫颈癌早期典型症状为月经期间点滴出血和接触性出血。妇科检查子宫大小正常，宫颈呈糜烂、肥大、菜花样、溃疡等，组织脆易出血。宫颈刮片可找到癌细胞。宫颈活组织检查可确诊。

（五）宫颈息肉

可出现不规则阴道出血，应与子宫肉瘤区别。宫颈息肉有蒂，扁平状，表面光滑，色红且质软。息肉摘除送病理检查可确诊。

（六）功能失调性子宫出血

可有不规则阴道出血，特别是更年期的功能失调性子宫出血应与子宫肉瘤鉴别。本病妇科检查子宫大小正常，盆腔无异常发现。诊断性刮宫可协助诊断。

【治疗】

（一）手术治疗

手术是治疗本肿瘤的主要手段。一般主张行全子宫加双附件切除术。对恶性度较高的子宫颈肉瘤或子宫体肉瘤累及子宫颈者，因其具有侵犯盆腔局部器官，包括盆腔淋巴结的特性，应施广泛性子宫切除和选择性盆髂淋巴结清扫术。

复发性子宫肉瘤或已有盆腔、腹腔内转移的病例，只要条件许可，仍应争取手术切除，术后再辅以化疗或放疗。

对于术前误诊为子宫良性疾患而行次全子宫切除的子宫肉瘤，可根据病理的恶性程度及各项具体条件如患者年龄、健康状况、有否肿瘤残留、随诊条件等，选择地补充残留子宫颈切除术、盆髂淋巴结清扫术、化疗或放疗。

生长活跃的子宫平滑肌瘤是否属恶性，目前仍有不同的意见。对这种类型的肿瘤建议行病理连续切片，以排除潜在恶性之可能。凡镜检时出现异型细胞，在每10个高倍视野中出现5个以上细胞核分裂相，或核分裂在5个以内但血管内有瘤组织侵犯，应诊断为肉瘤。在没有明确诊断为良性肌瘤之前，最好施较广泛手术或术后辅以化疗，以策安全。

（二）放射治疗

子宫肉瘤除恶性度较高的内膜间质肉瘤和混合性中胚叶肉瘤外，一般对放射线敏感度较低，放疗疗效很差。故除晚期及复发病例外，一般不作单纯放疗。但如对恶性度较高的肉瘤，术前放疗可使肿瘤缩小，通过纤维化堵塞淋巴管床，有利于手术切除，减少转移并提高存活率。Koss报道7例间质肉瘤手术，放疗后有5例肿瘤消失；其中一例复发扩散到阴道及腹腔经放疗17.5 Gy剂量后肿瘤消失，11年后因其他原因剖腹探查未发现肿瘤。Eduards报道术前放疗者43%无癌生存，单手术者只16%生存。Gibort应用术前放疗7例，3例成功，4例失败者均为Ⅲ期。术后放疗对预防复发有一定的好处。

术前放疗常采用镭或钴$^{60}$腔内放疗，总剂量30～45 Gy/3～4周。手术于放疗后2～3周进行。

术后放疗以体外全盆腔野照射为主，总剂量45～50 Gy/4～5周。若子宫颈侵犯或高度怀疑阴道残端复发者，应补充腔内放疗。有人主张若术中子宫与盆壁或邻近器官有粘连时，术后应加放疗。

对不宜手术的病例，可行单纯放疗，其方法、剂量与子宫颈癌同（参阅本章第二节"子宫颈癌"部分）。

（三）化学药物治疗

化疗常作为一种辅助治疗手段与手术配合使用。常用的化疗方案为：

1. 长春新碱：1~1.5mg，静注，第1、5d；放线菌 D：200~300mg/m²，静注或动脉灌注，1次/d，连续5d；环磷酰胺，400~600mg/m²，静注，隔日一次，共3次。

2. 顺铂，20mg/m²，或卡铂，100mg/m²，静注或动脉灌注，1次/d，共5次；环磷酰胺，400~600mg/m²，静注，隔日一次，共3次。

3. 长春新碱，2mg，静注一次；环磷酰胺，400~600mg/m²，静注一次；阿霉素，40~60mg/m²，静注一次。以上联合化疗方案可交替采用。为了改善子宫肉瘤的预后，对子宫肉瘤术后患者应辅以化疗，2年内不得少于6个疗程，可望提高治愈率。

（向琳）

# 第四节　卵巢肿瘤

## 卵巢肿瘤

卵巢肿瘤是妇科常见病之一，良性可发生于任何年龄，但恶性多发生于50岁以上者。据统计，在我国其患病率占妇科肿瘤的4.3%~23.9%，其中卵巢恶性肿瘤占10%左右。

近数十年来，妇科癌瘤在治疗上取得较显著的进展，唯独卵巢癌瘤疗效改善不明显，其死亡率居妇科常见癌瘤之首。据国内外统计资料显示，各期5年生存率为16.07%~47.15%，造成死亡率高的原因是：卵巢恶性肿瘤因部位较为隐蔽，无法直接窥视，而对早期患者缺乏有效的简易可行的诊断方法；大多数（70%以上）的初诊病例已有转移；卵巢恶性肿瘤组织类型繁杂，据世界卫生组织的分类，有19种不同的细胞类型和27种亚型，不同类型的细胞其生物学特性有所不同和未完全被认识，以致造成处理上的困难；现有的治疗手段如手术、放疗和抗癌药物等对中晚期卵巢恶性肿瘤疗效均差。常见卵巢肿瘤见表1-3。

表1-3 卵巢肿瘤的组织学来源及分类

| 组织来源 | 肿瘤名称 | 性质 |
|---|---|---|
| 上皮性肿瘤 | 浆液性肿瘤 | 良性 |
| | 黏液性肿瘤 | 临界性 |
| | 透明细胞肿瘤 | 恶性 |
| | 布伦纳肿瘤 | |
| | 混合型上皮性肿瘤 | |
| | 未分化癌 | |
| 性索间质肿瘤 | 颗粒细胞瘤 | |
| | 卵泡膜细胞瘤 | 良性 |
| | 睾丸母细胞瘤 | |
| | 两性母细胞瘤 | 恶性 |
| 生殖细胞肿瘤 | 畸胎瘤 | |
| | 成熟畸胎瘤 | 良性 |
| | 实性成熟畸胎瘤 | 恶性 |
| | 皮样囊肿 | |
| | 卵巢甲状腺肿瘤 | |
| | 不成熟性畸胎瘤 | |
| | 无性细胞瘤 | |
| | 胚胎性癌 | 恶性 |
| | 内胚窦癌 | |
| | 绒毛膜癌 | |
| | 混合生殖细胞瘤 | |
| 非特异性间质肿瘤 | 纤维肉瘤 | |
| | 平滑肌肉瘤 | |
| | 血管肉瘤 | |
| | 脂肪肉瘤 | |
| | 淋巴肉瘤 | 恶性 |
| 全身各器官、乳腺、胃、结肠等 | 转移瘤 | 恶性 |

## 【临床分期】

FIGO 分期：

Ⅰ期：肿瘤局限于卵巢

Ⅰa：肿瘤局限于一侧卵巢，无腹水

①包膜完整

②包膜穿破或外有赘瘤

Ⅰb：肿瘤局限于两侧卵巢，无腹水

①包膜完整

②包膜穿破或外有赘瘤

Ⅰc：Ⅰa或Ⅰb伴有腹水涂片有癌细胞

Ⅱ期：一侧或双侧肿瘤，有盆腔内扩散

Ⅱa：肿瘤犯及输卵管及（或）子宫

Ⅱb：肿瘤侵犯及其他盆腔组织

Ⅱc：Ⅱa或Ⅱb伴有腹水涂片有癌细胞

Ⅲ期：一侧或双侧卵巢肿瘤，伴腹腔转移及（或）腹膜后淋巴结转移

Ⅳ期：一侧或双侧卵巢肿瘤，有远处转移，胸腔积液涂片有癌细胞或肝实质转移。

【诊断】

卵巢肿瘤目前仍缺乏有效的早期诊断方法，有赖于对症状、体征、放射学、超声学、CT、核磁共振、生物化学、免疫学、腹腔镜和剖腹探查等手段的综合应用，才能得出正确的诊断。主要诊断要点如下：

1. 卵巢功能不全者，如月经初潮推迟、绝经期提前、痛经、独身、不育和有家族史的人群。

2. 由于早期首发症状常表现在消化道，故凡发现子宫附件肿物伴不明原因的胃肠道症状和消瘦者，应考虑本病。

3. 具内分泌的卵巢肿瘤，可发生不规则的子宫出血或男性化，但少数巨大浆液囊腺瘤或黏液性囊腺癌也可以出现子宫出血。

4. B型超声、CT检查、核磁共振成像（MRI）检查、阴道后穹隆穿刺冲洗液和胸、腹水的细胞学检查、单克隆抗体如糖链多肽抗原125（$CA_{125}$）检测等，对诊断有帮助。

5. 甲胎蛋白（alpha fetoprotein，AFP）、绒毛膜促性腺激素的免疫检测是内胚窦瘤和绒毛膜癌诊断和预后估计的重要指标。

6. 腹腔镜有助于了解盆腹腔肿瘤的浸润范围，以准确制定治疗方案。

7. 剖腹探查仍是目前诊断的主要手段。

【治疗】

卵巢恶性肿瘤常用的主要治疗方法有：手术、放射（体外高能放射源的照射和腔内胶体同位素放射）和抗癌药物等。此外，还有处在探索阶段的免疫治疗和中医中药治疗。对卵巢恶性肿瘤的治疗，不管采用任何单一手段，其疗效均欠佳。目前多采用综合治疗。

（一）手术治疗

1. 手术治疗的应用和局限性　手术是治疗卵巢恶性肿瘤的主要手段。它不仅可以明确肿瘤的病理类型，病灶范围，而且在短期内能将肿瘤全部或大部分清除掉。对早期病例，选择适当术式，可得以治愈。对已中晚期的病例，作细胞减灭术，即将腹盆腔内能切除的肿瘤均予以切除，有利于增强机体抗肿瘤能力，且可为放疗、抗癌药物的治疗及免疫治疗创造有利的条件，可望获得治愈。

（1）治疗原则：除临床估计肿瘤不能切除，或不能大部分切除和有其他手术禁忌证

外，均应及早手术，在确保患者安全的原则下，应广泛切除，尽可能彻底。手术方式以切除全子宫、双侧卵巢、输卵管和大网膜为原则。对已发生转移的病例应将可能切除的转移灶——切除；如转移肿瘤侵犯盆腹膜及肠道且有肠系膜淋巴转移时，除应做该段肠道切除外，还需做肠系膜肿大淋巴结切除、盆腹膜切除，最大剩余病灶的直径控制在2cm以内。

卵巢恶性肿瘤如属囊性者，严禁术中行肿瘤穿刺或放液，以免囊内液中的癌细胞溢入腹盆腔和手术切口，导致术后种植复发。个别巨大囊性卵巢恶性肿瘤，术时如肿瘤挽出腹盆腔有困难，可在严格保证囊内液不漏入腹盆腔和手术切口的条件下，进行放液，术中应用抗癌药物如氮芥液冲洗腹盆腔和手术切口，减少漏出之癌细胞可能种植的机会。

早期卵巢恶性肿瘤，手术中辨别肿瘤的良性或恶性有困难时，应行快速冰冻切片做病理检查以定性，以便决定手术方式。如无快速切片条件，可对切出的肿瘤标本进行剖视鉴别（见下文鉴别法）。对手术切出标本疑有恶变可能者，通常应按卵巢恶性肿瘤的方法处理。对年轻希望保留生育功能的患者，可从卵巢恶性肿瘤的期别、病理类型做慎重考虑是否可行单侧附件切除术和腹腔、盆腔留置透析管，备术后灌注抗癌药物的较保守的疗法。术后病理检查确诊如为分化良好的黏液性囊腺癌、颗粒细胞瘤或某些生殖细胞癌瘤等，可仅做术后补充抗癌药治疗；如术后诊断为高度恶性的胚胎性恶性肿瘤－胚胎性癌或恶性畸胎瘤，则应行第二次广泛性手术。

（2）卵巢肿瘤大体标本鉴别法：

肿瘤形态：外形为囊性、呈球形者多为良性肿瘤；囊性表面不平，形态不整齐或实性者多为恶性肿瘤。

肿瘤硬度：坚实而硬者多为纤维瘤、卵泡膜细胞瘤；实性而呈脑质样软者，常为原发性癌。

肿瘤切面：囊性肿瘤内壁有乳头状增生，多为乳头状腺癌；实性肿瘤切面呈灰白色或灰红色，瘤组织软如脑，多为原发性癌；切面呈白黄色多为纤维瘤；切面呈浅黄或间杂黄色，常属功能性之卵巢肿瘤；切面间有小泡状，多为恶性畸胎瘤、颗粒细胞瘤或具男性化睾丸母细胞瘤；切面混有海绵结构，多为恶性畸胎瘤。

肿瘤内容物：囊性肿瘤，内液为浆液，常为浆液性囊腺瘤或癌；内液为冻胶状黏稠液多为黏液性囊腺瘤或癌；内液为咖啡色陈旧性血液样的，常为子宫内膜异位症的囊肿；囊性肿瘤内含皮脂、毛发、牙齿、骨组织者，为囊性畸胎瘤。

双侧卵巢肿瘤：良性肿瘤多为囊性畸胎瘤、浆液性囊腺瘤；恶性肿瘤以转移性肿瘤（又称克鲁肯伯格氏瘤）和原发性卵巢癌为常见。

（3）主要手术方式：根据肿瘤的范围和患者的具体情况可分别采用：卵巢恶性肿瘤根治性手术，细胞减灭术和单侧附件切除术三种。

卵巢恶性肿瘤根治性手术：包括切除全子宫、双侧输卵管、卵巢、大网膜和腹盆腔置透析管术。腹盆腔置透析管术的目的：可于术后通过透析管进行腹盆腔内灌注化疗。此法乃针对卵巢恶性肿瘤腹腔内转移，为了提高腹腔内抗癌药物的浓度，最大限度地消灭术后残留于腹腔内的癌细胞。

大网膜切除的目的：卵巢恶性肿瘤最喜大网膜转移，故有称大网膜是培养卵巢恶性肿瘤细胞的最好土壤，切除后，可减少转移基地；大网膜能吸收、运转腹盆腔抗癌药物，使该处药物浓度降低，切除后，可增强抗癌药物在腹盆腔内的作用；腹盆腔的透析管常受大网膜的包裹，形成囊袋，影响抗癌药物在腹腔的分布，切除大网膜后，可避免导管受其包裹。

手术步骤：

切口与探查：下腹正中纵切口，可绕脐向上腹延长。开腹后，探查腹盆各脏器，要特别注意膈下、肝面情况。探查顺序应从上腹至盆腔，先从无病灶区至病灶区。应包括：横膈下、肝、胃、脾、肾、腹主动脉旁淋巴结、肠系膜、大小肠、大网膜、腹膜壁层、盆腹膜及盆腔脏器，子宫及附件等部位。对有转移的病灶应详细检查其部位、范围和与周围粘连的情况，以便对其能否手术切除做全面估计。对无转移的或小范围的转移，粘连程度轻，可能完整切除肿瘤者，均可按下述步骤进行。

大网膜切除：将整个大网膜向上翻，提拉暴露横结肠，自横结肠以下将大网膜切除。如大网膜游离部与卵巢肿瘤发生粘连时，不必做粘连部的分离，免致肿瘤穿破，可在大网膜结肠水平部全切断后，将大网膜与卵巢肿瘤一起挽出腹盆腔，或于切除卵巢肿瘤时，一起取出。如大网膜与卵巢肿瘤无粘连时，可将切除之网膜先行取出。如果胃-结肠间有种植癌灶时，应沿胃大弯将该部网膜切除。在切除此处网膜时，应注意保护横结肠系膜，以免伤及其主要血管导致术后肠坏死。

挽出肿瘤：当卵巢肿瘤的直径在 10cm 以上时，往往会影响手术的进行，如肿瘤无粘连或将粘连部游离完全时，可将肿瘤挽出腹盆腔，用手术布将其包裹置于腹壁外。如肿瘤蒂短或广泛粘连，挽出有困难时，不必强行挽出，免致穿破。

高位结扎、切断骨盆漏斗韧带：用宽纱布垫包覆好肠管，将其推至上腹腔内，使下腹盆腔手术野充分暴露。用两把大弯钳钳夹双侧宫角以固定子宫。先将子宫拉向健侧，暴露患侧骨盆漏斗韧带，再于高位骨盆漏斗韧带表面，剪开盆腹膜，向下顺沿至圆韧带处，切断并缝扎圆韧带残端，顺沿剪开阔韧带前叶直至膀胱腹膜反折处。再于骨盆漏斗韧带切口沿输尿管走向剪开盆腹膜经阔韧带后叶达宫骶韧带，游离骨盆漏斗韧带。此时应注意推开输尿管，避免在结扎韧带时伤及输尿管。三重高位结扎切断骨盆漏斗韧带，近卵巢断端并作适当游离。对健侧骨盆漏斗韧带的处理则不需作高位结扎。

分离粘连、游离肿瘤：如肿瘤与盆腹膜粘连紧，估计强行在肿瘤包膜和盆腹膜间分离会导致肿瘤穿破时，应在肿瘤壁与盆腹膜粘连处作腹膜后分离，将与肿瘤壁粘连之盆腹膜一起切除，直至将肿瘤游离为止。但应注意由于手术是在盆腹膜后进行，操作宜轻柔，并需在直视下作解剖，以免损伤输尿管和盆腔血管。分离过程中如遇有管状或索状物时，应辨清其走向、形态、有无蠕动或搏动，借以鉴别是否为输尿管、血管或纤维索状物等，切勿轻率地处理。有时，卵巢囊性肿物较大，且与盆底腹膜、直肠等广泛粘连，分离极其困难，且易导致囊肿穿破时，则应严密保护好手术野，尽量避免囊肿液溢出的情况下主动将囊液放出，然后将囊壁与盆腹膜粘连处一起切除。如为实性卵巢肿物，则应尽可能将肿瘤最大限度地切除。

分离膀胱阴道隔：将子宫向患者头部方向牵拉，用软拉钩拉开膀胱，暴露子宫膀胱反折窝。沿阔韧带前叶切口，顺延横过剪开膀胱反折腹膜直达对侧，将膀胱壁锐性推离子宫下段、子宫颈峡部和阴道上段。直至宫颈外口下 1~2cm 水平。

切断子宫骶骨韧带：将子宫向耻骨联合方向牵拉，暴露子宫直肠窝。沿阔韧带后叶切口，顺延横过剪开直肠窝腹膜反折直达对侧。将直肠前壁推开，达宫颈外口水平下 1~2cm。暴露双侧宫骶韧带，此时应认清其外侧之输尿管位置，在紧贴宫颈处将宫骶韧带切断，残端缝扎。如宫骶韧带薄软，可在处理主韧带时一起切除。

切断、结扎子宫动、静脉和主韧带：将子宫向患者头侧牵拉，暴露子宫下段，有时可隐约见子宫旁的子宫动脉，紧贴子宫下段钳夹、切断、缝扎子宫动、静脉。顺沿而下，切断缝扎主韧带、阴道旁组织，直至子宫颈外口水平下 1~2cm。

闭合式切断阴道，用软拉钩拉开膀胱壁，暴露阴道上段，用直角钳钳住子宫颈外口下近端的整个阴道，阴道远端用弯钳钳夹，于两钳间，切断阴道，取出整个手术标本。

缝合阴道残端，重建盆底腹膜：阴道残端经碘酒、酒精、盐水消毒后，用铬制肠线作连续连锁缝合。用生理盐水冲洗术野并作彻底止血后，将盆底腹膜作连续缝合。

腹、盆内游离置管：对非 Ⅰa 期之卵巢恶性肿瘤均需在腹腔右横膈下肝表面和盆底各置一条硅胶管或腹部置透析管一条，并从腹壁引出，固定于腹壁皮肤，以备术后腹、盆腔内灌注抗癌药。

缝合腹壁：清理腹盆腔。复位肠管，逐层缝合腹壁，结束手术。

细胞减灭术：卵巢恶性肿瘤如侵犯肠道、膀胱、输尿管等腹盆腔器官，不能用剥离方法将转移瘤切除，且估计在切除侵犯器官的肿瘤组织后，可望达到治愈和使受累器官能修复者，应作受累器官部分切除。如部分肠管切除、部分膀胱壁切除、下段输尿管切除和膀胱壁瓣输尿管形成术。

对卵巢癌盆腔广泛播种或肿瘤犯及盆底腹膜的病例，直接作肿瘤分离切除时，既困难、出血多、不易止血，又不彻底，可采用"卷地毯"的术式，即将腹膜盆底连同癌灶一起切除。此术式因在盆腹膜外进行，应注意勿损伤输尿管和盆血管。

单侧附件切除术：患卵巢恶性肿瘤需保留生育功能的年轻患者，肿瘤属早期的颗粒细胞瘤、黏液性囊腺癌等低度恶性肿瘤者，可考虑使用本术式。单侧附件切除术，应在切除患侧输卵管、卵巢肿瘤时，打开阔韧带，将其内淋巴结缔组织尽量靠盆壁切除乏。切除肿瘤后再于患侧盆腔内置硅胶管，以备术后作灌注抗癌药用亦可保留患侧的输卵管，于输卵管内置硅胶管备术后灌注抗癌药。此法对防止盆腔插管因内脏粘连而堵塞有一定作用。

2. 有关卵巢恶性肿瘤手术治疗的疗效和存在问题的争论

（1）疗效：单纯手术治疗，对早期肿瘤的疗效是比较好的，但还不能达到令人满意的程度。

（2）争论问题：

关于Ⅰ期卵巢癌手术方式的争论：对Ⅰ期病例是采用单侧附件切除术还是全宫双附件切除术，Munnell（1968~1969年）用较大量的病例对照两种方式，结果其生存率无差别；但Parker（1970年）等主张采用较广泛手术切除，因其效果较好。有人统计早期卵巢癌（Ⅰa-肿瘤外观正常），亦可能有12%~43%双侧卵巢同时发生或发生对侧卵巢、子宫内膜转移。卵巢恶性肿瘤，特别是颗粒细胞瘤同时发生子宫内膜癌的发病率也较高（2.5%~2.7%）。因此，我们认为对早期卵巢恶性肿瘤患者，除非患者有特殊要求需慎重考虑外，一般应作适当的广泛手术为宜。按我们对复发性卵巢恶性肿瘤的处理经验，要提高早期的疗效，采用综合治疗为好，即除手术切除肿瘤外，术后还需多疗程的抗癌药物治疗和免疫治疗。大网膜的切除对早期卵巢恶性肿瘤的治疗亦有好处。

关于晚期卵巢恶性肿瘤的细胞减灭手术问题的争论：按传统的肿瘤外科概念，肿瘤的不全切除是忌讳的。近几十年来，由于对肿瘤细胞增殖动力学的研究和抗癌药物应用的发展，多数学者均同意晚期卵巢恶性肿瘤应作肿瘤细胞减灭术，即将能切除的肿瘤尽最大限度地切除之，能提高近期疗效。但有的人对这一术式的远期疗效持怀疑态度。最近研究证明，晚期卵巢癌经细胞减灭术的预后与残留最大肿瘤的体积大小有关。残留肿瘤最大体积直径在2cm以内者的预后较好，生存率较高；直径超过2cm，预后较差；残留肿块的体积越大，预后越差，反之越小越好。

（二）放射治疗

1. 放射治疗的应用和局限性　放疗是卵巢恶性肿瘤治疗的重要手段。对不能手术切除的晚期卵巢恶性肿瘤，特别是对放射敏感的卵巢肿瘤，如无性细胞瘤等，放射治疗可作为根治性治疗手段。但目前放疗在临床上多作为一种辅助的治疗手段，常用于术后残余肿瘤的治疗。在治疗卵巢恶性肿瘤方面，放疗有两种类型——体外放疗和腔内放射。前者多用高能放射源（钴$^{60}$、直线加速器和电子感应加速器等），它能产生高能射线进入肿瘤的深部；后者常应用放射性胶体溶液（金$^{198}$和磷$^{32}$），它仅能产生较软射线，治疗肿瘤的有效深度仅几毫米。

2. 体外放射治疗　不同组织类型的卵巢恶性肿瘤，对放射的敏感性有所不同。对放射线有高度敏感的有无性细胞瘤；中度敏感的有浆液性囊腺癌、黏液性囊腺癌、未分化腺癌、宫内膜样腺癌、内胚窦瘤和颗粒细胞瘤等；低度敏感的有恶性畸胎瘤、胚胎癌和肉瘤等。放射野以病灶范围而定，病灶局限于盆腔者可选择盆腔照射野，已有腹腔转移时，应行全腹放射。

（1）适应证：

①术前放疗：卵巢恶性肿瘤因广泛粘连，估计手术切除肿瘤有困难，可先行体外放射，使肿瘤缩小，癌细胞活力降低，瘤周血管闭塞，有利于肿瘤切除。术前放疗一般给予组织量10~15 GY/2~3周内完成，照射后休息2~3周行手术切除。

②术后放疗：术中发现肿瘤已有盆腔或盆腹腔转移，手术切除不彻底或手术时肿瘤囊壁穿破、囊液溢入盆、腹腔，都可在术后 2 周内，按具体情况给予下腹盆野或全腹野放疗。剂量应按肿瘤组织的不同类型和残留肿瘤的大小而定。

③单纯放疗：不能手术的晚期卵巢恶性肿瘤，经活检证实其组织类型者，或术后复发病例估计不能手术切除者，特别是对放疗比较敏感的肿瘤，均可考虑予以放疗。但放疗除了对敏感性较高的卵巢肿瘤外，单纯放疗常是一种姑息疗法。

（2）禁忌证：

①贫血、恶病质或并有严重的慢性病（肝炎、活动性肺结核、心和肾脏病等）者；

②腹水：过多的腹水可干扰有效的腹腔放疗影响放射效应；

③肝、肾有巨大转移灶者。

（3）体外放射治疗的方法：卵巢恶性肿瘤体外放射野的选择，一般是经手术明确病灶范围、大小后做出决定。常规的照射野采用盆腔或全腹野。

盆腔或全腹大野放射方法：盆腔野（下腹野）：适用于肿瘤局限于盆腔的病例。在盆腔前后设两野。前野即下腹野，其下界以耻骨联合中点为底线的中点，向上和两侧作一个（15×15）cm² 的放射野。后野即臀部野，其下界于骶尾关节下 1～2cm，作一与前野之下缘等高、等大的照射野。通常卵巢恶性肿瘤的盆腔剂量给予肿瘤量 50 GY，在 4～6 周内完成。但对射线敏感的无性细胞瘤和颗粒细胞瘤可给 25～35 GY，4 周内完成。

钴⁶⁰"条状移动"放射法：本法适于卵巢恶性肿瘤需施行全腹照射者。其优点是在整个照射体积内虽然给予固定照射野同样的剂量，但有较高的生物效应。虽然在短时间内给予同样的剂量，但在任何单位时间内，腹腔仅有一小部分及其周围组织受到照射，因此，患者容易耐受。方法是：将患者的腹背部两放射野划分为若干的条状带，每条带宽 2.5cm，一般约分为 12～14 条。在进行放疗时，由上至下，第一天给在腹部开始照第一条带，第二天在背部照射与腹部相应的一条带，按此顺序在前后野轮流放疗，即每两天前后野各增加一条带，直至 4 条带时（10cm 宽）为最大放射野。以后每两天于前后放射野移动一条带，到达最后一条带时，每两天减一条带，直至最后一条带放射完止。按此技术，每条带前后野放射 8 次，加上有 4 次半影的放射野共 12 次。如此全腹放疗时，每条带的肿瘤在 12～14d 内可达到 26～28 GY，整个疗程约 30～40d，不能追求过高的剂量，否则会产生严重反应。

在使用"条状移动"放射法时，对肝、肾应作妥善的保护。肾脏应从背部给予两个半阶层的铅覆盖，可减少 50% 的剂量，肝脏可于腹、背各置半阶层的铅覆盖。这样可降低因放射引起的肾脏和肝脏损害。

全腹腔大野放疗法，由于放疗面积过大，患者副反应较严重，一般的反应有：疲劳、胃肠症状、直肠炎、膀胱炎；严重的反应有：肠梗阻、肠坏死、骨髓抑制。因此常在未达到预计的剂量时，被迫停止治疗。而"条状移动"的放射法，副反应较轻，一般较少因副反应而中断治疗。

（4）卵巢恶性肿瘤的放射剂量：不同组织类型的卵巢恶性肿瘤，其所需的放射治疗剂量有所不同。

无性细胞瘤：纯型无性细胞瘤全腹野于4~6周内给肿瘤组织量20 GY，盆腔野于2周内再加20 GY。混合型无性细胞瘤，全腹野于4~6周内给予26~28 GY，盆腔野于2周内再加20 GY。如手术或淋巴造影发现主动脉旁淋巴结有转移时，应在术后或造影后3~6周分别于纵隔、锁骨上区在3周内给予25 GY。

上皮性卵巢恶性肿瘤（黏液浆液性囊腺癌、未分化癌、宫内膜样腺癌等）和性索间质细胞瘤的颗粒细胞瘤，全腹野于4~6周给予肿瘤组织剂量26~28 GY，盆腔野于2周内再加20 GY。

生殖细胞和非特异性卵巢恶性肿瘤，除无性细胞瘤外，一般对放射线敏感度较低，如恶性畸胎瘤、胚胎癌和肉瘤等，疗效不佳。但亦有报道应用22兆电子伏特的高能电子加速器和快中子加速器治疗获得较好的疗效。

（5）疗效：放射治疗对卵巢恶性肿瘤的疗效取决于：病灶的范围、位置、体积和组织类型，一般位于腹盆腔、病灶范围较局限和肿瘤灶体积较小的病例，疗效较好。虽是小病灶，但位于肝和肾的表面种植，其疗效欠佳。由于此两器官对放射线非常敏感，要达到对肿瘤灶的控制剂量，就会使肝、肾器官受到不可逆的损害。因此在作全腹放疗时，肝、肾器官必需保护，但保护肝脏后，膈下转移灶常难以用放射治疗奏效。肿瘤体积与所需的放射治疗剂量是成正比，小体积的肿瘤所需的放射剂量较低，反之则需较高的剂量。

由于上述种种因素，放射治疗在卵巢恶性肿瘤的治疗中的地位，多作为综合治疗的辅助手段。多数学者认为在术后辅以放射治疗，有助于改善恶性卵巢肿瘤的预后，尤其是Ⅱ期患者。

（6）影响体外放疗效果的几个因素：

①不同组织类型的卵巢恶性肿瘤，对放疗敏感度不同，疗效也不同。通常无性细胞瘤和颗粒细胞瘤放疗效果较其他类型好。一组已发生转移的仅用单纯放疗的无性细胞瘤18例，2年以上无瘤生存率为50%，其中Ⅱ期80%，Ⅲ期50%，Ⅳ期43%；单纯放疗的颗粒细胞瘤25例，5年生存率为36%，其中Ⅱ期6例，Ⅲ~Ⅳ期3例。肿瘤医院经手术辅以术后放疗治疗转移性无性细胞瘤9例，颗粒细胞瘤2例，5年无瘤生存率各为67%和50%。

②放射技术和剂量的不同，疗效不同。卵巢恶性肿瘤的放疗部位，多在盆腔和腹腔，且一般放疗面积较大，要达到治疗剂量，副反应较多且严重，往往影响治疗计划的完成。因此，人们设计各种不同的放疗技术以求降低并发症，提高生存率。Rutlege（1972年）采用不同的放疗方法治疗卵巢恶性肿瘤，随着放疗技术和剂量的不同，其疗效亦有所不同。

③术后残留肿瘤体积大小不同，其放疗效果也不同。卵巢恶性肿瘤术后残留肿瘤最大体积的直径小于2cm时，放疗效果较好。通常临床上所能扪到的肿物，直径都大于2cm。

3. 体腔内放射治疗　应用放射性同位素胶体溶液，直接注入腹腔，对播散于腹盆腔内的卵巢恶性肿瘤灶进行照射，达到控制或抑制肿瘤细胞生长的目的，这种方法称为体腔内放射治疗。

（1）制剂选择与机制：在治疗卵巢恶性肿瘤中，最常用的胶体制剂有同位素金（$^{198}$Au）和磷（$^{32}$P）应用的历史最为悠久。半衰期为 2.7d，发射出 β 和 γ 射线，其能量分别平均为 0.32 和 0.41 兆电子伏。组织内最大的照射程约 3.8mm，平均为 0.7mm。$^{198}$Au 胶体液注入腹腔后 24h 仍有 50% 存留，3~4d 后约剩 25% 以下，大部分滞留在注射的地方，小量可经淋巴管进入血流，带至体内网状内皮系统肝、脾和淋巴结等处，其量可达 15%。

尿中排出量为 1%。胶体金的缺点是，半衰期较短，能利用于腔内放射的 β 射线的能量较低，组织内射程较短。1 毫居里金 $^{198}$（$3.7 \times 10^7$Bq）的 β 剂量率仅为 0.76Gy/g 组织，而占 5% 的 γ 射线，非但无治疗效果，反而给护理带来不便，使用时需有一定的防护措施和设备。据测定，1 毫居里 $^{198}$Au 在距 1m 处的 γ 射线剂量率为 0.24 毫伦/h。为此，护理人员一日内，于 0.6m 和 1.5m 处工作，分别不能超过 20min 和 90min。病房的床间距应达 2m 以上。

$^{32}$P 半衰期为 14.3d；具单一 β 射线，其能量平均为 0.6 兆电子伏。组织内最大射程为 8mm，平均为 3.2mm，注射后主要经肾脏排出。磷胶体液，是以磷酸铬形式给予的。据测定 1 毫居里（$3.0\eta \times 10\eta$Bq）的 β 剂量率为 8.85Gy/g 组织，故其在组织内的照射量较金胶体液为强，且无 γ 射线防护上的不便，治疗上可收到较好的疗效。其缺点是，胶体颗粒较大，大小欠均匀，易凝集成团，并有部分可溶性的游离 $^{32}$P 存在。

放射性同位素胶体溶液，控制肿瘤生长的机制尚未完全阐明。研究表明可能与如下作用有关：放射性胶体溶液的射线对体腔内肿瘤细胞有直接的杀灭作用；胶体液内的放射线作用于腹腔内器官的浆膜层和壁层，使之粘连，内皮下纤维化，局部血管和淋巴管闭塞，使腹腔内体液减少，甚至消失；网状内皮系统受到照射时，释放具有一定活性的与免疫 γ 球蛋白复合的抗肿瘤因子，使机体网状内皮系统对肿瘤的防御作用有所增强。

（2）适应证：

①卵巢早期癌灶切除后，于腹水或腹腔冲洗液中发现有癌细胞者；

②早期卵巢囊性癌术中发生囊肿破裂，腔内液外流至腹盆腔；

③卵巢原发和（或）转移癌灶大部分切除干净，仅腹盆腔内残留散有粟粒状病灶；

④晚期卵巢癌瘤，合并大量腹水，为了减轻患者因腹水引起的痛苦和避免反复放腹水者。

（3）禁忌证：

①儿童或青少年卵巢癌瘤患者，因治疗用的放射性胶体液的放射剂量较大，可影响其生长发育，故非有特殊指征，不宜应用；

②凡腹腔已形成局限性粘连者，使用本制剂放疗时，可造成局部剂量过大，而引起内脏的放射性损伤或瘘管；

③凡估计在置放射性胶体液后，腹腔无法关闭，或关闭不良有可能出现漏液和外渗情况者。因漏液出现非但不能达到治疗目的，还可造成放射污染；

④晚期卵巢癌瘤，病情笃重，恶病质或出血者，不宜应用。

（4）操作过程：

①手术中腹腔内置放胶体液，是于手术毕，缝合腹壁前，在腹、盆腔病灶部位，置适合的塑料导管，以备术后注入放射性胶体溶液。Barber 建议采用末端封闭的小型婴儿鼻饲管，管上开多个小孔。其优点是能使注入的放射性胶体液分布较均匀。术后腹盆腔注胶体液的时间一般不得超过术后两天。经塑料管放置放射胶体液时，先注入生理盐水 2 000 100mL，在证明管通畅无阻时，再将胶体液$^{198}$Au 100～150 毫居里用生理盐水稀释至 200mL 左右，分别经塑料导管注入腹腔，注毕，再用生理盐水 300～500mL 冲洗导管，并将导管拔出。同时，需在 24h 内不断改变体位，使放射性胶体溶液得以在腹腔内均匀分布。最近研究表明，要使放射性胶体溶液均匀分布于腹腔，注入腹腔的稀释液应在 1 000～15 000mL。

②手术后腹腔内置放胶体液，是指在术后 2 周以上或进行重复治疗的病例。在腹腔置放胶体液前，需先行气腹 X 线片检查或腹腔注射小量（1～2 毫居里 $3.7 \times 10^7$～$3.7 \times 10^7 \times 2$Bq）的$^{198}$Au 作腹部扫描，以观察其在腹腔内分布是否均匀。当确信腹腔无局限性粘连时，可在局麻下经右下腹穿刺，注入少许空气或 100mL 生理盐水，检定针头在腹腔内且灌注顺利时，始用装置注入放射性胶体溶液。

（5）放射剂量的估计：应用放射自显影和中子活化分析，可测得在用 400 毫升生理盐水稀释$^{198}$Au 150 毫居里 $555 \times 10^7$Bq 作腹腔置放，浆膜层为 40 Gy，网膜 60 Gy，后腹膜，气管旁的纵隔淋巴结平均为 70 Gy，局部浆膜上的转移病灶可达 200 Gy，肝、脾和肾各为 1.7 Gy，2.5 GY 和 0.3 Gy。此外，腹腔内组织接受来自 γ 射线的剂量强度约为 7.5 Gy。

从上述剂量强度证明放射性胶体溶液是足以有效地消灭浆膜层上和淋巴系统内弥散的卵巢恶性肿瘤的小转移灶，因 β 粒子射程短，对大块转移灶无效。

（6）副反应：放射性胶体溶液治疗卵巢恶性肿瘤，少有严重的全身反应，常见的副反应有疲乏、纳呆、恶心、呕吐、腹泻、腹痛和发热。少见有白细胞减少、慢性腹膜炎和粪瘘。

（7）疗效：在卵巢恶性肿瘤中，放射性胶体溶液的应用仅起辅助的治疗作用。I 期的卵巢癌瘤常用它来作为预防性治疗；中晚期，用以治疗腹、盆腔表面小的种植性肿瘤。

Decker 等（1973 年）对照一组 I 期手术中肿瘤穿破、囊液外溢的病例，应用$^{198}$Au 治疗 25 例，其 5 年生存率为 80%，而对照组 22 例，仅为 43%。早期卵巢癌术后应用$^{198}$Au 和$^{32}$P 的疗效。

（三）化学治疗

1. 化疗的应用和局限性　卵巢恶性肿瘤应用抗癌药物治疗在近 20 多年来有较快的发展。这是由于肿瘤细胞动力学知识的提高，各种类型抗癌药物的联合使用的研究，选用了适当的药物和剂量，采取适当地给药途径，充分发挥药物的抗癌作用，提高了疗效，使抗癌化疗成为治疗卵巢恶性肿瘤中不可缺少的手段。

目前，卵巢恶性肿瘤虽还不能单纯依靠抗癌药物达到治愈，但对早期病例，如与手术和放射治疗有机地配合使用，可提高治愈率。晚期或复发病例，使用化疗与其他治疗方法有机配合，可达到改善症状，缩小肿瘤，延长寿命，部分病例还可争取治愈。

对于化疗应用整体观念，不要单着眼于肿瘤。对全身情况较差的病例用药应慎重，凡肝、肾、骨髓功能欠佳者，应在改善其功能后，才给予化疗为妥。在抗癌药物治疗期间，应采取一些措施，尽可能保持机体的免疫能力或使机体免疫力尽快恢复。

2. 单药治疗方法与疗效　卵巢恶性肿瘤应用烷化类抗癌药和非烷化剂抗癌药（包括抗代谢类、抗生素类、植物类和重金属类等），其缓解率为 10% ~18%。一般以烷化类抗癌药的疗效较确实，有效率在 40% 以上。非烷化类多采用抗代谢类、抗生素类和重金属类，多用于经烷化类治疗失败的病例。

（1）烷化类抗癌药：对卵巢恶性肿瘤临床应用有效的药物有：美法仑，苯丁酸氮芥、噻替派和环磷酰胺等，其有效率为 35% ~65%。治疗后 2 年的有效率为 5% ~15%。这类药物除环磷酰胺外，均有交叉耐药性。在用美法仑、苯丁酸氮芥和噻替派治疗失败的病例，选用环磷酰胺治疗仍有效。应用烷化制抗癌药物治疗晚期卵巢恶性肿瘤，中间生存期为 3.5 ~21 月，5 年生存率为 0 ~9%（平均为 7%）。通常治疗有效的生存期较无效者长。

（2）非烷化类抗癌药：治疗卵巢恶性肿瘤有效的非烷化类药物有：5-氟尿嘧啶、氨甲蝶呤（均属抗代谢类）；阿霉素、表柔比星、放线菌 D、博来霉素（均属抗生素类药）；顺铂、卡铂（重金属铂化合物类药）；长春碱（植物生物碱类药）和黄体酮（内分泌类药）等。这些药物治疗有效率为 20% ~40%，使用烷化类药物治疗失败后，再用这些药物治疗，约 33% 左右的病例仍有效。

（3）激素类药物：临床上较少应用女性激素包括雌激素和黄体酮治疗卵巢恶性肿瘤。但自从发现如乳腺癌、宫体癌等癌瘤细胞内有女性激素受体后，人们对女性生殖器宫癌瘤细胞内的激素受体深感兴趣。近年来，有人对卵巢良、恶性肿瘤中的细胞内激素受体测定，发现在卵巢恶性肿瘤中，随着组织类型不同，细胞分化程度的不同，女性激素的受体有所不同。在上皮性卵巢癌中，癌细胞胞浆内的雌激素和孕激素受体以宫内膜样腺癌最高，当肿瘤的病理分级增加时，雌激素受体减少。浆液性腺癌仅在分化好者中有雌激素和孕激素受体。黏液性腺癌皆无雌激素和孕激素受体。上皮性良性肿瘤中，雌激素和孕激素受体甚为罕见。在生殖细胞恶性肿瘤中，仅在无性细胞瘤中可见部分胞浆和核内有雌激素受体，而内胚窦瘤等皆无受体。因此，对一些卵巢恶性肿瘤，特别是上皮性卵巢癌，按其分级和类型，可为女性激素类药物的治疗提供依据。

3. 联合用药方法与疗效　用两种以上的抗肿瘤药物治疗卵巢恶性肿瘤称联合化疗。此治疗方法较单药化疗有较好的近期疗效，且对单药化疗后复发的病例也有一定的疗效。Smith（1970 年）报道 47 例经美法仑治疗失败的卵巢癌，再用环磷酰胺、5-氟尿嘧啶和放线菌 D 三药联合化疗，取得 38% 的有效率，完全缓解达 9%，联合化疗药物的组合，目前还没有找到令人满意的方案。组合的原则是：烷化类加重金属类；烷化类加抗生素类；烷化类加抗生素类加重金属类、抗生素类加重金属类、烷化类加抗代谢类加抗生素类等。目前，联合化疗治疗卵巢恶性肿瘤，可提高有效率，但还不一定能改变其远期生存率，且治疗副反应较严重，如掌握不当，死亡率较高，故制订治疗方案时应慎重。

4. 给药途径的选择　卵巢恶性肿瘤嗜盆、腹腔播散，腹盆腔转移率可高达 80% 以上。为此，对卵巢癌瘤的抗癌药物的应用，除常用的全身给药（口服、肌注和静注）外，为了提高药物在肿瘤灶处的浓度，减轻药物的副反应，可有针对性选用腹腔内和盆腔动脉内灌注等给药方法。

（1）腹腔内给药：将抗肿瘤药物直接注入腹腔的方法称腹腔化疗。此法在卵巢恶性肿瘤中，是一种较特殊的疗法。于术前选用有腹水和腹盆腔内肿物活动性较差的病例，通过腹腔化疗消灭或抑制生长旺盛的癌细胞，使腹水减少，肿瘤缩小，有利于手术的进行。术后腹腔化疗，期望消灭腹盆腔内的残留癌细胞，减少复发率。

给药方法：行腹腔穿刺或手术结束时，于腹腔留置硅胶管、腹腔透析管或药泵（埋于皮下，可经皮肤穿刺给药）。将稀释后的抗癌药物注入腹腔。稀释液的多少应视患者情况而定，对有腹水的患者，可少些，一般应在腹腔内维持 1 500 ~ 2 000mL 以上的液体。术后无腹水病例首次注药时应加入较多稀释液，一般可加入 1 500 ~ 2 000mL 液体。在可能的条件下，患者在注药后，应反复改变体位，使药物尽可能均匀布于腹腔各处。腹腔化疗时抗癌药物的单次剂量可考虑较一般的常规剂量稍高，而总剂量不应超常规剂量。术后腹腔化疗，应注意留置的塑料管周围有无已形成局限性粘连包裹，如有此现象发生致使药物局部浓度过高，导致肠坏死和粪瘘的发生，故不宜再行灌注化疗，应拔除腹腔化疗管。

（2）区域动脉内给药：对已发生盆腔播散转移的卵巢恶性肿瘤，采用盆腔动脉灌注抗癌药，可使药物在盆腔的浓度增高，达到较好的疗效。术前应用此法，可缩小肿瘤，为手术创造条件；术后使用此法，有利于剩余癌组织的消灭。应用方法：对首次治疗病例，多采用经腹壁下动脉或任一股动脉分支，插入动脉导管，经髂外血管至下段腹主动脉。体表标志是取腹股沟中点至脐之长度，22 ~ 24cm。可在插管后用 5% 荧光素钠作动脉造影（15 分钟内缓注 5% 荧光素钠 3 ~ 6mg，以判定塑料管之位置，荧光可保持 15 ~ 20min。给抗癌药物时，应于双大腿扎气囊止血带，以阻断下肢血流，防止药液流入下肢，止血带可在注药后除去。每次经导管注药时，先注 0.5% 普鲁卡因 5mL，可使盆腔区末梢血管舒张，增加盆腔血管流量。注完抗癌药液后，再用抗凝剂（0.25% 枸橼酸钠或肝素）充盈导管、夹紧，防止血液回流而致导管阻塞。导管停留时间可长达 3 ~ 6 个月。最近多采用埋在皮下的药泵动脉导管，有利于较长期给药和避免导管感染。术后灌注化疗者，可于术中选用任一髂内动脉分支插管，灌注抗癌药物时，大腿不用上止血带。但灌注整个盆腔时，应作双侧髂内动脉插管，才能达到目的。

5. 影响化疗疗效的有关因素　化疗在卵巢恶性肿瘤的治疗上，是不可缺少的手段。可预计，随着抗癌药物、细胞动力学和分子生物学的研究和发展，将能发挥其越来越重要的作用。化疗对早期卵巢恶性肿瘤有预防复发的作用，对晚期肿瘤起着缓解、延长生存期的作用。尽管如此，目前疗效仍不够理想，影响疗效的因素可能有如下几点：

（1）组织类型不同，化疗的疗效不同：卵巢恶性肿瘤的组织类型不同，其化疗有效率有差异。通常烷化类药物对上皮性卵巢恶性肿瘤和颗粒细胞瘤、卵泡膜细胞瘤、无性细胞瘤有效率较高，而对生殖细胞恶性肿瘤（除无性细胞瘤外）有效率较低。就是上皮类卵巢恶性肿瘤其疗效亦有差异。一组上皮性卵巢恶性肿瘤经化疗后，发现浆液性囊腺癌的有效率最高，可达 70%，反复化疗其疗效可保持 2 年以上。另一组上皮性卵巢癌经化疗后完全缓解率（特效反应）在浆、黏液性囊腺癌为 22%，未分化癌为 13%，中间生存期黏液性囊腺癌为 46.5 个月，浆液性囊腺癌为 20 个月，未分化癌为 16.5 个月。颗粒细胞瘤和无性细胞瘤经化疗后，可迅速显效，但持续有效期一般少于 1 年。最近对卵巢生殖细胞恶性肿瘤，采用 VPB 方案，取得较好的疗效。甚至对中晚期病例采用保留生育功能的手术后加 VPB 方案治疗亦可取得令人振奋的疗效。可见化疗的疗效对不同组织类型是可以改变的。

（2）化疗的疗效与术后残留肿块大小有关：经手术切除后的卵巢恶性肿瘤，如残留肿块小于 2cm，其化疗的有效率和完全消退率皆比大于 2cm 的残留瘤好。

（3）适当增大药物常规剂量，可望提高有效率：实验证明烷化剂在剂量增加一倍时，其杀伤癌细胞的数量可增加数倍至 100 倍。但在增大药物剂量时，其毒性亦随之增大，因此使用抗癌药物，不能超过机体的最大耐受量。找寻每个患者对某种抗癌药物治疗的适宜的剂量是每个临床肿瘤工作者应尽的职责。Hreshchyshyn（1973 年）治疗 92 例晚期卵巢癌，用噻替派单药治疗，如每周给 0.1mg/kg、0.4mg/kg、0.8mg/kg 的维持量其疗效各有不同。小剂量无效（中间生存期 < 4 个月）；中剂量组有效率为 37%，其中显效者 8 例，有效 20 例（中间生存期 4 月）；大剂量组有效率为 45%（中间生存期 8 月），其完全缓解率超过中剂量组。

（4）联合化疗能提高疗效：利用不同类型的抗癌药物对肿瘤细胞的不同增殖周期给予打击，使其不易修复，可增加杀灭癌细胞的分数，提高疗效；同时，可减少瘤体中耐药细胞株的发生；诚然，联合化疗的毒性反应亦较重。但目前治疗卵巢恶性肿瘤的联合化疗方案无一能达到令人满意的程度。肿瘤医院妇科应用顺铂和环磷酰胺联合治疗晚期和复发性卵巢癌，总的有效率为 60.7%，完全缓解率为 10.7%。而且发现此方案对起源于生殖细胞的卵巢恶性肿瘤也有较好疗效。

（5）化疗药物使用的途径不同，其疗效有差异：

腹腔化疗：卵巢恶性肿瘤中晚期时，多已有腹盆腔种植转移，故有提出行腹盆腔内抗癌药物的灌注疗法，以直接杀灭癌细胞。在肿瘤医院的病例中，Ⅰ 期卵巢癌于术后加腹腔化疗和全身化疗对照 5 年生存率，其结果：术后腹腔化疗者 100%（9/9 例），术后加全身化疗者 81%（< 4/7 例）（P < 0.05）。Ⅰ 期卵巢癌中，不全切除加术后腹腔化疗的 5 年生

存率为67%，仅作剖腹探查加术后腹腔化疗10例中，有2例生存5年以上。腹腔化疗对术前腹水控制也可取得较好的疗效。8例晚期卵巢恶性肿瘤伴有胸腹水的患者，于胸腹腔给抗癌药，6例全消失。从我们临床的实践中，此法应用于卵巢恶性肿瘤术前有腹水的病例和术后病例均可提高疗效。但术后腹腔灌注抗癌药易引起肠粘连，因此术后腹腔化疗法在未能有效防止肠粘连的并发症时，不宜多疗程应用，以免并发肠梗阻。最近研究表明，术后使用腹腔内灌注中分子右旋糖酐和透明质酸酶，有防止肠粘连的作用。

盆腔动脉灌注化疗：近来通过淋巴造影、电子计算机X线切层摄影的检查和腹膜后淋巴切除术发现卵巢恶性肿瘤的淋巴道转移率颇高。Musmeci报道289例上皮性卵巢癌应用淋巴造影检查，发现有淋巴结转移者占33%。全国卵巢癌研究协作组（1992年）通过116例 I 期卵巢癌腹膜后淋巴清除术发现其转移率达10%。因此对卵巢恶性肿瘤累及腹膜及时诊治不容忽视。盆腔动脉灌注抗癌药物可望使疗效能提高。从我们的临床实践中体会到，对晚期或复发性卵巢恶性肿瘤，利用盆腔动脉灌注化疗，可使盆腔癌灶得以较好的控制，而有利于手术切除。

（6）药物的疗程和疗效有密切关系：卵巢恶性肿瘤的抗癌药物治疗，近期疗效较好，远期效果欠佳。肿瘤经化疗后，虽可完全缓解，可是经几年后仍可复发。因此如何巩固抗癌药物的疗效是值得探索的问题。由于卵巢恶性肿瘤（除个别类型外）多数生长缓慢，癌细胞生长周期与倍增时间较长，一般需30~90d。实验表明，对生长缓慢的实体肿瘤，由一个癌细胞增殖到2cm大小的肿瘤（临床检查才能测出），所需的平均时间1~2年。为了提高卵巢恶性肿瘤的疗效，应有一个较长时间的巩固治疗计划。目前趋向于对手术切除、放射治疗或经化疗完全缓解后的患者，间断地在2年内给予多疗程的巩固化疗，可提高疗效。Rutledge报道一组卵巢癌病例经不同疗程治疗，其生存率以经过10疗程以上者最好。

但是应注意的是抗癌药物的多疗程应用，亦可引起造血器官的肿瘤，如急性粒细胞性白血病，尤其是使用单一抗癌药物时，更易导致此并发症的发生。

6. 化疗药物毒性反应和防治　目前应用于临床的抗癌药物，除激素类外，多数缺乏选择性，均在杀伤肿瘤组织的同时对正常组织也可造成损害，特别是对更新型组织、骨髓、胃肠黏膜、淋巴等组织的抑制，更为显著，因此，对严重毒性反应的预防和早期诊断是极其重要的，尽可能减少抗癌药物的副作用，以利于治疗能安全地进行和顺利完成，是努力的方向。化疗主要的毒性表现有：

（1）骨髓毒性反应：骨髓受抑制是化疗中突出限制性毒性反应，往往由于此并发症的出现，而被迫中断治疗。防治措施：改变抗癌药物的使用方法。采用大剂量间歇"冲击"疗程，而不是小剂量连续给药方案，这样可使机体在疗程与疗程的间歇期间，有机会让造血器官得以恢复其功能，但不降低疗效；应经常检查全血细胞计数，2次/周以上。在化疗期间如有白细胞和血小板轻度减少，而病情又需继续用药时，则调整药物剂量后可继续使用；但此法尽量少用为宜，尤其对具迟发生骨髓毒性药物如白消安、阿糖胞苷、普卡霉素等不能用此法，以停药为宜。如在化疗间歇期，血象未恢复正常者，应适当延长停药时间，待骨髓功能恢复正常后，才作下一疗程的化疗；对反复化疗的病例，其骨髓功能往往极为脆弱，可在化疗的同时，使用对骨髓功能有帮助的药物。如 B 族维生素类、鲨肝醇、丙酸睾酮和白蛋白等。应用中药益气、补血、健脾、固肾等药和方剂，如黄芪、党参、大枣、首乌、生地、当归、女贞子、土茯苓、生苡仁等和"四君子汤""八珍汤"等方剂等，有利于骨髓功能的复原；经化疗的病例，大多数均可出现不同程度的骨髓毒性反应，但通常经一段间歇时间的休息（2~3 周）均可恢复。如骨髓在化疗时，受到重度抑制，应采取紧急的措施，不然由于继发感染，引起脓毒血症或败血症时较难治疗。将骨髓重度抑制患者置于严格消毒的隔离室，以预防继发感染。反复输新鲜血，有利骨髓功能的恢复。

（2）胃肠道毒性表现：几乎各种抗癌药物均可引起不同程度的胃肠道症状，轻者纳呆、恶心、呕吐，重者腹泻、口腔溃疡、出血性及假膜性肠炎。口颊黏膜红斑是黏膜毒性早期征象，此种表现通常预示消化道部位可能已出现类似的黏膜损害。轻症在停药后一周左右可自行痊愈。重症者应警惕发生肠道的出血和穿孔。对重症者，除停药外，应注意水电解质的平衡，补充大量维生素 $B_1$、C、酵母片和辅以益气、养阴、清热的中药。口腔黏膜溃疡可用"口腔安抚漱口水"（5% 甘草水 450mL，可的松 10mg，1% 丁卡因 20mL，四环素 1g，加水至 500mL）。已发生消化道穿孔者应按穿孔处理。

（3）皮肤毒性表现：有脱发、皮肤色素沉着或减退和指（趾）甲变化。一般不需特殊处理，停药后能自行复原。必要时可试用抗组织胺制剂。此类损害常见于应用环磷酰胺、氮芥、噻替派、5-氟尿嘧啶博来霉素等药。

（4）肝脏毒性表现：主要表现为转氨酶值的升高，重者可出现黄疸和腹水，除立即停药外，应用中西药结合进行护肝疗法。

（5）肾脏和膀胱毒性反应表现：有尿频、尿急、尿痛、血尿和肾功能的损害。在应用烷化剂治疗肿瘤时，如肿瘤较敏感，在短期内大量的肿瘤细胞破坏，产生多量的尿酸可造成肾脏的损害和伴有关节痛。用环磷酰胺治疗时，有些患者尿液中有较多的活性产物排出，可引起严重的膀胱损害；对此最好让患者饮用茶水，必要时大量输液，服用利尿剂、尿道止痛剂如酚唑吡啶，服碳酸氢钠和中草药碱化小便。对膀胱出血引起的尿路阻塞，致小便困难或不能解小便时，需应用膀胱镜去除阻塞的血凝块和停留尿管，使膀胱经常处于收缩状态，可达到减少出血的目的。铂类重金属抗癌药对肾脏的损害是不可逆的，以顺铂为甚。因此，在应用此药时，总剂量不应超过880mg，且同时采用"水化"或在腹化时用硫代硫酸钠静注，以拮抗其副反应。

（6）心、血管毒性表现：有心动过速、心力衰竭、给药部位的静脉炎及血栓性静脉炎等。前者常见于阿霉素和重金属化合物抗癌药，后者常发生于烷化剂的治疗。多数病例属可逆性的。心电图 ST 段和 T 波异常、休息时脉搏快可预示心肌毒性反应，可使用心肌营养药，如能量合剂、维生素 $B_1$ 等。对心力衰竭可用洋地黄、利尿剂等药物治疗，通常都有良好的疗效。阿霉素的总剂量不应超过 550mg。

（7）肺毒性表现：有干咳、发绀、呼吸困难。可能是抗癌药物引起的肺炎或肺硬化症所致。此并发症常见于博来霉素类的治疗，此药物的总剂量不能超过360mg。出现上述并发症时，应立即停药，并用抗生素和大剂量皮质激素治疗。

（8）神经系统毒性表现：是长春碱类药所特有的副反应。主要为周围神经的损害，早期为指（趾）间感觉发麻，随之可扩展到近端指（趾）关节、双下肢反射减弱、股四头肌群无力。此并发症的最好的判断方法是让患者作深屈膝活动或不用双臂起立，不能者为阳性。便秘是常见的自主神经受损害的症状，而忽视此并发症可进一步引起肠麻痹，出现严重的粪便嵌塞。在开始应用长春碱类药治疗时，同时给大便软化剂轻泻剂或维生素 $B_1$ 可能达到预防目的。如出现此并发症应停止用药。

7. 抗癌药物的敏感试验　与抗生素一样，癌瘤经抗癌药物治疗后，可产生耐药性和交叉耐药性。交叉耐药，以烷化剂抗癌药发生率最高。癌瘤产生耐药性的机制有如下几种可能：受到杀伤的肿瘤细胞迅速修复（烷化剂）；癌细胞原代谢途径受到抑制后，采取另一条代谢途径（抗代谢类）；癌细胞可使细胞膜对药物的渗透性降低，减少药物的渗入（放线菌素 D 和烷化剂）；癌细胞增强其有效酶的浓度，使药物分解和灭活增加（氨甲蝶呤），药物活化能力下降（5-氟尿嘧啶）。为此，最近采用体外预测癌细胞对各类抗癌药物的敏感性的检测，以提供设计化疗方案时参考，可提高疗效。Ebeling 对 74 例晚期卵巢癌，随意分为两组，一组 40 例，作敏感试验后个体化治疗，另一组 34 例用非个体化治疗，结果平均生存时间，前者 37 个月，后者 31 个月。因此抗癌药物的敏感试验可能为化疗方案的制定提供良好的依据。

（四）免疫治疗

肿瘤的免疫治疗是通过调动机体的防御系统，达到抑制肿瘤生长的一种治疗方法，多年来国内外学者坚持不懈地从事这一疗法的研究，近 10 多年来已初步展示了这一疗法的生命力。临床实践提示，免疫疗法与机体内肿瘤细胞的数量有密切关系，肿瘤细胞的数量越少，疗效越高。所以在癌瘤的早期或切除后，再继之以免疫治疗，疗效明显。

但是，目前免疫治疗只作为癌瘤综合治疗中的一个辅助手段，应用于体内瘤细胞数（ $<10^6$ 个）处于亚临床期时，才有疗效。

1. 免疫治疗的种类与方法　肿瘤的免疫治疗以细胞免疫为主。免疫疗法包括特异性免疫和非特异性免疫两大类。前者又可分为主动免疫、被动免疫和过继免疫三种类别。

（1）特异性主动免疫法是用自体或异体同一类瘤组织经异构制成瘤苗，对癌瘤患者进行接种，以增强宿主对肿瘤的主动免疫。此疗法对卵巢恶性肿瘤的临床效果还不很确切，一些病例可取得症状改善或肿瘤缩小的效果，但也有适得其反的病例，出现病情恶化。这可能是由于机体内肿瘤尚未彻底清除之前，不断输注肿瘤疫苗，增加患者肿瘤抗原的负荷，可能导致机体出现免疫麻痹状态。其次，机体受抗原的刺激不断产生抗体，可使体内形成大量抗原抗体的复合物-肿瘤封闭因子。也可能在瘤苗激活淋巴细胞时，无专一性，将抑制性淋巴细胞也激活。因此，特异性主动免疫疗法，具有很大的盲目性，疗效不佳。

特异性被动免疫疗法，是使用同种异体或异种的抗肿瘤免疫血清，使患者获得暂时性的免疫力。临床使用结果，疗效欠佳。即使有效，维持时间也短暂。从动物提取的免疫血清，其中可能含拮抗人正常组织抗原的抗体，能破坏正常组织，还可能产生免疫促进作用，使被治疗的癌瘤发展更快。目前，此疗法已有被弃用的倾向。

过继免疫疗法，是输注免疫活性淋巴细胞给癌瘤患者，使获得特异性细胞免疫。这一方法由于输给患者的淋巴细胞已被肿瘤抗原所致敏。而且含有去封闭因子，有拮抗封闭因子的作用。故属较理想的治疗方法之一。但在患者免疫功能低下时，用同种异体免疫淋巴细胞接种，可引起移植物抗宿主的反应，甚者可以致死。为了避免前述严重的副反应，近年来从致敏淋巴细胞中提取出来的可溶性多肽和核苷酸混合物-转移因子、免疫核糖核酸等，使这些免疫信息逾越种族间的屏障，特异性地传递给受者的免疫细胞，使之获得特异性免疫反应。转移因子的用法是：每周 1～2 支，皮下注射，在上臂内侧、腹股沟下或腹壁皮下等淋巴回流较丰富地方注之。持续 3 个月为一疗程。间歇 1 月后，再用第二疗程，可维持 6 个疗程以上。免疫核糖核酸的用法：第一次 10mg 加 PVS-生理盐水溶液（内含 PVS 0.5mg/mL）。溶解后分 3～4 个注射点注入患者上臂和腋下内侧皮内，以后每周 5mg 用皮内注射，持续 3 个月以上。

（2）非特异性免疫疗法是通过一些制剂如细菌、病毒、干扰素诱导剂和植物多糖等，刺激淋巴网状内皮系统，以提高机体的一般免疫反应，包括细胞免疫和体液免疫，从而达到增强机体抗肿瘤的能力。非特异性免疫疗法是目前临床上较广泛使用的一种免疫方法。它包括：

细菌类：有卡介苗（bacillus calmette guerin，BCG）和厌氧短小棒状杆菌（coryne-bacterium paivum，CP）。主要是刺激细胞免疫反应，免疫细胞可直接接触或释放杀瘤因子破坏肿瘤细胞。CP 对治疗癌性胸腔积液有较好的疗效。卡介苗的使用方法有皮肤划痕法、多点穿刺法和口服法，副作用较少，简介如下：皮肤划痕法：用消毒针头在四肢皮肤上等距纵横划痕各 10 条，整个面积约为 $25cm^2$，将卡介苗 2mL（每 mL 含活菌 75mg）置于划痕区，涂布均匀。1 次/周，10～16 次为一疗程。

多点穿刺法：用消毒梅花针在四肢皮肤作穿刺，深 2mm，面积 4～5$cm^2$，将卡介苗 2mL 置于各穿刺点内，均匀涂布，1 次/周，10 次为一疗程。

口服法：120～200mg/次，第一个月 1～2 次/周；第二个月每 2 周一次；第三个月后每月一次，维持一年以上。

Albests 应用化疗佐以或不佐以 BCG 治疗 56 例Ⅲ～Ⅵ期和复发性卵巢部。结果：化疗能估价其疗效 37 例，化疗有效率为 23%（5/22），化疗加 BCG 为 67%（10/15）（$P < 0.05$）认为：化疗辅以免疫治疗可提高生存率。

短小棒状杆菌的使用方法有皮下注射和静脉滴注。

皮下注射：3.5mg/0.5mL，皮下注射，1 次/周，注射部位应尽量靠近肿瘤。

静脉注射：10～20mg 溶于 5%～10% 葡萄糖液 500mL，2h 内滴完，1 次/月。

此疫苗除杀瘤作用外，还有保护骨髓的作用，最好在手术、放疗或化疗之后的一段时间使用为宜。

病毒类：有狂犬病毒疫苗、麻疹病毒疫苗和新城鸡瘟病毒疫苗等。病毒治疗肿瘤的机制可能是：病毒在肿瘤细胞内繁殖，起直接破坏瘤细胞的作用；机体产生抗病毒免疫反应时，使机体或致敏淋巴细胞与感染病毒的瘤细胞表面抗原起反应，破坏靶细胞；病毒在机体内诱生干扰素，抑制肿瘤生长；增强机体对肿瘤的非特异性免疫力。临床发现病毒疫苗消除胸腹水有一定的疗效。

干扰素诱导剂：有替洛隆和左旋咪唑。前者可能刺激 B 淋巴细胞或巨噬细胞，具有诱生干扰素，抗肿瘤和刺激网状内皮系统作用。后者可通过诱导和激活 T 淋巴细胞、巨噬细胞使机体免疫功能增强。但临床上偶可出现肝损害和白细胞减少，长期应用时应予注意。用法：替洛隆 8～10mg/（kg·d），口服；左旋咪唑 2.5mg/（kg·d），分 3 次口服，每 3～4 周为一疗程。

白介素Ⅱ（interleukin，IL-2）：是 T 细胞生长因子，能诱导 T 细胞毒性和杀伤细胞的活性，还可诱导 B 细胞分化为抗体分泌细胞。用法 1～5 万 IU，肌注或静注 1 次/周，连用 4 周为一疗程。如用大剂量的 IL-2，加用淋巴因子激活的杀伤细胞（LAK 细胞）输注患者可使部分的肿瘤消退。

2. 免疫疗法在治疗中的地位　免疫治疗的方法很多，但确有成效的很少。目前指望单独使用免疫疗法来治疗癌瘤还不成熟。它只能作为综合治疗的一种辅助手段。癌瘤体积生长至 1cm$^3$，估计细胞可达 10$^9$ 个。在动物实验中证实要有 200～500 个淋巴细胞才能杀灭一个癌细胞。免疫系统通常只能杀伤 10$^4$～10$^5$ 个癌细胞，即提示癌瘤体积达到 1cm$^3$ 时，免疫系统无能为力对付它了。免疫治疗的着眼点是通过免疫细胞清除残余的瘤细胞，消灭突变细胞，故必须在宿主内癌瘤负荷减少到最低限度时，才能产生明显的效果。因此，应把免疫治疗安排在手术、化疗和放疗以后，而且需间断进行多疗程的治疗，以增加和维持机体的免疫功能，使其在预防癌瘤的复发、延长生存和预防肿瘤的复发中发挥特殊作用。

（五）中医药治疗

中医药对卵巢恶性肿瘤的治疗，目前仅起着辅助疗法的作用。主要的治疗原则是：扶正与祛邪结合，两者不能偏废。扶正培本的作用在于调整机体，提高患者免疫功能，祛邪包括软坚散结，祛痰利湿、清热解毒和活血化瘀，其作用在于直接抑制癌细胞和改善肿瘤组织的微循环，有利于抗癌药物和免疫活性细胞深入肿瘤内，杀灭肿瘤细胞。中医药与手术结合，可通过扶正培本，增强体质，为手术做准备。术后长期地、间歇地服用中药，可起巩固疗效的作用。

中医与放疗相结合，可调整机体的功能，保护骨髓、增强疗效，降低副反应；

中医药与化疗结合，可降低化疗的毒性，提高疗效；

常用的中药有：清热解毒：白花蛇舌草、败酱草、川萆薢、苦参、鱼腥草；

软坚散结：川贝、生牡蛎、浙贝、昆布、海藻；

祛痰利湿：生苡仁、土茯苓、云苓、扁豆、活血化瘀：丹参、赤芍、鸡血藤、姜黄、三棱、莪术、红花。

扶正培本：黄芪、党参、白术、灵芝、白芍、首乌、女贞子、酸枣仁。

（六）卵巢恶性肿瘤的综合治疗方案和争论的问题

卵巢恶性肿瘤的首次治疗方案的制定与预后有密切的关系。如首次治疗处理欠妥，纵使是早期病例，亦极易导致复发。复发性卵巢恶性肿瘤其疗效较差。因此对每例卵巢恶性肿瘤均应按个体的具体情况拟订较合理的治疗方案。目前对卵巢恶性肿瘤的治疗趋向于综合治疗，即有机地将手术、放疗、化疗和免疫（包括中医中药）等治疗手段结合起来，按个体的情况（病理类型、组织分化程度、病期和术后残余肿瘤的部位）灵活应用，可提高疗效。尽管国内外各地区的治疗方案有所不同，但目前的趋向是手术切除肿瘤，术后使用化疗或放疗，再以免疫疗法来巩固疗效。各类型的卵巢恶性肿瘤的处理方案如下：

1. 上皮性卵巢恶性肿瘤的处理原则 本类型卵巢癌瘤占全部卵巢恶性肿瘤的70%左右，好发于中老年人。手术是首选的方法，术后加用化疗或放疗和免疫治疗。

（1）Ⅰ期（包括Ⅰa、Ⅰb、Ⅰc）：以手术治疗为主，术式是采用全宫双附件、大网膜切除术。右膈下和盆底各留置导管一条，备术后腹腔化疗。术后应用冲击剂量、间歇、多疗程的化疗。尽可能给予腹盆腔内灌注化疗。通常应于术后2年内保持6个疗程以上的化疗。在每个化疗间歇期间佐以免疫治疗或中医中药治疗。有条件的Ⅰc患者可使用$^{32}$P盆腔内灌注治疗。肿瘤医院Ⅰ期卵巢恶性肿瘤纯手术治疗5年生存率为50%。而术后加用化疗生存率可达80%。

对此期患者在应不应该切除大网膜的问题上有所争论。主张切除者认为：早期卵巢癌（尤其是Ⅰc）亦可有镜下癌细胞在大网膜上的种植；大网膜的存在会干扰腹盆腔的抗癌药物和$^{32}$P的灌注治疗；大网膜切除有利于腹水的控制。反对切除者认为大网膜具防御功能，切除后可能减弱了腹盆的防御功能；同时认为大网膜如有转移时，亦可较易切除治愈。我们认为，在Ⅰ期卵巢癌的治疗中切除大网膜的手术利多弊少，从我们处理复发癌的实践证明，卵巢癌的大网膜复发转移率是非常高的，在作全宫附件切除的同时切除大网膜并不会增加手术的危险性，术后腹盆腔化疗对消灭术中遗漏的残余癌细胞是有力的措施。因此，大网膜应切除为好。Parker治疗Ⅰa的卵巢癌，手术切除大网膜和不切除大网膜其5年生存率有差异。前者达80%，后者仅50%左右。

对年轻需保留生育功能者的处理问题，我们认为，除病理类型是黏液腺癌和病理分级为高分化者可考虑患侧肿瘤附件切除外，其余皆需作上述术式。最近因使用VPB方案，对生殖细胞类恶性肿瘤取得较好的疗效，故亦有对此类肿瘤采用保留生育功能的术式。

（2）Ⅱ期（包括Ⅱa、Ⅱb、Ⅱc）：对能切除癌瘤的病例，原则上选择与Ⅰ期基本相同的术式，但对有盆腹膜转移者，应将盆腹膜转移灶切除之。如盆腔浸润灶深在，行上述手术的同时，还应考虑作同侧髂盆淋巴结的清扫术。术后辅以多疗程化疗和免疫治疗。对不能切除者，应先化疗或体外放疗。一旦估计肿瘤可以切除时，即行手术切除，术后再佐以放疗或化疗和免疫治疗。对手术切除不彻底者，应考虑术中作髂内动脉内置管，术后给予2个疗程以上的盆腔动脉灌注化疗。或同时佐以盆腔野放疗以提高疗效。待盆腔肿物基本消失后，再继续2年10疗程以上的化疗和免疫治疗。对术后盆腔残留癌灶，也可采用盆腔动脉灌注化疗。

（3）Ⅲ、Ⅳ期：于手术前先行化疗，Ⅲ期有无腹水，均可作腹腔灌注化疗1~2疗程，可使肿瘤缩小，至腹盆肿块能切除时，即及时手术。术式基本与Ⅱ期相同，对腹盆腔的所有转移灶，能切除的切勿姑息，尽可能切除之。术后与Ⅱ期同法辅以化疗或行腹盆放疗（全腹放疗时采用"条状移动"技术）和免疫治疗。肿瘤医院对晚期卵巢癌作肿物切除的同时切除被肿瘤侵犯的肠道、输尿管、膀胱32例，5年生存率为38%。其中1例肿瘤侵犯回肠上段并发生肠系膜淋巴结转移，手术除切肿瘤外，还切除一段回肠和清扫其肠系膜根部淋巴结。术后2年辅以12个疗程化疗和长期使用转移因子和内服中药，至今15年无瘤健在。

过去认为晚期卵巢癌手术治疗是无效的。经临床实践证明，对晚期卵巢癌作细胞减灭手术（即将能切除的肿瘤尽量切除之），使达到有疗效的体积时（每个独立癌灶直径＜2cm），再采用化疗或放疗和免疫治疗。此类广泛性切除是有效的。事实上卵巢癌瘤大块切除的好处有：

①消除心理上的影响。切除了大块肿瘤，使患者得到精神上的治疗；为辅以放疗和化疗创造条件。大瘤块的中心，瘤细胞常处于缺氧的状态，其放疗效果差（一般缺氧状态的癌细胞所需的放疗致死量，均为不缺氧癌细胞的3倍）。

②化疗对不同体积的癌灶均同样消灭99%的增殖期癌细胞，因此，小癌灶易被消灭；改变某些免疫反应的因素，使之朝着有利于机体抗肿瘤方向发展。

③大肿瘤块能释放出大量抗原，产生宿主的免疫抑制（免疫瘫痪），当切除大块肿瘤后，解除了宿主的免疫抑制，使之对重新种植的肿瘤抗原进行反抗，有利于对抗肿瘤。同时，在大块肿瘤存在的情况下，患者的血清中，可出现一种复合物–封闭抗体，它可能是抗体附着于肿瘤细胞表面的抗原位置的复合物，使机体具杀伤性能的淋巴细胞，不能去攻击肿瘤细胞。

④切除大块肿瘤后，即可除去存在于肿瘤表面的大量封闭抗体，使机体对肿瘤的细胞免疫机制得以恢复。

（4）有关腹盆腔淋巴切除的问题：一般反对作髂盆淋巴清扫术的理由是：胚胎期卵巢位于第十胸椎水平，如卵巢癌发生淋巴转移时常到此高度，然后再经纵隔到锁骨上区淋巴结，单纯作髂盆淋巴清扫术，未能达到目的，卵巢癌最常见的转移方式是腹盆腔播散；髂盆淋巴结的转移率较低。最近从文献统计中看到卵巢癌的腹主、髂盆淋巴转移率颇高，特别是中、晚期卵巢癌。我们从实践中发现，当卵巢癌侵及腹盆腔腹膜、宫体、阴道时，其腹主、髂盆淋巴转移率是高的，事实上卵巢淋巴，可通过同侧阔韧带引流至同侧盆髂淋巴结。但是否对卵巢癌瘤均需作常规腹和盆淋巴清除术，这要按个体不同情况和治疗单位技术力量而决定。对腹盆腔分配内侵犯较广泛或有发生宫体、宫颈、阴道等转移者应考虑行此手术。术后如淋巴结阳性时，除行腹腔化疗外，可加盆腔动脉灌注化疗或钴[60]腹髂盆区的外照射。

（5）二次探查手术的争论：手术的目的是对经综合治疗的卵巢癌病例，临床检查已无癌灶迹象，但是否真的治愈，是否应继续化疗，须经过探查手术以明确。赞成行此类手术者的理由是：明确有无腹盆腔内残留癌灶。确实已无癌灶时，停止化疗；如腹盆腔仍存癌灶，说明原化疗方案效果欠佳，除切除癌灶外，应改用新的化疗方案，或改用放疗。持怀疑态度者认为：二次探查手术已证实腹、盆腔无癌灶，但还有一些病例可以复发，Smith报道 23 例经二次探查，认为无癌的病例中，仍有 4 例复发死亡；残存癌灶在大多数情况下，不能彻底切除。我们认为：二次探查手术在目前卵巢癌的早期诊断的简易方法还未解决之前，是有其积极意义的。

2. 非上皮性的卵巢恶性肿瘤的处理原则：此类癌瘤占全部卵巢恶性肿瘤的 30% 左右，好发于青春期和儿童。儿童期的卵巢肿瘤约有 10% 是恶性的，多为胚胎细胞类的肿瘤，发展异常迅速，易出现腹水和肿瘤压迫症状。这可能与儿童的免疫防御力低下有关。此类肿瘤常发生腹膜淋巴结转移，且对化疗较敏感，采用盆腔动脉灌注化疗是较理想的疗法。个别类型，如无性细胞瘤对放疗敏感，可用放疗对付腹膜后转移灶。但对儿童应考虑其将来的发育，尽可能避免采用放疗。

（1）生殖细胞类恶性肿瘤：

①无性细胞瘤：好发于青少年，肿瘤医院统计 20 岁以下占 75%，预后较好。由于本瘤好发于青少年，治疗时须考虑保留生育功能和内分泌功能的问题，因此手术范围应慎重考虑。常规手术治疗是切除全宫、双附件、大网膜和作腹主动脉旁淋巴结活检。如腹膜后有淋巴转移，术后给予全腹放疗，再用特效抗癌药 N-甲溶肉瘤素和免疫疗法治疗。对早期、年轻病例可考虑仅行单侧附件的切除。但在手术时，应仔细检查对侧卵巢，如有可疑应行活检。因本癌瘤双侧发生率可达 10% ~ 15%。术后再使用 N-甲溶肉瘤素巩固疗效。成人剂量：0.15 ~ 0.2g 每晚临睡前服，一疗程量为 6 ~ 8g，间歇 4 ~ 8 周后可再作下一疗程化疗。肿瘤医院有一例经手术加化疗后带如拳大肿瘤出院，持续服用 N-甲溶肉瘤素，肿瘤消失，健在已 22 年。

②内胚窦瘤、胚胎瘤和绒癌：恶性度高，预后极其恶劣。对放疗不敏感，常规手术加联合化疗是较理想的方法。联合化疗方案以三联化疗较好（VCR 加 DDP 加 BLM）。有报道通过此方案治疗，可采用保留生育功能的保守术式。

③成熟型畸胎瘤恶变：一般是囊性畸胎瘤恶变，预后较胚胎癌好。但亦要视哪一类组织恶变。常规手术加联合化疗、免疫治疗是可取的综合疗法。术后复发病例再行切除加化疗，亦可取得良效。

（2）性索间质类恶性肿瘤：

1）颗粒细胞瘤和卵泡膜细胞瘤：分泌雌激素，预后极好。常规治疗是全宫、附件切除。有术后残余瘤者可于术后加化疗或放疗。对年轻的早期病例可仅作单侧附件切除术。本瘤复发时间可较迟，5年内复发占47.9%，5～10年占14.8%，25年以上占3.15%。

2）睾丸母细胞瘤和两性母细胞瘤：前者分泌雄激素，后者可具两性特征。处理原则与颗粒细胞瘤同。

3）转移性卵巢肿瘤的处理原则：此类癌瘤约占卵巢恶性肿瘤的10%，预后差。原发灶多来自消化道，但亦可来自乳腺和甲状腺。好发于中年，处理原则是尽可能切除较多的转移瘤和原发瘤，术后加化疗和免疫治疗。

4）复发性卵巢肿瘤的处理原则：卵巢恶性肿瘤首次治疗方案的选择是涉及预后好坏的关键，治疗后复发的卵巢恶性肿瘤预后较差，但如能结合不同病例的具体情况，订出周密的治疗计划，予以积极治疗还是可以取得较好的疗效。

首次术后复发的快慢与肿瘤的病理类型和治疗方法有关。就病理类型而言，以卵巢生殖细胞恶性肿瘤复发最快，上皮类卵巢恶性肿瘤次之，卵巢性索间质恶性肿瘤最慢。

这可以证明在卵巢肿瘤复发病例中，病理分化差的、恶性度高的癌瘤可在短期内复发；而病理分化程度好的、恶性度低的，其复发时间可较长。就首次治疗方法来看，以广泛手术切除较保守性手术切除复发为迟。

复发性卵巢恶性肿瘤应采用综合治疗。复发灶位于腹盆腔者，凡估计可以手术切除者，均应给予手术机会，术时将能切除的肿瘤皆切除，术后对限于盆腔复发的无性细胞瘤、颗粒细胞瘤和浆液细胞癌可考虑给予补充盆腔放疗；对胚胎性癌、绒癌、内胚窦癌或腹盆腔皆有复发灶的患者应以腹腔化疗为主的联合化疗。凡估计肿瘤不能手术切除者，应先给以化疗，待肿瘤缩小至能手术切除时，即应掌握好时机立即切除之，术后再按不同的病理类型和病灶部位补充放疗或化疗。复发灶位于阴道或外阴，可考虑给予盆腔动脉灌注化疗，待肿物缩小或控制后，行手术切除。阴道病灶亦可采用腔内镭疗。对较广泛的全身性转移者，如发生肺、骨锁上淋巴结等处的转移，应以全身化疗为主。

复发性卵巢恶性肿瘤预后的好坏，除与一般的预后因素有关外，还与手术后有无补充足够的化疗疗程和时间有关。化疗时间过短、疗程过少，疗效较差。一般认为化疗的巩固时间应不少于1年。而化疗疗程不少于12疗程。

目前各期卵巢恶性肿瘤最好的综合治疗方案，还未有定论。

## 妊娠期的卵巢恶性肿瘤

妊娠合并卵巢癌的发病率为1:18 000～25 000，卵巢癌合并妊娠约为2%～5%。这数字非但较妇女常见的宫颈癌和乳腺癌为低，而且也较非妊娠期妇女的卵巢癌（20%）明显为低。

理论上妊娠期盆腔充血、性激素的增加和免疫功能受到一定程度的抑制等均可导致卵巢癌瘤的迅速增大和促进其扩散、转移，但从一定的临床资料表明妊娠期和非妊娠的卵巢癌的预后，两者差异不大。妊娠期的卵巢恶性肿瘤预后因素取决于：临床分期、肿瘤类型、细胞分级和治疗手段。值得注意的是妊娠期的卵巢癌并发症较多。常见的并发症有：肿瘤蒂扭转、破裂和出血，自然分娩受碍和流产等。

【临床表现】

妊娠期与非妊娠的卵巢癌，主要的症状和体征雷同。主要表现为：腹胀、腹痛、胃肠道的功能紊乱和盆腹部肿物。

但妊娠期亦有其特点，表现为：

1. 腹急痛，腹胀　常为间歇性、含糊不清的下腹不适或腹部增大，伴胃肠消化紊乱，易与妊娠引起症状相混淆。

2. 急性腹痛可为：

（1）卵巢肿瘤引起的蒂部扭转　系妊娠时盆腔充血，骨盆漏斗韧带变长、变软，随着子宫增大卵巢肿瘤变位而产生。常发生在妊娠早期6~16周。如卵巢癌灶发生与周围组织粘连时，少见。

（2）卵巢肿瘤破裂　由于子宫不断增大，腹压增高，常可使癌瘤破裂，亦可发生在流产，分娩及子宫迅速缩小时。破裂后肿瘤内液外溢，刺激腹膜产生腹痛，同时还可发生破裂后出血。妊娠期的卵巢肿瘤破裂较非妊娠者常见，前者发生率达14%，后者仅2%~3%。

（3）难产　当分娩时，卵巢肿瘤位于盆腔，使胎头不易下降，影响阴道自然分娩。

（4）妊娠早期如发现无症状的卵巢囊肿，可能为生理性的妊娠黄体，常小于6cm，单侧性，到14周后可消失。B型超声可有助诊断。如卵巢肿物超过6~8cm，实性，双侧性应疑为赘生物。双侧性对称等大的卵巢肿物应考虑为转移癌，常见的卵巢转移癌多来自消化道癌（胃、结肠）和乳癌。

妊娠中、晚期或产后腹部迅速增大，除多胎妊娠，羊水过多或葡萄胎外，应考虑有无卵巢肿瘤的存在。虽然卵巢肿瘤的发现半数以上于妊娠早期，但亦有漏诊直至妊娠中、晚期，甚至于产后或剖宫产时才发现。

目前对卵巢恶性肿瘤的诊断，除少数具特异性肿瘤标志，可行检测外，余皆依靠综合临床资料予以分析诊断。如卵巢绒癌和某些混合型生殖细胞癌可采用HCG，内胚窦瘤应用甲胎蛋白（AFP），CA125检测上皮类肿瘤虽有所帮助，但检测面太狭，同时会出现假阳性或假阴性；

（5）剖腹探查　为目前最有效的早诊方法，它能准确了解肿瘤的病变范围，病理特点有利于准确分期和治疗。

剖腹探查的时机：除肿瘤为中晚期或出现并发症外，一般应选择在妊娠中期为宜。因此时（16~18周）胎盘已形成，可代替卵巢的妊娠黄体的功能，行剖腹探查其流产率较低（2%~3%），如在妊娠早期流产率可达30%~40%。

【诊断】

检测步骤与非妊娠同 - 仔细检查全腹，盆腔腹膜，对一切粘连和粗糙面均需分离和加以切除。同时需行多处活检包括：双结肠侧沟，大小肠系膜。系统检查隔下、肝、胃、脾、胰腺、腹主动脉旁淋巴结、大网膜以及盆腔脏器情况。大网膜和隔下如疑有恶性肿瘤时亦需活检。

依估计：横隔下转移率11%，23%；大网膜为2%（指上皮类肿瘤）。

【治疗】

主要根据临床分期、肿瘤组织类型，妊娠期限和对胎儿或生育的要求来制定治疗方案。

（一）上皮类卵巢肿瘤

为卵巢癌中最常见合并妊娠的类型。大部分为低度恶性或Ⅰa期者，因此可行单侧附件切除术。对侧卵巢要否活检仍有争论，可是由于浆液性腺癌，双侧卵巢发生率高达20～24%，而黏液性腺癌仅3%。故此，应按类型不同选择术式。手术时认真分期至为重要，甚至低度恶性的卵巢癌亦可有15%～20%超出卵巢。此类型超越Ⅰb或Ⅰb分化差者均应行根治性手术–全宫双附件、大网膜切除和腹腔术后灌注抗癌药，或采用细胞减灭手术。对妊娠中、后期或珍贵胎儿可考虑先行保守手术，待分娩后再行根治性手术加术后化疗或放疗。

近年来，对中晚期上皮类卵巢癌采用腹膜后淋巴结清扫术，发现盆腔淋巴结和腹主动脉旁淋巴结阳性率较高。我们对50例上皮类卵巢癌在行根治性或细胞减灭手术的同时，行盆腔淋巴清扫术，结果阳性率为28%。切除腹膜后淋巴能否增加生存率，目前还不能下结论，但从细胞减灭术观点看来应有好处的。

上皮类卵巢肿瘤合并妊娠的5年生存率：临界性肿瘤：早期为90%～100%，稍晚期为70%。浸润性癌：Ⅰ期65%，Ⅱ期40%，Ⅲ～Ⅳ期10%。

（二）生殖细胞类肿瘤

多发于20～30岁，为常见合并妊娠的肿瘤。由于此类型肿瘤发展快，更易发生扭转，多为单侧。

1. 无性细胞瘤　为此类型中较常见者。易发生扭转和种植于直肠窝。以右侧较常见，占60%左右。早期作单侧附件切除术加对侧卵巢活检是适合的。但应注意有33%具潜在性镜下转移中、晚期需行根治性手术加腹膜后淋巴清扫（因易发生淋巴道转移），如有淋巴结转移可在结束妊娠后，转移侧加放疗和/或加化疗。

此类肿瘤90%以上复发者在3年内发生，故应在此时期加强随诊。

无性细胞瘤合并妊娠的5年生存率为：Ⅰ期91%，Ⅲ期淋巴转移者为74%，腹腔转移者为24%。

2. 内胚窦瘤　预后较无性细胞瘤差，但较少见合并妊娠，至1983年止文献记录仅8例。由于此肿瘤生长极快，50%主诉出现症状在10d左右。就诊时多为早期，单侧，可行单侧附件切除，不需作对侧卵巢活检。有时可出现对侧卵巢囊性畸胎瘤。中晚期需行根治性手术或细胞减灭手术。

此类肿瘤单纯手术治疗复发率高，甚至Ⅰ期也如此，且对放疗不敏感，需于妊娠结束后行如下方案联合化疗。

（1）VAC方案：长春新碱、放线菌素D、环磷酰胺

（2）VAB方案：长春新碱，博来霉素，顺铂

以往手术治疗，95%死于2年内，自用化疗后2年生存率Ⅰ～Ⅱ期为100%，Ⅲ～Ⅳ期为50%。由于此类肿瘤生长迅速，需在手术后2周内开始化疗，但如需化疗时必须终止妊娠。

3. 其他　未成熟畸胎瘤、胚胎癌、绒癌、混合型生殖细胞瘤等合并妊娠极少。处理这些肿瘤时，可采用保守手术加VAB或VAC方案化疗。

（三）性索间质肿瘤

极少合并妊娠。本类肿瘤虽能分泌性激素（包括：女性激素和男性激素），但在妊娠期有胎盘激素的影响，使颗粒细胞瘤和卵泡膜细胞瘤所分泌的雌激素表现不突出。

睾丸细胞瘤虽能产生雄性激素但亦为妊娠内分泌变化所遮盖，表现不明显。此类肿瘤大部分为单侧，对侧卵巢受侵犯不常见，但极易破裂。Young报道（1984年），37例此类肿瘤合并妊娠，其破裂率达28%，破裂常在分娩时或刚结束时发生。

Ⅰ期颗粒细胞瘤预后极好。但应注意具"迟缓性"复发。其复发常发生在3～5年后。10年生存率为86%～96%，中晚期为26%～49%。此瘤破裂后会影响其预后，25年的生存率未破裂者Ⅰ期为86%，而发生破裂者仅60%。

治疗方法与分化好的肿瘤者同。早期保守治疗，晚期需行根治术。

（四）非特异性间质肿瘤

此类肿瘤合并妊娠非常罕见，处理方法与非妊娠者同。

总之，卵巢癌合并妊娠相对较为少见。一般说来，由于有妊娠较易早期发现，同时病理类型恶性度较小，其预后较非妊娠者好。对早期病例采用保守治疗，以保留其生育功能，但中、晚病例仍需彻底治疗，不应姑息。

（玛依热·阿吉）

# 第五节　输卵管肿瘤

输卵管肿瘤有良性和恶性两类。输卵管良性肿瘤极少见，其组织类型多，以腺瘤样瘤居多，乳头状瘤、血管瘤、平滑肌瘤、脂肪瘤等均极罕见。由于肿瘤体积小，无症状，术前难以诊断，预后良好。

输卵管恶性肿瘤有原发和继发两种，绝大多数为继发癌，占输卵管恶性肿瘤的80%～90%，原发灶多数位于卵巢和宫体，也可由对侧输卵管、宫颈癌、直肠癌、乳腺癌、转移而来。主要通过淋巴道转移。症状、体征和治疗取决于原发灶、预后不良。

# 原发性输卵管癌

原发性输卵管癌是少见的妇科恶性肿瘤，约占女性生殖道恶性肿瘤的 0.5%。以 40～65 岁居多，平均年龄 52 岁。多发生于绝经后期妇女。

【病因】

病因不明。70% 患者有慢性输卵管炎，50% 有不孕史，单侧输卵管癌患者的对侧输卵管经病理检查多有炎性改变，推断慢性炎症刺激可能是发病的诱因。慢性输卵管炎多见，输卵管癌却罕见，炎症并非是唯一诱因。

【病理】

多单侧发生，好发于输卵管壶腹部，病灶始于黏膜层。早期呈结节状增大，病程逐渐进展，输卵管增粗呈不规则形或腊肠形。切面见输卵管腔扩大且壁薄，有乳头状或菜花状赘生物。伞端有时封闭，内有血性液体，外观类似输卵管积水。镜下为腺癌，根据癌细胞分化程度及组织结构分为 3 级：Ⅰ级为乳头状癌，分化较好，细胞呈柱状，无纤毛，核分裂象少见，细胞形成乳头，基本不侵犯周围组织，恶性程度低；Ⅱ级为乳头状腺泡癌，细胞分化程度高，核分裂象少到中等，癌细胞形成乳头状，也形成腺泡型，常侵犯输卵管浅层，恶性程度高；Ⅲ级为腺泡髓样癌，核分裂象多，形成腺泡和实质性片块，乳头很少，侵犯广泛，恶性程度最高。

【转移途径】

转移途径有：①局部扩散：脱落的癌细胞经开放的输卵管伞端转移至腹腔，种植在腹膜、大网膜、肠表面，也可直接侵入输卵管壁肌层，然后蔓延至邻近器官。②淋巴转移：子宫、卵巢与输卵管间有丰富的淋巴管沟通，常被累及。经淋巴管转移到腹主动脉旁淋巴结或盆腔淋巴结。③血行转移：晚期可通过血液循环转移至肺、脑、肝、肾等器官。

【临床表现】

早期多无症状，易被忽视或延误诊断。随病变发展，临床上表现为阴道排液、腹痛和盆腔肿块，称输卵管癌"三联征"。

1. 阴道排液　最常见。排液为浆液性黄水，一般无臭味，量多少不一，常呈间歇性，有时为血性。当癌灶坏死或浸润血管时，可出现阴道流血。

2. 腹痛　一般为患侧下腹钝痛，为输卵管膨大所致。有时呈阵发性绞痛，为输卵管痉挛性收缩引起。当阴道排出大量液体后，疼痛随之缓解，少数出现剧烈腹痛，则系并发症引起。

3. 盆腔肿块　部分患者可扪及下腹部肿块，大小不一，表面光滑。妇科检查可扪及肿块，位于子宫一侧或后方，活动受限或固定不动。肿块因液体自阴道排出缩小，液体积聚后可再增大。

4. 腹水　较少见，呈淡黄色或血性。

【诊断】

因少见易被忽略，输卵管位于盆腔内不易扪及，检查不易准确，症状不明显，术前诊断率极低而常误诊。辅助检查有助于提高术前诊断率，常用方法有：

1. B 型超声检查　能确定肿块部位、大小、性状及有无腹水等。

2. 阴道细胞学检查　宫颈和宫腔细胞学检查阴性，而涂片见不典型腺上皮纤毛细胞，提示有输卵管癌可能。

3. 分段刮宫　细胞学检查为腺细胞，排除宫颈癌和子宫内膜癌后，应高度怀疑为输卵管癌。

4. 腹腔镜检查　见输卵管增粗，外观似输卵管积水，呈茄子形态，有时可见到赘生物。

5. CT、MRI　CT 和 MRI 比超声检查更清晰，对分期、腹膜后淋巴结是否增大及治疗的判断更有价值。

【鉴别诊断】

输卵管癌与卵巢肿瘤、输卵管卵巢囊肿不易鉴别。有阴道排液需与子宫内膜癌鉴别。若不能排除输卵管癌，应尽早剖腹探查确诊。

【治疗】

治疗原则以手术为主，辅以化疗、放疗的综合治疗，应强调首次治疗的彻底性和计划性。手术范围应包括全子宫、双侧附件及大网膜切除术。癌肿已扩散至盆腔或腹腔，应按卵巢上皮性癌进行处理，应尽可能大块切除肿瘤，行肿瘤细胞减灭术及盆腔淋巴结切除术。术后辅以化疗和放疗。

【预后】

输卵管癌的组织学类型、预后相关因素及预后均与卵巢癌相似。早期输卵管癌的预后比早期卵巢癌差；输卵管癌淋巴转移率显著升高。随着本病术前诊断率的逐步提高与恰当的治疗，输卵管癌的预后已较前改善，5 年存活率约为 40%。预后与临床期别密切相关。早期及输卵管伞端闭锁的病例预后良好。

【随访】

治疗后的第 1 年，每 3 个月复查 1 次；随访间隔可逐渐延长，到 5 年后每 4 - 6 个月复查 1 次。

（玛依热·阿吉）

# 第八章 子宫内膜异位症和子宫腺肌病

当具有生长功能的子宫内膜组织出现在子宫腔被覆黏膜以外的其他部位时，称为子宫内膜异位症。虽然异位子宫内膜可生长在远离盆腔的部位，但绝大多数病灶出现在盆腔内生殖器及其邻近器官的腹膜上，故通常称为盆腔子宫内膜异位症。子宫内膜亦可出现和生长在子宫肌层内，称为子宫腺肌病（adenomyosis of the uterus）。子宫腺肌病与子宫内膜异位症虽均为内膜异位引起的疾病，而且两者可合并存在，但它们的病因不同，临床表现也有差异。

## 第一节 子宫内膜异位症

子宫内膜异位症发病率近年明显增高，已成为妇科常见病。估计人群中15%的妇女患子宫内膜异位症。据北大一院统计，子宫内膜异位症在该院妇科病房住院患者中的构成比近年来已达15%～20%，约占同期腹部手术总数的25%。发病率上升的主要原因与腹腔镜手术的广泛应用、人们对子宫内膜异位症认识的提高有密切的关系，也可能人群中的发病率确实上升。

【发病机制】

子宫内膜异位症虽为良性病变，但具有类似恶性肿瘤的局部种植、浸润生长及远处转移能力。其发病机制尚未完全阐明，目前有下列学说。

（一）种植学说

Sampson（1921）最早提出，经血中所含子宫内膜细胞可随经血经输卵管流入腹腔（即经血逆流）种植于卵巢和邻近的盆腔腹膜，并在该处继续生长和蔓延，以致形成盆腔子宫内膜异位症。大量研究证明，月经血中确实有活的子宫内膜细胞，含有活子宫内膜细胞的月经血，也确实能通过输卵管流到盆腔，其中的内膜细胞也确实能存活下来。先天性宫颈狭窄或阴道闭锁等经血潴留患者常并发子宫内膜异位症，说明经血逆流可导致内膜种植。剖宫取胎或剖宫产术后的手术瘢痕子宫内膜异位症，或分娩后会阴切口子宫内膜异位症，都是子宫内膜在切口处直接种植的证据。猕猴实验也证实使经血直接流入腹腔可形成典型的盆腔子宫内膜异位症，故目前种植学说已被人们所公认。不过，研究发现，70%～90%妇女有经血逆流，但仅少数发生子宫内膜异位症，因而推测在经血逆流的基础上，可能还有其他众多的因素参与。

1. 免疫因素　子宫内膜异位症可能是一种自身免疫性疾病。研究表明，子宫内膜异位症患者IgG及抗子宫内膜自身抗体较对照组明显增加，自然杀伤细胞（NK细胞）活性明显降低，可能不足以清除月经期逆流入腹腔的内膜细胞，容易导致子宫内膜异位症。但免疫功能异常与子宫内膜异位症的因果关系仍有待确定。

2. 细胞黏附异常　细胞与细胞、细胞与细胞外基质间的黏附作用为多细胞生物的基本生物学现象。经血逆流进入腹腔的内膜细胞必须先和腹膜发生黏附，子宫内膜细胞之间也需要黏附、积聚成团，才可能成功地种植生长。黏附异常在子宫内膜异位症发病过程中可能起到不可忽视的作用，已引起国内外学者的重视。

3. 血管生成　经血逆流进入腹腔的内膜细胞和腹膜发生黏附后必须获得足够血液供应，即局部有新生血管形成后才能持续存活生长。早期红色子宫内膜异位症病灶即含有丰富的血管。近年来有证据表明，子宫内膜异位症患者腹腔液血管生成因子增多，血管发生可能参与了子宫内膜异位症的发病过程。

4. 异位子宫内膜细胞侵蚀能力增加　异位子宫内膜组织像肿瘤一样，可向周围浸润生长，说明细胞侵蚀能力增加。腹腔液中有许多生长因子、酶和酶抑制因子等，它们对异位子宫内膜细胞种植、浸润和播散起重要作用。

（二）淋巴及静脉播散学说

一些学者在盆腔淋巴管和淋巴结中发现镜下子宫内膜组织，有些学者在盆腔静脉中亦发现有子宫内膜组织，所以提出子宫内膜细胞可以通过淋巴或静脉转移种植，远离盆腔部位的器官如肺、胸摸、四肢骨骼肌肉等处的子宫内膜异位症可能是这种播散种植的结果。然而，这些部位子宫内膜异位症临床均罕见，因此，该假说只能解释很少数子宫内膜异位症的发病原因。

（三）体腔上皮化生学说

卵巢生发上皮、盆腔腹膜都由胚胎期具有高度化生潜能的体腔上皮分化而来。MeyeI认为这些由体腔上皮分化而来的组织，当受到经血、慢性炎症或持续性激素刺激后，均可被激活而化生为子宫内膜样组织，导致子宫内膜异位症的发病，但迄今为止，该学说尚无充分的临床或实验依据。

（四）遗传因素

流行病学调查还发现妇女直系亲属中有患此病者，其发病的可能性较对照组明显增加，提示此病与遗传有关，可能为一种多基因遗传。近年来，人们试图寻找出和子宫内膜异位症发病有关的基因，但至今尚无明确结论。

虽然子宫内膜异位症发病机制的学说甚多，但尚无一种可以解释全部子宫内膜异位症的发病，不同部位子宫内膜异位症可能有不同的发病机制，子宫内膜异位症发病很可能是包括基因遗传在内许多因素共同作用的结果。

【病理】

（一）发病部位

异位子宫内膜可出现在身体不同部位，但绝大多数位于盆腔内，其中盆腔腹膜子宫内膜异位症约占75%；卵巢受累达半数以上，两侧卵巢同时波及者约50%；约7%～37%累及肠管；16%累及泌尿道。盆腔外子宫内膜异位症常见于剖宫产和侧切手术的瘢痕处，罕见于脐、肺、肌肉、骨骼、胃、肝脏、眼和脑等处。

（二）大体病理

1. 含色素性病灶　包括紫蓝色结节、血性囊泡、散在烧灼样灶、含铁血黄素着色、点状出血斑、浆膜下出血等。卵巢病变早期在其表面及皮层中可见紫褐色斑点或小泡。随着病变进展，卵巢内的异位子宫内膜因反复出血而形成囊肿，以单个常见，称为子宫内膜异位囊肿。因内含暗褐色黏稠状陈旧血，状似巧克力液体，故又称为巧克力囊肿。

子宫内膜异位囊肿可分为两型。Ⅰ型为原发性子宫内膜异位囊肿，较少见，直径1～2cm大小，含深褐色液体，是表浅子宫内膜异位病灶发展的结果。Ⅱ型为继发性子宫内膜异位囊肿，它是卵巢功能性囊肿如黄体囊肿或滤泡囊肿与子宫内膜异位病灶共同形成的。临床最常见，较大，虽然直径多在6cm以下，但最大可达25cm左右：由于经期时囊肿内出血增多使囊腔内压力增高，囊壁可出现小的破裂及少量血液渗漏，但裂孔随即被漏出物引起的腹膜炎性反应和组织纤维化所闭合，并导致卵巢与邻近的子宫、阔韧带及乙状结肠等紧密粘连，故卵巢多固定、不能活动。手术时若分离卵巢与其周围组织的粘连，囊壁往往破裂。卵巢与周围组织紧密粘连是子宫内膜异位囊肿特征之一，借此可与其他出血性卵巢囊肿鉴别。

2. 无色素性病灶　包括透明小水泡、浆液性囊泡和表面隆起等。

3. 继发性病变　多为晚期病变，包括粘连与挛缩状瘢痕。阔韧带后叶和直肠子宫陷凹处可见膜状粘连形成的腹膜袋，袋底有时可见紫蓝色结节。直肠子宫陷凹有致密粘连，直肠和结肠与子宫内膜异位囊肿之间常有粘连。

（三）显微镜下检查

1. 早期子宫内膜异位病灶中可见到子宫内膜上皮、内膜腺体或腺样结构、内膜间质及出血。

2. 有时临床表现典型，但子宫内膜异位症的组织病理特征极少。镜检时能找到少量内膜间质细胞即可确诊。

3. 若临床表现和术中所见大体病理改变很典型，即使镜检仅能在卵巢的囊壁中发现红细胞、含铁血黄素或含铁血黄素的巨噬细胞等出血证据，也应视为子宫内膜异位症。

4. 异位子宫内膜可随月经周期变化而出现增生和分泌改变，但不一定与子宫内膜同步，以增生期改变多见，可能与异位子宫内膜的周围组织纤维化导致血供不足有关。

5. 异位子宫内膜可出现非典型增生，少数发生恶变，多为卵巢子宫内膜样癌或透明细胞癌。

【临床表现】

（一）症状

因人而异，与病变侵犯部位、病灶浸润深度有很大关系，约20%患者无明显不适。此病多见于30～40岁生育年龄的妇女，初潮前无发病者，绝经后或切除卵巢后异位子宫内膜组织逐渐萎缩吸收，症状消失。

1. 疼痛

（1）痛经：是子宫内膜异位症的主要症状。约2/3患者有痛经，多为继发性，呈进行性加重。疼痛多位于下腹及腰骶部，可放射至肛门、会阴、阴道或大腿，通常月经来潮前1~2d即开始，可贯穿整个月经期。疼痛的程度和病灶大小不一定成正比，而与病灶的部位及浸润深度有关，如较大的子宫内膜异位囊肿可能疼痛较轻，而宫骶韧带上的结节病灶可导致剧烈痛经。偶有周期性腹痛出现稍晚而与月经不同步者。

（2）非经期下腹痛：约1/3患者有月经期以外的盆腔疼痛。

（3）深部性交痛：约20%~30%患者有此症状。

（4）经期肛门坠痛或抽痛：约1/3患者有此症状。

（5）急腹痛：子宫内膜异位囊肿破裂可引起突发性剧烈腹痛，伴恶心、呕吐和肛门坠胀。疼痛多发生在月经期或其前后。

（6）盆腔外疼痛及出血：身体其他任何部位有内膜异位种植和生长时，均可在病变部位出现周期性疼痛、出血或肿物增大。

2. 月经失调　约15%患者伴有经量增多或经期延长，少数出现经前点滴出血。月经失调可能与卵巢不排卵、黄体功能不足，也可能与同时合并的子宫腺肌病或子宫肌瘤有关。

3. 不孕　高达40%。重度子宫内膜异位症患者不孕原因可能与盆腔内器官广泛粘连和输卵管蠕动减弱，从而影响卵子的排出、摄取及受精卵的运行有关。然而，轻度患者也可有不孕，说明不孕的原因并非单纯盆腔解剖异常所致。这些患者不孕还可能与下列因素有关：①黄体期功能不足；②黄素化未破裂卵泡综合征（luteinized unruptured follicular syndrome，LUFS）；③自身免疫反应；④相对高催乳素血症；⑤卵细胞受精能力下降。

（二）体征

怀疑为子宫内膜异位症时要做三合诊检查。典型者子宫多后倾固定，直肠子宫陷凹、子宫骶骨韧带、子宫后壁下段等部位扪及触痛性硬结，单侧或两侧附件处扪到与子宫相连、活动差的囊性偏实性包块，常有轻压痛。有时可在阴道后穹隆部扪及结节或包块，甚至可看到隆起的紫蓝色结节，破裂后流出咖啡色液体。

【诊断及鉴别诊断】

育龄妇女有进行性痛经和不孕史，妇科检查时扪及盆腔内有触痛性硬结或子宫旁有不活动的囊性包块，可初步诊断为子宫内膜异位症。临床常用的辅助检查如下。

（一）超声检查

用于确定子宫内膜异位囊肿的位置、大小和形状，并可发现盆腔检查时未能扪及的包块。典型的子宫内膜异位囊肿表现为在子宫的后方或侧方，包膜粗糙，内为密集细小强光点反射或不规则反射，彩色超声囊内无血流。

（二）CA125测定

CA125为卵巢癌相关抗原，血清CA125升高主要见于卵巢浆液性囊腺癌。轻度子宫内膜异位症患者血 CA125 水平多正常，有子宫内膜异位囊肿、病灶浸润较深、盆腔粘连广泛者血 CA125 多为阳性，一般为轻度升高，多不超过 200U/mL。定期测乏血 CA125 可用于疗效观察或追踪随访。需注意，妇女月经期血清 CA125 会明显升高，子宫内膜异位症患者升高幅度更大。此外，CA125 升高值卵巢癌与子宫内膜异位症两者间有一定重叠，故不能单独依靠此测定值将两者加以鉴别。

（三）腹腔镜检查

是诊断子宫内膜异位症的最佳方法，特别是对不明原因不育或腹痛者是首选诊断手段。镜下看到典型子宫内膜异位症病灶，即可确定诊断，可疑时取活体组织检查。此外，美国生殖医学协会制定的子宫内膜异位症分期（1985 年）也只有在腹腔镜手术或剖腹探查的直视下方可确定。

子宫内膜异位症需与下列疾病相鉴别：①卵巢恶性肿瘤：若诊断不明确，应尽早手术探查；②盆腔炎性包块：抗感染治疗有效；③子宫腺肌病：子宫多均匀增大，质地较硬，但此病常合并盆腔子宫内膜异位症。

【治疗】

子宫内膜异位症的治疗以手术为主，辅以药物治疗。应根据患者年龄、病情轻重和有无生育要求等综合考虑。原则上症状轻微者采用期待疗法，轻度伴不孕的患者可先行药物治疗；病变较重者行保守性手术；无生育要求的重度患者可采用子宫切除术辅以药物治疗；症状和病变均严重、年龄较大、无生育要求者可行根治性手术。

（一）期待疗法

对微型、无症状或症状轻微且无明显体征，或仅于子宫骶韧带处扪及一些结节，可不治疗，每 3～6 个月随访 1 次。对希望生育的患者，应鼓励其妊娠，合并排卵异常时应积极促排卵。一般在妊娠期间，病变组织多坏死、萎缩，分娩后症状可缓解数年。随访期间病情加剧时，应改为其他较积极的治疗方法。

（二）药物治疗

适用于病情较轻、无明显子宫内膜异位囊肿者。由于妊娠闭经和绝经可消除痛经及经血逆流，并能导致异位子宫内膜萎缩退化，故用激素类药物引起闭经，模拟妊娠和绝经已成为临床上治疗子宫内膜异位症的主要方法。疗程一般为 6～9 个月。若作为手术前后的辅助治疗，疗程可缩短为 3～6 个月。但雌孕激素类药物因可导致盆腔充血，一般不术前使用。

1. 达那唑 具有轻度雄激素作用，是治疗子宫内膜异位症有效的传统药物。达那唑治疗又称为假绝经疗法。自月经期第 1～5d 内开始服用，200mg/次，2～3 次/d，连服半年。以闭经为准，最高剂量为 800mg/d。服药后疼痛常迅速减轻或消失。常见副反应有体重增加、阴道不规则出血、痤疮、皮脂增加和转氨酶升高。其他有水肿、乳房缩小、多毛、声音改变、头痛、潮热、性欲减退、肌痛性痉挛等，患者多能耐受，很少因此而停药。用药期间应每月检查肝功能。对转氨酶明显升高者，宜及时停药并给予保肝治疗，一般 2～4 周内转氨酶恢复正常。停服达那唑后 4～6 周月经恢复，即可考虑受孕，停药后 2 年内受孕率约为 50%。

2. 内美通或孕三烯酮　为 19 - 去甲睾酮的衍生物,具有较强的抗孕激素作用和抗雌激素作用。自月经第 1d 开始服用,2.5mg/次,2 次/周,若不闭经,可增加至每周 3 ~ 4 次,连服半年。治疗效果与服药注意事项同达那唑,不良反应较达那唑轻。

3. 促性腺激素释放激素激动剂 (gonadotropin - releasing hormone agonists,GnRH - a)为多肽化合物,与 GnRH 的不同之处在于,其第 6 位氨基酸 (甘氨酸) 为其他氨基酸取代,而且改变或去掉了第 10 位氨基酸的结构。化学结构改变后,其生物活性为天然激素的 80 ~ 100 倍。长期连续使用 GnRH - a 后通过对垂体产生降调节作用,使垂体分泌的促性腺激素减少,患者血雌孕激素水平下降达到绝经期水平,出现闭经,故此疗法又称为"药物性卵巢切除"。

常用 GnRH - a 有戈舍瑞林 (3.6mg/支,皮下注射)、醋酸亮丙瑞林 (3.75mg/安瓿,皮下注射) 和曲普瑞林 (3.75mg/安瓿,肌内注封)。自月经期第 1 ~ 5d 内开始注射,每 4 周 1 针,疗程 6 个月。每次变换注射部位。用量一般无须调整。用药后 2 周内可因短暂血雌激素水平上升引起一过性疼痛加重和乳房胀痛,此后不良反应主要为低雌激素引起的类似围绝经期的症状,如潮热、出汗、性情急躁、头痛、失眠、阴道干涩、性欲改变、抑郁、乳房缩小等。雄激素作用少见,体重一般不增加,对血脂及肝功能一般无影响。患者用药后第 2 个月开始闭经,停药后 70d 左右恢复月经。

用药超过 6 个月时,要注意骨质丢失。现多主张从用药第 2 ~ 3 个月开始补充小剂量雌激素和孕激素,即所谓的"反向添加疗法",如每天服倍美力 0.3 ~ 0.625mg 和甲羟黄体酮 2 ~ 5mg,或每天服利维爱 1.25 ~ 2.5mg。近年来有趋势将现用剂量减半使用即减量治疗,疗效同全量,但低雌激素症状减轻,骨质丢失明显减少。

4. 孕激素类药物　常用妇康片、甲地黄体酮和甲羟黄体酮等,用量为 5 ~ 10mg/d,连用半年。若出现突破性出血,可每日加服己烯雌酚 0.25mg 或 0.5mg。不良反应有恶心、腹胀和体重增加等。孕激素类药物促生育作用较小,用药期间亦应定期检查肝功能。

5. 雌激素 + 孕激素　大剂量孕激素加上少量雌激素使患者闭经的疗法称假孕疗法。因不良反应较大,现多采用短效避孕药,1 ~ 2 片/d,以闭经为准,连服 6 ~ 9 个月,疗效和假孕疗法相似,且不良反应轻。因为雌孕激素会刺激子宫肌瘤长大,故有肌瘤者慎用或在严密监视下使用。

(三) 手术治疗

1. 手术原则

(1) 腹腔镜手术具有创伤小、恢复快和术后盆腔粘连少等优点,术后症状缓解率及妊娠率亦达到开腹手术的效果。对有条件和技术的医院,首选腹腔镜手术治疗。

(2) 对巨大子宫内膜异位囊肿、估计有广泛肠粘连、需行肠切除术或判定为很复杂的手术以开腹手术为宜。

(3) 对有肠道症状和 (或) 肿块、疑有深部浸润病灶者应做好肠道消毒准备。

（4）生殖系外子宫内膜异位症多需手术治疗。对位于重要脏器内或较大的子宫内膜异位症病灶，术前可使用药物治疗 3 ~ 6 个月，以缩小病灶，减轻充血和术中出血，提高手术的安全性和成功率。

2. 术式

（1）保守性手术：保留卵巢和子宫，仅切除子宫内膜异位病灶。适用于年轻、要求保留生育功能的各期子宫内膜异位症患者。手术包括：①分离盆腔粘连；②剥除或切除子宫内膜异位囊肿；③去除子宫内膜异位症病灶，但对输尿管和肠管表面的病灶 . 忌用单极电凝，以防损伤；④若一侧附件病变严重，而对侧附件正常，也可考虑切除患侧附件：⑤合并有子宫肌瘤或子宫腺肌瘤者，应同时予以剔除；⑥对中下腹痛经明显者。可行子宫神经去除术或骶前神经切除术；⑦对后位子宫，可同时行子宫悬吊术；⑧对不孕者，应同时行输卵管亚甲蓝通液，若输卵管阻塞，予以处理。剥除较大的子宫内膜异位囊肿时，应尽可能多保留正常卵巢组织，避免损伤卵巢门的血液供应。对有残余病灶或短期内无生育要求者，术后宜行药物治疗 3 ~ 6 个月。

（2）子宫切除术：切除异位病灶的同时切除子宫，至少要保留部分卵巢。子宫切除后异位症复发机会减少。适用于无生育要求，有明显下腹中部痛经、伴有明显子宫病变如子宫腺肌病或子宫肌瘤、保守性手术术后复发者。对有残余病灶或中重度患者术后宜行药物治疗 3 ~ 6 个月。

（3）根治性手术：切除两侧卵巢，同时切除子宫。适用于年龄较大，肠道子宫内膜异位症伴明显直肠痛或消化道症状；盆腔外如肺、胸膜、肢体肌肉等子宫内膜异位症，药物和手术治疗失败者。卵巢切除后即使体内有残余子宫内膜异位症病灶，也将逐渐萎缩退化甚至消失。

（四）助孕疗法

对不孕患者按子宫内膜异位症治疗后仍不能妊娠，或年龄较大妊娠困难者，应及时使用助孕技术如宫腔内人工授精及 IVF – ET 等促进妊娠。子宫内膜异位症患者的卵子质量下降，加上种种其他原因，妊娠成功率一般相对较低。

【预防】

因病因不完全清楚，预防困难，但若注意以下几点，可起到一定的预防作用。

（一）减少医源性子宫内膜种植的机会

腹部和会阴侧切切口的子宫内膜异位症是手术中子宫内膜种植造成的。因此，术中应注意保护切口，术毕应彻底冲洗切口。为减少将子宫内膜带至盆腔或发病部位，月经期一般不应做盆腔检查，宫颈手术应在月经干净后 3 ~ 7d 内进行。人流最好不做或少做，要正确使用负压。月经期尽量不做绝育。月经量多者尽量不用普通宫内节育器避孕。

（二）积极治疗高危因素

应注意发现并积极治疗宫颈狭窄、生殖道梗阻。月经期不做剧烈运动，并应避免高度精神紧张。积极治疗重度原发性痛经和月经过多对子宫内膜异位症也可能有预防作用。有子宫内膜异位症家族史者应定期做妇科检查，以便及时发现子宫内膜异位症，及时治疗。提倡晚婚，但宜适时生育。

（三）其他

有规律的体育运动有可能减少子宫内膜异位症的发生。长期服用避孕药亦可能有一定预防作用。

（玛依热·阿吉）

# 第二节　子宫腺肌病

正常情况下子宫肌层内可有少许子宫内膜组织，当内膜侵入肌层达一个高倍视野以上时即为子宫腺肌病。本病多发生于 30～50 岁经产妇，约半数患者合并子宫肌瘤，约 15% ～45% 患者合并盆腔子宫内膜异位症。对尸检及因病切除的子宫作连续切片检查，10% ～47% 的子宫肌层中可见子宫内膜组织，其中 30% 无症状。

【病因】

尚不十分清楚。通过对子宫腺肌病标本进行连续病理切片检查，发现子宫肌层中的内膜病灶与宫腔内膜有些是直接相连的，故认为本病是基底层子宫内膜侵入肌层生长所致，妊娠、刮宫、人工流产及分娩等造成的子宫内膜基底层损伤和子宫腺肌病发病有密切关系。此外，实验表明高催乳素血症可诱发鼠子宫腺肌病的发生，高雌孕激素水平亦可促进它的发病，子宫腺肌病常合并有子宫肌瘤和子宫内膜增生过长，也提示基底层子宫内膜侵入肌层还可能与高水平雌、孕激素及催乳素的刺激有关。

【病理】

分为弥漫型和局限型两种。弥漫型常见，子宫多呈均匀性增大，一般不超过 12 周妊娠子宫大小。子宫内病灶一般为弥漫性生长，但后壁更明显，故后壁常较前壁厚。病灶处肌层明显增厚变硬，粗厚的肌纤维内常见黄褐色或蓝色小囊腔，腔内为咖啡色稀薄液体。局限型指异位子宫内膜在局部肌层中生长形成肿块，又称为子宫腺肌瘤，但它不同于肌瘤，无假包膜，与周围的肌层无明显分界，因而难以将其自肌层剔除。镜检肌层内有呈岛状分布的子宫内膜腺体与间质，由于它们多来源于基底层内膜，对卵巢激素尤其是孕激素不敏感，故常处于增生期，但局部区域可有分泌期改变。

【临床表现及诊断】

1. 痛经　约 70% ～80% 的患者有痛经，多表现为继发性痛经伴进行性加重，其程度较重，常需用止痛药物。随着病情发展，疼痛可延长至经前后一段时间。

2. 月经过多　是子宫腺肌病的另一主要症状，约 1/3 出现贫血。少数患者发生大量出血，易误诊为功能性子宫出血。年轻患者可伴不孕。

3. 盆腔检查　子宫增大、较硬，若超过 12 孕周大小，可能合并子宫肌瘤。

4. 超声检查　子宫增大，肌层增厚，一般后壁更明显，致内膜线前移。病灶常为等回声或稍强回声，与周围无明显界限，有时其间可见点状低回声。阴道超声检查可提高诊断的阳性率及准确性。

5. 核磁共振　是诊断子宫腺肌病最可靠的非创伤性方法。

6. 子宫腺肌病　患者血 CA125 水平可明显升高，而且，子宫越大，CA125 水平越高。但子宫腺肌病的确诊仍依靠病理检查。

【治疗】

应视患者症状、年龄及有无生育要求而定。

（一）手术治疗

1. 子宫切除术　为主要治疗方法，可根治痛经或（和）月经过多，适用于年龄较大、无生育要求者。

2. 子宫腺肌瘤挖除术　适用于年轻、要求保留生育功能的患者。术前可使用GnRH - a 2~3 个月，以缩小病灶利于手术。

3. 子宫内膜去除术　对伴有月经过多的轻度子宫腺肌病可试行。术后经量可明显减少，甚至闭经，痛经好转或消失。

（二）药物治疗

对年轻有生育要求或近绝经期者可试用达那唑、内美通或孕三烯酮或 GnRH - a 等，用药剂量及注意事项同子宫内膜异位症治疗。药物治疗期间症状一般明显缓解或消失，子宫也缩小，但停药后很容易复发。

【预防】

尚缺乏有效措施。少生育，少做人工流产或刮宫术，及时发现和治疗生殖道狭窄或梗阻性疾病，可能减少其发病机会。

（玛依热·阿吉）

# 第九章　滋养细胞疾病

妊娠滋养细胞疾病（gestational trophoblastic disease，GTD）是一组来源于胎盘绒毛滋养细胞的疾病，是滋养细胞的不正常增生。根据滋养细胞的增生程度、侵蚀组织的能力以及是否有绒毛结构等特点，将其分为葡萄胎、侵蚀性葡萄胎、绒毛膜癌（简称绒癌）及胎盘部位滋养细胞肿瘤。妊娠滋养细胞肿瘤（gestational trophoblastic tumor，GTT）系指GTD中除葡萄胎以外的全部病变。葡萄胎是一种良性的滋养细胞疾病。

## 第一节　葡萄胎

葡萄胎亦称水泡状胎块，是指妊娠后绒毛滋养细胞增生，绒毛间质水肿，成水泡状，水泡间相连成串，形如葡萄而得名。葡萄胎分为完全性和部分性两类，其中多数为完全性葡萄胎，有较高恶变率；少数为部分性葡萄胎，很少恶变。

【流行病学】

葡萄胎发生率有明显的地区差异。据统计，欧美国家1 500~2 000次妊娠才有1次葡萄胎，而东南亚国家葡萄胎发生率较高，约500~600次妊娠中有1次葡萄胎。根据我国1979年的统计，大约1 290次妊娠中有1次葡萄胎。

【病因】

发生葡萄胎的确切病因不明。葡萄胎的发生与营养状况、社会经济及年龄有关。年龄大于40岁或小于20岁均是葡萄胎发生的高危因素，这两个年龄阶段的妇女易有受精缺陷。

细胞遗传学的研究揭示了两类葡萄胎各有遗传学特点。完全性葡萄胎系由父源单倍体精子复制而来，可能是受精时母体卵核因某种原因失去生物活性，由一个空卵与一个单倍体精子受精，经自身复制成为二倍体（46，XX），称为空卵受精。

少数核型为46，XY，可能是两个染色体不同的精子（23，X及23，Y）同时使空卵受精。部分性葡萄胎则以三倍体为主，主要来自正常卵子的双精子受精（dispermy）或是受精于一个双倍体精子。

【病理】

（一）大体标本

完全性葡萄胎系绒毛滋养细胞的良性疾病。绒毛变成大小不等的水泡，水泡壁薄、透亮、内含清亮液体，水泡间有绒毛的干梗相连，似葡萄串。水泡间充满血液及凝血块。完全性葡萄胎时宫腔内充满水泡，胎盘绒毛全部受累，无胎儿及其附属物。部分性葡萄胎时仅有部分胎盘绒毛发生水泡状改变，可伴有胚胎（或胎儿）、脐带和（或）羊膜。

（二）组织学特点

1. 滋养细胞呈不同程度的增生。

2. 绒毛间质水肿，使绒毛扩大呈水泡状。

3. 间质内血管消失或极少。

部分性葡萄胎则为局灶性改变，部分绒毛水肿，其他绒毛基本正常，滋养细胞增生程度较轻，间质内可见胎源性血管。

【临床表现】

（一）停经后阴道流血

先有一段停经时间，继之发生阴道流血。出血量多少不定，时出时止，反复发作可导致贫血及继发感染。偶有流出的血液中混有水泡状组织。葡萄胎有时也可被自然排出，排出前可发生大量流血，甚至发生失血性休克。

（二）子宫异常增大

由于绒毛水肿和宫腔积血，约2/3葡萄胎患者的子宫大于相应月份的正常妊娠子宫，且质地较软。1/3患者的子宫大小与停经月份相符。子宫小于停经月份的只占少数。

（三）卵巢黄素化囊肿

完全性葡萄胎患者常伴有双侧卵巢增大形成囊肿，其发生率大约在30%～50%。可能是由于垂体产生的黄体生成素（LH）及葡萄胎产生的绒毛膜促性腺激素（hCG）对卵巢滤泡的双重刺激，使之过度黄素化而形或囊肿，称为黄素化囊肿或卵泡膜黄素化囊肿。囊肿常双侧发生，大小不等。葡萄胎被清除后囊肿可逐渐自行消退。但有时消退比较缓慢，此时hCG下降也相对缓慢。黄素化囊肿一般不产生症状，偶有因扭转或破裂而致急性腹痛。部分性葡萄胎一般不伴有黄素化囊肿。

（四）妊娠呕吐及妊娠高血压疾病

葡萄胎时出现妊娠呕吐较正常妊娠早，且症状严重。妊娠高血压疾病多见于子宫大于相应妊娠月份者，在孕20周前即可发生高血压、水肿、蛋白尿，甚至发展为先兆子痫和子痫。

（五）甲状腺功能亢进

约10%的葡萄胎患者出现轻度的甲状腺功能亢进现象，但很少见突眼，常表现为心动过速及体温升高，T3、T4、基础代谢及吸碘试验亦均有增高。这可能是因为葡萄胎组织中含有绒毛膜促甲状腺激素所致。葡萄胎组织被清除后，甲亢症状迅速消失。

（六）咯血

葡萄胎患者偶有咯血或痰中带血，葡萄胎排除后症状可自行消失，咯血时胸片也常无异常所见。

部分性葡萄胎，主要表现为停经后阴道出血，子宫通常小于停经月份，无黄素化囊肿出现。常被误诊为不全流产或过期流产，通过刮宫标本的病理检查方可确诊。

【诊断】

停经后不规则阴道出血，子宫异常增大，子宫达到妊娠 4～5 个月时仍无胎动，触不到胎体，听不到胎心，应疑为葡萄胎。有些患者还会伴有以上其他临床表现。则葡萄胎的诊断基本成立。但下列辅助检查也非常重要。

（一）绒毛膜促性腺激素测定

葡萄胎时因滋养细胞增生，产生大量的 hCG，较之相应月份的正常妊娠水平高，利用这种差别，可作为辅助诊断。hCG 主要由两条多肽链 α - hCG 和 β - hCG 构成，β - hCG 为 hCG 所特有。正常妊娠时 hCG 分泌峰值在停经 60～70d，停经 12 周以后逐渐下降，而葡萄胎随着子宫增大，hCG 的水平也逐渐上升。因此，最好连续测定 hCG 并与 B 超检查同时进行，即可做出鉴别。

（二）超声检查

1. B 超检查　正常妊娠在 4～5 周时可显示妊娠囊，妊娠 6～7 周时可见胎心搏动。葡萄胎时可见增大的子宫腔内没有胎体，只有光点及小囊样无回声区，呈"落雪状图像"。

2. 超声多普勒检查　正常妊娠时最早于妊娠 6 周可听到胎心音，妊娠 12 周后阳性率达 100%。葡萄胎时无胎心信号，只能听到子宫血流杂音。

【鉴别诊断】

（一）流产

流产有停经史，阴道流血，妊娠试验阳性。而葡萄胎患者子宫多大于同期正常妊娠的子宫，妊娠 12 周以上 hCG 水平仍高。B 超可显示葡萄胎的特征。病理学可确诊宫内物的性质。

（二）双胎妊娠

子宫较同期单胎妊娠大，hCG 水平也稍高。但双胎妊娠无阴道流血，B 超显像见胚胎影像学变化时可确诊。

（三）羊水过多

可使子宫迅速增大，虽然多发生在妊娠后期，但也有发生于妊娠中期者，以及合并双胎、胎儿畸形、糖尿病者。羊水多时不伴阴道流血，hCG 水平无异常升高。

B 超显像可确诊。

【预后】

根据国内资料统计，良性葡萄胎恶变率约为 10%～15%。具有以下高危因素者，恶变概率较大。

1. 患者年龄大于 40 岁　年龄大于 40 岁者，葡萄胎恶变率较年轻妇女高 4～6 倍。年龄大于 40 岁者有 1/3 以上发生葡萄胎后滋养细胞肿瘤。

2. 子宫大小　明显大于相应正常妊娠月份。

3. hCG > 10 万 IU/L。

4. 滋养细胞栓塞史（如咯血史）。

【治疗】

（一）清除宫腔内容物

葡萄胎一经确诊应立即清除宫腔内容物。由于子宫大而软，容易发生穿孔，一般采用吸宫术。在输液、配血准备下，充分扩张子宫颈管，选用大号吸管吸引，子宫缩小后再轻柔刮宫。缩宫素滴注可减少出血及预防子宫穿孔，但必须在宫口扩大后给药，以防滋养细胞被挤压入宫壁血窦，促进肺栓塞或转移。子宫大于妊娠 12 周者，需吸宫两次，1 周后行第 2 次刮宫。每次刮出物，尤其近宫壁的刮出物均需送病理检查。

（二）预防性化疗

对有高危因素的患者，可酌情给予预防性化疗。一般选用单药化疗一疗程。常选用 5 - 氟尿嘧啶、放线菌素 D 或氨甲蝶呤。

对于年龄大于 40 岁者，可考虑切除子宫。但单纯切除子宫不能防止转移，也不能替代化疗。

【随访】

定期随访可早期发现滋养细胞肿瘤。葡萄胎清除后每周 1 次作 hCG 定量测定，直到降至正常水平。hCG 正常后，开始 3 个月内仍每周复查 1 次，此后 3 个月每 2 周复查 1 次，然后 1 次/月持续半年至 1 年。第 2 年起为每 3 个月复查 1 次，共随访 2 年。随访时除每次必须监测 hCG 外，还需注意有无异常阴道出血、咯血及其他转移灶症状。每次均需进行妇科检查，必要时行盆腔 B 超及 X 线胸片检查。

葡萄胎处理后应避孕 1 年，最好用阴茎套。宫内避孕器可混淆子宫出血原因，不宜使用。含有雌激素的避孕药可能促进滋养细胞生长，亦以不用为妥。

（马洪雁）

# 第二节　绒毛膜癌

绒毛膜癌（简称绒癌）是一种高度恶性的滋养细胞肿瘤。妊娠性绒癌是由于妊娠时滋养细胞发生恶变所致，继发于正常或异常妊娠后。妊娠性绒癌 50% 发生葡萄胎清除后，且多发生在清宫后 1 年以上，发生于流产或足月产后各占 25%，少数发生于异位妊娠后。

【病理】

绒癌多数可在子宫发现病灶。但也有子宫内未发现原发灶而只有转移灶者。肿瘤可侵犯宫壁、突入宫腔或突出于浆膜层。肿瘤切面呈紫红色结节，可伴出血、坏死。宫旁静脉常可发现癌栓。在组织学上，绒癌只有成团的、异型的、有明显核分裂象的滋养细胞。没有固有的血管。镜下只见高度增生的细胞滋养细胞和合体滋养细胞，两种细胞比例不一，排列紊乱，伴有大量出血坏死，但找不到绒毛结构。

绒癌主要通过血行播散发生远处转移，最常见为肺转移，其次为阴道、脑、肝。

【临床表现】

（一）阴道流血

是最主要症状。在葡萄胎被清除后，流产或足月产后，出现阴道不规则流血，持续性或间歇性，量多少不定。由于肿瘤分泌 hCG 及雌、孕激素，部分患者可出现闭经及假孕。也有时子宫原发灶已消失，只有转移灶存在，而无阴道流血症状。

（二）腹痛

癌组织浸润到子宫壁，甚至穿透子宫或腹腔内其他转移瘤破裂出血，引起腹痛或腹腔内出血导致失血性休克。

（三）盆腔肿块

子宫增大而软，子宫形状可不规则。有时可触及宫旁转移性肿块或卵巢黄素化囊肿，但黄素化囊肿不如葡萄胎时明显。有时子宫原发灶消失，子宫可不增大。

（四）转移灶表现

滋养细胞首先通过子宫壁的血窦侵入子宫静脉或卵巢静脉，后经腔静脉流入右心，再侵入肺动脉，先在肺小动脉内形成瘤栓，进而破坏血管壁侵入肺组织，形成肺转移。肿瘤组织可进一步破坏肺小静脉血管再次进入血循环，回至左心，再通过体循环转移至脑、肝、肾、肠道等全身其他器官。阴道转移主要是由于肿瘤组织由子宫旁静脉内逆行到阴道血管，在阴道局部发展，形成阴道转移瘤。

1. 肺转移　肺转移病灶小时，可无任何症状，X 线胸片上也仅有肺纹理增粗。在发生急性滋养细胞肿瘤肺栓塞时可表现为肺动脉高压及呼吸循环功能障碍。如转移灶靠近胸膜，可出现胸痛，甚至出现血胸。如肿瘤侵蚀支气管，可引起咳嗽、血痰或反复咯血，阻塞支气管可引起肺不张。肺转移灶在胸片上常表现为结节状阴影，继而表现为棉絮状或团块状。

2. 阴道转移　阴道转移的发生率仅次于肺转移。转移灶多位于阴道下段前壁，呈紫红色结节突起，可单发或多发。破溃后可引起阴道大量出血。

3. 脑转移　常继发于肺转移后，是绒癌致死的主要原因。脑转移的最早期是脑动脉内的瘤栓期，可因脑组织缺血出现一过性症状，如突然跌倒、失明、失语、眩晕、半身麻木等。进一步发展可有一短暂缓解期。进而肿瘤细胞生长进入脑瘤期，表现为头痛、呕吐、偏瘫、抽搐以至昏迷。病灶加重，颅压不断升高，可进入脑疝期，压迫生命中枢而导致死亡。

4. 其他脏器转移　继发于肺转移后。可见肝、肾、消化道等转移。肝转移可出现黄疸、肝区疼痛及消化道症状，甚至出现肝包膜内出血或腹腔内出血。肾转移可出现血尿。消化道转移可出现呕血或柏油便。

【诊断】

（一）临床特点

在流产、分娩、异位妊娠或葡萄胎后，出现以上临床表现，并有 hCG 升高者，临床上可诊断为绒癌。葡萄胎被清除后 1 年以上者可发展为绒癌，半年至 1 年内发病则侵蚀性葡萄胎及绒癌均有可能。

（二）hCG 测定

一般 hCG 在流产后约需 25d 左右、足月分娩后约 9 ~ 12d、异位妊娠后约 8 ~ 9d 降为正常。若超过上述时间，hCG 仍持续高值或有上升，则应高度怀疑绒癌。

当疑有脑转移时，可做腰穿测定脑脊液 hCG。当血清与脑脊液 β – hCG 比值在 20：1 以下时，应考虑有中枢神经系统转移。

（三）影像学诊断

B 超可诊断子宫内病灶。彩色多普勒超声可反映绒癌丰富的低阻抗血流信号。X 线胸片作为肺转移的常规检查。CT 和 MRI 主要用于诊断脑转移。

（四）组织学诊断

若送检标本中，只见成片分化不良的细胞滋养细胞和合体滋养细胞伴出血及坏死，而无绒毛结构，即可诊断为绒癌。

【鉴别诊断】

绒癌应与其他滋养细胞疾病以及胎盘部位反应（合体细胞子宫内膜炎）、胎盘残留等鉴别。鉴别要点见表 1 – 4。

表 1 – 4　绒癌与其他疾病的鉴别

| | 葡萄胎 | 侵蚀性葡萄胎 | 绒毛膜癌 | 胎盘部位滋养细胞肿瘤 | 胎盘部位反应 | 胎盘残留 |
|---|---|---|---|---|---|---|
| 先行妊娠 | 无 | 葡萄胎 | 各种妊娠 | 各种妊娠 | 各种妊娠 | 流产、足月产 |
| 潜伏期 | 无 | 多在 6 个月以内 | 常超过 6 个月 | 多在 1 年内 | 无 | 无 |
| 绒毛 | 有 | 有 | 无 | 无 | 无 | 有，退化 |
| 滋养细胞增生 | 轻→重 | 轻→重，成团 | 重，成团 | 中间型滋养细胞 | 散在，不增生 | 无 |
| 浸润深度 | 蜕膜层 | 肌层 | 肌层 | 肌层 | 浅肌层 | 蜕膜层 |
| 组织坏死 | 无 | 有 | 有 | 无 | 无 | 无 |
| 转移 | 无 | 有 | 有 | 少 | 无 | 无 |
| 肝、脑转移 | 无 | 少 | 较易 | 少 | 无 | 无 |
| hCG | + | + | + | +或 – | – | +或 – |

【临床分期】

主要有国内分期（1962 年）、世界卫生组织分期（WHO，1979 年）和国际妇产科联盟分期（FIGO，1991 年）。现介绍两种分期方法，见表 1 – 5。

表 1 – 5　滋养细胞肿瘤的分期

| 国内分期 | FIGO 分期 |
|---|---|
| I 期　病变局限于子宫 | I 期　病变局限于子宫 |
| | I a 无高危因素 |

| 国内分期 | FIGO 分期 |
|---|---|
| | Ⅰb 具有 1 个高危因素 |
| | Ⅰc 具有 2 个高危因素 |
| Ⅱ期　病变转移至盆腔、阴道 | Ⅱ期　病变超出子宫，但局限于生殖系统 |
| Ⅱa 转移至宫旁组织或附件 | Ⅱa 无高危因素 |
| Ⅱb 转移至阴道 | Ⅱb 具有 1 个高危因素 |
| | Ⅱc 具有 2 个高危因素 |
| Ⅲ期　病变转移至肺 | Ⅲ期　病变累及肺，伴或不伴生殖系统受累 |
| Ⅲa 单个病灶直径 <3cm，或片状阴影不超过一侧肺的一半 | Ⅲa 无高危因素 |
| Ⅲb 肺转移超过Ⅲa 范围 | Ⅲb 具有 1 个高危因素 |
| | Ⅲc 具有 2 个高危因素 |
| Ⅳ期　病变转移至脑、肝、肠、肾等处（全身转移） | Ⅳ期　所有其他部位转移 |
| | Ⅳa 无高危因素 |
| | Ⅳb 具有 1 个高危因素 |
| | Ⅳc 具有 2 个高危因素 |

【预后】

绒癌死亡率已由过去无化疗年代的 90% 降至 20%，其中多数死于脑转移。预后与许多因素有关。以下各点均显示预后不良：病程大于 4 个月；β – hCG >40 000mLU/mL；发生脑或肝转移；以前化疗失败；绒癌发生于早产或足月产后。

【治疗】

恶性滋养细胞肿瘤的治疗是以化疗为主，手术和放疗为辅的综合治疗。

（一）化疗

对滋养细胞肿瘤比较敏感的常用药物有：氟尿嘧啶（fluorouracil, 5 – Fu）、放线菌素 D（actinomycin D, ActD）、氨甲蝶呤（methotrexate, MTX）、环磷酰胺（cyclophospha-mide, CTX）、硝卡芥（nitrocaphane, AT1258）、长春新碱（vincristine, VCR）、依托泊苷（etoposide, VP16）、顺铂（cisplatin, DDP）等。

应根据病情及机体状况选择单一化疗或联合用药；给药途径除静脉给药外，还可以口服、肌内注射、动脉插管、瘤体内注射、鞘内注射等多途径给药。现举例如下：

1. 单药治疗　一般用于治疗无转移或低危病例。

（1）5 – Fu　28mg/（kg·d），静脉滴注，8d，间隔 2 周

（2）ActD　10μg/（kg·d），静脉滴注，5d，间隔 2 周

（3）MTX　1mg/（kg·d），肌内注射　第 1、3、5、7d

　　甲酰四氢叶酸（leucovorin, CF）解救：用 MTX 的 1/10 量　肌内注射第 2、4、6、8d（24h 后）　间隔 2 周

2. 联合化疗　主要用于治疗绒癌及高危或耐药病例。

（1）5 - Fu + ActD

5 - Fu：26mg/（kg·d），静脉滴注，8d；

ActD：6μg/（kg·d），静脉滴注，8d，间隔3周。

（2）MAC

MTX 1～2mg/（kg·d），肌内注射，第1d

CF解救 9mg，肌内注射（24h后），第2d

以上交替×4次，共8d。

KSM 400μg/d，静脉滴注，第1～5d

CTX 400mg/d，静脉注射，第1～5d

间隔3～4周

（3）对于高危、耐药、复发或难治的病例还可以选用：

1）5 - Fu + ActD + AT1258 + VCR

VCR 2mg，静脉注射，第1d

AT1258 0.5～0.6mg/（kg·d），静脉注射，第1～5d

5 - Fu 25～26mg/（kg·d），静脉滴注，第1～5d

ActD 5～6μg/（kg·d），静脉滴注，第1～5d

间隔3～4周

2）EMA/CO

EMA 第1d ActD，500μg，静脉滴注（1h）

VP16，100mg/m$^2$，静脉滴注（1h）

MTX，100mg/m$^2$，静脉注射

MTX，200mg/m$^2$，静脉滴注（12h）

第2d ActD，500μg，静脉注射（1h）

VP16，100mg/m$^2$，静脉注射（1h）

CF，15mg，肌内注射，自MTX后24h开始，每12h1次，共4次

CO 第8d VCR，2mg，静脉注射

CTX，600mg/m$^2$，静脉滴注，疗程间隔1周

化疗的不良反应主要是造血功能障碍，其次是消化道反应和肝功能损害。脱发常见，停药后可自然恢复。

化疗需持续到症状、体征消失，hCG每周测定1次，连续3次，在正常范围内再酌情巩固1～3疗程。

（二）手术及放射治疗

病变在子宫，化疗无效时可考虑切除子宫，保留双卵巢。放射治疗已很少用，如肺转移化疗无效时，可考虑肺部定位局部放射。脑转移化疗无效时也有采用全脑照射。

【随访】

临床痊愈后应密切随访，随访 5 年无复发者方为治愈。第 1 年内每月随访 1 次，1 年后每 3 个月随访 1 次，持续至 3 年，再每年 1 次至 5 年，此后每 2 年 1 次，至终生。

（马洪雁）

# 第三节　侵蚀性葡萄胎

侵蚀性葡萄胎是指葡萄胎组织侵入子宫肌层或转移至子宫以外。侵蚀性葡萄胎均来自良性葡萄胎，多数发生在葡萄胎清除后半年内。预后较好。

【病理】

大体检查可见葡萄胎组织侵入子宫肌层或转移至其他器官。水泡状组织常伴出血及坏死。镜下可见绒毛或已退化的绒毛影子。

【临床表现】

（一）原发灶表现

最常见的症状是阴道不规则流血。可能是葡萄胎排出后即一直有不规则出血，也可能是有过正常月经后再有不规则出血，一般多发生在葡萄胎清宫后半年内。妇科检查在葡萄胎清除后 4~6 周子宫仍未恢复正常大小，黄素化囊肿持续存在。若肿瘤穿破子宫，可表现为腹痛及腹腔内出血。如葡萄胎组织侵入阔韧带内，可触及宫旁阔韧带内肿物。

（二）转移灶表现

最常见转移部位是肺，其次是阴道、宫旁，脑部转移少见。肺转移早期，患者可有咯血，胸片只见肺纹理增粗，继之出现肺野外带单个或多个小圆形低密度、边缘模糊的阴影。阴道转移灶表现为阴道壁可见蓝紫色结节，破溃后可大量出血。脑转移颅压升高可出现头痛、呕吐、抽搐、偏瘫及昏迷。

【诊断】

（一）病史及临床表现

葡萄胎清除后半年内出现不规则阴道出血或转移灶症状，结合辅助检查，临床诊断可确立。

（二）hCG 连续测定

葡萄胎清除后 hCG 稳定下降，平均在清宫后 8 周降至正常水平，最长不超过 12 周。如葡萄胎清除后 3 个月，hCG 仍持续阳性，未降至正常范围，称为持续性葡萄胎，其中大多数患者继之会出现 hCG 水平上升，提示已发生恶变。有些患者在葡萄胎清除后 hCG 曾降至正常后又再升高，临床上已除外葡萄胎残留、卵巢黄素化囊肿或再次妊娠，则侵蚀性葡萄胎诊断可成立。

（三）超声检查

应用 B 型超声检查可发现葡萄胎组织侵入子宫壁的肿瘤病灶。宫壁显示局灶性或弥漫性棉团样光团，可见光点或光团与暗区相间的蜂窝样病灶。彩超下可见病灶区丰富的血流

— 183 —

或 A—V 瘘。

（四）组织学诊断

不能凭刮宫标本诊断侵蚀性葡萄胎。如果有子宫肌层或宫外转移的组织切片，可以见到绒毛结构或已退化的绒毛影子，即可诊断为侵蚀性葡萄胎。若原发灶与转移灶诊断不一致，只要任一标本中有绒毛结构，即应诊断为侵蚀性葡萄胎。

【处理】

处理与随访见绒癌治疗一节。

侵蚀性葡萄胎一般均能治愈。少数死于脑转移。

（马洪雁）

# 第四节　胎盘部位滋养细胞肿瘤

胎盘部位滋养细胞肿瘤（placental site trophoblastic tumor，PSTT）是一种少见的来源于胎盘种植部位的特殊类型的滋养细胞肿瘤。其病理形态及生物学行为与其他滋养细胞肿瘤有诸多不同，至近十年才将其命名为除葡萄胎以外第四种滋养细胞疾患。

【病理特征】

（一）大体变化

子宫切除大体标本可见宫腔内有息肉样物（有的因刮宫而消失）或蜕膜，如肌层有瘤结节，界限清楚，亦有弥散侵入肌层，甚至穿破子宫壁。病情进入晚期可发生转移，转移部位以肺部为多，脑、肝等其他部位少见。肿瘤切面可见白色或黄色组织，质软，偶见小出血灶（但未见绒癌样弥漫性出血灶）。

（二）镜检

肿瘤主要由中间型滋养细胞所组成。肿瘤细胞形态较复杂，呈圆形、多角形或梭形，胞浆丰富，呈异型性。核分裂象少见，无广泛出血坏死。子宫内膜呈蜕膜样反应，未见滋养细胞绒毛结构或其蜕变阴影，卵巢可见黄素化囊肿。免疫组化实验证实瘤细胞内含有 hCG 和人胎盘生乳素（human placental lactogen，HPL），典型病例的许多肿瘤细胞 HPL 比 hCG 阳性更明显，提示 HPL 是 PSTT 更敏感的肿瘤标志，对诊断及监测肿瘤发展均有意义：

【临床表现】

1. 年龄与孕产次　一般均发生于生育年龄，多数为经产妇。

2. 前次妊娠性质　80% ~90% 继发于足月产后，少数也可发生于流产或葡萄胎后，发病时也可合并妊娠。

3. 症状和体征　主要症状为停经和不规则阴道出血。常伴贫血和水肿，少数病例以转移症状为首发症状。盆腔检查半数以上有子宫增大，呈不规则或均匀增大，易误诊为妊娠。

【诊断】

1. 血 β-hCG 测定　仅 1/3～1/2 患者升高，β – hCG 水平通常 < 3 000IU/L，如发生转移则 hCG 水平测定值明显升高。

2. 血 HPL 测定　为轻度升高。

3. 超声检查　B 超显示子宫肌壁内低回声区，彩色多普勒超声可见以舒张期成分占优势的低阻抗、血流丰富肿块图像。

4. 病理诊断　刮宫标本病理特点：①为单一类型中间型滋养细胞，无绒毛；②缺乏典型的细胞滋养细胞和合体滋养细胞；③出血、坏死较少，如有也较局限；④免疫组化染色大多数瘤细胞 HPL 阳性，仅少数 hCG 阳性。

【预后】

PSTT 的生物学行为各异，5 年生存率是 80%。影响 PSTT 的预后因素有：

1. 先行妊娠至临床诊断间隔时间 > 2 年者预后不良，肿瘤多已扩散至子宫外。

2. 临床分期晚（Ⅲ～Ⅳ），预后差。

3. 先行妊娠是足月妊娠者易发生转移。

4. 难治性或转移性 PSTT 预后极差。

5. 核分裂象高则预后差。

【治疗】

（一）手术

本病由于主要由中间型滋养细胞所组成，对化疗不敏感，且血 hCG 诊断 PSTT 敏感性不高，不利于预测肿瘤复发，使转移率、死亡率增高。因此，手术是首选治疗方法。手术范围为全子宫及双侧附件切除术，年轻妇女可保留卵巢。疑有淋巴结转移者同时行盆腔淋巴结清扫术。

（二）化疗

适用于手术后辅助治疗。PSTT 患者对化疗敏感性不一，主要用 EMA – CO 或 EMA – EP 方案联合化疗。

（三）放疗

适用于单个转移瘤或局部复发病变。

（马洪雁）

# 第十章 闭经

闭经即无月经，可能是生理性无月经，如青春期前、妊娠期、哺乳期或绝经后期，属生理现象；还有的无月经为病理现象。病理性闭经可分原发性闭经和继发性闭经。前者指18岁月经仍未来潮者；继发性闭经则指于初潮后月经停闭超过3个周期或时间超过6个月者。真性闭经指无子宫内膜增生、分泌和月经者；假性闭经，即隐性闭经，指实际有月经形成而由于下生殖道畸形与阻塞而造成经血潴留者。

# 第一节 概述

引起闭经的原因是多方面的，错综复杂，有先天性畸形、发育不全、内分泌因素、免疫问题，也有受精神神经因素、肿瘤、创伤与药物影响而导致闭经的，必须认真查找病因，对因治疗，才能取得较好的效果。

【病因】

按引起闭经的疾病性质可以分为以下六大类：

（一）先天性

包括生殖道畸形如先天性宫颈、阴道、处女膜闭锁，先天性无阴道，先天性无子宫，始基子宫、有功能的子宫内膜缺如，卵巢先天发育不全或条索状卵巢。

（二）创伤

1. 子宫内膜遭到放射线或手术的破坏。

2. 子宫体手术切除。

3. 卵巢切除或放射线破坏，免疫性损伤等。

4. 颅底创伤累及垂体柄或下丘脑。

（三）感染

1. 子宫内膜结核菌感染。

2. 卵巢感染 由于幼年患腮腺炎，并发卵巢炎，破坏卵巢组织，造成卵泡数少、性激素合成与分泌不足。

3. 颅内感染 如脑炎、脑膜炎后影响中枢对卵巢的调控。

（四）内分泌失调

包括生殖激素分泌、代谢或作用异常。

1. 原发性卵巢功能异常 如卵巢早衰，无反应性卵巢，卵巢酶系缺陷。

2. 垂体功能异常 单一性垂体促性腺激素缺乏、席汉综合征、垂体性矮小症、肢端肥大症、特发性高催乳素血症等。

3. 下丘脑功能异常  单一性下丘脑促性腺激素释放激素低下，Kallmann 综合征，精神神经厌食症等。

4. 甲状腺、肾上腺功能异常  甲状腺功能低下、亢进，肾上腺皮质增生症等。

（五）肿瘤

1. 卵巢囊肿或肿瘤  功能性囊肿有卵泡囊肿、黄体囊肿；功能性肿瘤有性索间质肿瘤、颗粒细胞瘤等。

2. 肾上腺肿瘤。

3. 垂体肿瘤  以垂体催乳素腺瘤（pituitary prolactin adenoma，PRL 腺瘤）最常见，其他如不具分泌功能的嫌色性腺瘤等。

4. 颅咽管瘤或下丘脑肿瘤压迫垂体柄，造成低促性腺激素、低雌激素性闭经。

（六）全身性因素

包括营养不良、慢性消耗性疾病、贫血、急性传染病、药物都会引起闭经，此外神经与精神因素如生活不规则、环境变化、情绪波动、不良刺激、工作压力、极度悲伤、忧虑等，也会造成暂时性闭经。

【分类】

（一）子宫性闭经

包括无子宫或子宫内膜，子宫内膜结核或产后严重感染，多次人工流产或刮宫手术引起子宫内膜创伤与粘连。而下丘脑、垂体与卵巢功能均属正常。

（二）卵巢性闭经

包括先天性卵巢发育不全、卵巢早衰、无反应性卵巢、卵巢肿瘤。其下丘脑、垂体与子宫都是正常的，由于此类病人血促性腺激素水平常常过高，故也可称为高促性腺激素性闭经。

（三）垂体性闭经

包括单一性雌二醇缺乏症、席汉综合征、空泡蝶鞍症以及垂体肿瘤等。

（四）下丘脑性闭经

包括下丘脑肿瘤、外伤、功能失调如精神神经性厌食症，以及消瘦、运动过度、药物与精神刺激而引起的闭经。垂体与下丘脑性闭经病人血促性腺激素浓度常为正常或低下，故也可称为正常促性腺激素性或低促性腺激素性闭经。

【诊断】

（一）病史

1. 现病史  闭经的时间，诱因及相关疾病、服用药物情况。对原发性闭经病人应了解乳房发育、性毛生长情况；继发性闭经则应询问初潮年龄，既往月经情况，有无伴随症状，如早孕反应、泌乳、头痛、腹痛、体毛增多、体重增加、视力改变等。

2. 既往史  出生情况、母亲孕期服药史、幼年有无腮腺炎、结核、脑炎、脑膜炎、头部创伤、生殖器官感染史，自幼营养生长发育情况，有无胃肠道疾病等。

3. 婚育史　结婚年龄、避孕方法、与闭经的时间关系、妊娠、分娩及哺乳情况。

4. 个人史　个人的饮食生活习惯，学习工作应激程度，体育运动强度，家庭关系，个人性格爱好等。

5. 家族史　父母有无近亲婚配，家族中有无类似病人等。

（二）体格检查

1. 生长发育情况　包括身高、体重、指距；计算体格指数（体重/身高），正常范围为 $19 \sim 24 kg/m^2$、如 $<19 kg/m^2$ 为消瘦，$>25 kg/m^2$ 则为肥胖。注意有无面貌特殊、躯干、四肢畸形，上下身比例是否适当。

2. 第 2 性征发育情况　乳房发育大小并应注意乳晕色素深浅，挤压乳房有无乳汁溢出。

3. 体毛分布　如果体毛过多、过长过粗，常出现于唇上、下颌、乳头旁、脐下正中线、大腿根部，则提示体内雄激素过多。如果阴毛腋毛过少或缺如、眉毛外 1/3 稀少，提示甲状腺或垂体功能减低。

4. 其他　观察有无喉结，肌肉发育情况，声调高低，有无浮肿，皮肤色素。

（三）妇科检查

1. 外阴　注意大、小阴唇及阴阜发育情况，阴蒂直径及长度，腹股沟有无肿块，前庭尿道与阴道开口的位置，处女膜是否完整。

2. 阴道　未婚者只能用细棉签插入阴道以了解其深度。已婚者常规用窥具检查，观察阴道黏膜色泽、皱襞、弹性、分泌物量及性状、有无横膈、纵隔及其位置，然后用手伸入阴道触摸有无瘢痕感等。窥器检查时，观察宫颈大小、有无炎症、宫口黏液量、性状、拉丝长度，做涂片观察结晶形态。

3. 宫体及附件　未婚者行肛查，已婚者行双合诊及三合诊检查。注意宫体大小、位置、坚度、活动度，宫壁有无凹凸不平，附件有无增厚、肿块等。

（四）功能试验

1. 孕激素试验　方法为肌注黄体酮 20mg/d，或口服甲羟黄体酮 6～10mg/d，连续 5～7d，停药后 1 周内有阴道流血者为阳性，提示下生殖道通畅，内膜已经有雌激素准备，为 I 度闭经。若无阴道流血为阴性，在排除妊娠后，提示下生殖道异常、子宫内膜异常或体内雌激素水平低落。

2. 雌激素试验　用于孕激素试验阴性者。方法为口服己烯雌酚 1mg/d 或用结合雌激素（商品名：倍美力）0.625～1.25mg/d，连续 20d，继以肌注黄体酮 20mg/d，连续 5d，停药后 1 周内有阴道流血者为阳性，提示子宫内膜反应正常，为 II 度闭经。若无阴道流血者为阴性，提示子宫或其内膜不正常，为子宫性闭经。

（五）内分泌检查

1. 卵巢功能状态检查　基础体温测定、宫颈黏液评分（Insler 评分法：根据宫颈黏液量、拉丝度、羊齿状结晶程度及宫颈口扩张度等 4 项，满分为 12 分）、阴道脱落细胞检查、子宫内膜病理检查（诊断性刮宫）、性激素浓度，常检查的是雌二醇、黄体酮、睾酮测定。

2. 血清促性腺激素浓度测定　对闭经的定位诊断有决定性价值。如果 FSH、LH 水平过高，结合雌激素水平低下，提示原发性卵巢功能衰竭。如果 FSH、LH 水平正常或低下，结合雌激素水平低下，提示病变在下丘脑或垂体。如果 LH 水平过高，FSH 却正常或偏低，则可能为多囊卵巢综合征。

3. GnRH 兴奋试验　可通过了解垂体分泌 LH、FSH 的储备，鉴别闭经的原因在垂体或下丘脑。上海医科大学妇产医院采用国产戈那瑞林 $25\mu g$ 溶于 2mL 生理盐水中静脉推注，在注入前与注入后 25min、45min、90min、180min 分别取血以放射免疫法测定 LH、FSH，若 25min 时 LH 值较基础值上升 3～5 倍，FSH 值在 45min 时上升 2～5 倍为正常反应，提示垂体功能正常。若 LH 值上升倍数 <3，FSH 反应倍数 <2 或无反应，提示垂体功能低下。若 LH 值较基础值明显升高，FSH 升高不明显，伴有 LH/FSH 比值 >3 时，GnRH 兴奋试验反应亢进者提示多囊卵巢综合征。

4. 血清催乳素（prolactin, PRL）浓度测定　垂体催乳素分泌与卵巢功能关系密切，闭经中高催乳素血症者占 25%，闭经溢乳者中高催乳素血症者占 75%。正常值为 3～20μg/L。

5. 肾上腺皮质功能检查　24h 尿 17 羟类固醇（17 hydroxysteroid, 17OH）排出量检查、血皮质醇昼夜节律检查（血皮质醇水平于上午 8 时最高，下午 4 时下降 50%，午夜时最低）、24h 尿游离皮质醇（urinary free cortisol, UFC）排出量检查、24h 尿 17 酮类固醇（17 - ketosteroide, 17K）排出量检查或血硫化去氧表雄酮（dehydroepiandrosterone, DHEA）测定、24h 尿 17 生酮类固醇（17 ketogenic steroids, 17KGS）排出量或血 17a 羟黄体酮（17α - hydroxyprogesterone, 17α - OHP）浓度检查、地塞米松抑制试验等。

6. 甲状腺功能检查　血清总 $T_4$、总 $T_3$ 浓度、测定游离 $T_4$ 和 $T_3$ 浓度，甲状腺放射性碘摄取试验、血 TSH 浓度测定、TRH 兴奋试验。

7. 胰岛功能检查　空腹血糖及胰岛素浓度测定。

8. 生长激素（growth hormone, GH）浓度测定　若闭经者身材矮小，或疑肢端肥大症、垂体无功能瘤时须测血 GH 浓度。

【辅助检查】

（一）医学影像学检查

B/C 型超声、CT、磁共振、子宫输卵管造影等。

（二）内镜检查

宫腔镜、腹腔镜等。

（三）其他

剖腹探查及性腺活检。

（文丽芳）

# 第二节　原发性闭经

原发性闭经少见，仅占闭经总数5%，主要由性染色体异常，性腺发育不全，性分化异常，副中肾管发育障碍和下丘脑－垂体－卵巢－子宫（hypothalamus – pituitary – ovary – uterus，HPOU）轴不成熟所致。常见疾病如下：①子宫和下生殖道病变引起的闭经：先天性宫颈、阴道、处女膜闭锁、先天性无阴道、先天性无子宫、始基子宫、阴道横隔、睾丸女性化综合征；②卵巢病变引起的闭经：Turner 综合征、单纯性性腺发育不全、多 X 综合征、卵巢抵抗综合征、真两性人；③垂体病变引起的闭经：原发性垂体促性腺激素缺乏症，垂体生长激素缺乏症，垂体肿瘤，空泡蝶鞍综合征，高泌乳素血症；④中枢神经系统和下丘脑病变引起的闭经：精神性闭经，神经性厌食，颅咽管瘤，药物性闭经，性幼稚－色素性视网膜炎－多指畸形综合征及 Kallman 综合征（性幼稚－无嗅觉综合征）

## 一、多 X 综合征

病人染色体核型中至少含 3 个 X 染色体。1959 年，Jacobs 首先描述 47，XXX 综合征，两年后，又有人发现 48，XXXX 综合征，而 49，XXXXX 由 Kesaree 和 Wooey 首次描述。

多 X 综合征的发生率约 1% 左右，以 47，XXX 最为常见。其临床表现与 Turner 综合征相似，但卵巢发育不全引起的原发性闭经及不孕发生率明显低于 Turner 综合征。

据不完全统计，47，XXX 综合征病人中约 20%～30% 出现先天性卵巢发育不全，约 15%～25% 为原发性闭经；48，XXXX 绝大多数出现自发性月经，但月经失调常见，约 3%～5% 病人可有原发或继发性闭经。49，XXXXX 者原发性或继发性闭经发生率不足 3%。

与 Turner 综合征相比较，多 X 综合征病人身高一般正常，但智力障碍严重，X 染色体越多者，智力障碍越重，部分病人可出现精神症状发作。治疗采用雌、孕激素周期序贯疗法。

## 二、单纯性性腺发育不全

病人染色体核型为 46，XX 或 46，XY，后者在胚胎早期原始性腺——睾丸即停止发育，缺乏副中肾管抑制激素及雄激素的分泌，保留了女性生殖管道，故两者的表型均为女性，具有条索状性腺。临床表现为原发性闭经，第二性征不发育或发育不良，内外生殖器一定程度的发育不良，无身材矮小、颈蹼、肘外翻等其他躯体畸形；智能正常。孕激素撤退试验阴性，生殖激素测定显示卵巢激素水平低下，垂体激素 FSH 和 LH 升高。腹腔镜检查或剖腹探查时仅见一条纤维结缔组织组成的条索状性腺。除极少数病人外，活检均无生殖细胞或各级卵泡存在。治疗采用雌、孕激素周期序贯疗法及手术人造阴道。46，XY 病人的条索状性腺中无生殖细胞，但门细胞可能产生雄激素，有的病人可能阴蒂肥大。由于部分病人性腺可发生恶性性腺肿瘤，诊断一旦明确，应立即切除性腺。

### 三、卵巢抵抗综合征

卵巢抵抗综合征又称卵巢不敏感综合征，病人卵巢内有众多始基卵泡，但对高水平的促性腺激素缺乏反应，仅极少数能发育到窦状卵泡期，几乎不能达到成熟期，多数卵泡在窦状卵泡前期呈局灶或弥漫性透明变性。

该综合征的发病原因迄今还不完全清楚，可能系卵巢缺乏促性腺激素受体或促性腺激素受体变异，或因卵巢局部调节因子异常，卵巢对内源性和外源性促性腺激素缺乏有效反应。病人表现为原发性闭经，第 2 性征及生殖器发育不良，腋毛、阴毛稀少或缺如，外阴及乳房发育差。该综合征病人染色体核型为 46，XX，腹腔镜检查或剖腹探查见卵巢较正常小，活检见卵巢中存在众多始基卵泡，但少有窦状卵泡存在。内分泌激素测定显示卵巢激素水平低下，促性腺激素水平明显增高，使用外源性促性腺激素很难使卵泡发育。治疗采用雌、孕激素周期序贯疗法及必要时手术人造阴道。

### 四、原发性垂体单一性促性腺激素缺乏症

本症是指垂体其他功能均正常，仅促性腺激素分泌功能低下的疾病，可能是 LH 或 FSH 分子中的 α 亚单位或受体异常所致，病因未明，主要症状为原发闭经，性腺、性器官和性征不发育，血 FSH、LH 和雌激素水平低下，卵巢内有较多始基和初级卵泡，身高正常或高于正常，指距大于身高，骨骺愈合延迟，性染色体正常 46，XX，用外源性促性腺激素治疗可促使卵泡发育和排卵，可采用促性腺激素脉冲疗法或各种超促排卵方案。对无生育要求者可给雌孕激素周期序贯疗法。

### 五、垂体生长激素缺乏症

由于脑垂体前叶生长激素分泌不足所致，出生时发育正常，出生后生长迟缓，体型及面貌似儿童，身材矮小，身高约 125 ~ 130cm，但体态相对匀称，智力正常。青春期后，内外生殖器及第 2 性征皆不发育，腋毛、阴毛甚稀少或无，伴有闭经和不育。激素测定：提示生长激素水平低落，促性腺激素、促肾上腺皮质激素、促甲状腺激素也可有不同程度的低水平，最有效的治疗方法是应用生长激素治疗。开始治疗的年龄宜早，年龄越小，疗效越好。一般可从 5 岁开始，骨龄 10 岁以下疗效优于 10 岁以上；骨龄 <10 岁者第 1 年可获 8 ~12cm 的长速，而骨龄 >12 岁的女婴每年只能长 5 ~7cm。疗程宜长，应持续到骨骺融合时止。但如已获较满意身高时，可不必用至骨骺闭合才停药。对开始治疗时骨龄已达 10 岁左右（即已开始青春发育）更要定期监测身高、体重作为疗效判断及剂量调整的基本参数。如在原始治疗量未见生长加速时，应增加剂量。可用到基因重组人生长激素每周 1U/kg 体重，甚至更多。在此期间应每半年测 1 次骨龄，如骨龄 >13 岁，即使继续治疗，疗效亦不会满意。停药后可进行性激素替代治疗。

### 六、Kallmann 综合征

系单一性促性腺激素释放激素缺乏而继发的性腺功能减退，同时伴有嗅觉丧失或减退的一种疾病，Kallmann 于 1944 年首先报道而命名。女性发病率约 1/5 000。

（一）发病机制

病变在下丘脑，导致先天性促性腺激素释放激素分泌不足与嗅脑发育不全。因为胚胎期分泌 GnRH 的神经元与嗅觉神经元系同一来源，二者移行途径也相同。嗅神经元的轴突正常情况下向前脑移行经过筛板和脑膜到嗅球，GnRH 神经元沿嗅神经穿过嗅球到下丘脑，本病的发生是嗅神经元向前脑移行，却终止于筛板和前脑之间，未达嗅球，GnRH 的神经元也移行至此，故因促性腺激素释放激素不足而发生闭经，同时出现嗅觉丧失或减退的症状。

（二）临床表现

自幼丧失嗅觉或嗅觉减退。卵巢发育不全，青春期延迟，常表现为原发性闭经，卵巢内含早期发育阶段的卵泡。有的表现为月经稀发，不育。第 2 性征不发育或发育差，内外生殖器均为幼稚型，肾上腺功能一般属正常，故有阴毛。智力正常或稍差。染色体检查为46，XX。血垂体促性腺激素水平明显降低或测不到，GnRH 兴奋试验反应往往低下或无反应，其他垂体激素正常。

（三）诊断

根据典型临床表现，垂体、卵巢内分泌测定，染色体检查，且除外鞍区占位病变即可确诊。

（四）治疗

常用雌孕激素终身替代治疗，可有撤药性流血，希望生育者可用 hMG（FSH）/hCG方案或 GnRH 脉冲治疗，嗅觉减退则无特殊治疗。

### 七、弗勒赫利希综合征

亦称 Froelich 综合征。

（一）发病机制

主要是由于下丘脑组织的病变（如下丘脑肿瘤、颅底损伤或脑炎、脑膜炎、结核菌感染后），侵犯了释放促性腺激素释放激素的神经核群，且常累及下丘脑中与摄食有关的核群，而伴有肥胖，故又称肥胖性生殖器退化。

（二）临床表现

多食、肥胖，第二性征发育差，内外生殖器发育不良，无阴毛、腋毛，也无月经。

（三）诊断

根据临床及磁共振、CT 检查判断有无下丘脑肿瘤、颅咽管瘤、脑炎、脑膜炎等。

（四）治疗

进行人工周期治疗，有的病人可能有撤药性出血，并对下丘脑病变对症治疗。

### 八、性幼稚-色素性视网膜炎-多指畸形综合征

亦称 Laurence-Moon 综合征，是常染色体隐性遗传性疾病，有家族史，近亲结婚的后代为多见。临床表现：肥胖，脂肪沉积主要在下腹、腰臀部，常有智力障碍；性腺发育不全，可表现为青春延迟，性幼稚，月经推迟或原发性闭经；视网膜色素变性，视网膜上有白色或黑色素斑；多指（趾）。治疗：无特殊治疗，控制饮食，运动，减肥，切除多指（趾），用雌孕激素替代治疗。

（文丽芳）

# 第三节　继发性闭经

继发性闭经较多见，约占闭经总数的90%左右，主要疾病分类如下：①子宫和下生殖道病变引起的闭经：如宫颈-宫腔粘连症、生殖器官结核；②卵巢病变引起的闭经：如卵巢炎症和损伤（放射，手术）、卵巢早衰、多囊卵巢综合征、卵泡膜细胞增生症、卵巢男性化肿瘤；③垂体病变引起的闭经：如垂体前叶功能减退症、垂体肿瘤、空泡蝶鞍综合征、高催乳素血症；④中枢神经系统和下丘脑病变引起的闭经：如精神性闭经、神经性厌食、假孕、颅咽管瘤、医源性闭经；⑤甲状腺、肾上腺疾病引起的闭经；糖尿病、运动性闭经。

## 宫颈-宫腔粘连症

亦称 Asherman 综合征，指人工流产、中期引产或足月分娩后以及诊断性刮宫、子宫内膜切除等手术后发生的宫颈、宫腔粘连；视子宫内膜损伤后宫腔粘连的面积及程度，表现为月经量过少或闭经。

**【病因】**

（一）创伤

如人工流产、药物流产后刮宫、中期妊娠引产、足月产后刮宫、诊断性刮宫，宫腔镜下于宫内膜切除术等，均可造成子宫内膜受损，肌层组织裸露，以致宫腔粘连。

（二）感染

各种宫腔内手术导致创伤同时，导致病原体的直接感染，或诱发宫腔创伤组织无菌性炎症反应，均为宫腔粘连的重要病因。

（三）子宫内膜修复障碍

子宫受创伤后，内膜中的成纤维细胞溶解酶活性降低，出现暂时性胶原纤维过度增生，而子宫内膜增生被抑制，结果瘢痕形成，粘连发生。

（四）低雌激素状态

可能促成粘连形成并使之趋于严重。现在临床上分离宫腔粘连后补充小剂量雌激素的治疗方案效果良好，也证明了这一点。

**【临床表现】**

在宫腔内手术操作后，月经量明显减少或出现闭经，部分病人有周期性腹痛，宫腔积血。子宫内膜破坏、宫腔变形常致不孕或自然流产、早产、前置胎盘、胎盘粘连或植入等。

探针检查可发现宫颈内口阻塞或狭窄，粘连轻者可在受阻后有突破感，之后进入宫腔，有少量暗红色血液流出。如宫腔粘连，探针进入宫腔后感到活动受限。

**【诊断】**

根据典型病史及探子宫腔检查多数即可明确诊断；部分需行碘油宫腔造影或宫腔镜检查。

（一）子宫输卵管碘油造影

显示宫腔呈不规则影像，宫腔变形、扭曲、单个或多个充盈缺损，子宫腔边缘不整齐如毛刷状。宫颈内口粘连时，宫颈管长而如锯齿状。双侧输卵管多数通畅无损。

（二）宫腔镜检查

可见到结缔组织在充盈的膨宫液体中漂浮如絮状，或结缔组织使宫腔硬化，色苍白，散布于正常内膜之间。严重者，粘连组织形成粗细不等的束带。

1. 内膜性粘连带　外观与周围内膜相似。粘连组织色白、反光性强，质脆、较软、易分离，多无出血。

2. 肌性粘连带　表面有薄层内膜覆盖或腺体开口，分离时需稍用力，断端粗糙色红。

3. 结缔组织粘连带　表面呈灰白色，富有光泽，表面无内膜覆盖，断端粗糙、色苍白，无出血。严重的宫颈内口或宫腔粘连，碘油宫腔造影及宫腔镜检查均易失败。

**【治疗】**

单纯宫颈粘连可采用探针或宫颈扩张棒扩张宫颈管，宫腔粘连应用宫腔镜直视下分离粘连带，并同时放置宫内节育器，术后应用雌、孕激素人工周期治疗3个月。

## 卵泡膜细胞增生症

**【病因及发病机制】**

尚不清楚。其病理特点是在远离卵泡的间质内存在巢性黄素化卵泡膜细胞增生病灶，并产生过多的雄激素引起闭经及男性症状。

**【临床表现】**

月经稀发渐至继发性闭经，常伴有肥胖，男性化现象。面颊部、下颌及颈部出现多毛，喉结稍增大，不同程度的乳房萎缩，或有阴蒂肥大。

妇科检查见阴道壁光滑，宫颈、宫体正常大小，或小于正常，双侧卵巢增大。性腺激素测定：血雌二醇（E2）、黄体酮（P）处于低水平，但雌酮（E1）可处于正常水平。2/3的病人睾酮（T）升高，LH、FSH正常，地塞米松抑制试验正常，用hCG刺激后，T显著升高。氯米芬试验为无反应型。但确诊需依靠卵巢病理检查。

**【治疗】**

剖腹探查、卵巢切除、抗雄激素和促排卵治疗。

## 卵巢肿瘤

**【病因】**

引起闭经的常见卵巢肿瘤有卵巢畸胎瘤、卵巢无性细胞瘤、卵巢原发性绒毛膜上皮癌、颗粒细胞瘤、卵泡膜细胞瘤、间质细胞瘤、肾上腺样细胞瘤、间质黄素瘤、非特异性脂质细胞瘤、上皮性卵巢肿瘤及卵巢转移性肿瘤等。

**【发病机制】**

引起闭经的机制有以下五个方面：①破坏卵巢结构，干扰卵巢功能；②产生激素，影响下丘脑－垂体－卵巢轴功能及子宫内膜反应性；③手术、化疗、放疗等破坏卵巢结构或加速卵细胞死亡及卵泡闭锁；④病人处于恶性消耗状态，影响生殖激素及其调节因子的生物合成；⑤患病后精神状态不佳，紧张、恐惧、焦虑等不良心境影响下丘脑－垂体－卵巢轴功能，引起闭经。

**【治疗】**

确诊后按不同肿瘤治疗原则进行手术、化疗或放疗。

## 席汉（Sheehan）综合征

**【病因】**

由于产后大出血，低血容量性休克影响垂体前叶的血循环，易在腺体内部或在漏斗柄处形成血栓，引起缺血性梗死而造成垂体缺血坏死，纤维性萎缩，造成垂体功能不全，继发垂体前叶多种激素分泌减退或缺乏，引起一系列临床症状。

**【发病机制】**

（一）妊娠期垂体

生理性增生肥大，需氧量相应增多，尤其在分娩时需氧量约增加3倍，因此对缺氧十分敏感。垂体前叶血流量锐减，易于引起梗死坏死。

（二）垂体前叶

血运80%来源于垂体上动脉和门脉丛，10%~20%来源于颈内动脉分支，当休克时颈内动脉和门脉循环血量皆骤减，反射性引起血管痉挛，更加重缺血缺氧。缺血缺氧首先从垂体柄水平开始向垂体前叶延伸，缺血时间越长，垂体坏死和功能损害越严重。垂体后叶血供不依赖门脉系统，故产后垂体坏死不一定累及后叶，但也有极少病例发生抗利尿激素分泌异常及尿崩症症状。

垂体前叶有较强的代偿能力，但破坏超过50%~70%常发生失代偿。一般当垂体坏死面积达50%时，临床才出现症状；坏死面积为75%以上，则症状明显；坏死面积超过90%，则症状严重。

（三）垂体缺血坏死及萎缩

垂体缺血坏死及萎缩致垂体功能低下，可使其分泌的各种激素减少，性腺、甲状腺、肾上腺皮质也随之萎缩，功能低下，从而表现为多系统多脏器的变化。

【临床表现】

以激素缺乏为主，常以下列次序出现。

（一）性腺功能减退

产后无乳汁与闭经，因产后出血导致无乳为本症发生的信号，继而性腺功能减退，阴毛、腋毛脱落，性欲减退至消失，不育，生殖器及乳房萎缩。

（二）甲状腺功能减退

畏寒、乏力、少汗，表情淡漠、反应迟钝。面色苍白、眉毛脱落，皮肤粗糙，甚至出现黏液性水肿。食欲不振、精神抑郁，记忆力衰退。

（三）肾上腺皮质功能减退

虚弱、疲倦、全身软弱无力、恶心、厌食、消瘦、抵抗力低、易感染、低血压、低体温、皮肤色素变淡。乳晕变淡和会阴部色素脱失。

【诊断】

绝大多数病人有产后大出血、休克、产后无乳史及相关垂体激素缺乏症状，但无头痛，无视野缺损，无神经系统定位体征。HPO 轴、肾上腺轴、甲状腺轴的激素测定，可评估垂体破坏程度。

【治疗】

相应激素替代治疗和营养支持疗法。预防产后大出血是预防本病的根本措施。及时处理失血性及感染性休克，缩短缺血时间，使垂体缺血坏死的影响不致失代偿。

## 垂体肿瘤

垂体肿瘤约占全部颅内肿瘤 10%，催乳素腺瘤是常见的垂体肿瘤，其次为颅咽管瘤、生长激素分泌细胞瘤、促肾上腺皮质激素分泌细胞瘤和促甲状腺激素分泌细胞瘤。不同性质的肿瘤可出现不同症状，但多有闭经的表现。

### 一、催乳素（prolactin，PRL）腺瘤

垂体前叶功能性腺瘤，属良性，生长速度缓慢，常引起闭经。

【发病机制】

与 PRL 调节因素的异常或垂体 PRL 分泌细胞本身的缺陷有关。催乳素瘤产生高 PRL 血症的原因可能是：①催乳素瘤细胞自主分泌 PRL，不受催乳素抑制因子（prolactin inhibiting factor，PIF）的抑制；②肿瘤增大压迫垂体柄，阻断门脉血供，使下丘脑产生的 PIF 进入垂体减少，以致垂体分泌 PRL 过多。高 PRL 血症可直接引起溢乳，间接通过干扰促性腺激素释放激素的脉冲分泌而导致闭经。

【病理】

催乳素瘤主要局限在垂体前叶腹侧，当肿瘤生长时，垂体前叶腹侧区增大，使蝶鞍骨质受压迫。光镜下催乳素瘤细胞形态无特殊，可呈嫌色性，少数为嗜酸性，故常误认为嫌色细胞瘤。

【临床表现】

典型的临床症状为闭经溢乳。

1. 闭经　是垂体催乳素瘤的最早症状，闭经时间的长短与血清 PRL 升高程度相关。

2. 溢乳　是本病的重要症状，量多少不等，与血清 PRL 值不呈正相关关系，多时易被觉察，少时需挤压乳房才能发现，多为双侧性，也可单侧。

3. 不育及低雌激素症状　高 PRL 可引起无排卵性不孕，或卵泡发育中止、雌激素分泌减少、生殖器萎缩、阴道干燥、性交困难，可出现面部阵发性潮红、性情急躁、性欲减退等。

4. 压迫症状　肿瘤继续扩张，压迫周围脑组织，出现头痛；向上压迫视交叉，有视力或视野障碍，如双颞侧偏盲。视野缺损、视力减退，永久性失明；压迫垂体后叶，可发生尿崩症；压迫下丘脑，可引起肥胖、嗜睡、多梦、体温调节障碍等；肿瘤发生急性出血坏死时，可有剧烈头痛、恶心、呕吐，突然失明，甚至昏迷。

【诊断】

1. 病史　多数病人以闭经或不孕为主要症状就诊。要了解有无服用引起 PRL 升高的药物，有无视力的改变及头痛。

2. 体检　挤压乳房，观察有无溢乳，检查生殖器有无萎缩。视野检查：视野检查应列为垂体肿瘤的常规检查。

3. 内分泌检查　PRL 测定：应用放免法或酶免法测定，一般以 880mU/L 或 20ng/mL 为未孕妇女血 PRL 正常高限。FSH、LH、$E_2$ 值低于正常。测定 TSH、$T_3$、$T_4$ 以排除原发性甲低。

4. 影像学检查　对诊断垂体瘤有决定性意义。

（1）蝶鞍 X 线检查：过去常用蝶鞍正侧位摄片：异常 X 线表现有：蝶鞍扩大、骨质吸收和鞍底下陷。

（2）CT 检查：能清楚地显示局部解剖结构，具有高分辨率，能辨认直径 3mm 以上的肿瘤，可早期发现垂体微腺瘤（直径小于 10mm），可确定肿瘤是否已向蝶鞍上扩展及其范围，并用于指导治疗和随访。

（3）磁共振成像（MRI）：诊断垂体瘤较 CT 更优，MRI 直接多平面显像可发现直径 1~2mm 的肿瘤，适合妊娠期垂体瘤的检查。

【治疗】

1. 药物治疗　服用溴隐亭可使肿瘤缩小，月经恢复，泌乳停止。详见本章第四节，高催乳素血症的治疗。

2. 放射治疗　近年国内已有立体定向的放射治疗，即 γ 刀或 X 刀治疗。前者利用放射

性钴所产生的 γ 射线集中到肿瘤上；后者则利用 X 射线旋转聚焦照射的方法消灭肿瘤细胞。

3. 手术　除应用开颅手术切除肿瘤外，对不大的肿瘤可经口鼻蝶窦部手术，即打开蝶窦，开放鞍底硬脑膜来刮除肿瘤。

## 二、促肾上腺皮质激素（adrenocorticotrophic hormone，ACTH）腺瘤

【发病机制及病理】

该腺瘤分泌 ACTH 致使皮质醇分泌大量增加。光镜下瘤细胞为多角形或圆形，体积较大，细胞核圆形，居中，胞浆丰富，含有许多嗜碱性粗颗粒。

【临床表现】

表现为库欣综合征，病人面如满月，红润多脂，颈背部脂肪堆积、隆起似"水牛背"，向心性肥胖。肌肉软弱，下腹壁、大腿上部内外侧等处有粗大的紫纹，同时伴糖尿、高血糖等症状，此外有闭经、多毛、皮肤粗糙、高血压和骨质疏松等症状。

【诊断】

1. 根据病史及临床表现　不难诊断。

2. 内分泌检查　ACTH 基础分泌高于正常，正常昼夜节律消失，皮质醇增高，促肾上腺皮质激素释放因子（corticotropin‐releasing factor，CRF）兴奋试验：ACTH 反应差。

3. CT 扫描或磁共振　能准确显示肿瘤位置及范围。

【治疗】

1. 手术治疗　有蝶鞍扩大及垂体瘤压迫症状者，首选手术治疗。经蝶窦切除腺瘤，临床症状可获缓解消失，疗效可达 76% ~85% 。

2. 放射治疗　病人合并严重并发症不能接受手术治疗的，可选用深部放射线或 γ 刀或 X 刀照射垂体，消灭肿瘤细胞。

3. 药物治疗　轻症病例可试用赛庚啶治疗。该药抑制 CRF 的释放，使血浆 ACTH 水平降低而达到治疗目的，24 ~32mg/d，分 3 或 4 次口服。有嗜睡、多食等不良反应。

## 三、促甲状腺素（TSH）腺瘤

TSH 腺瘤极罕见，属嗜碱性粒细胞或嫌色细胞瘤。TSH 腺瘤分泌过多的促甲状腺激素，使甲状腺素分泌过高，引起垂体性甲状腺功能亢进症和闭经。病人表现为疲乏无力、怕热多汗、食欲亢进、体重减轻、低热、餐后糖尿、心悸、心动过速等。内分泌检查其特点为 TSH 增高，T3、T4 增高。CT 或磁共振结合临床可确诊。应进行手术摘除。

## 四、生长激素肿瘤

生长激素肿瘤（GH 瘤）为脑垂体前叶嗜酸细胞瘤，瘤细胞分泌过多的生长激素而引发一系列的异常表现。

【临床表现】

未成年前发病，表现为巨人症，身高可达 2m 左右，身体各部分比例基本正常，大多数四肢较长，骨骺闭合延迟，伴有性腺发育不全和原发闭经。成年后发病，表现为肢端肥大症，下颌骨肥大，鼻窦明显增大，四肢末端指（趾）骨增大，牙齿变稀，肌肉肥大，舌肥大，继发闭经，同时伴性功能减退，糖耐量减低甚至糖尿病和各种压迫症状。

【诊断】

根据典型临床表现、CT 或 MRI 扫描、四肢骨骼 X 线摄片、血清生长激素水平明显增高且不能被葡萄糖抑制可确诊。

【治疗】

1. 药物治疗

（1）溴隐亭　治疗效果良好，可缓解症状，生长激素和 PRL 均有下降，一般为 10mg/d。

（2）赛庚啶　为 5 - 羟色胺拮抗剂，通过抑制生长激素释放激素而减少 GH 分泌，治疗肢端肥大症，用法开始 2mg，4 次/d，以后根据血清 GH 水平调整剂量，增至 24mg/d。

2. 手术或放射治疗　经蝶窦手术治疗肢端肥大症，缓解率可达 90%，手术治疗的缺点是可致垂体功能低下和尿崩症，术后生长激素降低常不满意，需加用放射治疗。

## 空泡蝶鞍综合征

空泡蝶鞍综合征是指蛛网膜下腔及脑脊液疝进入到蝶鞍内，致蝶鞍扩大，腺垂体受压而产生的一系列临床表现。

【发病机制】

由于先天性（原发性）或后天性原因（继发性，垂体腺瘤手术和放射治疗）导致鞍膈不完整，使蛛网膜下腔疝入蝶鞍窝内，疝囊内积聚的脑脊液压迫，使垂体变成扁平，位于鞍后底部，酷似空泡状，而鞍底和前后床突因压迫而脱钙和破坏，如果垂体柄被压迫，阻碍下丘脑催乳素抑制因子（prl inhibiting factor，PIF）进入垂体而发生高催乳素血症。

【临床表现】

多见于中年肥胖妇女和多产妇，临床可以无症状。有些病人有头痛、视野改变、脑脊液鼻漏和颅内高压，并发生由下丘脑、垂体功能失调引起的内分泌紊乱，如闭经、溢乳和不育。也可伴有多种垂体激素缺乏。

【诊断】

影像学检查：蝶鞍 X 线检查、CT 或 MRI 可见蝶鞍对称性扩大，鞍内密度减低，底部下陷呈特有的气球形。内分泌检查：促性腺激素减少，部分妇女 PRL 轻度升高。

【治疗】

对症治疗，对闭经溢乳者给予溴隐亭治疗，一般不行外科手术。

## 精神性闭经

精神刺激、应激，造成下丘脑 - 垂体 - 卵巢功能失调，导致闭经。

**【发病机制】**

在人类生殖调节中精神因素常通过 CRF 分泌亢进，使内源性阿片肽、多巴胺升高在下丘脑水平抑制 GnRH 神经元的脉冲释放，从而抑制了垂体分泌促性腺激素，导致闭经。

**【临床表现】**

常有精神刺激史，之后月经稀发、闭经及不孕。促性腺激素释放激素刺激试验显示垂体有正常反应或因长期缺乏 GnRH 作用而对外源性 GnRH 刺激的反应迟钝，血皮质醇分泌升高，但临床无皮质醇功能亢进表现。

**【处理】**

常用人工周期治疗产生撤药性阴道出血给予精神的安慰，然后给予诱导卵泡发育与排卵的治疗。应用合成 GnRH 替代下丘脑分泌 GnRH 不足。治疗前先做 1 次 GnRH 兴奋试验。如垂体反应良好，则对 GnRH 治疗的效果较好，如反应欠佳或无反应时，则可采用 GnRH 脉冲治疗，但疗程可能较长。

## 神经性厌食症

神经性厌食症是一种严重的进食行为障碍，自我强迫性厌食、拒食，伴有心理障碍。常见于少女中，病因仍不清楚，研究认为与生物、社会、精神等因素所致下丘脑调节失常有关，例如盲目减肥、节食、失恋或身体、精神上刺激等。

**【临床表现】**

顽固性拒食或厌食、消瘦、体重减轻、怕冷、体温偏低，血压低、乏力、皮肤干燥，伴闭经。病人的父母常对她关心不够，性格内向、忧虑、内疚、压抑，少言寡语。

**【处理】**

给予精神鼓励，家庭人员尤其是父母的关怀尤为重要，适当更换环境，逐步促进饮食，矫正体内电解质平衡失调。适当应用抗忧郁药。人工周期治疗后，出现撤药性阴道流血，类似月经来潮，可给病人带来心理安慰，提高治疗信心。同时可调整下丘脑－垂体－卵巢轴的功能。希望生育者，可诱发卵泡发育与排卵治疗。

## 运动性闭经

过重的体力劳动、长时间过量的体育训练或参加剧烈紧张的比赛活动引起的闭经。

**【发病机制】**

（一）运动应激

可使 CRF、ACTH 分泌亢进，血中皮质醇、去甲肾上腺素与肾上腺素水平上升，脑内儿茶酚胺增多，抑制下丘脑－垂体－卵巢轴功能。

（二）体脂减少

月经初潮出现与正常周期的维持与体内一定比例的脂肪组织有关，缺少脂肪组织常表现为低雌激素闭经。

（三）运动激烈

可使体内雄激素升高，反馈引起下丘脑与垂体功能紊乱，FSH 下降，卵泡发育差，卵巢内分泌功能下降。

（四）训练剧烈

可使下丘脑内源性阿片肽活性增加，从而抑制 GnRH、促性腺激素与卵巢激素分泌。

【治疗】

首先应解除思想顾虑，消除因月经未来而产生担忧与恐惧心理，同时适当调整训练的强度与持续的时间，给予足够的营养补充。

闭经达 3 个月以上者可以用雌激素、孕激素人工周期治疗或促排卵治疗疗效满意。

## 颅咽管瘤

为一种先天生长缓慢的囊性肿瘤，生长在蝶鞍之上，少数位于蝶鞍内，肿瘤增大可向上压迫第 3 脑室底部，向前挤压视神经交叉，向下压迫下丘脑和垂体而出现相应的压迫症状。

【临床表现】

发病在青春期前表现为原发性闭经、性幼稚、生长障碍，发病在青春期后表现为继发性闭经、女性性征退化。肿瘤压迫可引起颅内高压、视力障碍、神经症状，并有下丘脑 - 垂体功能异常，如尿崩症、口渴、厌食、闭经、溢乳等。

【诊断】

做沿垂体柄 X 线侧位片检查，可发现蝶鞍扩大扁平，床突骨质损害，并可见鞍上钙化阴影。颅部断层、CT、MRI 可确诊定位。

【治疗】

一经确诊，马上行手术或放射治疗。

## 药物性闭经

药物直接或间接地经中枢神经系统，或经神经介质和受体机制作用于 HPOU 轴，引起卵巢功能，或 PRL 升高导致闭经。

引起闭经的药物有：①口服避孕药、避孕针、埋植剂、雄激素；②麻醉剂，如吗啡、美沙酮；③多巴胺受体阻滞剂（吩噻嗪、氟哌啶醇、奋乃静、舒必利、氯普噻吨、甲氧氯普胺），多巴胺降解剂（a - 甲基多巴、利血平），单胺氧化酶抑制剂，多巴胺转化抑制剂（鸦片类）；④二苯氮䓬类：丙咪嗪、阿米替林、氯硝西泮、地西泮；⑤组胺和组胺 $H_1$、$H_2$ 受体拮抗剂：5 - 羟色胺、西咪替丁。

应停药、减量或换药。雌、孕激素人工周期疗法和促排卵治疗，高泌乳素血症应给予溴隐亭治疗。

（文丽芳）

# 第四节　卵巢早衰

卵巢早衰（premature ovarian failure，POF）指月经初潮年龄正常或青春期延迟，第二性征发育正常的妇女于 35～40 岁以前发生的继发性闭经。

**【病因】**

（一）基因疾病

先天性卵巢内卵泡数过少或因 X 染色体突变，数目或结构异常，其中一小部分核型为 45，XO 嵌合体，从血液培养中有时难以分出嵌合型，从卵巢组织成纤维细胞可以获得更多嵌合型。由于基因突变，引起细胞功能异常而干扰或破坏卵巢功能，导致卵巢早衰。

（二）垂体功能异常

促性腺激素过度刺激，加速了卵泡闭锁，卵泡消耗过多。

（三）药物、放射线、病毒感染及其他物理化学性损害

如手术、放疗、化疗，环境污染物铜、砷、汞等中毒，乙型脑炎、腮腺炎病毒等感染均可损伤卵巢组织，导致卵巢早衰；又如长时间服用抗类风湿药物，如雷公藤，也可能引起卵巢早衰。

（四）免疫性损害

有人认为卵巢早衰是一种自身免疫性疾病或全身自身免疫性疾病累及卵巢后的表现。艾迪生病系一自身免疫性疾病，据报道，有 10% 的艾迪生病病人在出现肾上腺功能障碍以前 5～14 年就出现卵巢早衰。此外，全身性红斑狼疮、类风湿性关节炎、重症肌无力、恶性贫血等自身免疫性疾病由于全身免疫功能紊乱，累及卵巢而常伴发卵巢早衰。亦可能卵巢自身免疫功能亢进，自身组织作为一种抗原而产生的抗体，能识别卵巢构成的某一或某些成分，通过抗原抗体反应损毁卵巢。

（五）促性腺激素作用障碍

可能是由于 FSH 缺乏生物活性或 FSH 与受体结合障碍，受体变异或受体结合后作用障碍，将会导致卵巢早衰或发生原发性闭经。

1. 先天性酶缺乏，如芳香化酶、17 羟化酶，17、20 碳链裂解酶等缺乏，影响雌激素的合成，而干扰卵泡的发育。

2. 未发现任何发病原因，称特发性卵巢早衰。

**【临床表现】**

卵巢早衰的临床典型表现为：过早绝经，高促性腺激素，低雌激素血症。

1. 在 40 岁以前，出现月经稀发、经期缩短、经量减少、渐至闭经，但大多数病人并无发病前的月经病史，常月经规律正常，或停服避孕药后而突然闭经。

2. 不孕，以继发性多见。部分病人因为一次或数次自然或人工流产后出现闭经而就诊。

3. 闭经前已有更年期综合征症状，如潮红、烘热、出汗、情绪改变、感觉异常、失眠、记忆力减退等。有的病人除闭经及上述血管舒缩症状外，还可出现老年性阴道炎、生殖器官萎缩等体征有的还有尿频、排尿困难。

4. 伴有其他自身免疫性疾病的临床表现　如桥本甲状腺炎、重症肌无力、全身性红斑狼疮等相应症状与体征。

5. 激素变化　血中 FSH 和 LH 浓度持续在 40U/L 以上。性激素水平下降，$E_2$ < 55pmol/L（15Pg/mL）。甲状腺和肾上腺皮质功能正常。

6. B 型超声检查子宫小，卵巢小于生育期妇女，无卵泡存在或卵泡数目很少，直径在 10mm 以内，连续监测未见成熟卵泡发育。

7. 基础体温单相，宫颈黏液 Insler 评分低，阴道脱落细胞学检查示雌激素水平低落。

【诊断】

凡怀疑卵巢早衰病人应做如下检查：

1. 染色体核型分析　因有些染色体畸变与卵巢早衰的发病有密切关系。

2. 除细致询问病史及体检外，应进行血 $T_3$、$T_4$ 及 TSH 浓度测定，空腹血糖浓度测定、抗核抗体、类风湿因子、血沉及免疫球蛋白测定。

3. CT 或磁共振扫描排除垂体病变。

4. 腹腔镜下性腺活组织检查，明确诊断。

【治疗】

（一）激素替代治疗

采用雌、孕激素人工周期治疗，从而可使子宫内膜发育，恢复月经，缓解低雌激素带来的一系列绝经后症状，防止骨质丢失。妊马雌酮（premarin 倍美力）0.625mg/d，足够保持骨密度，但较年轻病人为控制血管舒缩症状及阴道上皮充分的雌激素化，可用 1.25mg/d 剂量，持续 21d；后 10～14d，加服甲羟黄体酮 5～10mg/d，75% 病人可出现撤药性出血，类似月经，对病人亦是一种精神治疗。卵巢早衰仍有自然缓解、排卵的可能，常在雌、孕激素人工周期停药后发生妊娠。据文献报道，在激素替代治疗 4～5 个月后，约有 20% 病人恢复排卵而妊娠。可是无法预测是否能恢复排卵。有的病人不愿出现撤药性出血，则可持续服用倍美力 0.625mg/d 加甲羟黄体酮 2mg/d。

（二）丹那唑治疗

Ansji（1994）报道：通过丹那唑免疫调节及抑制促性腺激素的药理作用可改善卵巢早衰病人的卵泡功能及提高排卵率。用法：丹那唑 400mg，2 次/d，持续服用 4 个月，共 2 个疗程，每疗程间隔 2 个月，为无治疗期，病人中曾接受雌孕激素替代疗法、hMG 等治疗均无效果。据统计：完成 2 个疗程者中 65%（30/46）出现卵泡功能，21.7%（10/46）有排卵。停药≥2 个月，促性腺激素水平仍高者，则需进行另一种治疗。

（三）赠卵治疗

利用赠卵体外受精-胚胎移植技术为卵巢早衰病人提供有效的治疗途径，带来较高的妊娠率。

（四）其他

1. 常用 GnRH-a 长、短周期联合 hMG 及 hCG 方案诱导排卵，治疗不孕。

2. 自身免疫抗体阳性者，应给予糖皮质激素治疗，部分病人治疗期间或治疗后，血 FSH 正常，$E_2$ 升高，卵泡发育，获得妊娠。

（文丽芳）

# 第五节　高催乳素血症

各种原因所致外周血中催乳素水平的异常增高，一般认为血催乳素浓度高于 30μg/L、（30ng/ml）或 880～1 000mU/L 时应视为高催乳素血症。

过高的催乳素，直接作用于乳腺细胞催乳素受体，可刺激乳汁生成及分泌。同时，过多的催乳素经反馈作用于下丘脑相应受体，抑制垂体促性腺激素的分泌而引起不排卵及闭经。闭经伴溢乳者称为"闭经泌乳综合征"。

【病因】

（一）下丘脑疾患

1. 下丘脑或邻近部位的肿瘤：如颅咽管瘤、神经胶质瘤等。

2. 下丘脑炎症：如脑膜炎、结核、组织细胞增多症等。

3. 下丘脑破坏性病变：头部外伤、手术、放疗。

4. 下丘脑功能失调：如假孕、精神创伤和应激。

（二）垂体疾患

1. 垂体肿瘤　分为有内分泌功能细胞瘤及无内分泌功能细胞瘤，有内分泌功能细胞瘤又分为催乳素瘤、生长激素瘤、ACTH 瘤、TSH 瘤等。

2. 空泡蝶鞍症

（三）其他较罕见原因

1. 原发性或继发性甲状腺功能低下。

2. 肾上腺及肾病　艾迪生病（阿狄森氏病）、慢性肾功能不全。

3. 异位 PRL 分泌　见于支气管癌及肾癌。

4. 肝硬化。

5. 妇产科手术后　人流、引产、死胎、子宫、卵巢切除。

6. 多囊卵巢综合征。

7. 胸壁疾病如胸壁创伤、带状疱疹、神经炎、结核、乳腺手术；不合理的哺乳和长期吸吮乳头的刺激等。

（四）特发性高催乳素血症

未发现确定的垂体或中枢神经系统疾病，也无任何增加血催乳素水平的其他原因。

**【发病机制】**

（一）对卵巢的影响

高水平的催乳素作用于卵巢局部 PRL 受体，减弱或阻断卵巢对促性腺激素的反应，抑制卵泡的发育与成熟，使卵泡提前闭锁，并抑制 FSH 诱导的雌激素的生成、LH 诱导的黄体酮生成。

（二）对神经中枢的影响

在高催乳素血症时，过高的催乳素通过短路反馈促进下丘脑多巴胺神经元的分泌，激活 α - 内啡肽神经元活性，从而抑制促性腺激素释放激素（GnRH）的合成与释放，使促性腺激素水平降低，脉冲频率减弱，雌激素正反馈作用消失，引起无排卵。

**【临床表现】**

高催乳素血症的临床症状因其病因而不同。其症状可分为两大类：即激素分泌过度症状及肿瘤压迫破坏垂体组织引起的症状。

（一）激素分泌过度的症状

1. 催乳素分泌过度

（1）月经紊乱及不育：85% 以上的病人有月经紊乱，其类型因高催乳素血症发生的时间而不同，在青春期前或青春早期的妇女可出现原发性闭经。生育期后以继发性闭经最多见，也可表现为月经量少、稀发，或无排卵性月经，从而导致不育及不孕。

（2）低雌激素状态：由于卵巢功能受抑制而出现生殖器萎缩、性欲减低、性生活困难。

（3）异常泌乳：发生率约 70% ~ 98%，是本病的特征之一。通常是浓的乳汁或稀乳水，泌乳量多少不等，很多仅在就诊时挤压乳房后才发现。

（4）多毛：约 40% 病人可有多毛。有研究认为，由于 PRL 刺激肾上腺分泌雄激素增多所致。

2. 其他激素分泌过度

（1）生长激素分泌过度，可同时表现为巨人症或肢端肥大症。

（2）ACTH 分泌过度可引起皮质醇增多症。

（3）TSH 分泌过度可引起甲亢。

（二）肿瘤压迫症状

1. 激素分泌减低　压迫垂体后叶引起抗利尿激素分泌减低，可引起尿崩症。

2. 神经症状　肿瘤扩展压迫周围脑组织，可引起头痛；压迫视交叉引起双颞侧视野缺损或视力障碍；压迫脑神经引起复视或斜视；压迫下丘脑引起肥胖、嗜睡、食欲异常；肿瘤急性出血坏死，可出现剧烈头痛、恶心、呕吐，甚至昏迷。

**【诊断】**

（一）病史

应认真询问月经紊乱、泌乳发生的时间，婚育史、手术史、全身疾病（如慢性肝、肾疾病，甲状腺、胸壁、乳房等疾病，脑炎、脑外伤史等）及相关药物治疗史。有无肥胖、头痛、视力改变等症状。

（二）查体

视野检查及检查生殖器萎缩程度，泌乳量，有无面貌异常、肥胖、高血压、多毛等。

（三）实验室检查

1. 血 PRL 水平增高；血 LH、FSH 水平可正常或偏低；LH 脉冲频率及振幅降低；Gn-RH 兴奋试验反应正常或低减。血 $E_2$、P、T 浓度降低。

2. 其他内分泌腺功能检查　测定甲状腺功能以了解有无功能减低；肾上腺功能检查以了解有无皮质醇增多症，可疑时也应查血 GH 水平。

（四）影像学检查

蝶鞍断层摄片、CT 及 MRI 扫描以诊断垂体、下丘脑病变。

【治疗】

高催乳素血症的治疗需根据病因决定，如原发性甲状腺功能减低所致者应补充甲状腺素；异位 PRL 瘤应酌情手术；药物引起者应酌情减量或停用；空泡蝶鞍症则不必特殊处理。

垂体 PRL 瘤治疗的目的是：纠正内分泌紊乱，缩小瘤体，解除肿瘤的压迫。方法如下：

（一）药物治疗

1. 溴隐亭　是一种半合成的麦角胺碱衍生物，非特异多巴胺促效剂，能有效地抑制催乳素的合成分泌。治疗特发性高催乳素血症或 PRL 瘤病人，约 80% PRL 可达正常水平，泌乳消失；90% 以上的闭经病人月经可恢复并出现排卵，妊娠率高达 80%。溴隐亭治疗还能使 PRL 瘤体积缩小，但停药后仅 10% 病人血 PRL 长期保持在正常水平。剂量因血 PRL 升高的程度而异，可为 2.5~12.5mg/d，分 3 次服用；一般从小剂量开始，随餐同服，逐渐加至足量。治疗期间应定期复查血 PRL 浓度，以指导剂量的调整。常见的不良反应有：暂时性的恶心、呕吐、轻微头痛、外周血管痉挛及直立性低血压，一般于用药几天后自行消失。

目前认为，溴隐亭治疗与经蝶鞍手术相比，具有并发症少、催乳素下降较满意及垂体功能恢复较好等优点。因此，一致认为对于垂体 PRL 微腺瘤或 PRL 较大腺瘤而无视野缺损者应首选溴隐亭治疗。

2. 新型的溴隐亭长效注射剂　克服了因口服造成的胃肠道功能紊乱。因其载体降解较快，所以可以重复注射。这种制剂注射第 1d 即可使血 PRL 迅速下降，并可使 PRL 的水平维持在低水平达 28d，作用迅速及持久，适用于有明显胃肠道反应及较大腺瘤的病人。用法：50~100mg/次，28d 注射 1 次，起始剂量为 50mg。治疗 4 个月后 PRL 水平降至或接近正常范围。大多数病人腺瘤体积缩小，并有月经和性功能恢复。不良反应与口服相同溴隐亭，但程度较轻。

3. 诺果宁  又称 CV205－502，是一种非麦角类长效多巴胺激动剂，化学名称为 8 氢苄喹啉，与溴隐亭相比，作用较强，效果维持时间较长，每日只需给药 1 次，不良反应较小。剂量 0.075mg/d，睡前顿服。大多数高催乳素血症的病人血中催乳素的水平可下降。因此适用于 PRL 大腺瘤及对溴隐亭耐药或不能耐受的高催乳素血症病人。

4. 维生素 $B_6$ 的协助作用  维生素 $B_6$ 在下丘脑多巴胺合成过程中，起辅酶的作用，对多巴胺促效剂的治疗有协同作用。

5. 药物治疗存在的问题

（1）停用溴隐亭的反跳：在用溴隐亭治疗高催乳素血症时，80％的病人月经、排卵可望恢复正常，血 PRL 终将正常化，但停用溴隐亭后，血 PRL 又开始升高。少数病人还出现反跳现象，大部分病人需重复服用溴隐亭治疗，因此往往需摸索一个维持血 PRL 正常水平的最低有效剂量长期服用，并进行定期随访。

多巴胺促效剂治疗后，大多数病人垂体 PRL 瘤体均能明显缩小，瘤细胞萎陷，核固缩、溶解或破裂、坏死、纤维化，CT 检查可呈空泡蝶鞍征。个别病人可能治愈。

（2）妊娠期间多巴胺促效剂的使用：多巴胺促效剂治疗高催乳素血症已有近 30 年历史，一般在确定妊娠后即停药。妊娠期 PRL 微腺瘤增大引起压迫症状者仅 2％，PRL 大腺瘤则为 15％。因此，PRL 大腺瘤患者应先避孕 2～3 个月，待瘤体缩小后再妊娠。如果妊娠期出现头痛、视力障碍等表现，应检查视野，MRI 确定病变范围，可再用溴隐亭治疗，缩小瘤体。虽然脐血 PRL 水平也受抑制，但一般认为对胎儿无不良影响，分娩后也可哺母乳。少数情况下，为抢救视力，可急诊手术减压，不必终止妊娠。

（二）手术治疗

垂体大腺瘤生长迅速、药物控制不理想、出现明显压迫症状者，考虑立即手术。手术方式多采用经额路及经蝶窦方法。

手术治疗可有诸多并发症，如视力障碍、下丘脑损伤，脑脊液溢漏，半数病人术后再次出现高催乳素血症，且术后垂体功能低下发生率也很高，月经或生育障碍得不到纠正。目前对大催乳素腺瘤一般不主张单纯手术治疗，而主张采用药物或药物手术联合治疗。

（三）放射治疗

垂体瘤的放疗有常规超高压照射、重粒子照射和核素植入性照射三种。

放射治疗催乳素瘤能有效地控制肿瘤，降低催乳素的浓度，肿瘤控制率为 93％，70％高催乳素血症病人血浆 PRL 达到正常。放疗的缺点是显效慢，常需数月才能使催乳素降至正常，还能引起一定并发症，如垂体功能低下、视神经损伤、诱发肿瘤等。因此对催乳素腺瘤不主张单纯放疗。放疗适用于不能耐受药物治疗、不愿手术、因年老体弱及伴其他疾病不宜手术者或药物、手术治疗无效者。

（四）促进卵巢功能的恢复

经以上治疗血 PRL 水平正常后，卵巢功能仍未见恢复，则应积极选用促排卵治疗。

1. 常规促排卵治疗  用氯米芬（clomiphene，CC）50～150mg/d，从月经周期第 3～

5d 开始，持续 5~7d 诱发排卵，使下丘脑及垂体卵巢功能恢复。也可使用三苯氧胺 20~40mg/d，用法同氯米芬。

2. 促性腺激素治疗　CC 无效时，可用外源 FSH 及 LH 替代治疗，促进卵泡发育成熟，并用 hCG 诱发排卵。

3. GnRH 脉冲疗法　促使 FSFI 及 LH 释放，促进卵泡发育成熟，再应用 hCG 诱发排卵。

（文丽芳）

# 第十一章　痛经与经前期综合征

## 第一节　经前期综合征

育龄妇女在月经前 7~14d（即在月经周期的黄体期），反复出现一系列精神、行为及体质等方面的症状，如头痛、乳房胀痛、全身乏力、紧张、压抑或易怒、烦躁、失眠、腹痛、水肿等，月经来潮后症状迅速消失，称为经前期综合征（premenstrual syndrome，PMS）。

这一周期性改变有很大个体差异。周期性情绪改变是育龄妇女的普遍现象，仅 25% 妇女无任何周期性异常症状出现。据统计，18~45 岁妇女中约有 30% 有中到重度的周期性情绪改变，约有 10% 需要给予治疗，症状严重者占 3%。这一统计数字表明约有 10% 育龄妇女为经前期综合征病人。

**【病因及发病机制】**

经前期综合征的病因尚不了解，但它与月经周期中的黄体期密切相关则肯定无疑。

（一）精神社会因素

由于 PMS 症状的广泛性及互不联系的特点，还有应用安慰剂或接受精神、心理治疗有较好疗效。不少学者提出，精神社会因素引起身心功能障碍这一病因学说。Parker 综合许多学者意见，认为个性及环境因素对经前期综合征发生极为重要，症状的出现反映病人内心存有未能解决的矛盾冲突。追溯病人生活史，常有较明显的精神刺激遭遇，如童年时期的不幸经历和精神创伤、父母家庭不和、学习成绩低劣、失恋等，可能都是产生经前情绪变化的重要因素。Keye（1986 年）研究了 68 例经前期综合征病人医学和心理学资料，同时以 34 例无经前期综合征症状的妇科病人作为对照组，发现前者在臆想、抑郁、转换性癔症、精神变态、妄想、神经衰弱、精神分裂症及社会精神内向方面的评分均高于对照组。病人多表现为消极、害羞及内向性格，常存有强烈的矛盾心理和难以控制的对婚姻不满。故认为病人的精神心理与社会环境因素之间的相互作用参与了经前期综合征的发病。这为经前期综合征的心理学和安慰剂治疗的需要和合理性提供了理论依据。可是根据近代有关这方面的进展，认为躯体因素是原发的，而精神因素是继发于受月经周期性激素改变影响所致的生理的、生化的、解剖形态等方面的改变。

（二）催乳素（PRL）排出量增多

血浆 PRL 浓度有昼夜节律性，以睡眠时水平最高，每个人日与日之间也有显著波动。在排卵期 PRL 水平达峰值，黄体期 PRL 平均水平高于卵泡期。有些经前期综合征病人血

PRL平均浓度在整个月经周期中均高于健康妇女，尤其在经前期更为显著。应用溴隐亭治疗以抑制PRL分泌，症状获得明显缓解。黄体期PRL水平升高可伴随黄体酮排出量下降或FSH/LH水平下降等，在理论上支持PRL水平增高在某些方面与经前期综合征形成有关。可是正常及经前期综合征病人中多数未见PRL水平有明显差异。PRL对渗透压的调节作用在动物比较显著而在人类则影响不大，可能仅作用于乳腺，影响其局部渗透压的平衡使乳房胀大、触痛。此外，高PRL血症妇女很少有经前期综合征症状。应用溴隐亭治疗，仅减轻乳房症状，而对其他症状疗效不显著等，使PRL排出量增多学说还缺乏可靠有力证据。

（三）卵巢自体激素比例失常

多年来PMS的激素病因学说集中在雌激素（estrogen，E）、孕激素（progesterone，P）比例失调或戒断反应等方面。因为经前期综合征的情感、行为及体质等方面的特征性症状，固定发生于月经周期的黄体期。症状出现与黄体的发育相平行，因而设想有一些诱发因素产生于黄体，主要可能由于中、晚黄体期黄体酮水平下降或导致E/P比值的改变。可是近年许多研究并未发现经前期综合征病人卵巢激素的产生与代谢有异常情况。经前期综合征病人卵巢自体的平均水平与正常人并无差异。经前期综合征病人均有正常的生殖功能，并不影响生育能力亦可证明其卵巢激素处于正常平衡状态。

临床研究表明，促性腺激素释放激素激动剂（GnRH-a）或切除卵巢以抑制或消除经前期综合征病人的卵巢功能，可有效地治疗经前期综合征病人，而口服避孕药抑制排卵治疗经前期综合征则未取得明显疗效。另外，在采用GnRH-a抑制卵巢功能使经前期综合征控制后，加用雌、孕激素的反向添加治疗，经前期综合征症状重现。因此可见，雌、孕激素对促进经前期综合征的发生有触发作用，它可能通过影响中枢神经递质，而调节精神情绪及行为活动，其具体的传导及表达方式尚待进一步研究。

近年随着精神神经内分泌学的进展，发现性甾体激素可通过脑的神经递质来影响精神情绪及行为活动。它作用于受体、转化酶及不同介质系统多层次影响脑髓某些区域的特定功能，因此血浆性甾体激素水平虽然在经前期综合征病人仍属正常范畴，但它对中枢神经系统介质的影响仍与无症状妇女有所不同。

已证实性甾体激素，可通过其核受体的介导，影响酶、神经介质或神经介质受体等基因表达，或直接通过细胞膜的介导作用，直接作用于中枢神经系统含甾体激素受体脑区的活性。而在中枢神经系统内的甾体激素的微量改变，不可能在外周血水平中反映出来，因此要明确经前期综合征病人E、P的改变对中枢神经系统的作用，首先要明确中枢及外周激素水平的相互关系，及测定中枢神经系统内甾体激素水平。

（四）神经介质-神经内分泌系统平衡失常

1. 内啡肽学说　神经生物学研究表明，雌、孕激素均具有促进内源性阿片肽活性的作用。有报道认为黄体中期内源性阿片肽升高，可引起抑郁症、疲劳、食欲增加等症状。围排卵期或黄体晚期阿片肽的暂时性下降可引起紧张、忧郁、易激动和攻击行为。内啡肽作为神经介质，对情绪及行为的调节有重要作用，它的活性异常，可造成注意力、感受性、记忆本能和社交联系等精神活动发生变异。有些研究报道，经前期综合征病人月经前血内啡肽浓度低于对照组；在排卵前至月经前对照组的血内啡肽水平提高，而在经前期综合征病人则下降。可是亦有与之相反的报告：经前期综合征病人与对照组的血内啡肽水平无任何差异，在月经周期亦未发现内啡肽水平有变异，或经前期综合征病人早黄体期血浆内啡肽浓度明显低于对照组，可在黄体晚期并无区别。

2. 5 – 羟色胺学说　已知 5 – 羟色胺这一神经介质在情绪及行为障碍发生方面起介导作用。5 – 羟色胺中枢活性的降低经常和抑郁型精神症状和摄食增加有关。有报道，经前期综合征病人在月经周期最后 10d 全血中的 5 – 羟色胺含量明显低落，而对照组从黄体中期开始 5 – 羟色胺水平升高，从而使两组的 5 – 羟色胺含量在月经周期的黄体中、晚期及月经前期有明显差异。表明在月经前这一阶段经前期综合征病人的 5 – 羟色胺能神经系统发生缺陷，对刺激的反应性产生变异，机体对应激刺激的敏感性增加，而易受到伤害以致引起精神症状。

由于血小板对 5 – 羟色胺的摄取、储存、代谢及释放与 5 – 羟色胺能神经末梢相似，因而可采用外周血小板作为研究 5 – 羟色胺能神经元摄入和含量的模型。Taylor（1984 年）报道，经前期综合征病人在月经前 1 周内血小板摄取 5 – 羟色胺量下降，含量低，因而设想其中枢神经 5 – 羟色胺系统活性下降可能。以上研究均支持经前期综合征患者月经前存在 5 – 羟色胺缺陷。

（五）维生素 $B_6$ 缺陷

维生素 $B_6$ 是合成多巴胺和 5 – 羟色胺的辅酶。许多临床研究认为，维生素 $B_6$ 在加用或不加用色氨酸的情况下对减轻经前期综合征的某些症状有效。因而认为经前期综合征患者可能存在维生素 $B_6$ 缺陷。

【临床表现】

经前期综合征症状多种多样。各人有各自的突出症状，且因人因时而异，并非固定不变，但症状的出现与月经密切相关，为本病的特点。有 40% 病人病期持续 1～5 年，10% 可持续 10 年以上。

典型症状常在经前 1 周开始，逐渐加重，至月经前最后 2～3d 最严重，经后突然消失。有些病人症状一直持续到经后 3～4d 才完全消失。

（一）精神症状

包括情绪、认识及行为的改变。最初感到全身乏力、易疲劳、困倦、嗜睡。情绪变化分两类：

1. 焦虑型　精神紧张、身心不安、烦躁、遇事挑剔、易怒，易感情冲动、争吵、哭闹，不能自制。

2. 抑郁型　没精神、郁郁寡欢、忧伤、情绪淡漠，孤独、不愿与人交往和参加社交活动，注意力不能集中，判断力减退，偏执妄想，甚至有自杀念头。

（二）液体潴留症状

1. 手足、眼睑水肿　较常见，有少数病人体重显著增加，平时合身的衣服变得紧窄不适。

2. 盆腔痛　经前发生腹部胀满感，可伴有恶心、呕吐等肠胃功能障碍，偶有肠痉挛。临近经期可出现腹泻、尿频、盆腔坠胀、腰骶部疼痛等症状，持续至月经来潮后缓解，与前列腺素作用和盆腔水肿、充血有关。

3. 经前头痛　为较常见主诉，多为双侧性，但亦可为单侧头痛，疼痛部位不固定，一般位于颞部或枕部，伴有恶心呕吐，经前几天即可出现，出现经血时达高峰。头痛呈持续性，时发时愈，可能与间歇性颅内水肿有关，易与月经期偏头痛混淆，后者往往为单侧，在发作前几分钟或几小时出现头晕、恶心等前驱症状。发作时多伴有眼花等视力障碍。

4. 乳房胀痛　经前常有乳房饱满、肿胀及疼痛感，以乳房外侧边缘及乳头部位为重。严重者疼痛可放射至腋窝及肩部，可影响睡眠。扪诊时，乳房敏感、触痛，有弥漫性坚实增厚感，有时可触及颗粒结节，但缺乏局限性肿块感觉，经期后完全消失。

（三）其他症状

1. 食欲改变　食欲增加，多数有对甜食的渴求或对一些有盐味的特殊食品的嗜好，有的则厌恶某些特定食物或厌食。

2. 自主神经系统功能症状　出现由于血管舒缩运动不稳定的潮热、出汗、头昏、眩晕及心悸。

3. 油性皮肤、痤疮、性欲改变。

【诊断】

（一）病史及临床症状

目前还缺乏规范的经前期综合征临床诊断标准。体检病人无特殊异常情况，也无法通过实验室检查及影像学检查来辅助诊断，因而主要依靠了解病人病史和家族史。现在临床主要依据以下3个要素进行诊断：

1. 月经周期中，周期性出现至少一种精神神经症状，如疲劳、乏力、急躁、抑郁、焦虑、忧伤、过度敏感、情绪不稳等和一种体质性症状，如乳房胀痛、四肢肿胀、腹胀、腹坠、头痛等。

2. 症状在月经的黄体期反复出现，在卵泡晚期必须存在一段无症状的间歇期。

3. 症状严重影响病人的正常工作和生活。

符合以上3条者才能诊断经前期综合征。

（二）症状程度定量评分

Mortola（1992年）提出定量诊断标准。Mortola通过3年时间，前瞻性调查分析了170例经前期综合征妇女及无症状对照组，发现经前期综合征最常见症状12种及最常见体质症状10种，它们分别为：疲劳乏力、易激动、腹胀气及四肢发胀、焦虑、紧张、乳房胀痛、情绪不稳定、抑郁、渴求某种食物、痤疮、食欲增加、过度敏感、水肿、烦躁易怒、易哭、喜离群独居、头痛、健忘、胃肠道症状、注意力不集中、潮热、心悸及眩晕等。每种症状按严重程度进行评分，有轻微症状，但不妨碍正常生活评1分；中度症状，影响正常生活，但并未躺倒或不能工作评2分；重度症状，严重影响正常生活，无法胜任工作评3分，分别计算卵泡期及黄体期7d的总分。诊断经前期综合征的标准为：①黄体期总分至少2倍于卵泡期总分；②黄体期总分至少 >42 分；③卵泡期总分 <40 分，如 >40 分应考虑病人为其他疾病。这一方法虽然烦琐，但不致误诊。

**【鉴别诊断】**

经前期综合征的症状均为非经前期综合征所特有，因而常需与其他器质性疾病或精神病鉴别。凡具有与经前期综合征症状同时出现精神障碍的病人，均应首先由精神病学专家诊断，排除精神病后再按照经前期综合征进行治疗。

**【治疗】**

目前缺乏特异的、规范的治疗方法，主要是对症治疗为主。包括2个方面：①心理治疗，通过卫生宣教，使病人了解经前期综合征的生理知识，再协助病人调整日常生活节奏、加强体育锻炼，改善营养，减少对环境的应激反应；②药物治疗，应用神经介质活性药物，以消退心理、情绪障碍，或应用激素抑制排卵以消除乳房胀痛等严重经前期综合征症状。

（一）加强卫生宣教及生活指导

1. 心理治疗  使病人认识到经前期综合征的普遍性，消除病人对本病的顾虑和不必要的精神负担，这种精神安慰治疗法对相当一部分病人有效。另外，要对病人家属作经前期综合征保健知识的宣教，使其了解其周期性发作的规律，理解，宽容并疏导病人经前期综合征的症状。

2. 运动锻炼  指导病人作中等度、规律性的运动锻炼，如慢跑、游泳、骑自行车等。运动量要根据自身体力，渐渐增加运动量。最主要的是要持久、规律地进行。这样可减轻抑郁症状，可能系通过内啡肽活性的加强而改善经前期综合征症状。

3. 调整饮食结构  指导病人增加糖类，减少蛋白质、盐、咖啡因及酒的摄入。目前认为经前期综合征的低血糖表现，如食欲增加、易怒、神经过敏和疲劳与雌孕激素的周期性变化对糖代谢的影响有关。经前期综合征病人食用富含糖类的试验餐后，较对照组妇女黄体期情绪障碍症状明显改善。同时减少蛋白质摄入量，对症状的改善可更为明显。盐可减轻水贮留症状。

4. 减少应激反应  临床经验证实，通过静坐、默念（类似气功）等活动，可能通过调整神经介质活性，而缓解症状。

5. 改变昼夜生活节奏及光疗  如调整睡眠周期及延长光照时间可能有助于减轻症状。

（二）药物治疗

1. 黄体酮治疗  虽然并未明确经前期综合征发病伴有黄体酮缺乏，但在黄体期应用黄体酮治疗普遍受到医学家的支持。常用黄体酮栓阴道塞药，200~400mg/d，或口服微粒化黄体酮200mg，2次/d。有人认为，所取得疗效系黄体酮具有镇静作用之故。但有些双盲对照研究，并未发现黄体酮治疗对减轻经前期综合征症状较安慰剂有更好疗效。目前，趋于摒弃黄体酮的应用。

2. 抑制排卵　仅适用于许多药物治疗效果不明显，或症状特别严重丧失正常生活及工作能力者。

（1）GnRHa：通过 GnRHa 造成低性激素、低雌激素状态，可达到药物切除卵巢的效果。近年大多数临床对照研究，已经证实各种类型的 GnRHa 治疗经前期综合征均有效。用法：leuprolide 3.75mg/每月，肌注，或 buserelin 200μg，2次/d 或 3次/d（喷鼻）。可是长期应用 GnRHa 引起的低雌激素状态会产生一些不良反应，包括阵发性潮热，阴道干燥，骨质疏松，因此建议：单独应用 GnRHa 不应超过 6 个月。加用雌、孕激素反向添加治疗可以减轻 GnRHa 低雌激素不良反应，但长期应用雌、孕激素反向添加治疗对经前期综合征的疗效影响尚无确切结论。

（2）丹那唑：是一种人工合成的 17a 乙炔睾酮的衍生物，为一种抗促性腺激素制剂，对下丘脑 - 垂体具有抑制作用，减少促性腺激素的分泌，造成一个无排卵、低雌激素及高雄激素环境。许多经前期综合征症状，如抑郁、急躁、紧张、乳房痛、肿胀感等均能显著减轻。用法：200mg/d，3 个月。但雄激素作用的不良反应发生率较高，且有严重的长期代谢性不良反应，如高密度脂蛋白浓度下降，低密度脂蛋白浓度上升，加速心血管病的发生。

（3）溴隐亭：能降低和抑制催乳素分泌，而有效地缓解周期性乳腺胀痛和消散乳腺结节。但服药后有头晕、恶心、头痛等不良反应者占40%。为降低不良反应的发生频率和严重程度，治疗应由小剂量开始。首次 1.25mg/d，逐渐增量，日剂量最大为 5mg，于月经前14d 起服用，月经来潮停药。

（4）佳乐定：商品名阿普唑仑，是一种抗焦虑和抗惊厥剂。经前 6～14d 用药，0.25mg，2次/d 或 3次/d，逐渐增加剂量，最大剂量 4mg/d，用到月经来潮后 2～3d，行经开始后以每日 25% 递减至月经来潮后 2～3d，否则会有撤退性焦虑发生。

（5）三环类抗抑郁剂：氯丙咪嗪是一种三环类抑制 5-羟色胺和去甲肾上腺素再摄取的药物。25mg/d，必要时增至 75mg/d，对控制抑郁等精神症状有效。

（6）5-羟色胺摄入选择性抑制剂：由于其有效性及耐受性好，目前已成为治疗经前期综合征的一线药物。如氟西汀：即百忧解，可减轻经前期综合征的情感症状，其有效性得到临床应用的广泛证实。20mg/d，连续服用 1～2 个月，可见症状明显改善。为应用最多的 5-羟色胺摄入选择性抑制剂。帕罗西汀：临床治疗试验证实帕罗西汀对经前期综合征的抑郁和焦虑症状有效，10～30mg/d。氯苯萘胺：近年应用于临床并证实有效，50～150mg/d，整个月经周期服用。

（7）前列腺素抑制剂：如甲芬那酸（扑湿痛）250～500mg，2次/d 或 3次/d；萘普生 250mg，2次/d，应用于经前和经期疼痛不适，包括乳房痛、头痛、肌肉痛、盆腹腔痛等症状。

（8）螺内酯（安体舒通）：为一种醛固酮受体拮抗剂，有利尿作用，25mg，2次/d，于周期第18~26d服用。钾排出量少，不需补钾，且不易发生依赖性。除减轻肿胀感，降低体重外，还可缓解精神症状，包括昏睡、嗜睡、抑郁、忧伤。

（9）补充维生素：维生素 $B_6$ 是多巴胺前体物质合成的辅酶，也是色氨酸各阶段代谢酶系的辅酶，也是 $\gamma$ -氨基丁酸（$\gamma$ -aminobutyric acid，GABA）代谢的辅酶。多巴胺与5 -羟色胺浓度低下，可导致催乳素及醛固酮水平高涨，导致液体潴留，在情绪、行为障碍方面也起介导作用。针对这一机制，应用维生素 $B_6$ 试用于临床，可是治疗结果不一，且所需剂量极大，长期服用大剂量维生素 $B_6$（>200mg/d）可产生外周神经的毒性作用，每日剂量不应 >100mg。

（陈映霞）

# 第二节　痛经

痛经，系指经期前后或行经期间，出现下腹部痉挛性疼痛，腰酸、下腹坠胀或其他不适，严重影响日常生活者。分原发性和继发性两种。经过详细妇科临床检查及辅助检查未能发现盆腔器官有明显异常者，称原发性痛经。继发性痛经则指生殖器官有明显病变者，如子宫内膜异位症、子宫肌腺病、盆腔炎、肿瘤等。

## 原发性痛经

原发性痛经是青春期妇女中最常见的妇科疾病之一。发生率介于30%~50%。约有10%左右的病人，疼痛难于忍受，每月有1~3d或更长时间不能正常工作、生活，必须接受治疗。

原发性痛经常在分娩后自行消失，或在婚后随年龄增长逐渐消失。

【病因及发病机制】

原发性痛经一般均认为应归咎于以下几种原因：内膜管型脱落（膜性痛经）、子宫发育不全、子宫屈曲、颈管狭窄、不良体姿及体质因素、变态反应状态及精神因素等。近年研究认为原发性痛经的关键，是子宫肌反应性过高，继发子宫肌层缺血导致的疼痛。

（一）前列腺素（prostaglandin，PGs）的周期性改变

子宫的 PGs 主要来源于内膜，子宫内膜细胞中的溶酶体受各种刺激而释出磷脂酶 $A_2$（$PLA_2$），通过 $PLA_2$ 的催化作用，与细胞膜上磷脂相结合的花生四烯酸被游离出来。作为合成 PGs 的前体，启动了 PGs 的生物合成，主要是 $PGF_{2a}$ 的形成。近年有人报道，在月经周期中内膜内的 PGF 浓度与子宫静脉中17β-雌二醇（$E_2$）的对数值呈线性相关，而 PGE 在月经周期中的浓度基本恒定。从实验得知 $E_2$ 能促进细胞内溶酶体的形成，尤其在黄体酮（P）作用的协同下，内膜间质细胞内有大量溶酶体发育。由于 $PLA_2$ 在溶酶体内的积

聚，一旦溶酶体退化，$PLA_2$ 释放，就有更多花生四烯酸游离而促使 PGs 的合成。

人类子宫内膜中 PGs 含量，在增生早期 $PGF_{2a}$ 及 $PGE_2$ 值接近，随着月经周期进展，两者含量渐渐增多，及至排卵后 $PGF_{2a}$ 值持续升高，月经期达峰值，为增生早期的 6 倍，明显大于 $PGE_2$ 值。因此 $PGF_{2a}$ 是黄体期及月经期内膜最主要的 PGs。PGs 合成虽然在内膜，可是 PGs 受体主要在肌细胞。体外实验提示：PGs 对人体子宫肌的作用与 PGs 剂量有关，并随月经周期的时间而不同。$PGE_2$ 使子宫肌松弛，而 $PGF_{2a}$ 促使肌肉收缩，振幅增大，频率增多，在月经前期这一作用更为显著。在体试验，给予正常非孕妇女静注或宫腔注入 $PGF_{2a}$，可引起下腹部轻度痉挛性疼痛。应用一根带有微型压力传感器的导管，经子宫颈放入宫腔，通过测宫腔内压力变化以记录子宫肌层的收缩，可见子宫肌基本张力（静态压力）增大，宫腔压力增高，收缩频率增多。PGs 对子宫内膜血管亦有重要影响，$PGF_{2a}$ 可引起子宫内膜螺旋动脉收缩而导致内膜月经期改变，最后内膜剥脱和排出；而 $PGE_2$ 却起血管扩张作用。$PGI_2$ 是一强有力的血小板聚集抑制剂和血管扩张剂，提示它可涉及子宫血流动力学的调控，并能控制妊娠子宫肌的自律性收缩，降低 $PGF_{2a}$ 诱导的肌紧张度。血栓烷（thromboxane，$TXA_2$）主要来自血小板，有较强的子宫收缩作用，月经期间 $TXA_2$ 含量极高，以加强子宫收缩，防止月经过多。

因此，月经期 $PGF_{2a}$ 与 $PGE_2$、$PGI_2$、$TXA_2$ 的平衡决定了月经量的多少和痛经的严重程度。

（二）子宫收缩异常

应用微型压力传感器测量痛经病人的子宫腔内压，同时测定局部子宫血流量，发现有四项主要异常。

1. 子宫肌层静止状态时，宫腔基础压力 $>1.33 \sim 6.67kPa$（$>15 \sim 50mmHg$），而正常情况 $<1.33kPa$。

2. 子宫收缩时宫腔压力升高，$>16 \sim 20kPa$（$>120 \sim 150mmHg$）。

3. 收缩频率增多，10min 内，$>5$ 次。

4. 收缩不协调，节律紊乱，并导致子宫血流量减少和缺氧而致痛经发生。

收缩间隙血流量增加，疼痛减轻。给病人静注 250mg $\beta_2$ 受体兴奋剂 – 间羟沙丁胺醇（间羟异丁肾上腺素），子宫收缩消失，局部血流显著改善，疼痛完全缓解。由此可见，原发性痛经的共同特点是子宫肌层活性过强，由于过度收缩引起子宫局部缺血。因而原发性痛经的病因和发病机制，近年倾向于内膜释放 $PGF_{2a}$ 过多有关的学说。原发性痛经病例中，PGs 合成及释放增多之原因尚未完全了解。青春期少女无排卵，无痛经，其时 PGs 含量仅为排卵周期的 1/5；口服避孕药后，月经血中 PGs 量降到正常水平以下等现象，提示卵巢自体激素的不平衡可影响内膜 PGs 的合成。

（三）与原发性痛经有关的其他因素

近代研究原发性痛经的病因虽以 PGs 学说最为有力，但还不能解释所有病例的子宫肌活动过强过程，因为并不是所有病人血浆中 $PGF_{2a}$ 的代谢产物均升高，亦不是应用 PGs 合成抑制剂症状均能得到缓解。

已知含精氨酸的血管升压素（arginine vasopressin，AVP），能引起未孕妇女子宫肌及动脉壁平滑肌收缩加强，局部血流量显著下降。正常情况下，排卵期血浆血管升压素水平最高，黄体期下降，直至月经期。原发性痛经妇女月经周期第 1d 血浆 AVP 浓度明显升高，为对照组的 1 ~ 4 倍，造成子宫过度收缩及缺血。据此，AVP 亦可能是原发性痛经的一个重要原因。

精神因素一直被认为在原发性痛经中起重要作用。以往通过对母女痛经的流行病学调查，无痛经母亲其女儿 77% 无痛经发生；而其母痛经之女儿有 70% 患痛经，经常发生者占 30%，偶尔发生者占 40%，有力地支持这一病因学说。但根据近年研究，痛经的发生很难归咎于精神因素，且精神因素对身体任何部位的急、慢性疼痛都可产生一定影响，它对原发性痛经的作用并无更多特异之处，因而有人认为精神因素只是影响了对疼痛的反应，而并非致病因素。

【临床表现】

原发性痛经常发生于有排卵月经，因此一般在初潮后头 1 ~ 2 年尚无症状或仅有轻度不适。严重的痉挛性疼痛多发生于初潮 1 ~ 2 年后的青年妇女。如一开始出现规律性痛经或迟至 25 岁后发生痉挛性痛经，均应考虑有其他异常情况存在。

痛经大多开始于月经来潮或在阴道出血前数小时，常为痉挛性绞痛，历时 0.5 ~ 2h。在剧烈腹痛发作后，转为中等度阵发性疼痛，持续 12 ~ 24h。经血外流畅通后逐渐消失。疼痛部位多在下腹部，重者可放射至腰骶部或股内前侧。约有 50% 以上病人伴有胃肠道及心血管症状，如恶心、呕吐、腹泻、头晕、头痛及疲乏感。偶有晕厥及虚脱。

【诊断及鉴别诊断】

原发性痛经的诊断，主要在于排除继发性痛经的可能。应详细询问病史，注意疼痛开始的时间、类型及特征。根据①初潮后 1 ~ 2 年内发病；②在出现月经血或在此之前几个小时开始疼痛，疼痛持续时间不超过 48 ~ 72h；③疼痛性质属痉挛性或类似分娩产痛；④妇科双合诊或肛诊阴性。可得出原发性痛经之诊断。病史不典型、盆腔检查不满意者，宜做 B 超扫描。盆腔检查无阳性体征，应用避孕药物或 PGs 合成抑制剂，有疗效者可诊断原发性痛经。如用药 5 ~ 6 个周期无效，则宜进一步做腹腔镜或宫腔镜检查，以排除子宫内膜异位症、黏膜下肌瘤等器质性病变。

【治疗】

（一）一般治疗

进行体育锻炼，增强体质。平日注意生活规律，劳逸结合，适当营养及充足睡眠。重视月经生理的宣传教育，对青春期少女尤为重要，通过解释说服，消除病人恐惧、焦虑及精神负担。加强经期卫生，避免剧烈运动、过度劳累和防止受寒。

（二）抑制排卵

如病人愿意控制生育，则口服避孕片（复方炔诺酮片或复方甲地黄体酮片）为治疗原发性痛经的首选药物。应用口服避孕药物，90%以上症状可获得缓解，可能由于内膜生长受到抑制，月经量减少，PGs量降到正常水平以下导致子宫活性减弱。治疗可试服3～4个周期，如疗效满意，可继续服用；如症状改善不明显，可适当加用PGs合成抑制剂。近年的研究证实，各种雌-孕激素复合的避孕药均可以减轻痛经发生，减轻痛经程度。

（三）前列腺素合成抑制剂（prostaglandin synthesis inhibitors，PGSI）

对不愿避孕的病人，则宜选择PGSI，它抑制内膜的PGs合成，显著降低子宫收缩的振幅和频度，但不影响垂体-卵巢轴功能，也不会发生像口服避孕药那样的代谢性不良反应，只要在疼痛发作前开始服用，持续2～3d即可，为其最大优点。但需试用一个阶段，来确定每个人疗效最满意的药物种类及最适宜的剂量。常用的PGSI按其化学结构可分：

1. 吲哚吲唑类　如吲哚美辛、卞达明（炎痛静）：25mg，3～6次/d或50mg，3次/d。

2. 灭酸类　甲芬那酸，商品名扑湿痛，初次剂量500mg，以后250mg，1次/6～8h。

3. 氯芬那酸　商品名抗炎灵，氟芬那酸，200mg，1次/6～8h；

4. 苯丙酸衍生物　对异丁苯丙酸，商品名布洛芬，400mg，4次/d，甲氧萘丙酸钠盐，商品名萘普生，250mg，1次/6～8h，吡罗昔康，20mg，1次/d。

5. 保泰松类　保泰松或羟基保泰松，100mg，1次/6～8h。

上述四类药物都能很快吸收，在行经的头48h内服用即可，但因月经来潮时间常有差异，一般宜在月经的前3d给药，以保证疗效，缓解率在70%左右。如将上述药物更换使用，有效率可达90%。有消化道溃疡及对上述药物过敏者禁忌。不良反应较轻微，多数均能耐受。其中只有吲哚美辛肠道反应发生率较高，还可发生头晕、疲乏、虚弱、头痛等症状，以致治疗中途停药者甚多。灭酸类或苯丙酸衍生物一类药物，尤其萘普生作用持续时间长，其钠盐在血中迅速达到高值，因而发生作用快，不良反应也小，为目前临床最多选用之药物。

PGSI用量较大时，偶尔出现较严重不良反应，故应注意，必要时停止用药。已知不良反应有：①胃肠道症状：消化不良、胃灼热、恶心、腹痛、便秘、呕吐、腹泻及由于消化道出血所致的黑粪症；②中枢神经症状：头痛、头昏、晕眩、视力模糊、听力障碍、烦躁、抑郁、倦怠及嗜睡；③其他症状：皮疹、水肿、支气管痉挛、液体潴留、肝肾功能损害（转氨酶升高、黄疸、蛋白尿、血尿）。

（四）β受体兴奋剂

通过兴奋肌细胞膜上β受体，活化腺苷酸环化酶，转而提高细胞内cAMP含量。一方面促进肌质网膜蛋白磷酸化，加强$Ca^{2+}$的结合；另一方面抑制肌凝蛋白轻链激酶活性，导致子宫肌松弛，痛经得到迅速缓解，但同时有增快心率、升高血压之不良反应。

近年临床应用单独兴奋子宫$β_2$受体之药物，不良反应显著减少。常用的有：沙丁胺醇，商品名沙丁胺醇及间羟沙丁胺醇，商品名间羟舒喘宁。给药方法有口服、气雾吸入、皮下、肌肉注射及静脉给药等。在剧烈疼痛时宜用注射法：沙丁胺醇0.1～0.3mg，静注或间羟舒喘宁0.25～0.5mg，皮下注射，1mg/4～8h。中、轻度疼痛可口服，沙丁胺醇2～

4mg/6h 或间羟舒喘宁 2.5~5mg/8h，亦可气雾吸入 0.2~0.25mg，0.5~4h。以气雾吸入较好，因用药量少而起效迅速。常用量每次吸入 2 口，可维持 4~6h。但一般反映 β 受体兴奋剂疗效不太满意，且仍有心悸、颤抖等不良反应，因而未能被普遍采用。可是气雾法应用方便、作用迅速，仍可一试。

（五）钙通道阻滞剂

该类药物干扰 $Ca^{2+}$ 透过细胞膜，并阻止 $Ca^{2+}$ 由细胞内库存中释出而松解平滑肌收缩，为心血管疾病治疗上的一项重要进展。应用硝苯吡啶（尼福地平），商品名：普萘洛尔 5~10mg 治疗原发性痛经。给药后 10~30min 子宫收缩减弱或消失，肌肉收缩振幅、频率、持续时间均下降，基础张力减少，同时疼痛减轻，持续 5h，其不良反应为头痛、心悸等，并应注意血压情况。

（六）中成药

中成药有桂枝茯苓丸或桃仁承气汤，5g/d，分次于早、晚餐前 30min 服用，连续 30d。有人报道缓解率可达 80%，未发现有消化道症状及皮疹等不良反应。

## 继发性痛经

【病因】

病人经双合诊发现盆腔器官有病变者为继发性痛经。常由于局部异常体征尚不明显时误诊原发性痛经，因而对痛经开始于初潮后 3 年以上者，应考虑继发性痛经之可能，应进一步检查。

青年女性继发性痛经之常见原因为子宫内膜异位症，它与原发性痛经症状极相似。如果病人有进行性痛经或内膜异位症家族史（母或姐妹中有患此病者），应早做腹腔镜检查以明确诊断，及早进行姑息性手术治疗，以保存生育能力。

此外，继发性痛经病因有：先天性子宫畸形（包括双角子宫、中隔子宫、残角子宫、阴道横隔等）、盆腔炎症、子宫腺肌病、子宫肌瘤、子宫息肉、子宫粘连、宫颈管狭窄、卵巢囊肿及盆腔瘀血综合征等。

除痛经外，月经期伴有体温升高者应考虑盆腔炎。带宫腔节育器痛经者占带器妇女 5% 左右。如无感染情况，痛经发生原因可能是节育器刺激内膜，PGs 释出过多导致子宫肌肉收缩过强所致。

子宫畸形、生殖道下段完全阻塞之病人，可出现周期性下腹部疼痛，初潮年龄已过仍无月经来潮，而其他第二性征发育情况正常。周期性下腹疼痛乃继发于生殖道积血，一般在乳房发育开始后 2~3 年内出现。生殖道畸形阻塞、处女膜闭锁及阴道横隔，通过妇科检查很易得到诊断。而如融合缺陷形成一侧生殖道阻塞、对侧通畅者则较难诊断，如未分离之双子宫、一侧阴道盲端或有一与阴道不相通的残角子宫，这类病人有渐渐加重的痛经史，扪诊可触得肿块，易误诊为阴道囊肿或卵巢肿瘤。

腺肌病、内膜息肉及子宫肌瘤均较多见于育龄期妇女，罕见于青春期少女。疼痛类型不定，疼痛持续时间较长。

**【辅助检查】**

如 B 超盆腔检查，子宫输卵管造影等，对多数子宫肌瘤、子宫肌腺瘤、子宫畸形、卵巢肿瘤可做出诊断；宫腔镜检查可发现细小病变，如黏膜下小肌瘤、息肉、内膜炎、宫腔粘连；腹腔镜检查是诊断子宫内膜异位症的金标准，还可以发现盆腔炎块、子宫畸形、子宫肌瘤、子宫肌腺瘤、卵巢肿瘤；必要时诊刮并送病理检查，可排出宫腔内积血、妊娠物残留。

**【诊断】**

反复盆腔炎症发作史、进行性加重痛经史、月经周期不规则、月经过多、放置宫腔节育器、不育等病史有助于继发性痛经之诊断。

通过双合诊及三合诊，可发现一些导致痛经之病因，如生殖道畸形阻塞、处女膜闭锁及阴道横膈、子宫畸形、子宫肌瘤、卵巢肿瘤、盆腔炎块等。肛诊扪及子宫骶骨韧带结节状增厚，触痛，对早期诊断子宫内膜异位症尤为重要。

**【治疗】**

继发性痛经的治疗原则是针对不同原发疾病进行治疗。

（陈映霞）

# 第二篇　产科

## 第一章　生殖医学

### 第一节　受精

　　精子射出后是通过阴道、宫颈、宫腔才能到达输卵管，精子与卵子在输卵管壶腹部相遇。穿入卵细胞中使两者互相融合，称受精。

　　精子与卵子在输卵管壶腹部相遇而受精，精子与卵子相融合时称为受精卵。每一个精子和卵子各含23个染色体，受精卵则含有23对染色体，因此具有父母双方的遗传特性。

　　射入阴道的精子进入输卵管与卵子相遇的过程比较复杂，精子的运行不完全依靠本身的运动，宫颈、子宫和输卵管对精子的运行都起到一定的作用。精液射入阴道后穹隆后，很快（约1min）就变成胶冻样物质，使精液不易流出体外，并有暂时保护精子免受酸性阴道液的破坏作用。但是，阴道内的精子绝大部分被阴道内的酶杀伤失去活力，存活的精子随后又遇到宫颈黏液的拦截。月经中期在雌激素的作用下，宫颈黏液清亮、稀薄，其中的黏液蛋白纵行排列成行，有利于精子的穿行，而黄体期在孕激素的作用下，宫颈黏液变得黏稠，黏液蛋白卷曲，交织成网，使精子难以通过。总之，宫颈作为精子在女性生殖道内要通过的第一个关口，它在排卵时，为精子的穿行提供了最优越的条件。一部分精子靠本身的运动及射精后引起的子宫收缩，进入子宫腔内。精液中含有很高浓度的前列腺素，可刺激子宫发生收缩，收缩后的松弛造成宫腔内负压，可把精子吸入宫腔。精子进入输卵管后，在其中的运行主要受输卵管蠕动的影响。月经中期在雌激素的作用下，输卵管的蠕动由子宫向卵巢方向移行，推动精子由峡部运行至壶腹部。黄体期分泌的大量黄体酮能抑制输卵管的蠕动。一次射精虽能排出数以亿计的精子，但最后能到达受精部位的只有15~50个精子，到达的时间约在性交后30~90min。精子在女性生殖道内的受精能力大约只能保持48h。

　　精子必须在雌性生殖道内停留一段时间，方能获得使卵子受精的能力，称为精子获能。精子中的半数含Y染色体（23，Y），半数含X染色体（23，X）。射出的精子虽有运动能力，却无穿过卵子周围放射冠和透明带的能力。这是由于精子头的外表有一层能阻止顶体酶释放的糖蛋白。精子在子宫和输卵管中运行过程中，该糖蛋白被女性生殖管道分泌物中的酶降解，从而获得受精能力，此现象称获能。精子经过在附睾中的发育，已经具备了受精能力，但在附睾与精浆中存在一种去能因子（可能是一种糖蛋白），它与精子结合后，妨碍精子与卵子的识别，阻止顶体反应的发生，精卵不能结合，从而使精子失去受精的能力，这就是精子去能。精子进入女性生殖道后，去能因子可被去除而使精子获能。获能的本质就是暴露精子表面与卵子识别的装置，解除对顶体反应的抑制，使精子得以穿入卵内完成受精过程。发生获能的主要部位是子宫腔，其次是输卵管。

精子与卵子在输卵管壶腹部相遇后尚不能立即结合，精子的顶体外膜与头部的细胞膜首先融合，继之破裂，形成许多小孔，释放顶体酶，以溶解卵子外围的放射冠及透明带，这一过程称为顶体反应。顶体酶包含多种蛋白水解酶，如放射冠穿透酶可使放射冠的颗粒细胞松解，脱离卵细胞外围。颗粒细胞脱落后，在透明带周围仍残存一层放射冠基质，可在透明质酸酶的作用下，使这些基质分解，暴露出透明带。透明带为糖蛋白，在顶体蛋白酶的作用下，透明带发生部分水解，精子即能突破透明带一个局限区域到达并进入卵细胞内。

形成一个精子穿过的通道，与卵子直接接触是受精的开始。在一个精子穿越透明带后，精子与卵细胞膜接触，激发卵细胞发生反应，主要使位于卵细胞周边部的皮质颗粒包膜与卵细胞膜逐渐融合、破裂，并向卵周隙释放其内容物，作用于透明带，可能起封锁透明带的作用，从而使其他精子难以再穿越透明带进入卵细胞内。精子进入卵细胞后，立即激发卵细胞完成第二次成熟分裂，并形成第二极体。进入卵细胞的精子尾部迅速退化，细胞核膨大形成雄性原核，随即与雌性原核融合，形成一个具有46条染色体的受精卵。

卵子的成熟：从卵巢排出的卵子处于第二次成熟分裂的中期，并随输卵管伞的液流进输卵管，在受精时才完成第二次成熟分裂。若未受精，于排卵后12~24h退化。

受精卵在输卵管的蠕动与纤毛运动的作用下，逐渐运行至子宫腔。受精卵在运行途中，一面移动，一面进行细胞分裂，经胚球和桑葚期阶段，发育为胚泡。在受精后第四、五天。桑葚胚或早期胚泡进入子宫腔，桑葚胚在子宫腔内继续分裂，变成胚泡。胚泡在子宫腔内停留2~3d，胚泡外面的透明带变薄，继而消失，胚泡可以直接从子宫内膜分泌的液体中吸取营养。

（向琳）

# 第二节　着床

着床（implantation）是胚泡植入子宫内膜的过程，经过定位、黏着和穿透三个阶段。着床必须具备的条件有：①透明带必须消失；②胚泡的滋养层细胞迅速增殖分化，形成合体滋养层细胞；③胚泡与子宫内膜必须同步发育与相互配合；④体内必须有足够数量的孕激素，并在雌激素配合下，使子宫出现一个极短的敏感期，才能接受胚泡着床。

在着床过程中，胚泡不断发出信息，使母体能识别胚泡并发生适应性变化。胚泡可产生多种激素和化学物质，如绒毛膜促性腺激素，它能刺激卵巢的月经黄体转变为妊娠黄体，继续分泌妊娠需要的孕激素。胚泡可分泌蛋白水解酶，或刺激子宫内膜产生某些激肽与组胺，参与着床的反应。近年来在胚泡着床的子宫内膜发现多种肽或蛋白质类活性物质，它们可抑制母体对胚泡的排斥反应，检测早孕因子可进行超早期妊娠诊断，维持胚胎的生长发育。

子宫仅在一个极短的关键时期内允许胚泡着床，子宫内膜受到雌激素与孕激素的协同作用，可能分泌某些物质，激活胚泡着床。此时期为子宫的敏感期或接受期。引起子宫内膜着床反应的机制尚不十分清楚，可能与胚泡刺激子宫内膜产生某种激肽，释放组胺，或与胚泡分泌的蛋白水解酶和产生的 $CO_2$ 有关。胚泡产生的 $CO_2$ 扩散到子宫内膜，再进入子宫的微血管，在胚泡附近形成一个 $CO_2$ 梯度场。$CO_2$ 可使滋养层细胞和子宫内膜上皮细胞表面的黏蛋白黏性增高，有利于着床时胚泡的黏着并植入，此外，$CO_2$ 还能刺激子宫内膜的基质发生蜕膜反应。

（向琳）

# 第三节　妊娠的维持及激素调节

妊娠的维持有赖于垂体、卵巢和胎盘分泌的各种激素的相互配合。在受精与着床之前，在腺垂体促性腺激素的控制下，卵巢黄体分泌大量的孕激素与雌激素，导致子宫内膜发生分泌期的变化，以适应妊娠的需要。如未受孕黄体按时退缩，孕激素与雌激素的分泌减少，引起子宫内膜剥脱流血；如果受孕在受精后第六日左右，胚泡滋养层细胞便开始分泌绒毛膜促性腺激素，以后逐渐增多，刺激卵巢的月经黄体变为妊娠黄体，继续分泌孕激素与雌激素。

胎盘是妊娠期重要的内分泌器官，它能分泌大量的蛋白质激素、肽类激素和类固醇激素，以适应妊娠的需要和促进胎儿的生长发育。

## 一、人绒毛膜促性腺激素

人绒毛膜促性腺激素（human chorionic gonadotropin，HCG）是由胎盘绒毛组织的合体滋养层细胞分泌的一种糖蛋白激素，分子量为 45 000 ~ 50 000Da。HCG 分子由 α 与 β 亚单位组成，其仅亚单位氨基酸的数量与序列几乎与 LH 相同，其 β 亚单位的氨基酸组成也有很大部分与 LH 相同，但在 β 亚单位的羧基端有 30 个独特的氨基酸。因此，HCG 与 LH 的生物学作用与免疫学特性基本相似。

卵子受精后第六日左右，胚泡形成滋养层细胞，开始分泌 HCG，但其量甚少。妊娠早期形成绒毛组织后，由合体滋养层细胞分泌大量的 HCG，而且分泌量增长很快，至妊娠 8

~10 周，HCG 的分泌达高峰，随后逐渐减低，在妊娠 20 周左右降至较低水平，并一直维持至妊娠末期。

如无胎盘残留，于产后四日血中 HCG 消失。在妊娠过程中，尿中 HCG 含量的动态变化与血液相似。因为 HCG 在妊娠早期即出现，所以检测母体血中或尿中的 HCG，可作为诊断早孕的准确指标。

在早孕期，HCG 刺激卵巢的月经黄体变成妊娠黄体。妊娠黄体的寿命只有 10 周左右，以后便发生退缩，与此同时胎盘分泌孕激素和雌激素，接替了妊娠黄体的作用。

### 二、其他蛋白质激素和肽类激素

胎盘还可分泌人绒毛膜生长素、绒毛膜促甲状腺激素、妊娠特异性 $\beta_1$ 糖蛋白、促肾上腺皮质激素、GnRH 以及 $\beta$ 内啡肽等。

人绒毛膜生长素（human chorionic somatotropin，hCS）是由合体滋养层细胞分泌的单链多肽，含有 191 个氨基酸残基，其中 96% 的氨基酸与人 GH 相同，因此具有 GH 的促生长作用，可调节母体与胎儿的糖、脂肪与蛋白质代谢，促进胎儿生长。

### 三、类固醇激素

胎盘能分泌大量的孕激素与雌激素。

1. 孕激素　胎盘合体滋养层细胞可分泌黄体酮。从母体进入胎盘的胆固醇，先转变为孕烯醇酮，然后再变为黄体酮。胎儿肾上腺虽能合成孕烯醇酮，但由于缺乏 $3\beta$ - 羟脱氢酶，不能将孕烯醇酮变为黄体酮，但胎儿血中的孕烯醇酮可进入胎盘，转变为黄体酮。

2. 雌激素　胎盘分泌的雌激素主要为雌三醇，其合成的途径是：胎儿肾上腺形成的脱氢表雄酮硫酸盐先在胎儿肝中羟化，形成 $16\alpha$ - 羟脱氢表雄酮硫酸盐，然后随血液进入胎盘，在胎盘合体滋养层细胞内去硫酸基，成为 $16\alpha$ - 羟脱氢表雄酮，再经芳香化酶的作用，转变为雌三醇。由此可见，雌三醇是胎儿与胎盘共同参与合成的，故把二者称为胎儿-胎盘单位。检测母体血中雌三醇含量多少，可用来判断胎儿是否存活。

（向琳）

# 第四节　分娩

成熟的胎儿及其附属物从母体子宫产出体外的过程，称为分娩。子宫节律性收缩是将胎儿及其附属物从子宫内逼出的主要力量。临产发动的机制尚不清楚，催产素、雌激素及前列腺素等是调节子宫肌肉收缩的重要因素。另外，在妊娠妇女血中可出现一种称为松弛素的肽类激素，它主要由卵巢妊娠黄体分泌，在子宫蜕膜与胎盘也能产生。松弛素的主要作用是使妊娠妇女骨盆韧带松弛，胶原纤维疏松，子宫颈松软，以利于分娩进行。

（向琳）

# 第二章　正常妊娠

## 第一节　妊娠生理

### 受精及早期胚胎发育

妊娠是从卵子受精开始到胎儿及其附属物自母体排出的过程。人类妊娠全过程约266d（38 周）。

#### 一、受精

受精是精子穿入卵子形成受精卵的过程，受精的必备条件是发育良好的配子（男女双方的生殖细胞）及畅通的输卵管。

（一）生殖细胞

1. 精子　是男性成熟的生殖细胞，由睾丸产生，睾丸实质由 250 个锥体小叶组成，每个小叶内有 1~4 条弯曲细长的生精小管，是睾丸产生精子的场所。青春期开始，在垂体促性腺激素的作用下，生精细胞不断增殖分化，经由精原细胞、初级精母细胞、次级精母细胞、精子细胞等阶段，生成精子，一个精母细胞经过二次成熟分裂，生成 4 个精子。

（1）精子的形态：如蝌蚪状，分头部和尾部。头部主要成分是浓缩的细胞核，核的前 2/3 有帽状结构称顶体。顶体内含多种水解酶，称顶体酶系，在受精时精子释放顶体酶，分解卵子外周的放射冠和透明带，是卵子受精的重要过程。精子尾部称鞭毛，是精子运动的装置。

（2）精子形成的影响因素：除下丘脑－垂体－睾丸轴的调节外，射线、微波、药物、感染、毒物、性激素等生物、物理、化学因素均可影响生精细胞的形成与发育。

（3）精子活动：精子离开生精小管时，活动很弱，在附睾内停留 8~17d，经一系列成熟变化，在雄激素作用下及附睾上皮细胞分泌的甘油磷酰胆碱、唾液酸等物质作用下，精子具备运动能力。

2. 卵子　是女性成熟的生殖细胞，产生于卵巢。新生儿期两侧卵巢约有 70 万~200 万个原始卵泡，青春期约 4 万个，青春期在促性腺激素刺激下，每月可有 15~20 个卵泡生长发育，一般只有一个卵泡发育成熟并排出一个卵。卵泡的发育经历原始卵泡、初级卵泡、次级卵泡和成熟卵泡四个阶段。在排卵前 36~48h 初级卵母细胞完成第一次成熟分裂，产生一个次级卵母细胞和一个极体，染色体数目减半，核型为 23X。受精时次级卵母细胞完成第二次成熟分裂。一个卵母细胞经过二次成熟分裂，成为一个卵细胞和两个极体。从原始卵泡发育至成熟排卵，需跨越几个周期。从初级卵泡至成熟排卵约需85d。

（二）受精

受精发生在输卵管壶腹部。整个受精过程约需24h。

1. 卵子的运行　卵巢排卵后输卵管伞部摄取卵子，在输卵管上皮细胞纤毛的摆动和肌层的收缩下，卵子迅速到达输卵管壶腹部。

2. 精子的运行　成熟精子从生精小管进入附睾，获取运动能力。射精后，精子经过女性生殖道约20~40cm，相当本身长度的7万倍，方能到达女性输卵管壶腹部。每次射精时可有几亿精子进入阴道，但能到达输卵管壶腹部的不超过200个。精子在女性体内运行有两种方式，一种是射精后5~10min内，迅速穿过宫颈屏障，1h左右到达输卵管壶腹部；另一种是大量精子进入宫颈隐窝，形成精子库，射精后10~150min不断释放精子，源源不断进入输卵管。精子在阴道内存活2.5h，宫颈内48h，子宫内24h，输卵管内48h，但精子只在性交后20h内保持受精能力。卵子在排卵后约30h到达输卵管壶腹部，在此停留30h。

3. 精子获能　当精子在子宫和输卵管内运行时，女性生殖道分泌物中的酶降解精子头部阻止顶体酶释放的糖蛋白，从而获得受精能力，此过程称获能。

4. 顶体反应　精子获能后，在穿透卵子放射冠和透明带之前或期间，顶体发生一系列反应，称顶体反应，这是最后的活化过程，使精子具备受精能力。精子顶体前膜与精子质膜融合，顶体内含的各种酶释放，使精子能穿透卵丘放射冠、透明带，形成精子进入卵细胞的通道。

5. 受精作用　通过顶体反应，精子接近卵细胞，其头部侧面的胞膜与卵细胞膜接触，然后精子细胞核和细胞质进入卵细胞，卵子进行第二次成熟分裂，精子与卵子的细胞核逐渐靠拢，核膜消失，染色体融合，形成二倍体的受精卵，一个新生命开始。

## 二、胚胎早期发生

（一）卵裂和胚泡形成

受精卵不断分裂称卵裂。第一次卵裂产生两个大小不等的细胞。大细胞分裂形成内细胞团，演变成胚体；小细胞分裂增生，形成绒毛膜和胎盘的一部分。在卵裂的同时受精卵在输卵管纤毛、肌肉收缩及管内液体主流推动下向子宫方向运行。卵裂第3d，形成12~16个细胞的卵裂球，称桑葚胚；进入子宫腔，至卵裂球增至100个左右时，呈囊泡状，称胚泡；腔周围一层扁平细胞称滋养层，中心的称胚泡腔，腔内的一群细胞称内细胞团。

（二）植入

胚泡逐渐埋入子宫内膜的过程称植入，或称着床。此过程约开始于受精后第5~6d，完成于第11~12d。

胚泡产生的层粘连蛋白和子宫内膜上的受体蛋白（整合蛋白，β - integrin），使胚泡黏附在子宫内膜，胚泡与子宫内膜形成微绒毛交错，滋养层细胞和子宫内膜上皮细胞间形成固着结构。植入时内细胞团侧的滋养层先与子宫内膜接触，分泌蛋白酶，消化接触部位的子宫内膜，胚泡沿此缺口入子宫内膜功能层，缺口修复，植入完成。在植入过程中滋养层细胞迅速增殖，分化为内外两层，外层称合体滋养层，内层称细胞滋养层。

母体子宫内膜的变化：在黄体酮的作用下，子宫内膜腺体增大弯曲，腺腔中含大量黏液及糖原。内膜血管充血，结缔组织细胞肥大，称蜕膜。在胚泡植入部位为底蜕膜，将来发育成胎盘母体部分；覆盖在胚泡宫腔表面的子宫内膜称包蜕膜；真蜕膜是底蜕膜及包蜕膜以外覆盖子宫腔的蜕膜。

受精卵植入经过定位、黏着和穿透三个阶段。

必需的条件是：①透明带消失；②囊胚细胞滋养细胞分化出合体滋养细胞；③囊胚和子宫内膜同步发育；④孕母有足够的黄体酮。受精卵在极早阶段（大约受精后24h）分泌早孕因子，能抑制母体淋巴细胞活性，防止囊胚被母体排斥，保证植入过程顺利进行。胚泡排出的代谢物质及分泌的激素如层粘连蛋白及其受体、Ⅳ型胶原酶等均有利于胚泡植入子宫内膜。

（三）胚层形成及分化

胚胎第2周，内细胞团和滋养层细胞同时增生演化。

1. 二胚层时期——内细胞团分化，形成圆盘状胚盘，分为内胚层，是位于胚泡腔一侧的立方细胞；外胚层为邻近滋养层的一层柱状细胞，两层紧贴，中间隔一层基膜，以后在外胚层与细胞滋养层之间出现一个腔，称羊膜腔。内胚层的周缘向下延伸形成卵黄囊。

2. 三胚层时期——胚胎发育到第2周，在胚盘一端的中轴线上，外胚层部分细胞增殖形成一条增厚的区域称原条。胚盘可分出头尾端和左右侧。原始外胚层细胞继续增生并向原条中间的残沟（原沟）集中，并向左右迁移，形成了内外胚层之间形成一层新的细胞称胚内中胚层。

3. 胚体形成和胚层分化——胚胎初具人形，同时胎盘、胎膜也在此时同时形成。胚层分化的各种组织和器官如下：

（1）外胚层：表皮、毛发、指甲、皮脂腺、汗腺上皮、口鼻腔和鼻旁窦黏膜上皮、牙釉质、味蕾、唾液腺、肛门上皮、外耳道、骨膜外层上皮、内耳迷路上皮、眼结合膜上皮、角膜上皮、视网膜上皮、晶状体、瞳孔括约肌、开大肌上皮细胞、垂体、肾上腺髓质、男性尿道末端上皮、神经系统。

（2）中胚层：结缔组织、真皮、软骨、骨、骨膜、关节囊、肌腱、骨骼肌、心肌、平滑肌、血液、心脏、血管、骨髓、脾、淋巴结、胸膜、腹膜、心包膜、眼球、纤维膜、血管膜、脑脊膜、肾单位、集合小管、输尿管与膀胱三角区上皮、睾丸、附睾、输精管、精囊腺上皮、卵巢、输卵管、子宫上皮、肾上腺上皮。

（3）内胚层：咽到直肠各段消化道上皮、肝、胰、胆囊上皮、喉到肺泡各段上皮、中耳鼓室与咽鼓管的上皮、鼓膜内层上皮、甲状腺、扁桃体、甲状旁腺、胸腺上皮、女性尿道、男性尿道近段和膀胱的上皮、前列腺和尿道球腺上皮、阴道前庭及阴道上皮。

<h2 style="text-align:center">胎儿附属物的形成及其功能</h2>

妊娠产物中除胎儿以外的组织称胎儿附属物，包括胎盘、胎膜、脐带和羊水。

## 一、胎盘

胎盘是功能十分复杂，维持妊娠及保证胎儿生长发育的重要器官，是联系母体与胎儿的重要的特殊的器官。

（一）胎盘的发生与结构

胎盘由胎儿的叶状绒毛膜、羊膜、母体的底蜕膜共同组成。

1. 叶状绒毛膜　绒毛膜由滋养层和胚外中胚层组成。早期胚胎植入后，滋养层细胞迅速增生并分化为内层的细胞滋养层和外层的合体滋养层，在胚泡表面形成大量绒毛，突入母蜕膜中。绒毛的中间部分为细胞滋养层，外周为合体滋养层。胚胎发育至第2周末到第3周初时，胚外中胚层逐渐伸入到绒毛干中，第3周末绒毛内间质分化为结缔组织和毛细血管，绒毛干继续分支，形成许多小绒毛。所以绒毛形成历经3个阶段：一级绒毛或称初级绒毛，是绒毛膜周围长出的不规则突起的合体细胞小梁的细胞中心索，初具绒毛形态；二级绒毛或称次级绒毛，特点是细胞中心索伸入合体细胞内层，胚外中胚层伸入绒毛细胞中心索形成间质中心索；三级绒毛，胚胎血管长入间质中心索，形成绒毛内毛细血管，形成胎儿胎盘循环，此过程约在胚胎第3周末。

与底蜕膜相接触的绒毛因营养丰富，血流供应充足，发育快，分支多，称叶状绒毛膜，是组成胎盘的胎儿部分，而与包蜕膜相接触的绒毛因血供少，逐渐退化，称平滑绒毛膜，是形成胎膜的一部分。

绒毛间隙：绒毛之间的间隙腔，是在胚胎第2周时由合体细胞滋养层内的腔隙演变形成。由于滋养层细胞的侵蚀过程中，子宫螺旋动脉和子宫静脉被破坏，故直接开口到绒毛间隙，所以绒毛间隙内充满母体血液，绒毛间隙的容量约为125mL。

2. 底蜕膜　为胚胎着床处的蜕膜，绒毛膜发育过程中，部分绒毛与蜕膜融合起固定作用称固定绒毛。在绒毛侵入母底蜕膜过程中，固定绒毛的滋养细胞与底蜕膜共同形成蜕膜板。相邻绒毛间隙之间的底蜕膜向胎盘方向伸入形成胎盘隔，但不达胎盘全层，仅达2/3胎盘厚度，将胎盘母体面隔成母体叶，肉眼可见，一般约20个左右。

正常情况下，绒毛只侵入到子宫内膜功能层，但当底蜕膜发育不良时，滋养层细胞可植入到子宫肌层，形成植入性胎盘。

3. 羊膜　在胎盘胎儿面的表面，是覆盖在绒毛膜板表面半透明、光滑的薄膜，厚约0.02~0.05mm，由单层无纤毛立方上皮细胞层、基底膜、致密层、成纤维细胞层和海绵层5层组成，无血管，无神经及淋巴管，有一定弹性。胎盘子面表面羊膜向外延伸，包裹整个羊膜腔，成为胎膜的最内层。

（二）胎盘的血循环

胎盘循环包括母体胎盘循环与胎儿胎盘循环两部分。

1. 母体胎盘循环　是子宫螺旋动脉分支即子宫胎盘动脉将母血射入绒毛间隙，经过与绒毛内胎儿毛细血管物质交换后，再经蜕膜板的蜕膜静脉网，由子宫静脉分支流入母体循环。子宫胎盘循环是一个低压低阻循环系统，靠一系列压力差来完成此循环。子宫胎盘动脉进入蜕膜时的压力为 60～80mmHg，子宫静息期绒毛间隙的压力为 10～15mmHg，子宫静脉的压力为 8mmHg，以此压力差推动循环。妊娠期子宫血管的每分钟血流量占母体心排量的 1/10，约有 500～750mL/min 流经绒毛间隙，此间隙容量约 125mL，故每分钟绒毛间隙的血液可交换 4～5 次，保证胎儿的气体及营养代谢。

妊娠期子宫胎盘动脉由于滋养层细胞的侵蚀，管壁重铸，动脉内平滑肌破坏代之以纤维组织，使血管腔扩大，且对血管活性物质反应下降。第一次重铸在孕 8～10 周，涉及底蜕膜部分的血管，第二次在孕 20 周左右，涉及子宫肌层的血管。这种生理变化使母体胎盘循环更为畅通。如果子宫胎盘血管第二次重铸不能完成，是妊娠高血压疾病、胎儿宫内发育受限等并发症的病理生理机制之一。

2. 胎儿胎盘循环　脐动静脉的分支分布在每个绒毛干中，最末端是绒毛内的毛细血管。

胎儿心脏以 500mL/min 排出量经脐动脉流入众多的胎儿毛细血管网内，经与绒毛间隙的母血经气体及物质交换后汇总到脐静脉，回到胎儿体内。脐动脉主干有两根，脐静脉一根，主干均经脐带连接胎儿与胎盘。

母体胎盘循环与胎儿胎盘循环不互相交流，它们之间由血管合体膜相隔，合体膜是由合体滋养细胞、合体滋养细胞基底膜、绒毛间质、胎儿毛细血管基底膜和毛细血管内皮细胞等 5 层组成的薄膜，也起到胎盘屏障作用。如此结构有破损，母胎血液可有渗漏。

（三）胎盘的大体结构

足月胎盘为圆形或椭圆形，直径 15～20cm，厚约 2.5cm，中央厚，周边薄，重约500g，约占胎儿体重的 1/5～1/6。胎盘母面为暗红色，肉眼约可见 20 个胎盘小叶。胎盘胎儿面被覆一层透明光滑的羊膜，其下可见脐动脉分支，子面可见到脐带附着处，大部分附着在胎盘中央，也有偏侧部。一个初级绒毛干形成一个胎叶，一个次级绒毛干形成一个胎儿小叶，胎盘有 60～80 个胎儿叶，200 个左右胎儿小叶，但在大体标本中肉眼不能见到胎儿叶，因为底蜕膜板伸出的胎盘隔，将胎儿小叶分隔，数个胎儿叶组成为一个母体叶。

（四）胎盘的功能

胎盘功能极复杂，具有物质交换、防御屏障功能、内分泌功能、排泄功能等，是胎儿在子宫内生长发育、母体与胎儿联系的重要器官。

1. 胎盘的物质交换功能　物质交换部位主要在血管合体膜，母血流入绒毛间隙腔中，胎儿血液在绒毛毛细血管内，通过血管合体膜进行交换。物质交换及转运方式有：①简单扩散；指物质通过细胞质膜从高浓度区扩散至低浓度区，不消耗能量。脂溶性高，分子量<250，不带电荷物质（如 $O_2$、$CO_2$）容易通过血管合体膜；②易化扩散：物质通过细胞质膜也是从高浓度区向低浓度区扩散，但要借助于细胞膜上的载体来完成，不消耗能量，但速度明显增快，此时扩散速度与浓度差不呈正相关，如葡萄糖通过一般细胞膜；③主动转运：指物质通过细胞质膜从低浓度区逆方向扩散至高浓度区，需要细胞代谢产生的热能作动力，主要是三磷酸腺苷（adenosine triphosphate，APT）分解为二磷酸腺苷（adenosine diphosphate，ADP）时释放的能量，如钠、钙等通过相应的 ATP 酶（泵）进行的转运，在胎儿血中浓度均高于母血；④吞饮：较大物质可通过血管合体膜裂隙，或通过细胞膜内陷吞噬后继之膜融合，形成小泡向细胞内移动等方式转运，如大分子蛋白质、免疫球蛋白等。值得注意的是，有些物质的转运可以通过两种或两种以上方式转运，如 $Na^+$、$K^+$ 等离子在不同情况下可分别通过易化扩散或主动转运的方式通过细胞膜。

（1）气体交换：维持胎儿生命最重要的物质是 $O_2$。在母体与胎儿之间，$O_2$ 及 $CO_2$ 是以简单扩散方式进行交换，相当于生后肺的功能。母体子宫动脉血氧分压（$PO_2$）为 95 ~ 100mmHg，绒毛间隙中的血 $PO_2$ 为 40 ~ 50mmHg。而胎儿脐动脉血 $PO_2$ 为 20mmHg，经绒毛与绒毛间隙的母子血进行交换后，胎儿脐静脉血氧分压（$PO_2$）为 30mmHg 以上。氧饱和度可达 70% ~ 80%，母体每分钟可供胎儿氧 7 ~ 8mL/kg。尽管 $PO_2$ 升高并不多，但因胎儿血红蛋白对 $O_2$ 的亲和力强，每克分子血红蛋白能结合 1.36mL$O_2$，所以能从母血中获得充分的 $O_2$。母血 $PO_2$ 受多种因素影响，如心功能不全、贫血、肺功能不良，均可明显降低 $PO_2$ 而不利于胎儿。某些疾病如妊娠高血压疾病、胎儿宫内生长受限时，绒毛血管发生闭塞，绒毛间质增生，血管合体膜增厚，使胎儿母体间气体交换障碍而致胎儿宫内缺氧。母体子宫动脉血二氧化碳分压（$PCO_2$）为 32mmHg，绒毛间隙中的血 $PCO_2$ 为 38 ~ 40mmHg，较胎儿脐动脉血 $PCO_2$48mmHg 稍低，但 $CO_2$ 通过血管合体膜的扩散速度却比 $O_2$ 通过快 20 倍左右，故 $CO_2$ 容易自胎儿通过绒毛间隙直接向母体迅速扩散。

（2）营养物质供应：葡萄糖是胎儿热能的主要来源，以易化扩散方式通过胎盘。胎儿体内的葡萄糖均来自母体，其血中葡萄糖浓度约为母体的 60% ~ 80%；氨基酸浓度胎血高于母血，以主动运输方式通过胎盘；游离脂肪酸能较快地通过胎盘，参与胎儿的脂肪合成；部分电解质及水溶性维生素以主动运输方式，脂溶性维生素以简单扩散方式通过胎盘。胎盘中含有多种酶，如氧化酶、还原酶、水解酶等，可将复杂化合物分解为简单物质，如蛋白质分解为氨基酸、脂质分解为脂肪酸等，也能将简单物质合成后供给胎儿，如由葡萄糖合成糖原、由氨基酸合成蛋白质等。IgG 虽分子量较大却能通过胎盘，可能与血管合体膜表面有专一受体有关，也有认为是通过细胞吞饮方式转运的。

（3）水与电解质转运：水的转运通过简单扩散方式完成，妊娠末期母子间水的交换可达 3 600mL/h。钾、钠、镁大部分以简单扩散方式交换，钙、磷、碘、铁的转运方式为主动转运。

2. 排泄功能　排除胎儿代谢产物。胎儿代谢产物如尿素、尿酸、肌酐、肌酸等，经胎盘交换进入母血，由母体排出体外，相当于出生后肾的功能。

3. 防御功能　血管合体膜有屏障作用，可阻止某些物质进入胎体，但作用有限，尤其到妊娠后期，此结构变得很薄，仅 2μm，通透性很强。各种病毒（如风疹病毒、巨细胞病毒等）、分子量小对胎儿有害的药物，均可通过胎盘影响胎儿致畸甚至死亡。细菌、弓形虫、衣原体、支原体、梅毒、螺旋体、结核可在胎盘部位形成病灶，破坏绒毛结构进入胎体感染胎儿。母血中免疫抗体如 IgG 能通过胎盘，胎儿从母体得到抗体，使其在生后短时间内获得被动免疫力，而 IgM、IgA 不通过胎盘。

4. 内分泌功能　胎盘是一个具有内分泌功能的器官，它合成的物质主要为激素和酶。

合成的激素有蛋白激素和甾体激素两大类。蛋白激素有人绒毛膜促性腺激素、人胎盘催乳素、妊娠特异性 $\beta_1$ 糖蛋白、人绒毛膜促甲状腺激素等。甾体激素有人胎盘雌激素、孕激素、雄激素等。合成的酶有缩宫素酶、耐热性碱性磷酸酶等。对维持正常妊娠十分重要。

（1）胎盘蛋白类激素

1）人绒毛膜促性腺激素（hCG）：由合体滋养细胞分泌的一种糖蛋白激素。约在受精后第 6d 受精卵滋养层形成时，开始分泌微量 hCG。着床后用特异性 hCG-8 抗血清能在母血中测出 hCG。在妊娠早期分泌量增加很快，约 1.7~2d 即增长 1 倍，至妊娠 8~10 周血清浓度达最高峰，约为 50~100kIU/L，持续 1~2 周后迅速下降，妊娠中晚期血清浓度仅为峰值的 10%，持续至分娩。分娩后若无胎盘残留，约于产后 2 周内消失。

hCG 的分子量为 37 000~38 000，其中糖分子量约占 30%，它与垂体产生的 FSH、LH、TSH 一样，均由 α、β 两个亚基组成。它们的 α 亚基的氨基酸数及其排列顺序几乎完全相同，故 hCG α 亚基抗体与 FSH、LH、TSH 的 α 亚基均能发生交叉反应，而 hCGβ 亚基羧基端最后的 28~32 个氨基酸为其所特有而不受 LH 干扰，故临床常利用 hCG β 亚基的特异抗血清，测定母体血清中 hCG β 亚基。由于 hCG 为水溶性，易被吸收进入母体，在受精后 10d 左右可用放射免疫法（radioimmunoassay，RIA）自母体血清中测出，成为诊断早孕最敏感方法之一。

hCG 的功能尚未完全明了。已知的主要功能有：①hCG 作用于月经黄体，与黄体细胞膜上的受体结合，激活腺苷酸环化酶，产生生化反应延长黄体寿命，使黄体增大成为妊娠黄体，增加甾体激素的分泌以维持妊娠；②hCGβ 亚基有促卵泡成熟活性、促甲状腺活性及促睾丸间质细胞活性；③hCG 有与 LH 相似的生物活性，与尿促性腺激素（hMG）合用能诱发排卵；④hCG 能抑制淋巴细胞的免疫性，能以激素屏障保护滋养层不受母体的免疫攻击。

2）人胎盘催乳素（HPL）：由合体滋养细胞分泌。HPL 是不含糖分子的单链多肽激素，由 191 个氨基酸组成，分子量约为 22 000。于妊娠 5~6 周用放免法可在母血中测出 HPL，随妊娠进展和胎盘逐渐增大，其分泌量持续增加，至妊娠 34~35 周达高峰（母血值为 5~7mg/L，羊水值为 0.55mg/L），并维持至分娩。HPL 在体内的半衰期约为 22min，

HPL 值于产后迅速下降，约在产后 7h 即测不出。

HPL 的主要功能有：①与胰岛素、肾上腺皮质激素协同作用于乳腺腺泡，促进腺泡发育，刺激乳腺上皮细胞合成乳白蛋白、乳酪蛋白、乳珠蛋白，为产后泌乳做好准备；②在外周组织中有拮抗胰岛素的功能，使母血胰岛素代偿性增高，增加蛋白质合成；③通过脂解作用提高游离脂肪酸浓度，以游离脂肪酸作为能源，抑制对葡萄糖的摄取，使多余葡萄糖运送给胎儿，成为胎儿的主要能源，也成为蛋白质合成的能源。因此，HPL 是通过母体促进胎儿发育的重要"代谢调节因子"。

3）妊娠特异性 $\beta_1$ 糖蛋白（$PS\beta_1 G$ 或 $SP_1$）：是一种妊娠期特有的糖蛋白，由合体滋养细胞分泌，分子量约为 90 000，含糖量为 29.3%，半衰期约为 30h。受精卵着床后，$SP_1$ 进入母血循环，其值逐渐上升，至妊娠足月可达 200mg/L。母血含量最多，羊水值比母血值约低 100 倍，脐血值比母血值约低 1 000 倍。可用于预测早孕、早孕并发症的预后，并可作为监测宫内胎儿情况的一项指标。

4）人绒毛膜促甲状腺激素（human chorionic thyrotropin, hCT）：是一种糖蛋白激素，分子量约为 28 000，其活性与促甲状腺激素（thyroid - stimulating hormone, TSH）类似，在妊娠期间的生理作用尚不明确。

（2）胎盘甾体激素

雌激素：雌激素于妊娠期间明显增多，主要来自胎盘及卵巢。妊娠早期，主要由黄体产生雌二醇和雌酮。妊娠 10 周后，胎盘接替卵巢产生更多量雌激素，至妊娠末期雌三醇值为非孕妇女的 1 000 倍，雌二醇及雌酮值为非孕妇女的 100 倍。

雌激素生成过程：胎盘使母体内的胆固醇转变为孕烯醇酮后，经胎儿肾上腺胎儿带合成硫酸脱氢表雄酮（dehydroepiandrosterone sulfate, DHAS），再经胎儿肝内 $16\alpha$ - 羟化酶作用形成 $16\alpha$ - 羟基硫酸脱氢表雄酮（$16\alpha$ - OH - DHAS），接着经胎盘合体滋养细胞在硫酸酯酶作用下，去硫酸根成为 $16\alpha$ - OH - DHA，随后经胎盘芳香化酶作用成为 $16a$ - 羟基雄烯二酮，最后形成游离雌三醇。可见雌激素是由胎儿、胎盘共同产生。雌三醇前身物质虽来自母体和胎儿，但脐动脉血中 $16\alpha$ - OH - DHAS 值最高，表明胎儿肾上腺及肝产生的雌三醇前身物质，是胎盘合成雌三醇的主要来源。

孕激素：妊娠早期由卵巢妊娠黄体产生，妊娠 8 ~ 10 周后胎盘合体滋养细胞是产生孕激素的主要来源。随妊娠进展，母血中黄体酮值逐渐增高，至妊娠末期可达 180 ~ 300nmol/L，其代谢产物为孕二醇，24h 尿排出值为 35 ~ 45mg。

孕激素与雌激素共同参与妊娠期母体各系统的生理变化。

（3）胎盘合成酶

缩宫素酶：由合体滋养细胞产生的一种糖蛋白，分子量约为 30 万。因能使缩宫素在胱氨酸分子上发生裂解，故又称 15 - 胱氨酸胺肽酶。随妊娠进展逐渐增多，其生物学意义尚不十分明了，主要使缩宫素分子灭活，起到维持妊娠的作用。胎盘功能不良时，血中缩宫素酶活性降低，见于死胎、妊高征、胎儿宫内发育受限（fetal growth restriction, FGR）

时。

耐热性碱性磷酸酶（heat resistant alkaline phosphatase，HSAP）：由合体滋养细胞分泌。于妊娠 16～20 周母血中可测出此酶。随妊娠进展而增多，直至胎盘娩出后其值下降，产后 3～6d 内消失。多次动态测其数值，可作为胎盘功能检查的一项指标。

## 二、胎膜

胎膜是由绒毛膜和羊膜组成。胎膜外层为绒毛膜，在发育过程中缺乏营养供应而逐渐退化萎缩成为平滑绒毛膜，至妊娠晚期与羊膜紧密相贴，但仍能与羊膜分开。胎膜内层为羊膜，与覆盖胎盘、脐带的羊膜层相连。于妊娠 14 周末，胚外体腔因羊膜与绒毛膜的胚外中胚层相连而封闭，羊膜腔占据整个子宫腔并随妊娠进展而逐渐增大。胎膜含有甾体激素代谢所需的多种酶活性，故和甾体激素代谢有关。胎膜含多量花生四烯酸（前列腺素前身物质）的磷脂，且含有能催化磷脂生成游离花生四烯酸的溶酶体，故胎膜在分娩发动上有一定作用。

## 三、脐带

体蒂是脐带的始基，胚胎及胎儿借助脐带悬浮于羊水中。脐带是连接胎儿与胎盘的带状器官，脐带一端连接于胎儿腹壁脐轮，另一端附着于胎盘胎儿面，外被覆羊膜，内含卵黄囊蒂、尿囊、脐动、静脉和来自胚外中胚层的胶样胚胎结缔组织华通胶质。其中脐动脉两根，脐静脉一根，但有 1/2 000 可见单脐动脉，常合并胎儿畸形。脐带附着于胎盘中央或偏中心，约占 48%～75%，个别脐带附着于胎盘边缘称边缘性附着。如脐带附着于胎膜上，脐血管从胎膜跨过，胎膜破裂时血管断裂，胎儿可因失血而很快死亡。妊娠足月胎儿的脐带长约 40～60cm，平均约 55cm，直径 1.0～2.5cm，如 <30cm 称脐带过短，>70cm 称脐带过长。由于脐血管较长，使脐带常呈螺旋状迂曲。脐带是母体及胎儿气体交换、营养物质供应和代谢产物排出的重要通道。若脐带受压致使血流受阻时，可致胎儿窘迫，甚至危及胎儿生命。

## 四、羊水

充满在羊膜腔内的液体称羊水。妊娠不同时期的羊水来源、容量及组成均有明显改变。

### （一）羊水的来源

妊娠早期的羊水，主要是羊膜上皮细胞分泌而来，占羊水总量的 90% 以上。当胚胎血循环形成后，水分和小分子物质还可经尚未角化的胎儿皮肤漏出。此时羊水成分除蛋白质含量及钠离子浓度偏低外，与母体血清及其他部位组织间液成分极相似。

妊娠中期以后，胎儿代谢产物尿液是羊水的重要来源。妊娠 11～14 周时，胎儿肾脏已有排泄功能，产生胎尿参与羊水形成。于妊娠 14 周发现胎儿膀胱内有尿液，胎儿尿液排入羊膜腔中，使羊水的渗透压逐渐降低，随胎儿长大，胎尿增多，羊水中肌酐、尿素、尿酸值逐渐增高。此时期胎儿皮肤的表皮细胞逐渐角化，不再是羊水的来源。胎儿通过吞咽羊水使羊水量趋于平衡。胎儿呼吸道不仅可吸收羊水，也可渗出液体，参与羊水循环。

（二）羊水的吸收途径

1. 羊水的吸收约50%由胎膜完成。胎膜在羊水的产生和吸收方面起重要作用，尤其是与子宫蜕膜接近的部分，其吸收功能远超过覆盖胎盘的羊膜。

2. 从妊娠3~4个月起胎儿即有吞咽动作，妊娠足月胎儿每日吞咽羊水约500~700mL，经消化道进入胎儿血循环，形成尿液再排至羊膜腔中，故消化道也是吸收羊水的重要途径，消化道梗阻时羊水量增多。

3. 胎盘和脐带表面羊膜每小时可吸收羊水40~50mL。

4. 胎儿角化前皮肤也有吸收羊水功能，是妊娠早期的主要途径，但胎儿皮肤角化后，吸收羊水量明显很少。

（三）母体、胎儿、羊水三者间的液体平衡

羊水在羊膜腔内并非静止不动，而是不断进行液体及电解质的交换，以保持羊水量的相对恒定。母儿间的液体交换，主要通过胎盘，每小时约3 600mL。母体与羊水的交换，主要通过胎膜，每小时约400mL。羊水与胎儿的交换，主要通过胎儿消化管、呼吸道、泌尿道以及角化前皮肤等，交换量较少。经放射性核素测定羊水大约每3h就可以全部更新一次。

（四）羊水量、性状及成分

1. 羊水量　妊娠8周时5~10mL，妊娠10周时约30mL，妊娠20周时约400mL，妊娠36~38周时约1 000~1 500mL，此后羊水量逐渐减少。妊娠足月时羊水量约800mL。过期妊娠时，羊水量明显减少，可少至300mL以下。

2. 羊水性状及成分　妊娠足月时羊水比重为1. 007~1. 025，呈中性或弱碱性，pH约为7. 20，内含水分98%~99%，1%~2%为无机盐及有机物质。妊娠早期羊水为无色澄清液体。妊娠足月时羊水略混浊，不透明，羊水内常悬有小片状物，包括胎脂、胎儿脱落上皮细胞、毳毛、毛发、少量白细胞、白蛋白、尿酸盐及胎儿消化道、呼吸道分泌的物质等。羊水中含大量激素（包括雌三醇、黄体酮、皮质醇、前列腺素、人胎盘催乳素、人绒毛膜促性腺激素、雄烯二酮、睾酮等）和酶（如溶菌酶、乳酸脱氢酶等数十种）。羊水中酶含量较母血清中明显增加。羊水中含有卵磷脂和鞘磷脂，是胎儿呼吸道表面活性物质的主要成分，用L/S比值可预测胎肺成熟度，足月时羊水的L/S比值≥2。羊水中甲胎蛋白增高与胎儿神经管开放畸形有一定关系。

（五）羊水的功能

1. 为胎儿提供适宜的环境　胎儿在羊水中自由活动，不致受压，防止胎体畸形及胎肢粘连；保持羊膜腔内恒温；适量羊水避免子宫肌壁或胎儿对脐带直接压迫所致的胎儿窘迫；可缓冲外界环境的震动、冲撞的压力，保护胎儿免受机械损伤，有利于胎儿体液平衡，若胎儿体内水分过多可采取胎尿方式排至羊水中，胎儿脱水时羊水供给水分；临产宫缩时，尤在第一产程初期，羊水接受宫内压能使压力均匀分布，避免胎儿局部受压。

2. 保护母体　妊娠期减少因胎动所致的不适感；临产后，前羊水囊扩张子宫颈口；破膜后羊水冲洗阴道减少感染机会。

3. 作为了解胎儿情况的重要标本　产前诊断染色体疾病、基因疾病、代谢病等均以羊水为标本；判断胎儿成熟度也是从羊水中的生化成分分析来判断；胎儿宫内感染、宫内溶血、宫内缺氧时羊水的生化成分也有变化。

4. 胎儿治疗可经羊膜腔进行　如药物注入羊膜腔，通过胎儿吞咽、呼吸、皮肤吸收而奏效；又如宫内输血、某些胎儿手术均可经羊膜腔进行。

5. B超测定羊水量变化　提示胎儿信息，如羊水过多可能与消化道畸形有关，羊水少可能与泌尿系畸形或宫内缺氧有关。

## 妊娠期母体变化

妊娠期孕妇在各系统发生的解剖和生理变化是为适应胎儿生长发育的需要。许多变化在受精后不久发生，并持续到产后。这些变化主要受胎儿及胎盘所产生的激素影响，在分娩后或停止哺乳后恢复到正常。了解这些变化才能做好孕产期保健，并能理解产科并发症及并发症的病理基础。

### 一、生殖系统的变化

（一）子宫

1. 宫体

（1）大小的变化：子宫由非孕时 7~8cm×4~5cm×2~3cm 增大至妊娠足月时 35cm×25cm×22cm。妊娠早期子宫呈球形或椭圆形且不对称，受精卵着床的部位子宫壁明显突出。妊娠 12 周以后，增大的子宫渐呈均匀对称并超出盆腔，可在耻骨联合上方触及。妊娠晚期的子宫呈不同程度右旋，与盆腔左侧有乙状结肠占据有关。重量也从非孕期的 50g 至足月妊娠的 1 000g，增加约 20 倍，主要是子宫肌细胞肥大，伴有弹力纤维显著增加，血管、淋巴体积和数量增加有关。

（2）宫腔容量变化：非孕时约 5mL，至妊娠足月约 5 000mL，增加 1 000 倍。主要是子宫肌细胞肥大，由非孕长 30μm、宽 2μm，至妊娠足月长 500μm、宽 10μm，胞浆内充满具有收缩活性的肌动蛋白和肌浆蛋白，为临产后子宫阵缩提供物质基础。

子宫肌壁厚度由非孕时约 1cm，于孕中期逐渐增厚达 2.0~2.5cm，至孕末期又渐薄，妊娠足月时厚度约为 0.5~1.0cm。子宫增大最初受雌激素和孕激素的影响，以后的子宫增大则因宫腔内压力的增加所致。

（3）收缩力的变化：子宫各部的增长速度不一。宫底部于妊娠后期增长最快，宫体部含肌纤维最多，子宫下段次之，宫颈最少，以适应临产后子宫阵缩由宫底部向下递减，宫颈口逐渐开大，促使胎儿娩出。妊娠 12 ~ 14 周起，子宫出现不规则无痛性收缩，可由腹部检查时触知，孕妇有时自己也能感觉到。特点为稀发和不对称，尽管其强度及频率随妊娠进展而逐渐增加，但宫缩时宫腔压力不超过 10 ~ 15mmHg，故无疼痛感觉，因 1872 年由 J. Brax – ton Hicks 首先观察到此现象，因此命名为 Hicks 征。到妊娠晚期，收缩可频繁到 10 ~ 20min1 次。临产后宫缩呈现明显的节律性、极性、对称性，宫腔内压力逐渐上升，到第二产程宫缩时压力可达 100mmHg 左右，但间歇期压力在 15mmHg 以下。

（4）子宫胎盘血流：子宫动脉由非孕时弯曲至妊娠足月时变直，以适应胎盘内绒毛间隙血流量增加的需要，妊娠足月时子宫由子宫动脉及卵巢动脉供血，血流量约为 500 ~ 700mL/min，约占心排出量的 1/10，较非孕时增加 4 ~ 6 倍，其中 5% 供肌层，10% ~ 15% 供子宫蜕膜层，80% ~ 85% 供胎盘。当宫缩时，子宫血流量明显减少，间歇期恢复。子宫动脉在妊娠 8 ~ 10 周、14 ~ 20 周发生二次重铸，滋养层细胞侵入子宫动脉壁，破坏肌细胞，代之以类纤维组织使子宫胎盘血流呈低阻系统。其血流调节可能与儿茶酚胺、血管紧张素 II、一氧化氮有关，但确切的调节因素尚不清楚。

2. 子宫峡部　位于宫体与宫颈之间最狭窄部位，子宫颈解剖内口至组织内口之间。非孕时长约 1cm，妊娠后变长，妊娠 10 周时子宫峡部明显变软。妊娠 12 周以后，子宫峡部逐渐伸展拉长变宽，扩展成为宫腔的一部分，临产后可伸展至 7 ~ 10cm，成为产道的一部分，此时称子宫下段。

3. 宫颈　于妊娠早期，黏膜充血及组织水肿，致使外观肥大、紫蓝色及变软，是最早出现的早孕期两个征象。宫颈管内腺体肥大，宫颈黏液增多，形成黏稠的黏液栓，有保护宫腔免受外来感染侵袭的作用。宫颈主要为结缔组织，仅有少量平滑肌细胞。妊娠期宫颈组织机械强度下降 12 倍，胶原组织重排。接近临产时，宫颈管变短并出现轻度扩张。由于宫颈鳞柱状上皮交接部外移，宫颈表面出现糜烂面，称假性糜烂。

（二）卵巢

妊娠期略增大，停止排卵，停止新的卵泡成熟。一侧卵巢可见妊娠黄体。妊娠黄体于妊娠 10 周前产生雌激素及孕激素，以维持妊娠的继续。黄体功能于妊娠 10 周后由胎盘取代。黄体在妊娠 3 ~ 4 个月时开始萎缩。有些孕妇双侧卵巢均匀性增大，包膜下多个直径 0.5 ~ 1cm 大小的囊状水泡，称黄体囊肿，分娩后可自行消退。

（三）输卵管

妊娠期输卵管伸长，但肌层并不增厚。黏膜上皮细胞变扁平，在基质中可见蜕膜细胞。有时黏膜呈蜕膜样改变。

（四）阴道

妊娠期黏膜变软、增厚、充血水肿呈紫蓝色。皱襞增多，阴道肌层肥厚，周围结缔组织变软，伸展性增加。阴道脱落细胞增加，分泌物增多常呈白色糊状。阴道上皮细胞含糖原增加，乳酸含量增加，使阴道分泌物 pH 值降低，不利于一般致病菌生长，有利于防止感染。

（五）会阴

妊娠期外阴部充血，皮肤增厚，大小阴唇色素沉着，大阴唇内血管增多及结缔组织变松软，故伸展性增加。小阴唇皮脂腺分泌增多。

## 二、乳房的变化

乳房于妊娠早期开始增大，充血明显。孕妇自觉乳房发胀或偶有刺痛，浅静脉明显可见。妊娠2个月后，腺泡增生使乳房较硬韧，乳头增大变黑，易勃起。乳晕变黑，乳晕外围的皮脂腺肥大形成散在的结节状小隆起，称蒙氏结节。

妊娠期间胎盘分泌大量雌激素刺激乳腺腺管发育，分泌大量孕激素刺激乳腺腺泡发育。乳腺发育完善还需垂体催乳激素、胎盘生乳素以及胰岛素、皮质醇、甲状腺激素等的参与。已知乳腺细胞膜有垂体催乳素受体，细胞质内有雌激素受体和孕激素受体。妊娠期虽有大量的多种激素参与乳腺发育，做好泌乳准备，但妊娠期间无乳汁分泌，与大量雌、孕激素抑制乳汁生成有关。妊娠末期尤其在接近分娩期挤压乳房时，可有数滴稀薄黄色液体溢出称初乳。正式分泌乳汁需在分娩后。

## 三、循环系统的变化

（一）心脏的解剖位置

妊娠后期因膈肌升高，心脏向左、向上、向前移位，更贴近胸壁，心尖冲动左移约1~2cm，心浊音界稍扩大。心脏移位使大血管轻度扭曲，加之血流量增加及血流速度加快，在多数孕妇的心尖区可听及Ⅰ~Ⅱ级柔和吹风样收缩期杂音或第三心音，产后逐渐消失。心脏容量从妊娠早期至妊娠末期约增加10%，心率于妊娠晚期每分钟约增加10~15次。心电图因心脏左移出现电轴左偏。心音图多有第一心音分裂。

（二）心排出量

心排出量增加对维持胎儿生长发育极重要。心排出量约自妊娠10周开始增加，至妊娠32周达高峰，左侧卧位测量心排出量较非孕时约增加30%，从坐位变为站立时，心脏排出量下降至非孕期水平。每搏心排出量平均约为80mL，此后持续此水平直至分娩。孕妇心排出量对活动的反应较未孕妇女明显。临产后，心排出量增加，尤其第二产程向下屏气用力时更为明显。产后因回心血量增加，1h内心排出量可增加20%~30%。

（三）血压

由于全身血管及肺血管阻力明显下降，在妊娠早期及中期血压偏低，在妊娠晚期血压轻度升高。一般收缩压无变化，舒张压因外周血管扩张、血液稀释及胎盘形成动静脉短路而降低，使脉压稍增大。孕妇体位影响血压，坐位高于仰卧位。

（四）静脉压

妊娠对上肢静脉压无影响。股静脉压于妊娠20周开始升高，于仰卧位、坐位或站立时均明显升高，从妊娠前 0.098kPa（10mmH$_2$O）增至 0.196~0.294kPa（20~

$30mmH_2O$），与妊娠后盆腔血液回流至下腔静脉的血量增加，增大的子宫压迫下腔静脉使血液回流受阻有关。侧卧位时能解除子宫的压迫，改善静脉回流。由于下肢、外阴及直肠静脉压增高，加之妊娠期静脉壁扩张，孕妇容易发生下肢、外阴静脉曲张和痔。孕妇若长时间处于仰卧位姿势，能引起回心血量减少，心排出量随之减少使血压下降，称仰卧位低血压综合征。

### 四、血液的改变

#### （一）血容量

循环血容量于妊娠 6~8 周开始增加，至妊娠 32~34 周达高峰，约增加 30%~45%，平均约增加 1 500mL，维持此水平直至分娩。血容量增加包括血浆及红细胞增加，血浆增加多于红细胞增加，血浆约增加 1 000mL，红细胞约增加 500mL，出现血液稀释。

#### （二）血液成分

1. 红细胞　妊娠期骨髓红细胞呈现中度增生，网织红细胞轻度增多，系母血浆中红细胞生成素增加 2~3 倍所致。由于血液稀释，红细胞计数约为 $3.6×10^{12}/L$（非孕妇女约为 $4.2×10^{12}/L$），血红蛋白值约为 110g/L（非孕妇女约为 130g/L），血细胞比容从未孕时 0.38~0.47 降至 0.31~0.34，血液黏稠度下降。正常妊娠需铁量约 1 000mg，为适应红细胞增加和胎儿生长及孕妇各器官生理变化的需要，容易缺铁，妊娠中、晚期每天需铁约 6~7mg，当储存铁不足应补充，以防血红蛋白值过分降低。

2. 白细胞　从妊娠 7~8 周开始轻度增加，至妊娠 30 周达高峰，约为 $10×10^9~12×10^9/L$，有时可达 $15×10^9/L$（非孕妇女约为 $5×10^9~8×10^9/L$），主要为中性粒细胞增多，淋巴细胞增加不多，而单核细胞和嗜酸性粒细胞几乎无改变。

3. 凝血因子　妊娠期血液处于高凝状态。凝血因子 Ⅱ、Ⅴ、Ⅶ、Ⅷ、Ⅸ、Ⅹ 增加，仅凝血因子 Ⅺ、ⅩⅢ 降低。血小板数无明显改变。血浆纤维蛋白原含量比非孕妇女增加 40%~50%，于妊娠末期可达 4~5g/L（非孕妇女约为 3g/L），改变了红细胞表面负电荷，出现红细胞线串样反应，故红细胞沉降率加快，可高达 100mm/h。妊娠期纤维蛋白溶酶原显著增加，优球蛋白溶解时间延长，表明妊娠期间纤溶活性降低。

4. 血浆蛋白　由于血液稀释，从妊娠早期开始降低，至妊娠中期血浆蛋白约为 60~65g/L，主要是白蛋白减少，约为 35g/L，以后持续此水平直至分娩。

### 五、泌尿系统的变化

由于孕妇及胎儿代谢产物增多，肾脏负担过重。妊娠期肾脏略增大，肾血浆流量（renal plasma flow，RPF）及肾小球滤过率（glomerular filtration rate，GFR）于妊娠早期均增加，以后在整个妊娠期间维持高水平，RPF 比非孕时约增加 35%，GFR 约增加 50%。

RPF 与 GFR 均受体位影响，孕妇卧位时二者均增加，故夜尿量多于日尿量。代谢产物尿素、尿酸、肌酸、肌酐等排泄增多，其血中浓度则低于非孕妇女。

由于 GFR 增加，肾小管对葡萄糖再吸收能力不能相应增加，约 15% 孕妇饭后可出现糖尿，应注意与真性糖尿病相鉴别。孕妇尿中排出的氨基酸及水溶性维生素比非孕期增加。

受孕激素影响，泌尿系统平滑肌张力降低。自妊娠中期肾盂及输尿管轻度扩张，输尿管增粗及蠕动减弱，尿流缓慢，且右侧输尿管受右旋妊娠子宫压迫，加之输尿管有尿液逆流现象，孕妇易患急性肾盂肾炎，以右侧多见。

妊娠 4 个月前膀胱无明显解剖改变，以后由于子宫增大、盆腔器官充血及结缔组织增生，膀胱三角区升高、加厚、加宽，黏膜变化不大。

### 六、呼吸系统的变化

妊娠期间胸廓改变主要表现为肋膈角增宽、肋骨向外扩展，胸廓横径增加约 2cm，周径增加 5 ~ 12cm，膈肌升高约 4cm。于妊娠中期耗氧量增加 10% ~ 20%，而肺通气量约增加 40%，有过度通气现象，使动脉血 $PO_2$ 增高至 92mmHg，$PCO_2$ 降至 32mmHg，有利于供给孕妇本身及胎儿所需的氧，通过胎盘排出胎儿血中的二氧化碳。于妊娠晚期子宫增大，膈肌活动幅度减少，胸廓活动加大，以胸式呼吸为主，气体交换保持不减。呼吸次数于妊娠期变化不大，每分钟不超过 20 次，但呼吸较深。上呼吸道（鼻、咽、气管）黏膜增厚，轻度充血水肿，使局部抵抗力减低，容易发生感染。

妊娠期肺功能的变化有：①肺活量无明显改变；②通气量每分钟约增加 40%，主要是潮气量约增加 39%；③残气量约减少 20%；④肺泡换气量约增加 65%。

### 七、消化系统的变化

（一）胃肠道

受大量雌激素的影响，齿龈肥厚，易患齿龈炎致齿龈出血。牙齿易松动及出现龋齿。

1. 解剖　受增大子宫的影响，胃向左上方推移，并向右旋转，呈不同程度水平位。盲肠及阑尾向外上方移位。

2. 功能　妊娠期胃肠平滑肌张力降低，贲门括约肌松弛，胃内酸性内容物可反流至食管下部产生"胃灼热"感。胃酸及胃蛋白酶分泌量减少。胃排空时间延长，容易出现上腹部饱满感，故孕妇应防止饱餐。肠蠕动减弱，粪便在大肠停留时间延长出现便秘，常引起痔疮或使原有痔疮加重。

（二）肝脏

肝脏不增大，肝功能无明显改变。肝血流量增加不明显。受孕激素影响，胆道平滑肌松弛，胆囊排空时间延长，由于胆囊收缩减弱，胆汁变黏稠使胆汁淤积。妊娠期间容易诱发胆石症。

### 八、皮肤的变化

（一）色素沉着

妊娠期垂体分泌促黑素细胞激素（melanophore stimulating hormone，MSH）增加，加之雌、孕激素大量增多，使黑色素增加，导致孕妇乳头、乳晕、腹白线、外阴等处出现色素沉着。颧面部及眶周、前额、上唇和鼻部的边缘较明显，呈蝶状褐色斑，习称妊娠黄褐斑，于产后逐渐消退。

（二）妊娠纹

随妊娠子宫的逐渐增大，加之肾上腺皮质于妊娠期间分泌糖皮质激素增多，该激素分解弹力纤维蛋白，使弹力纤维变性，并由于孕妇腹壁皮肤张力加大，使皮肤的弹力纤维断裂，呈多量紫色或淡红色不规则平行的条纹状萎缩斑，称妊娠纹，见于初产妇。旧妊娠纹呈银白色，见于经产妇。

## 九、内分泌系统的变化

（一）垂体

妊娠期垂体增生肥大明显，约比非孕期增加 1~2 倍。腺垂体分泌的激素增加。嗜酸性细胞肥大增多称妊娠细胞。

1. 促性腺激素（gonadotropins，Gn）　在妊娠早期，由于妊娠黄体继而又由于胎盘分泌大量雌激素及孕激素，对下丘脑及腺垂体的负反馈作用，使促性腺激素（包括 FSH 及 LH）分泌减少，故妊娠期间卵巢内的卵泡不再发育成熟，也无排卵。

2. 催乳（激）素（prolactin，PRL）　其主要功能为促进泌乳。从妊娠 7 周开始增多，随妊娠进展逐渐增量，妊娠足月分娩前达高峰，约 200μg/L，为非孕妇女 10μg/L 的 20 倍。催乳（激）素有促进乳腺发育及增加腺上皮细胞内雌激素及垂体催乳素受体数量的作用，为产后泌乳做准备。分娩后若不哺乳，于产后 3 周内降至非孕时水平，哺乳者则多在产后 80~100d 或更长时间才降至非孕时水平。

（二）肾上腺皮质

1. 皮质醇　为主要的糖激素，因妊娠期雌激素大量增加，使中层束状带分泌的皮质醇增多 3 倍。进入血循环后，75% 与肝脏产生的皮质甾类结合球蛋白（corticosteroid binding globulin，CBG）结合，15% 与白蛋白结合。血循环中皮质醇虽大量增加，但仅有 10% 为起活性作用的游离皮质醇，故孕妇无肾上腺皮质功能亢进表现。

2. 醛固酮　为主要的理盐激素。孕期雌激素增加，使外层球状带分泌的醛固酮于妊娠期增加 4 倍，但仅有 30%~40% 为起活性作用的游离醛固酮，故不致引起过多水钠潴留，并可代偿孕期孕激素排钠作用及肾小球滤过率增高的排水作用，保持机体水钠平衡。

3. 睾酮　使内层网状带分泌的睾酮略有增加，表现为孕妇阴毛及腋毛增粗。

（三）甲状腺

妊娠期由于腺组织增生和血运丰富，甲状腺呈均匀增加，约比非孕时增大 65%。受大量雌激素影响，肝脏产生的甲状腺素结合球蛋白（thyroid binding globulin，TBG）增加 2~

3 倍。血循环中的结合型 $T_3$、$T_4$ 虽增多，但游离甲状腺激素 $FT_3$、$FT_4$ 并未增多，故孕妇通常无甲状腺功能亢进表现。孕妇与胎儿体内的促甲状腺激素（thyroid stimulating hormone，TSH）均不能通过胎盘，而是各自负责自身甲状腺功能的调节。

### 十、新陈代谢的变化

（一）基础代谢率

基础代谢率（basal metabolic rate，BMR）于妊娠早期稍下降，于妊娠中期逐渐增高，至妊娠晚期可增高 15% ~ 20%。

（二）体重

于妊娠 13 周前体重无明显变化。妊娠 13 周起体重平均每周增加 350g，妊晚期每周增加 500g，直至妊娠足月时体重平均约增加 12.5kg，包括胎儿、胎盘、羊水、子宫、乳房、血液、组织间液及脂肪沉积等。

（三）糖代谢

妊娠期由于雌、孕激素、胎盘催乳素等刺激，胰岛功能旺盛，分泌胰岛素增多，使血循环中的胰岛素增加，故孕妇空腹血糖值稍低于非孕妇女，但做糖耐量试验时血糖增高幅度大且恢复延迟，另外妊娠期间注射胰岛素后降血糖效果不如非孕妇女，提示靶细胞有拮抗胰岛素功能，或因胎盘产生胰岛素酶破坏胰岛素，故妊娠期间胰岛素需要量增多。

（四）脂肪代谢

妊娠期肠道吸收脂肪能力增强，血脂增高，脂肪能较多积存。血中低密度脂蛋白胆固醇（low density lipoprotein cholesterin，LDLC）增高，至妊娠 36 周达高峰。高密度脂蛋白胆固醇（high density lipoprotein cholesterol，HDLC）在 30 周达高峰。妊娠期能量消耗多，糖原储备量减少，若遇能量消耗过多时，体内动用大量脂肪使血中酮体增加，发生酮血症。孕妇尿中出现酮体多见于妊娠剧吐时，或产妇因产程过长、能量过度消耗使糖原储备量相对减少时。

（五）蛋白质代谢

孕妇对蛋白质的需要量增加，呈正氮平衡状态。孕妇体内蛋白质储备约 1 000g，约 50% 供给胎儿生长发育需要，其余供子宫、乳房增大的需要，还为分娩期消耗做准备。

（六）水代谢

妊娠期机体总液量平均约增加 7L，水钠潴留与排泄形成适当比例而不引起水肿。组织间液水潴留至妊娠末期可增加 1 ~ 2L。

（七）矿物质代谢

胎儿生长发育需要大量钙、磷、铁。胎儿骨骼及胎盘的形成，需要较多的钙，妊娠末期的胎儿体内含钙 25g、磷 14g，绝大部分是妊娠最后 2 个月内积累，至少应于妊娠最后 3 个月补充维生素 D 及钙，以提高血钙值。胎儿造血及酶合成需要较多的铁，孕妇储存铁量不足，需补充铁剂，否则会因血清铁值下降发生缺铁性贫血。妊娠期需铁 1 000mg，钙

40g。

### 十一、骨骼、关节及韧带的变化

骨质在妊娠期间一般无改变，仅在妊娠次数过多、过密又不注意补充维生素 D 及钙时，能引起骨质疏松症。妊娠晚期孕妇重心向前移，脊柱前凸，为保持身体平衡，孕妇头部与肩部应向后仰，腰部向前挺，形成典型孕妇姿势。部分孕妇自觉腰骶部及肢体疼痛不适，可能与松弛素使骨盆韧带及椎骨间的关节、韧带松弛有关。部分孕妇出现上肢疼痛、麻木、无力，可能因脊柱前凸、颈前伸、肩胛带下垂牵拉尺神经及正中神经有关。

## 胎儿发育及其生理特点

### 一、不同孕周胎儿发育的特征

从末次月经第 1d 计算，人胎儿发育约 40 周，从受精开始为 38 周。从受精后第 3 周起至第 8 周末称胚胎期；从受精后第 9 周至出生，称胎儿期。胚胎期是各器官、系统的形成期，而胎儿期则是各器官、系统继续发育及功能发育期。

胚胎胎儿发育特征：

妊娠 4 周末（受精第 2 周末）：可以辨认胚盘与体蒂。胎囊直径约 1cm。

妊娠 6 周末（受精第 4 周末）：胎囊直径 2~3cm，胚芽 4~5mm，羊膜开始包裹体蒂。

妊娠 8 周末（受精第 6 周末）：胚胎初具人形，长 22~24mm，头大占整个胎体一半。能分辨出眼、耳、鼻、口。四肢已具雏形。B 型超声可见早期心脏形成并有搏动。

妊娠 12 周末：胎儿身长约 9cm，体重约 20g。外生殖器已发生，部分可辨出性别。胎儿四肢可活动，肠管已有蠕动，指趾已分辨清楚，指甲开始形成。

妊娠 16 周末：胎儿身长约 16cm，体重约 100g。仔细检查外生殖器可区别胎儿性别。头皮已长出毛发，胎儿已开始出现呼吸运动。皮肤菲薄，呈深红色，无皮下脂肪。除胎儿型血红蛋白外，开始形成成人型血红蛋白。部分经产妇已能自觉胎动。

妊娠 20 周末：胎儿身长约 25cm，体重约 300g。皮肤暗红，全身覆有胎脂并有毳毛，开始出现吞咽、排尿功能。检查孕妇时可听到胎心音。

妊娠 24 周末：胎儿身长约 30cm，体重约 630~700g，各脏器均已发育，皮下脂肪开始沉积，因量不多，皮肤仍呈皱缩状，出现眉毛及眼毛。可有呼吸运动，但生后存活率低。

妊娠 28 周末：胎儿身长约 35cm，体重约 1 000g。皮下脂肪沉积不多。皮肤粉红，有时可有胎脂。出生后可以有呼吸运动，但肺泡 II 型细胞产生的表面活性物质含量较少，出生后易患特发性呼吸窘迫综合征。若能加强护理，可能存活。

妊娠 32 周末：胎儿身长约 40cm，体重约 1 700g。皮肤深红，面部毳毛已脱落，生活力尚可。出生后注意护理，可以存活。

妊娠 36 周末：胎儿身长约 45cm，体重约 2 500g。皮下脂肪较多，毳毛明显减少，面部皱褶消失。指（趾）甲已达指（趾）端。出生后能啼哭及吸吮，生活力良好。此时出生基本可以存活。

妊娠 40 周末：胎儿身长约 50cm，体重约 3 000g。发育成熟，胎头双顶径值 >9.0cm。皮肤粉红色，皮下脂肪多，头发粗，长度 >2cm。外观体形丰满，除肩、背部有时尚有毳毛外，其余部位的毳毛均脱落。足底皮肤有纹理，指（趾）甲超过指（趾）端。男性胎儿睾丸已降至阴囊内，女性胎儿大小阴唇发育良好。出生后哭声响亮，吸吮能力强，能很好存活。

胎儿身长的增长速度有规律，临床上常用新生儿身长作为判断胎儿月份的依据。妊娠前 20 周（即前 5 个妊娠月）的胎儿身长（cm）＝妊娠月数的平方。例如，妊娠 4 个月，胎儿身长（cm）＝$4^2$＝16cm。妊娠后 20 周（即后 5 个妊娠月）的胎儿身长（cm）＝妊娠月数 ×5。例如，妊娠 7 个月，胎儿身长（cm）＝7 ×5＝35cm。

胎儿体重在 28 周前仅为出生体重的 1/3，体重增长主要在妊娠后期。

## 二、胎儿的生理特点

### （一）循环系统

胎儿循环不同于成人，营养供给和代谢产物排出均需由脐血管经过胎盘、母体来完成。

1. 解剖学特点

（1）脐静脉一条，来自胎盘的血液经脐静脉进入肝及下腔静脉，生后胎盘循环停止，脐静脉闭锁成肝圆韧带，脐静脉的末支—静脉导管闭锁成静脉韧带。

（2）脐动脉两条，来自胎儿的血液经脐动脉注入胎盘与母血进行物质交换。生后脐动脉闭锁，与相连的闭锁的腹下动脉形成腹下韧带。脐动静脉主干均在脐带内，周围有华通胶质保护，每一胎盘胎儿叶中均有脐动静脉分支，终末分支为绒毛内胎儿毛细血管。

（3）动脉导管位于肺动脉及主动脉弓之间，出生后肺循环建立后，肺动脉血液不再流入动脉导管，动脉导管闭锁成动脉韧带。

（4）卵圆孔位于左右心房之间，右心房的血液可经卵圆孔直接进入左心房。出生后出现自主呼吸，肺循环建立，胎盘循环停止，左心房压力增高，右心房压力降低，卵圆孔于生后数分钟开始关闭，多在生后 6 ~ 8 周完全闭锁，极少终生不闭锁，但很少有临床症状。

2. 血循环特点

（1）来自胎盘含氧高的血液经脐静脉沿胎儿腹壁进入体内分为 3 支：一支直接入肝，一支于门静脉汇合入肝，此两支的血液经肝静脉入下腔静脉；另一支为静脉导管直接入下腔静脉。可见进入右心房的下腔静脉血是混合血，有来自脐静脉含氧量较高、营养较丰富的血液，也有来自胎儿身体下半身含氧量较低的血液。

（2）卵圆孔位于左右心房之间，由于卵圆孔开口处正对着下腔静脉入口，从下腔静脉进入右心房的血液，绝大部分经卵圆孔进入左心房。而上腔静脉进入右心房的血液，很少通过甚至不通过卵圆孔而流向右心房，随后进入肺动脉。

（3）由于肺循环阻力较大，肺动脉血液大部分（90%）经动脉导管流入主动脉，仅约10%血液经肺静脉入左心房。左心房的血液含氧量高，营养丰富，进入左心室，继而进入升主动脉（分送到头及上肢）、降主动脉直至全身后，经腹下动脉再经脐动脉进入胎盘，与母血进行交换。可见胎儿体内无纯动脉血，而是动静脉混合血，各部位血氧含量只有程度上的差异。进入肝、心、头部及上肢的血液含氧量较高且营养较丰富以适应需要。注入肺及身体下半部的血液含氧量及营养较少。

（二）血液

1. 红细胞生成 胎儿血循环约于受精后3周末建立，其红细胞主要来自卵黄囊。于妊娠10周，肝是红细胞生成的主要器官。以后骨髓、脾逐渐具有造血功能。于妊娠足月胎儿骨髓产生90%的红细胞。于妊娠32周红细胞生成素大量产生，故妊娠32周以后的早产儿及妊娠足月儿的红细胞数均增多，约为$6.0 \times 10^{12}/L$。胎儿红细胞的生命周期短，仅为成人的2/3，故需不断生成红细胞。胎儿红细胞具有很大变形性，以调节红细胞多的高黏滞性。

2. 血红蛋白生成 血红蛋白在原红细胞、幼红细胞和网织红细胞内合成，包括原始血红蛋白、胎儿血红蛋白（fetal hemoglobin，HbF）和成人血红蛋白（adult hemoglobin，HbA）。随妊娠进展，血红蛋白不仅数量增多，且其类型也从原始型向成人型过渡。在妊娠前半期，均为胎儿血红蛋白，至妊娠最后4~6周，成人血红蛋白增多，至临产时胎儿血红蛋白仅占3/4。含胎儿血红蛋白的红细胞对氧有较高亲和力，这与红细胞膜通透性增加有关。

3. 白细胞生成 妊娠8周以后，胎儿血循环出现粒细胞。于妊娠12周胸腺、脾产生淋巴细胞，成为体内抗体的主要来源，构成防止病原菌感染及对抗外来抗原的又一道防线。足月时胎儿白细胞计数可高达$15 \times 10^9 ~ 20 \times 10^9/L$。

4. 胎儿血容量 平均为78mL/kg。

（三）呼吸系统

胎儿呼吸功能是由母儿血液在胎盘完成气体交换。胎儿出生前需具备呼吸道（包括气管直至肺泡）、肺循环及呼吸肌的发育，在中枢神经系统支配下能呼吸协调方能生存。B型超声于妊娠11周可见胎儿胸壁运动，妊娠16周时出现能使羊水进出呼吸道的呼吸运动，具有使肺泡扩张及生长的作用，30~70次/min，时快时慢，有时也很平稳。若出现胎儿窘迫时，正常呼吸运动暂时停止，出现大喘息样呼吸运动。胎儿期肺泡内全部为液体，称液体肺；分娩过程中可挤出约1/3~1/2液体，出生后呼吸建立，成为泡沫肺。生后2~6h经肺血管、淋巴管将残留肺液吸收成为完全的气体肺。肺表面活性物质是降低肺表面张力、防止肺泡萎陷及清除肺液的重要物质，由肺泡表面的Ⅱ型细胞合成。妊娠27~29周羊水中可检测到表面活性物质，妊娠35周后达高峰，维持至出生。

（四）消化系统

妊娠 11 周时小肠有蠕动，至妊娠 16 周胃肠功能基本建立，胎儿吞咽羊水，吸收水分，同时能排出尿液控制羊水量，并对胎儿消化道的生长发育有促进作用。尽管胎儿蛋白分解能力尚未发育成熟，但其胃肠确实能吸收氨基酸、葡萄糖及其他可溶性营养物质，对吸收脂肪功能较差。

胎儿肝功能尚不健全，因肝内缺乏许多酶，如葡萄糖醛酸转移酶、尿苷二磷酸葡萄糖脱氢酶等，以致不能结合因红细胞破坏产生的大量游离胆红素。胆红素主要经胎盘排出，并经母体肝代谢排出体外。仅有小部分在肝内结合，经胆道排入小肠氧化成胆绿素。胆绿素的降解产物导致胎粪呈黑绿色。胎粪含羊水中未消化的碎屑，并含大量消化道分泌、排泄和脱落的物质。此外，胎肝还参与妊娠期雌激素的代谢。

（五）泌尿系统

妊娠 11~14 周时胎儿肾已有排尿功能，于妊娠 14 周胎儿膀胱内已有尿液，B 型超声可测出膀胱内尿量，可推测胎儿尿量。妊娠 30 周时平均为 10mL/h，足月时可达 27mL/h 或 650mL/d，从而明确自妊娠中期起，羊水的重要来源是胎儿尿液。胎儿肾对抗利尿激素（antidiuretic hormone，ADH）无反应，不能浓缩尿液。

（六）内分泌系统

胎儿甲状腺于妊娠第 6 周开始发育，是胎儿发育的第一个内分泌腺。约在妊娠 12 周已能合成甲状腺激素。胎儿肾上腺发育良好，其重量与胎儿体重之比远超过成年人，且胎儿肾上腺皮质主要由胎儿带组成，约占肾上腺的 85% 以上，能产生大量甾体激素，尤其是产生硫酸脱氢表雄酮，与胎儿肝、胎盘、母体共同完成雌三醇的合成。因此，测定孕妇血或尿液雌三醇值，已成为了解胎儿胎盘功能最常用的方法。研究资料表明，胎儿肾上腺与胎儿自身发育、分娩发动、分娩时的应激可能均有关，如无脑儿的肾上腺萎缩，若不伴有羊水过多，容易发生过期妊娠。

（七）生殖系统及性腺分化发育

男胎与女胎之比约为 106：100。大部分可从外生殖器鉴别，难以区别需作染色体及性腺性别诊断。性腺发育：男性胎儿睾丸于妊娠第 9 周开始分化发育，至妊娠 14~18 周形成细精管。当有了睾丸时，刺激间质细胞分泌睾酮，促使中肾管发育，支持细胞产生副中肾管抑制物质，副中肾管发育受到抑制而退化。外阴部 5α - 还原酶使睾酮衍化为二氢睾酮，外生殖器向男性分化发育。男性胎儿睾丸于临产前才降至阴囊内，右侧睾丸高于左侧且下降较迟。女性胎儿卵巢于妊娠 11~12 周开始分化发育，因缺乏副中肾管抑制物质，致使副中肾管系统发育。女性胎儿受母体雌激素影响，子宫内膜及阴道上皮增生，宫颈腺体分泌黏液，可在生后出现雌激素撤退性阴道流血或液性白带，无须特殊处理。

（向琳）

# 第二节　妊娠诊断

妊娠的诊断对及早进行保健及鉴别其他疾病十分重要。临床将妊娠全过程共40周分为3个时期：妊娠12周末以前称早期妊娠；第13～27周末称中期妊娠；第28周及其后称晚期妊娠。

## 早期妊娠的诊断

### 一、病史与症状

1. **停经**　生育年龄已婚妇女，平时月经周期规则，一旦月经过期10d或以上，应疑为妊娠。若停经已达8周，妊娠的可能性更大。停经可能是妊娠最早与最重要的症状。停经不一定就是妊娠，应予以鉴别。哺乳期妇女月经虽未恢复，仍可能再次妊娠。少数妇女在妊娠最初1～2个月，在相当于月经期时可有少量阴道出血，也应怀疑是否妊娠。

2. **早孕反应**　约半数妇女于停经6周左右出现畏寒、头晕、乏力、嗜睡、流涎、食欲不振、喜食酸物或厌恶油腻、恶心、晨起呕吐等症状，称早孕反应。恶心、晨起呕吐可能与体内hCG增多、胃酸分泌减少以及胃排空时间延长有关。早孕反应多于妊娠12周左右自行消失。妊娠反应的个体差异很大，有停经但无早孕反应也不能除外妊娠。

3. **尿频**　于妊娠早期出现尿频，系增大的前倾子宫在盆腔内压迫膀胱所致。约在妊娠12周以后，当宫体进入腹腔不再压迫膀胱时，尿频症状自然消失。

### 二、检查与体征

1. **乳房的变化**　自妊娠8周起，受增多的雌激素及孕激素影响，乳腺腺泡及乳腺小叶增生发育，使乳房逐渐增大。孕妇自觉乳房轻度胀痛及乳头疼痛，乳头增大易勃起。初孕妇较明显。检查见乳头及其周围皮肤（乳晕）着色加深，乳晕周围有蒙氏结节出现。哺乳期妇女一旦受孕，乳汁分泌明显减少。

2. **生殖器官的变化**　于妊娠6～8周行阴道窥器检查，可见阴道壁及宫颈充血，呈紫蓝色。双合诊检查发现宫颈变软，子宫峡部极软，感觉宫颈与宫体似不相连称黑加征（Hegar's sign）。随妊娠进展，宫体增大变软，最初是子宫前后径变宽略饱满，于妊娠5～6周宫体呈球形，至妊娠8周宫体约为非孕宫体的2倍，妊娠12周时约为非孕宫体的3倍，并越出盆腔，可在耻骨联合上方触及。

### 三、辅助检查

1. **黄体酮试验**　利用孕激素在体内突然撤退能引起子宫出血的原理，对月经过期可疑早孕妇女，每日肌注黄体酮20mg，连用3d，停药后2～7d内出现阴道流血，提示体内有一定量雌激素，注射孕激素后子宫内膜由增生期转为分泌期，停药后孕激素水平下降致使子宫内膜剥脱，可排除妊娠。若停药后超过 7d 仍未出现阴道流血，则早期妊娠的可能性很大。

2. 生化检测　用妊娠后胚胎或胎盘母体产生特异性物质来诊断妊娠。常用的是人绒毛膜促性腺激素（hCG）的测定。

方法：以免疫学方法为主，可用血或尿标本测定。不仅可测定是否妊娠，还用定量法行滋养细胞疾病诊断与随访及异位妊娠的鉴别诊断。

3. 超声检查

（1）B 型超声显像法：是检查早期妊娠快速准确的方法。在增大的子宫轮廓中，见到来自羊膜囊的圆形光环（妊娠环，gestational ring），妊娠环内为液性暗区（羊水），称胎囊。最早在妊娠 4~5 周时见到胎囊。若在胎囊内见到有节律的胎心搏动和胎芽，可确诊为早期妊娠、活胎。第 6 周可见到胎芽，7~8 周可探及胎心搏动，8 周显示胎盘，9 周可见到胎动。

（2）超声多普勒法：在增大的子宫区内，用超声多普勒仪能听到有节律、单一高调的胎心音，胎心率多在 150~160 次/min，可确诊为早期妊娠且为活胎，最早出现在妊娠 7 周时。此外，还可听到脐带血流音。

4. 宫颈黏液检查　宫颈黏液量少、质稠，涂片干燥后光镜下见到排列成行的椭圆体，不见羊齿植物叶结晶，则早期妊娠的可能性大。

5. 基础体温测定　双相体温的妇女，温度上升相持续 18d 不见下降，早期妊娠的可能性大。高温相持续 3 周以上，早孕的可能性更大。基础体温曲线能反映黄体功能，但不能反映胚胎情况。

尽管经产妇自己有时也能做出早期妊娠的诊断，但当就诊时停经日数还少，常需根据病史、体征及辅助检查结果综合判断，才能确诊早孕。对临床表现不典型者应注意与卵巢囊肿、囊性变的子宫肌瘤以及膀胱尿潴留相鉴别。注意不应将妊娠试验阳性作为唯一的诊断依据，因有时也会出现假阳性，尽管免疫学方法（试纸法）的敏感度极高，也应结合病史、体征以及 B 型超声结果，以免误诊。也要注意与异位妊娠、葡萄胎相鉴别。

中、晚期妊娠的诊断

妊娠中期以后，子宫明显增大，能扪到胎体，感到胎动，听到胎心音，容易确诊。

**一、病史与症状**

有早期妊娠的经过，并逐渐感到腹部增大和自觉胎动。初产妇妊娠 18~20 周，经产妇妊娠 16~18 周可感到胎动；无痛性的子宫收缩（Braxton – Hick 子宫收缩）。

**二、检查与体征**

1. 子宫增大　子宫随妊娠进展逐渐增大。检查腹部时，根据手测宫底高度及软尺测耻上子宫长度（表2-1），可以判断妊娠周数。宫底高度因孕妇的脐耻间距离、胎儿发育情况、羊水量、单胎或多胎等而有差异，故仅供参考。

表2-1　不同妊娠周数的宫底高度及子宫长度

| 妊娠周数 | 妊娠月数 | 手测宫底高度 | 软尺测耻上子宫长度 |
|---|---|---|---|
| 12周末 | 3个月末 | 尺骨联合上2～3横指 | |
| 16周末 | 4个月末 | 脐耻之间 | |
| 20周末 | 5个月末 | 脐下1横指 | 18（15.3～21.4）cm |
| 24周末 | 6个月末 | 脐上1横指 | 24（22.0～25.1）cm |
| 28周末 | 7个月末 | 脐上3横指 | 26（25.3～32.0）cm |
| 32周末 | 8个月末 | 脐与剑突之间 | 29（25.3～32.0）cm |
| 36周末 | 9个月末 | 剑突下2横指 | 32（29.8～34.5）cm |
| 40周末 | 10个月末 | 脐与剑突之间或略高 | 33（30.0～35.3）cm |

1个妊娠月＝4周

2. 胎动　胎儿在子宫内冲击子宫壁的活动称胎动（fetal movement，FM）。胎动是胎儿情况良好的表现。妊娠12周后可用听诊器经孕妇腹壁听及胎动，孕妇于妊娠18～20周开始自觉胎动，妊娠周数越多，胎动越活跃，但至妊娠末期胎动逐渐减少。腹壁薄且松弛的经产妇，甚至可在腹壁上看到胎动。检查腹部时可扪到胎动，也可用听诊器听到胎动音。

3. 胎儿心音　于妊娠18～20周用听诊器经孕妇腹壁能听到胎儿心音。胎儿心音呈双音，第一音和第二音很接近，似钟表"滴答"声，速度较快，120～160次/min。于妊娠24周以前，胎儿心音多在脐下正中或稍偏左、右听到。于妊娠24周以后，胎儿心音多在胎背所在侧听得最清楚。听到胎儿心音即可确诊妊娠且为活胎。听到胎儿心音需与子宫杂音、腹主动脉音、胎动音及脐带杂音相鉴别。子宫杂音为血液流过扩大的子宫血管时出现的吹风样低音响。腹主动脉音为咚咚样强音响，两种杂音均与孕妇脉搏数相一致。胎动音为强弱不一的无节律音响。脐带杂音为脐带血流受阻出现的与胎心率一致的吹风样低音响。

4. 胎体　妊娠周数越多，胎体触得越清楚。于妊娠20周以后，经腹壁可触到子宫内的胎体。于妊娠24周以后，触诊时已能区分胎头、胎背、胎臀及胎儿肢体。胎头圆而硬，有浮球感（ballottement，用手指经腹壁或经阴道轻触胎体某一部分，特别是胎头，得到胎儿漂动有回弹的感觉）；胎背宽而平坦；胎臀宽而软，形状略不规则；胎儿肢体小且有不规则活动。

### 三、辅助检查

1. 超声检查　超声检查对腹部检查不能确定胎产式、胎先露、胎方位或胎心未听清者有意义。B型超声显像法不仅能显示胎儿数目、胎产式、胎先露、胎方位、有无胎心搏动以及胎盘位置、羊水量，且能测量胎头双顶径等多条径线，估计胎儿体重，判断胎儿生长发育是否正常，并可观察有无胎儿畸形。超声多普勒法能探出胎心音、胎动音、脐带血流音及胎盘血流音。测定胎儿脐动脉、大脑中动脉、肾血流等，利用 B 型超声做生物物理评分判断胎儿有无宫内缺氧。

2. 胎儿心电图、心音图（电子胎心监护）　为胎儿宫内监护手段。

## 胎产式、胎先露、胎方位

于妊娠 28 周以前，由于羊水较多、胎体较小，胎儿在子宫内的活动范围大，胎儿的位置和姿势容易改变。于妊娠 32 周以后，由于胎儿生长迅速、羊水相对减少，胎儿与子宫壁贴近，胎儿的位置和姿势相对恒定。胎儿在子宫内的姿势（简称胎势，fetal attitude）为：胎头俯屈，颏部贴近胸壁，脊柱略前弯，四肢屈曲交叉于胸腹前，其体积及体表面积均明显缩小，整个胎体成为头端小、臀端大的椭圆形，以适应妊娠晚期椭圆形宫腔的形状。

由于胎儿在子宫内的位置不同，有不同的胎产式、胎先露及胎方位。胎儿位置与母体骨盆的关系，对分娩经过影响极大，故在妊娠后期直至临产前，尽早确定胎儿在子宫内的位置非常必要，以便及时将异常胎位纠正为正常胎位。

### 一、胎产式

胎体纵轴与母体纵轴的关系称胎产式。两纵轴平行者称纵产式。占妊娠足月分娩总数的 99.75%；两纵轴垂直者称横产式，仅占妊娠足月分娩总数的 0.25%。两纵轴交叉呈角度者称斜产式，属暂时的，在分娩过程中多数转为纵产式，偶尔转成横产式。

### 二、胎先露

最先进入骨盆入口的胎儿部分称胎先露。纵产式有头先露及臀先露，横产式为肩先露。头先露因胎头屈伸程度不同又分为枕先露、前囟先露、额先露及面先露：其中，枕先露为胎头俯屈良好，颏与胸部接近，娩出时最先露出的部位为胎头枕骨；前囟先露为胎头轻度仰伸，最先露出的部分为前囟；额先露为胎头中度仰伸，胎儿额部为最低先露部；面先露为胎头极度仰伸，胎儿颏部为最低先露部。臀先露因入盆的先露部分不同，又分为混合臀先露、单臀先露、单足先露和双足先露。其中，混合臀先露为胎儿臀与双足同时入盆；单臀先露为胎儿双髋屈曲，小腿伸直贴于胸腹部，最低先露部为臀；单足先露为一侧髋、膝关节伸直，足是最先入盆部分；双足先露为双髋、膝关节伸直，双足最先入盆。偶见头先露或臀先露与胎手或胎足同时入盆，称复合先露。横产式以肩或手先入盆称肩先露。

### 三、胎方位

胎儿先露部的指示点与母体骨盆的关系称胎方位（简称胎位，fetal position）。枕先露以枕骨、面先露以颏骨、臀先露以骶骨、肩先露以肩胛骨为指示点。根据指示点与母体骨盆左、右、前、后、横的关系而有不同的胎位。例如：枕先露时，胎头枕骨位于母体骨盆的左前方，应为枕左前位。通过腹部视诊、腹部触诊和必要时的肛门指诊、阴道检查及 B 型超声检查，确定胎产式、胎先露及胎方位。

（向琳）

# 第三节　孕期保健

《中华人民共和国母婴保健法》于 1995 年颁布，2001 年又颁布了《母婴保健法实施办法》，规定了孕产期保健是每位孕产妇该享受的权利，也是医务人员需提供的服务。其与规定中的其他服务，是保障母亲安全及子代健康的重要措施。

孕妇各系统因胎儿生长发育出现一系列相适应的变化。这些变化一旦超越生理范畴或孕妇患病不能适应妊娠的变化，则孕妇和胎儿均可出现病理情况成为高危妊娠。通过对孕妇及胎儿的孕期监护和保健，能够及早发现并治疗并发症（如妊娠高血压疾病、心脏病合并妊娠等），及时纠正异常胎位和发现胎儿发育异常等，结合孕妇及胎儿的具体情况，确定分娩方式。

孕期监护包括对孕妇的定期产前检查和对胎儿的监护，以及胎盘及胎儿成熟度的监测，是贯彻预防为主、及早发现高危妊娠、保障孕妇及胎儿健康、安全分娩的必要措施。此外，还应对孕妇于妊娠期间出现的一些症状予以及时处理，并进行卫生指导，使孕妇正确认识妊娠和分娩，消除不必要的顾虑，增强体质，预防妊娠并发症的发生。

围生医学又称围产医学，是 20 世纪 70 年代迅速发展的一门新兴医学，是研究在围生期内加强对围生儿及孕产妇的卫生保健，也就是研究胚胎的发育、胎儿的生理、病理以及新生儿和孕产妇疾病的诊断与防治的科学。围生医学的建立，对降低围生期母儿死亡率、病率和病残率，保障人口素质具有重要意义。

围生期是指产前、产时和产后的一段时期。这段时期对人的一生显得短暂，但孕产妇却要经历妊娠、分娩和产褥期 3 个阶段，胎儿要经历受精、细胞分裂、繁殖、发育、出生和出生后开始独立生活的复杂变化过程。

国际上对围生期的规定有 4 种：①围生期 I：从妊娠满 28 周（即胎儿体重 ≥1 000g 或身长 ≥35cm）至产后 1 周；②围生期 II：从妊娠满 20 周（即胎儿体重 ≥500g 或身长 ≥25cm）至产后 4 周；③围生期 III：从妊娠满 28 周至产后 4 周；④围生期 IV：从胚胎形成至产后 1 周。我国采用围生期 I 计算围生期死亡率。

降低围生儿死亡率和病率是产科医师和儿科医师的共同责任，是围生医学的初级目标。

从产科角度看，于妊娠期间做好对孕妇及胎儿生长发育和安危的监护，加强对高危孕妇的系统管理，具有重要意义。

产前检查、孕期卫生指导和咨询及胎儿保健是孕期保健的重要组成部分。

## 产前检查

### 一、产前检查时间

产前检查的初诊时间应从确诊早孕时开始，或在停经后 10d 左右就应到医院检查，以便早期确诊妊娠，较易确定受孕时间，并了解健康情况，是否适宜妊娠，了解既往孕产史，订出孕期保健计划并及早进行卫生指导，避免对孕妇及胚胎的不必要伤害。复诊时间：妊娠 28 周前每月 1 次，妊娠 28 周至 35 周末，每 2 周 1 次。自妊娠 36 周起每周检查 1 次。凡属高危孕妇，应酌情增加产前检查次数。

### 二、首次产前检查（初诊）

应详细询问病史，进行全面的全身检查、产科检查及必要的辅助检查。

1. 病史

（1）年龄：年龄过小容易发生难产；年龄过大，特别是 35 岁以上的初孕妇，容易并发妊娠高血压疾病、产力异常、产道异常和胎儿先天缺陷。

（2）职业：了解有无职业毒害，按女职工劳动保护条例，进行工作安排。

（3）月经史及既往孕产史：询问初潮年龄、月经周期，了解末次月经，如月经周期不规则或与往常不同，还需问上次月经日期及行经情况，有助于预产期推算的准确性，月经周期延长者的预产期需相应推迟。若为经产妇，应了解有无难产史、流产、死胎死产史、分娩方式以及有无产后出血史，并问明末次分娩或流产的日期及处理情况，还应了解新生儿情况，有无畸形儿等。

（4）既往史及手术史：着重了解有无高血压、心脏病、肝肾疾病、内分泌疾病、免疫性疾病、结核病、糖尿病、血液病、骨软化症等，注意其发病时间及治疗情况，并了解何时、何地作过何种手术、手术及术后经过。

（5）本次妊娠过程：了解妊娠早期有无早孕反应、病毒感染及用药史；胎动开始的时间；有无阴道流血、头痛、心悸、气短、下肢浮肿等症状。

（6）家族史：询问家族有无结核病、高血压、糖尿病、双胎妊娠及其他遗传性疾病。若有遗传病家族史，应及时进行遗传咨询及筛查，以决定本次妊娠的去留。

（7）丈夫健康状况：着重询问有无遗传性疾病等。

（8）推算预产期（expected date of confinement，EDC）：问清末次月经日期（last menstrual period，LMP），推算预产期。推算方法是按末次月经第 1d 算起，月份减 3 或加 9，日数加 7。例如末次月经第 1d 是公历 1999 年 10 月 21 日，预产期应为 2 000 年 7 月 28 日。若孕妇仅记住农历末次月经第 1d，应由医师为其换算成公历，再推算预产期。必须指出，实际分娩日期与推算的预产期，可以相差 1~2 周。若孕妇记不清末次月经日期或于哺乳期无月经来潮而受孕者，可根据早孕反应开始出现的时间、胎动开始时间、早期阴道检查、妊娠20周前B超、软尺测耻上宫底高度加以估计。

2. 全身检查

（1）一般状况：观察发育、营养及精神状态；注意步态及身高，身材矮小（＜140cm）者常伴有骨盆狭窄。驼背、跛行者常有骨盆畸形。

（2）体格检查

①体重、身高、血压、脉搏、呼吸等基本测量。

②系统检查：包括头面、颈部、胸部、腹部、脊柱、四肢、神经系统、皮肤、淋巴结检查，及早发现并发症。

③阴道检查：了解外阴、阴道、宫颈有无炎症、瘢痕、先天发育异常、子宫大小与孕周是否符合，有无畸形，双侧附件有无肿物，并作宫颈涂片，了解宫颈有无恶性病变。

3. 产科检查　包括腹部检查、骨盆测量、阴道检查、肛门检查及绘制妊娠图。

（1）腹部检查：孕妇排尿后仰卧于检查床上，头部稍垫高，露出腹部，双腿略屈曲稍分开，使腹肌放松。检查者站在孕妇右侧进行检查。

视诊：注意腹形及大小，腹部有无妊娠纹、手术瘢痕及水肿等。腹部过大、宫底过高者，应想到多胎妊娠、巨大胎儿、羊水过多的可能；腹部过小、宫底过低者，应想到胎儿宫内发育受限（fetal growth restriction，FGR）、孕周推算错误等；腹部两侧向外膨出、宫底位置较低者，横产式的可能性大；腹部向前突出（尖腹，多见于初产妇）或腹部向下悬垂（悬垂腹，多见于经产妇），应考虑可能伴有骨盆狭窄。

触诊：注意腹壁肌的紧张度，有无腹直肌分离，并注意羊水多少及子宫肌张力、有无敏感性收缩。用手摸宫底高度，用软尺测耻上子宫底高度及腹围值。随后用四步触诊法检查子宫大小、胎产式、胎先露、胎方位以及胎先露部是否衔接。在作前3步手法时检查者面向孕妇，作第4步手法时，检查者则应面向孕妇足端。

第1步手法：检查者两手置子宫底部，了解子宫外形并测得宫底高度，估计胎儿大小与妊娠周数是否相符。然后以两手指腹相对轻推，判断宫底部的胎儿部分，若为胎头则硬而圆且有浮球感，若为胎臀则软而宽且形状略不规则。若在宫底部未触及大的部分，应想到可能为横产式。

第2步手法：检查者左右手分别置于腹部左右侧，一手固定，另手轻轻深按检查，两手交替，仔细分辨胎背及胎儿四肢的位置。平坦饱满者为胎背，并确定胎背向前、侧方或向后。可变形的高低不平部分是胎儿肢体，有时感到胎儿肢体活动，更易诊断。

第3步手法：检查者右手拇指与其余4指分开，置于耻骨联合上方握住胎先露部，进一步查清是胎头或胎臀，左右推动以确定是否衔接。若胎先露部仍浮动，表示尚未入盆。若已衔接，则胎先露部不能被推动。

第4步手法：检查者左右手分别置于胎先露部的两侧，向骨盆入口方向向下深按，再次核对胎先露部的诊断是否正确，并确定胎先露部入盆的程度。若胎先露部为胎头，在两手分别下按的过程中，一手可顺利进入骨盆入口，另手则被胎头隆起部阻挡不能顺利进入，该隆起部称胎头隆突。枕先露（胎头俯屈）时，胎头隆突为额骨，与胎儿肢体同侧；面先露（胎头仰伸）时，胎头隆突为枕骨，与胎背同侧。

经四步触诊法，绝大多数能判定胎头、胎臀及胎儿四肢的位置。若胎先露部是胎头或胎臀难以确定时，可行肛诊、阴道检查或 B 型超声检查协助诊断。

听诊：用胎心听诊器或多普勒仪听胎心，在靠近胎背侧的孕妇腹壁上听得最清楚。

枕先露时，胎心在脐右（左）下方；臀先露时，胎心在脐右（左）上方；肩先露时，胎心在靠近脐部下方听得最清楚。应注意与胎心率一致的吹风样杂音为脐带杂音。当腹壁紧、子宫较敏感、确定胎背位置有困难时，可借助胎心及胎先露部综合分析后判定胎位。

（2）骨盆测量：骨盆大小及其形状对分娩有直接影响，是决定胎儿能否经阴道分娩的重要因素，故骨盆测量是产前检查时必不可少的项目。临床测量骨盆的方法有骨盆外测量和骨盆内测量。

骨盆外测量：虽不能测出骨盆内径，但从外测量的各径线中能对骨盆大小及其形状做出间接判断。由于操作简便，临床至今仍广泛应用，用骨盆测量器测量以下径线：

髂棘间径（interspinal diameter，IS）：孕妇取伸腿仰卧位，测量两髂前上棘外缘的距离，正常值为 23 ~ 26cm。

髂嵴间径（intercristal diameter，IC）：孕妇取伸腿仰卧位，测量两髂嵴外缘最宽的距离，正常值为 25 ~ 28cm。

以上两径线间接推测骨盆入口横径长度。

骶耻外径（external conjugate，EC）：孕妇取左侧卧位，右腿伸直，左腿屈曲，测量第 5 腰椎棘突下至耻骨联合上缘中点的距离，正常值为 18 ~ 20cm。第 5 腰椎棘突下相当于米氏菱形窝的上角。此径线间接推测骨盆入口前后径长度，是骨盆外测量中最重要径线。骶耻外径与骨质厚薄相关，测得的骶耻外径值减去 1/2 尺桡周径（围绕右侧尺骨茎突及桡骨茎突测得的前臂下端的周径）值，即相当于骨盆入口前后径值。

坐骨结节间径或称出口横径（transverse outlet，TO）：孕妇取仰卧位，两腿弯曲，双手紧抱双膝，使髋关节和膝关节全屈。用柯氏骨盆出口测量器测量两坐骨结节内侧缘的距离，正常值 8.5 ~ 9.5cm。也可用检查者的拳头测量，若其间能容纳成人手拳，则大于 8.5cm，属正常。此径线直接测出骨盆出口横径长度。若此径值小于 8cm，应加测出口后矢状径。

出口后矢状径：为坐骨结节间径中点至骶骨尖端的长度。检查者戴指套的右手示指伸入孕妇肛门向骶骨方向，拇指置于孕妇体外骶尾部，两指共同找到骶骨尖端，用尺放于坐骨结节径线上。用汤姆斯出口测量器一端放于坐骨结节间径的中点，另一端放于骶骨尖端处，测量器标出的数字即为出口后矢状径值，正常值 8 ~ 9cm。若出口后矢状径不小，可以弥补坐骨结节间径值稍小。出口后矢状径与坐骨结节间径值之和 > 15cm 时，表明骨盆出口狭窄不明显。

耻骨弓角度：用左右手拇指指尖斜着对拢，放置在耻骨联合下缘，左右两拇指平放在耻骨降支上，测量两拇指间角度，为耻骨弓角度，正常值为 90°，小于 80° 为不正常。此角度反映骨盆出口横径的宽度。

骨盆内测量：经阴道测量骨盆内径能较准确地测知骨盆大小，适用于骨盆外测量有狭窄者。测量时，孕妇取仰卧截石位，外阴部需消毒。检查者戴消毒手套并涂以润滑油，动作应轻柔。主要测量的径线有：对角径（DC）：为耻骨联合下缘至骶岬上缘中点的距离，正常值为 12.5 ~ 13cm，此值减去 1.5 ~ 2cm 为骨盆入口前后径长度，又称真结合径。方法是检查者将一手的示、中指伸入阴道，用中指尖触到骶岬上缘中点，示指上缘紧贴耻骨联合下缘，用另手示指正确标记此接触点，抽出阴道内的手指，测量中指尖至此接触点的距离，即为对角径。真结合径正常值约为 11cm。若测量时阴道内的中指尖触不到骶岬，表示对角径 > 12.5cm。测量时期以妊娠 28 ~ 34 周、阴道松软时进行为宜。过早测量常因阴道较紧影响操作；近预产期测量容易引起感染。

坐骨棘间径：测量两坐骨棘间的距离，正常值约为 10cm。测量方法是一手示、中指放入阴道内，分别触及两侧坐骨棘，估计其间的距离。也可用中骨盆测量器，以手指引导测量，若放置恰当，所得数值较准确。

坐骨切迹宽度：代表中骨盆后矢状径，其宽度为坐骨棘与骶骨下部间的距离，即骶棘韧带宽度。将阴道内的示指置于韧带上移动。若能容纳 3 横指（约 5.5 ~ 6cm）为正常，否则属中骨盆狭窄。

中骨盆前后径：耻骨联合下缘中点至骶 4 ~ 5 关节距离，正常 11.5cm。

出口前后径：耻骨联合下缘中点至骶尾关节距离，正常 11.5cm。

（3）阴道检查：孕妇于妊娠早期初诊时，均应行双合诊（已如前述）。若于妊娠 28 周以后进行首次检查，应同时测量对角径、坐骨棘间径及坐骨切迹宽度。于妊娠最后 1 个月内以及临产后，则应避免不必要的阴道检查。

（4）肛诊：可以了解胎先露部、骶骨前面弯曲度、坐骨棘间径及坐骨切迹宽度以及骶尾关节活动度，并能结合肛诊测得出口后矢状径。

（5）绘制妊娠图：将检查结果，包括血压、体重、子宫底高度、腹围、B 型超声测得的胎头双顶径值、尿蛋白、NNNN/NN（E/C）比值、胎位、胎心率、浮肿等项，填于妊娠图中。将每次产前检查时所得的各项数值，分别记录于妊娠图上，绘制成曲线，观察其动态变化，可以及早发现孕妇和胎儿的异常情况。

4. 辅助检查　除常规检查血象（RBC、Hb、WBC 总数及分类、血小板、红细胞比容）、血型及尿常规（尿蛋白、尿糖、尿沉渣镜检）、乙肝抗原抗体五项、肝功、梅毒血清筛查外，还应根据具体情况做下列检查：

（1）出现妊娠期并发症，按需要进行肝肾功能、血液化学、电解质测定以及心电图及其他相应检查。

（2）对胎位不清、听不清胎心者，应行 B 型超声检查。妊娠 20 ~ 24 周常规 B 超除外先天畸形，了解胎儿生长发育，许多医院在 34 周复测 B 超再次检查有无先天畸形及了解胎儿生长发育。

（3）对有死胎死产史、胎儿畸形史和患遗传性疾病病史、早孕期不良因素接触史、年龄≥35 岁，应检测孕妇血甲胎蛋白值、β – HCG 或加 PAPPLA 筛查有无 21 – 三体、神经管缺陷的危险，必要时羊水细胞培养行染色体核型分析等。

### 三、复诊产前检查

复诊产前检查是为了解前次产前检查后有何不适，以便及早发现高危妊娠（在妊娠期有某种并发症或致病因素可能危害孕妇、胎儿及新生儿或导致难产者）。

复诊产前检查的内容应包括：

1. 询问前次产前检查之后，有无特殊情况出现，如头痛、头晕、眼花、上腹不适、浮肿、发热、阴道流血、流液、胎动出现特殊变化等，经检查后给予相应治疗。

2. 测量体重及血压，检查有无水肿及其他异常，复查有无尿蛋白。

3. 复查胎位，听胎心率，并注意胎儿大小，软尺测耻上子宫底高度及腹围，判断是否与妊娠周数相符。绘制妊娠图，了解胎儿生长有无异常。

4. 通过询问病史及检查，筛查高危妊娠，转入专门门诊行系统检测及治疗。

5. 如无贫血，血常规每月 1 次，有贫血者 1~2 周复查，其他辅助检查酌情进行。

6. 每次行尿常规检查。

7. 进行孕期卫生宣教，并预约下次复诊日期。

### 四、孕妇管理

根据卫计委的要求，国内已普遍实行孕产期系统保健的三级管理，推广使用孕产妇系统保健手册，着重对高危妊娠进行筛查、监护和管理。

1. 实行孕产期系统保健的三级管理　对孕妇开展系统管理，为的是认真做到医疗与预防能够紧密结合，如今在我国城乡，对孕产妇均已开展系统保健管理，采用医疗保健机构的三级分工。城市开展医院三级分工（市、区、街道）和妇幼保健机构三级分工（市、区、基层卫生院），实行孕产妇划片分级分工，并健全相互间挂钩、转诊制度。农村也开展三级分工（县医院和县妇幼保健站、乡卫生院、村妇幼保健人员）。通过三级分工，一级机构（基层医院或保健站）对全体孕产妇负责，定期检查，一旦发现异常，及早将高危孕妇（指具有高危妊娠因素的孕妇）或高危胎儿转至上级医院进行监护处理。有条件的地区，可以利用仪器及实验监测手段，对高危孕妇、胎儿胎盘单位功能以及胎儿成熟度、宫内情况进行监测，以降低孕产妇的并发症，特别是危害胎儿的并发症。二、三级机构除正常孕产妇管理外主要负责高危孕妇处理，指导下级医院工作。

2. 使用孕产妇系统围生保健手册或母子保健手册　建立孕产妇系统保健手册制度，目的是加强对孕妇的系统管理，提高产科防治质量，降低三率（孕产妇死亡率、围生儿死亡率和病残儿出生率）。使用保健手册需从确诊早孕时开始，系统管理直至产褥期结束（产后满 6 周）。手册应记录孕妇主要病史、体征及处理情况，是孕产期全过程的病历摘要，包括开始建册时的首次检查，填写在孕产妇的登记册上，凭保健手册在一、二、三级医疗保健机构定期作产前检查。每次作产前检查时均应将结果填在手册中，去医院住院分娩时必须交出手册，出院时需将住院分娩及产后母婴情况填写完整后将手册交给产妇，居住的基层医疗保健组织或街道卫生院接手册后进行产后访视（共 3 次，第 1 次于产妇出院 3d 内，第 2 次于产后 14d，第 3 次于产后 28d），产后访视结束后将保健手册汇总送至县、区妇幼保健所进行详细的统计分析。使用保健手册的优点在于能够使各级医疗机构和保健机构互相沟通信息，加强协作，做到防治结合，效果满意。

3. 对高危妊娠的筛查、监护和管理　通过确诊早孕时的初步筛查及每次产前检查，筛查出具有高危因素的孕妇。常见的高危因素有孕妇本人的基本情况（如年龄、身高、体质、不孕史等）、不良孕产史、内外科并发症及产科并发症、胎儿异常等 5 个方面，这 5 个方面又分固定因素和动态因素两大类。为了及早识别和预防这些高危因素的发生与发展，可用评分方法提示其对母婴危害的严重程度，同时还要考虑有关社会因素，如经济、文化、交通、医疗卫生设施等。对高危孕妇，基层医疗保健机构要专册登记，并在手册上做出特殊标记。对高危因素复杂或病情严重的孕妇，应及早转送至上一级医疗单位诊治。上级医疗单位应全面衡量高危因素对孕产妇及胎婴儿影响的严重程度，结合胎儿胎盘单位功能的检测和胎儿成熟度的预测，选择对母儿均最有利的分娩方式和分娩地点，适时分娩。有妊娠禁忌证者，经会诊后尽早劝告并征得孕妇及家属同意后终止妊娠。不断提高高危妊娠管理的三率（高危妊娠检出率、高危妊娠随诊率、高危妊娠住院分娩率），是降低孕产妇死亡率、围生儿死亡率、病残儿出生率的重要手段。

## 胎儿保健

孕妇与胎儿是不可分割的统一体，在产前检查中对胎儿的保健也是必须进行的项目。胎儿保健可分以下几个部分。

### 一、胎儿宫内情况的监测

1. 先天缺陷的产前诊断　包括遗传病（染色体、单基因、多基因遗传病）、先天畸形、先天变形（因宫内异常环境所致，如羊膜带综合征致各种形态异常，羊水少或子宫畸形，巨大肌瘤压迫所致的变形等）或先天性代谢病的产前诊断。

目前常用的方法为母血清学筛查（包括 β－hCG、AFP 二联或 β－hCG、AFP、PAPP－A 三联法）、绒毛或羊水标本或脐血的染色体检查（细胞学或分子生物学检查）、某些代谢病的羊水标本或脐血生化检查、B 超关于形态结构异常的诊断。

2. 胎儿生长发育的监测　包括妊娠图（腹围，宫高测定），B 超包括双顶径、股骨长、头围、腹围、小脑横径等多种体格测量，估计胎儿体重，检查有无胎儿宫内发育受限

（FGR）或宫内发育加速。B超脐动脉血流S/D、PI、RI测定，羊水内表皮生长激素、胰岛素样生长激素、C肽测定等。

3. 胎儿成熟度测定　估计出生后生活能力。包括羊水L/S比值、泡沫试验、PG（磷酸酰甘油）测量，判断肺成熟度，及其他生化测定如肌酐、脂肪细胞、胆红素，判断肝、肾、皮脂腺成熟度。B超判断胎盘成熟度及胎儿体格发育测定。

4. 胎儿安危的监测　常用胎动监测、胎心听诊、电子胎心监护、胎儿心电图、生物物理评分、B超羊水量测定，胎儿脐动脉、大脑中动脉、肾动脉血流的S/D比值、PI、RI测定。

产程中加用胎儿头皮血气分析，胎儿血氧饱和度测定，胎儿血乳酸测定，羊水性状及量的评估等方法。

## 二、保护胎儿及避免对胎儿伤害的指导

1. 早孕期避免物理、化学、生物、精神心理等可能致畸因素对胚胎器官分化的影响。
2. 提倡孕前咨询，治疗急慢性疾病或病原体携带，指导用药，孕前生活习惯调整，配子质量的保证，早孕注意事项等。
3. 孕期营养指导。
4. 孕期心理保健。
5. 健康教育指导　健康生活行为，对胎儿的自我监测，科学胎教等。

## 三、胎儿疾病治疗

如母儿血型不合溶血病的孕期治疗，胎儿宫内感染的诊断及治疗，宫内发育受限的治疗等。

## 四、选择适宜的分娩时机与方式

防窒息、防产伤。

## 孕期卫生指导及咨询

可通过产前检查及健康教育时进行指导与咨询。

## 一、工作与生活

孕妇可以从事轻体力劳动，避免重体力劳动，也可从事一般家务劳动，如有流产、早产史的孕妇适当减轻体力劳动。

工作中接触电脑的影响无肯定结论，WHO大人群的调查认为，有增加流产的可能性，但致畸作用未肯定，建议避免长时间连续工作，中间应有休息。

## 二、运动

如没有妊娠并发症，长期卧床对母子无明显益处。习惯运动的孕妇可以进行游泳、骑自行车，直到孕晚期；大多数孕妇散步，或在医生指导下进行腰部、会阴部肌肉的锻炼，有助于顺利分娩。剧烈有危险的运动应避免。

无并发症的孕妇旅行，只要安排妥当，孕妇不感到疲劳即可。至于飞机旅行在妊娠晚期或已有临产或早产征兆时不宜。如汽车旅行应使用安全带。旅行中要注意饮食卫生和休息，避免带来旅行病，如感冒、胃肠炎等。有并发症或有流产、早产危险的孕妇不宜旅行，主要危险是出现问题时得不到及时妥善的医疗处理。

## 三、个人卫生

孕期皮肤代谢旺盛，出汗多，阴道分泌物也较多，需经常清洗，勤换内衣，洗澡以淋浴为好，谨防滑倒。

乳房增大、充血，用棉质、尺寸合适的乳罩托起。

饮食卫生尤要注意，不要在外面随意吃喝，注意预防肝炎及胃肠道传染病。

室内要空气流通、温度适宜、清洁舒适，不宜在刚装修好的房间内居住，要充分通风后搬人，防建筑材料中毒物如甲醛、苯、甲苯、铅等伤害自己及胎儿。

## 四、生活习惯

充足睡眠，工作时最好有午休及工间休息。卧姿宜侧卧，不要仰卧。

忌烟、酒、毒品，以免伤害胎儿，少到吸烟的公共场所，避免被动吸烟。

## 五、心理卫生

要保持心情愉快、豁达、乐观，加强与丈夫、家人的心理交流，有问题要找人交谈，对妊娠分娩及对胎儿、新生儿有担心，可找医生咨询。寻找适合自己的自我排解方法，如听音乐、散步、聊天等等。

## 六、营养

以合理、平衡的膳食为主，避免偏食、挑食及节食。热卡宜在 2 500kcal/d 左右，补充优质蛋白如奶、奶制品、鱼、禽、蛋类、豆类食物，脂肪要少进，碳水化合物每日需 400~500g。以孕期体重增长合适为标准，如孕前偏瘦的妇女（体重指数 BMI = 体重 < 20kg/m²），体重可增长 12.5~18kg；如孕前偏胖的妇女（BMI > 24kg/m²），孕期体重增长 7~11.5kg 为宜；孕前中等体重者（BMI 在 20~24kg/m² 之间）体重增加 11.5~16kg 为宜。孕期还需多补充维生素、矿物质，可从蔬菜、水果及食物中得到，不少孕妇合并贫血、缺钙、缺碘，需额外从药物中补铁、补钙、补碘，但需医生指导。

## 七、性生活

如有流产史者或有流产先兆者早孕不宜性生活。妊娠晚期，最后 1 个月内不宜性生活，以免胎膜早破或增加产褥感染机会。

如有早产史，妊娠期性生活要尽量减少。

## 八、衣着

衣服以棉质为好，宽大、易脱穿。鞋以舒适易走为主，后跟以 2cm 左右高度为宜。

## 健康教育

健康教育是孕期保健必不可少的一部分，目的是将健康知识教给孕妇及家属，提高自我保健意识及能力。其内容为：

1. 妊娠各期的生理、母体的变化及正常感觉。
2. 孕期胎儿的体格发育及功能发育。
3. 高危妊娠的信号。
4. 孕期卫生指导。
5. 胎教。
6. 分娩期的生理；产程中的自我镇痛方法，如呼吸、按摩、精神松弛；产程中母体的作用，胎儿的适应。
7. 产褥期卫生。
8. 新生儿喂养及护理知识。

（向琳）

# 第四节　正常分娩

分娩是人类妊娠的最后阶段。是在子宫有规律收缩和宫颈的有效扩张下迫使胎儿通过产道的过程。此过程需要付出很大的辛劳和消耗很多的能量，因此英文用"labor"一词描述此过程。

整个妊娠期间，子宫肌肉基本是安静、无反应状态。虽然也常有不规则的、强度弱、时间短的子宫活动，但不会引起子宫颈的开张。妊娠足月时，子宫在经历了一个长的静止时期以后开始有了转变，子宫颈也开始变软和变短，开始为分娩做准备，但分娩发动的真正动因尚无一致的满意解释。

## 分娩发动的有关学说

### 一、内分泌调节功能

1. 黄体酮撤退　所有哺乳类动物成功的妊娠依赖于黄体酮的作用维持子宫的平静，这一理论被很多哺乳动物妊娠的研究得到支持。无论手术或药物等致黄体酮撤退过程，先于分娩发动。然而在灵长类，黄体酮撤退不在分娩发动之前，孕妇血浆中黄体酮水平整个孕期是升高的，只是在胎盘娩出后下降。因此大多数的研究得出结论：黄体酮撤退不是人类分娩发动的根本原因。

2. 黄体酮作用的抑制　目前的研究认为特殊的黄体酮拮抗有可能在分子水平、生化水平和细胞水平。转换生长因子β（transforming growth factor - β，TGF - β）被认为具有选择性基因，是特异性米非司酮作用的制造者。

3. 子宫收缩剂的理论　试管内研究很多子宫收缩物质可引起子宫平滑肌的收缩，如缩宫素、前列腺素（prostaglandin，PGs）、5 - 羟色胺、组胺、血小板激活因子（platelet activating factor，PAF）、血管紧张素 II 等。

缩宫素广泛用于足月妊娠的引产，人们认为它可能涉及分娩发动的过程，近来也有支持的理论。①近足月时，子宫肌层和蜕膜的缩宫素受体明显增加；②缩宫素对子宫蜕膜起作用，使之释放 PGs；③直接在蜕膜和胚外的胎儿组织或胎盘内合成。但也有很多实验尚不能证明它在分娩发动中的作用，分娩发动前和产程中母血中水平不增加，直至第二产程才上升。然而在晚期妊娠或在分娩发动前子宫肌层内的缩宫素的受体浓度明显升高。缩宫素的作用更不是米非司酮，它既不参与肌细胞间连接的形成也不诱发缩宫素受体的合成。事实上孕早、中期甚至近足月静滴缩宫素，即使很大剂量在诱发宫缩上效果也不佳。因此，没有理由认为缩宫素涉及分娩发动。

PGs 由子宫胎盘组织直接产生，可有效地引起子宫收缩。支持 PGs 参与分娩发动的理论：①产程中母血浆、母尿、羊水中 PGs 及其产物增加；②无论使用何种 PGs 制剂均能引发妊娠各期流产或引产；③给孕妇服用 PGs 合成酶抑制剂可推迟引产或自然临产的发作，有时用于抑制早产的宫缩；④试管内实验用 PGs 处理子宫平滑肌组织可引起收缩。

尽管如此，仍有不少研究对上述观点提出质疑，如羊水中的 PGs 浓度在分娩发动前无相应的增加，在分娩发动前和产程中羊水中 PGs 的总量以及这些物质进入羊水的速率和引产所需的水平相比是相当少的。在正常妊娠中，同一产程的羊水中 PGs 的水平差异很悬殊，因此总的来说，PGs 在分娩发动中的作用，其证据仍不充足。

### 二、子宫内组织与分娩发动

1. 羊膜　一些对平滑肌松弛起作用的生物活性肽和多肽物质，如：甲状旁腺激素相关蛋白（parathyroid hormone related protein，PTH - rP）、促肾上腺皮质激素释放激素（corti-

cotropin releasing hormone，CRH）和脑利钠尿肽等在羊膜合成。孕期这些物质的受体存在于子宫肌层，这些血管活性物质是否可以从羊膜转移到子宫肌层不被降解尚不清楚，但这些物质可作用于邻近组织，如：胎盘的绒毛血管或吸入或吞咽到胎儿的肺或胃肠道。

2. 绒毛叶　和羊膜一样首先它是提供免疫接受的保护性组织，另外，绒毛叶富含使子宫收缩物质活性下降的酶，如前列腺素脱氢酶、缩宫素酶和脑啡肽酶等。

3. 蜕膜　有证据表明蜕膜的活性和分娩发动伴随，但问题在于蜕膜的活性是在临产之前还是随后发生，而且蜕膜活性部位局限于暴露部位，如前羊膜囊暴露于阴道分泌物，内有微生物、内毒素脂多糖，促进炎症反应，蜕膜的损伤缺氧等均可诱发宫缩。

### 三、胎儿的作用

实验证明胎儿发动分娩的信号是通过下丘脑－垂体－肾上腺及胎盘实现的，人类胎儿随妊娠发展，上述系统逐渐成熟，垂体分泌 ACTH 刺激肾上腺皮质产生大量皮质醇，经胎儿胎盘单位合成雌激素，促使 PGs 合成增加而激发宫缩。胎儿无脑畸形时，常有延迟分娩。

### 四、机械作用

随妊娠发展，宫腔容积逐渐增加，对子宫下段和宫颈有扩张作用。临床上多胎妊娠及羊水过多时，早产发生率高与子宫肌张力增加有关。

#### 影响分娩的四因素

分娩为一生理过程，产力、产道、胎儿及精神心理因素四方面相互协调、相互适应就能顺利完成这一生理过程。

### 一、产力

将胎儿及其附属物从子宫内逼出的力量称产力。产力包括子宫收缩力（简称宫缩）和辅助力量，即：腹肌及膈肌收缩力（统称腹压）和肛提肌收缩力。

（一）子宫收缩力

子宫肌肉和所有的平滑肌一样有不同于骨骼肌的特点，首先，平滑肌细胞收缩缩短的幅度大于横纹肌细胞，其次，平滑肌肌层内肌丝的排列不同，它可产生短而有力、方向不同的力量。它是临产后的主要产力，贯穿于整个分娩过程，特点有：

1. 节律性　宫缩的节律性是临产的重要标志。正常宫缩是宫体部不随意、有规律的阵发性收缩，伴有疼痛。每次阵缩由弱渐强（进行期），维持一定时间（极期），随后由强渐弱（退行期），直至消失进入间歇期。阵缩如此反复出现，直至分娩全过程结束。

临产开始时，约 5 ~ 6min 间隔，持续约 30s。随产程进展持续时间逐渐延长，间歇期逐渐缩短。当宫口开全（10cm）后，宫缩持续时间长达 60s；间歇期缩短至 1 ~ 2min。宫缩强度也随产程进展逐渐增加，宫腔内压力间歇期仅为 6～12mmHg，亦称静息压力。潜伏期升高至 25～30mmHg，活跃期可增至 40～60mmHg，于第二产程期间可高达100～150mmHg，阵痛也随之加重。宫缩时，子宫内压力 >30mmHg 时，子宫肌壁血管及胎盘受压，可使子宫血流量减少。但子宫缩间歇期，子宫血流量又恢复到原来水平，胎盘绒毛间隙的血流量重新充盈。因此，宫缩节律性对正常胎儿无不利影响。

2. 对称性　宫缩起自两侧宫角部（受起搏点控制），以微波形式均匀协调地向宫底中线集中，左右对称，再以 2cm/s 的速度向子宫下段扩散，约在 15s 内扩展至整个子宫。

3. 极性　宫缩以宫底部最强、最持久，向下逐渐减弱，宫底部收缩力的强度几乎是子宫下段的 2 倍。

4. 缩复作用　每当宫缩时，宫体部肌纤维缩短变宽，收缩后肌纤维虽又松弛，但不能完全恢复到原来长度，经过反复收缩，肌纤维越来越短，这种现象称缩复作用。缩复作用随产程进展使宫腔内容积逐渐缩小，迫使胎先露部不断下降及宫颈管逐渐缩短直至消失，子宫下段逐渐变长。

（二）产程中的辅助力量

1. 腹肌及膈肌收缩力　腹壁肌及膈肌收缩力（腹压）是第二产程时娩出胎儿的重要辅助力量。每当宫缩时，前羊水囊或胎先露部压迫骨盆底组织及直肠，反射性地引起排便动作，产妇主动屏气，腹壁肌及膈肌强有力的收缩使腹内压增高，促使胎儿娩出。腹压在第三产程还可促使已剥离的胎盘娩出。

2. 肛提肌收缩力　第二产程时胎头枕部达盆底遇到盆底肛提肌的阻力，肛提肌收缩有协助胎先露部在骨盆腔进行内旋转的作用。当胎头枕部露于耻骨弓下时，能协助胎头仰伸及娩出。胎儿娩出后，胎盘降至阴道时，肛提肌收缩力有助于胎盘娩出。

二、产道

产道是胎儿娩出的通道，分为骨产道与软产道两部分。

（一）骨产道

骨产道指真骨盆，是产道的重要部分。骨产道的大小、形状与分娩关系密切。

1. 骨盆各平面及其径线　为便于了解分娩时胎先露部通过骨产道的过程，将骨盆腔分为 3 个平面：

（1）骨盆入口平面：指真假骨盆的交界面，呈横椭圆形。其前方为耻骨联合上缘，两侧为髂耻缘，后方为骶岬前缘。入口平面共有 3 条径线。

①入口前后径：也称真结合径。耻骨联合上缘中点至骶岬前缘正中间的距离，平均值为 11cm，可通过阴道检查测定，其长短与分娩机制关系密切。

②入口横径：左右髂耻缘间的最大距离，平均值约为 13cm。

③入口斜径：左右各一。左骶髂关节至右髂耻隆突间的距离为左斜径；右骶髂关节至

左髂耻隆突间的距离为右斜径，平均值约为 12.75cm。

（2）中骨盆平面：为骨盆最小平面，最狭窄，呈前后径长的椭圆形。其前方为耻骨联合下缘，两侧为坐骨棘，后方为骶骨下端。此平面具有产科临床重要性，头位难产常发生在此平面。中骨盆平面有两条径线。

①中骨盆前后径：耻骨联合下缘中点通过两侧坐骨棘连线中点至第 4～5 骶椎间的距离，平均值约为 11.5cm，阴道检查可测定。

②中骨盆横径：也称坐骨棘间径。两坐骨棘间的距离，平均值约为 10cm，阴道检查时凭估计或用特殊的骨盆内测量器测量。是胎先露部通过中骨盆的重要径线，其长短与分娩关系密切。

（3）骨盆出口平面：即骨盆腔的下口，由两个不同平面的三角形所组成。前三角平面顶端为耻骨联合下缘，两侧为耻骨降支；后三角平面顶端为骶尾关节，两侧为骶结节韧带。骨盆出口平面有 4 条径线。

①出口前后径：耻骨联合下缘至骶尾关节间的距离，阴道检查较易测得。平均值约为 11.5cm。

②出口横径：也称坐骨结节间径。两坐骨结节内侧缘之间的距离，平均值约为 9cm，≥8cm 为正常，是胎先露部通过骨盆出口的径线，其长短与分娩机制关系密切。

③出口前矢状径：耻骨联合下缘至坐骨结节间径中点间的距离，平均值约为 6cm。

④出口后矢状径：骶尾关节至坐骨结节间径中点间的距离，平均值约为 8.5cm。若出口横径 <8cm，需要测量出口后矢状径，两径之和 >15cm 时，中等大小的妊娠足月胎头可通过后三角区经阴道娩出。

2. 骨盆轴与骨盆倾斜度

（1）骨盆轴：为连接骨盆各平面中点的曲线。此轴上段向下向后，中段向下，下段向下向前。分娩时，胎儿沿此轴娩出，助产时也应按骨盆轴方向协助胎儿娩出。

（2）骨盆倾斜度：指妇女直立时，骨盆入口平面与地平面所形成的角度，一般为 60°，若倾斜度过大，常影响胎头衔接。

（二）软产道

软产道是由子宫下段、宫颈、阴道及骨盆底软组织构成的弯曲管道。

1. 子宫下段的形成　子宫下段由非孕时长约 1cm 的子宫峡部形成。子宫峡部于妊娠 12 周后逐渐扩展成为宫腔的一部分，至妊娠末期逐渐被拉长形成子宫下段。临产后的规律宫缩进一步拉长子宫下段达 7～10cm，肌壁变薄成为软产道的一部分。由于子宫肌纤维的缩复作用，子宫上段肌壁越来越厚，子宫下段肌纤维不能恢复原来的长度，而张力和以前一样，也有收缩，但变得越来越薄，最薄处仅数毫米。由于子宫上下段之间的肌壁厚薄不同，两者间在子宫内面有一环状隆起，表面有很清楚的缘，称生理缩复环。

2. 宫颈的变化

（1）颈管消失：临产前的宫颈管长约 2～3cm，初产妇较经产妇稍长。临产后的规律宫缩牵拉宫颈内口的子宫肌纤维及周围韧带，加之胎先露部支撑前羊水囊呈楔状，致使宫颈内口向上向外扩张，宫颈管形成漏斗形，此时宫口变化不大，随后宫颈管逐渐缩短直至消失。初产妇多在临产前宫颈管先消失、展平，以后宫口扩张；经产妇临产后宫颈管消失与宫口扩张同时进行。

（2）宫口扩张：临产后，宫口扩张主要是子宫收缩及缩复向上牵拉的结果。胎先露部衔接使前羊水在宫缩时不能回流，加之子宫下段的蜕膜发育不良，胎膜容易与该处蜕膜分离而向宫颈管突出，形成前羊水囊，协助扩张宫口。胎膜自然破裂后，胎先露部直接压迫宫颈，扩张宫口的作用更明显。只要胎先露部对宫颈和下段有压力，即使早期破膜也不会推迟宫颈的扩张。

3. 骨盆底、阴道及会阴的变化　前羊水囊及胎先露部将阴道上部扩张，破膜后胎先露部下降直接压迫骨盆底，使软产道下段形成一个向前弯的长筒，前壁短而后壁长，阴道外口朝向前上方，阴道黏膜皱襞展平使腔道加宽。肛提肌向下及向两侧扩展，肌束分开，肌纤维拉长，使5cm厚的会阴体变成2~4mm，收缩时使阴道和直肠向前向上，会阴部浅层肌肉充分扩张，其功能也不能忽视。阴道及骨盆底的结缔组织和肌纤维于妊娠期增生肥大，血管变粗，血运丰富。分娩时，会阴体最大扩张，肛门也明显扩张，直肠前壁凸出，供应阴道和骨盆底的血管极为丰富，当这些组织造成裂伤时出血量常较多。

### 三、胎儿

胎儿能否顺利通过产道，除产力和产道因素外，还取决于胎儿大小、胎位及有无畸形。

（一）胎儿大小

在分娩过程中，胎儿大小是决定分娩难易的重要因素之一。胎儿过大致胎头径线大时，尽管骨盆正常大小，也可引起相对性头盆不称造成难产，这是因为胎头是胎体的最大部分，也是胎儿通过产道最困难的部分，同时产前正确估计胎儿大小尚有困难。

1. 胎头颅骨　由顶骨、额骨、颞骨各两块及枕骨一块构成。颅骨间缝隙称颅缝，两顶骨间为矢状缝，顶骨与额骨间为冠状缝，枕骨与顶骨之间为人字缝，颞骨与顶骨之间为颞缝，两额骨之间为额缝。两颅缝交界空隙较大处称囟门，位于胎头前方菱形空隙称前囟（大囟门），位于胎头后方三角形空隙称后囟（小囟门）。颅缝与囟门均有软组织覆盖，使颅板有一定活动余地、胎头有一定可塑性。在分娩过程中，通过颅缝轻度重叠使头颅变形，缩小头颅体积，有利于胎头娩出。

2. 胎头径线　主要有：①双顶径（biparietal diameter，BPD）：为两顶骨隆突间的距离，是胎头最大横径，临床用B型超声测此值判断胎儿大小，妊娠足月时平均值约为9.3cm；②枕额径：为鼻根至枕骨隆突的距离，胎头以此径衔接，妊娠足月时平均值约为11.3cm；③枕下前囟径：又称小斜径，为前囟中央至枕骨隆突下方的距离，胎头俯屈后以此径通过产道，妊娠足月时平均值约为9.3cm；④枕颏径：又称大斜径，为颏骨下方中央至后囟顶部的距离，妊娠足月时平均值约为 13.3cm。

（二）胎位

产道为一纵行管道，若为纵产式（头先露或臀先露），胎体纵轴与骨盆轴相一致，容易通过产道。头先露为正常胎位，由于胎头先通过产道，通过颅骨重叠，使胎头变形、周径变小，有利于胎头娩出，但需触清矢状缝及前后囟，以便确定胎位。矢状缝和囟门是确定胎位的重要标志。臀先露时，胎臀先娩出，较胎头周径小且软，阴道扩张不充分，胎头娩出时又无变形机会，使胎头娩出困难。肩先露时，胎体纵轴与骨盆轴垂直，为绝对异常胎位，妊娠足月活胎不能通过产道，对母儿威胁极大。

（三）胎儿畸形

胎儿某一部分发育异常，如脑积水、联体双胎儿等，由于胎头或胎体过大，通过产道常发生困难。由于此类畸形产前能借 B 超确诊，应尽早制定分娩计划。

**四、精神心理因素**

分娩是生理过程，但分娩对于产妇确实是一种持久而强烈的应激过程。其根源在于子宫的平滑肌收缩是疼痛的，其原因虽未确切，但有以下几种可能性：①宫缩时子宫肌层缺氧；②子宫肌纤维交叉排列收缩时使宫颈和子宫下段的神经节受压；③宫颈扩张时牵拉伸长；④宫体部子宫浆膜层的牵拉伸张。而且产痛随宫缩的增强而加剧，它既可以产生生理上的应激，也可以产生精神心理上的应激。产妇精神心理因素能够影响机体生理的平衡、适应力和健康。产科医生必须认识到影响分娩的因素除了产力、产道、胎儿之外，还有产妇精神心理因素。

相当数量的初产妇从亲友处听到有关分娩时的负面诉说，怕疼痛、怕出血、怕发生难产、怕胎儿性别不理想、怕胎儿有畸形、怕有生命危险，致使临产后情绪紧张，常常处于焦虑、不安和恐惧的精神心理状态。现已证实，产妇的这种情绪改变会使机体产生一系列变化，如心率加速、呼吸急促、肺内气体交换不足，使子宫缺氧、收缩乏力、宫口扩张缓慢、胎先露部下降受阻，产程延长，导致产妇体力消耗过多，同时也促使产妇神经内分泌发生变化，交感神经兴奋，释放儿茶酚胺，血压升高，导致胎儿缺血缺氧，出现胎儿窘迫。

待产室的陌生和孤独环境，产房叫嚷的噪音，更加重了产妇精神心理压力。在分娩过程中，产科医生和助产士应该耐心安慰产妇，讲解分娩是生理过程，尽可能消除产妇不应有的焦虑和恐惧心情，告知掌握分娩时必要的呼吸技术和躯体放松的技术，开展家庭式产房，允许丈夫或家人陪伴，根据个体情况使用减轻产痛的方法，以便顺利度过分娩全过程。

## 枕先露的分娩机制

分娩机制是指胎儿先露部随着骨盆各平面的不同形态及轴向，被动地进行一连串适应性转动,以其最小径线通过产道的全过程。临床上枕先露占95.55%~97.55%,又以枕左前位最多见,故以枕左前位的分娩机制为例详加说明。

**一、衔接**

胎头双顶径进入骨盆入口平面,胎头颅骨最低点接近或达到坐骨棘水平,称衔接。此时,胎头以半俯屈状态进入骨盆入口,以枕额径衔接,由于枕额径大于骨盆入口前后径,胎头矢状缝坐落在骨盆入口右斜径上,胎头枕骨在骨盆左前方。经产妇多在分娩开始后衔接,初产妇大部分在预产期前1~2周内衔接。若初产妇已临产而胎头仍未衔接,应警惕有头盆不称。

**二、下降**

胎头沿骨盆轴前进的动作称下降。下降动作贯穿于分娩全过程,下降动作呈间歇性,宫缩时胎头下降,间歇时胎头又稍退缩,胎头与骨盆之间的相互挤压也呈间歇性,这对母婴有利。促使胎头下降的因素有:①宫缩时通过羊水传导,压力经胎轴传至胎头;②宫缩时宫底直接压迫胎臀;③胎体伸直伸长;④腹肌收缩使腹压增加。初产妇胎头下降速度因宫口扩张缓慢和软组织阻力大较经产妇慢。临床上注意观察胎头下降程度,作为判断产程进展的重要标志之一。

**三、俯屈**

当胎头以枕额径进入骨盆腔后,继续下降至骨盆底时,原来处于半俯屈的胎头枕部遇肛提肌阻力,借杠杆作用进一步俯屈,使下颏接近胸部,以枕下前囟周径(平均32.6cm)代替枕额周径(平均34.8cm)继续下降。

**四、内旋转**

胎头到达中骨盆为适应骨盆纵轴而旋转,使其矢状缝与中骨盆及骨盆出口前后径相一致的动作称内旋转。内旋转使胎头适应中骨盆及骨盆出口前后径大于横径的特点,有利于胎头下降。枕先露时,胎头枕部位置最低,到达骨盆底,肛提肌收缩力将胎头枕部推向阻力小、部位宽的前方,枕左前位的胎头向前旋转45°。胎头向前向中线旋转45°时,后囟转至耻骨弓下。胎头于第一产程末完成内旋转动作。

**五、仰伸**

完成内旋转后,当胎头下降达阴道外口时,宫缩和腹压继续迫使胎头下降,而肛提肌收缩力又将胎头向前推进。两者的共同作用(合力)使胎头沿骨盆轴下段向下向前的方向转向前,胎头枕骨下部达耻骨联合下缘时,以耻骨弓为支点,使胎头逐渐仰伸,胎头的顶、额、鼻、口、颏相继娩出。当胎头仰伸时,胎儿双肩径沿左斜径进入骨盆入口。

### 六、复位及外旋转

胎头娩出时，胎儿双肩径沿骨盆入口左斜径下降。胎头娩出后，为使胎头与胎肩恢复正常关系，胎头枕部向左旋转45°称复位。胎肩在骨盆腔内继续下降，前（右）肩向前向中线旋转45°时，胎儿双肩径转成与骨盆出口前后径相一致的方向，胎头枕部需在外继续向左旋转45°，以保持胎头与胎肩的垂直关系，称外旋转。

### 七、胎儿娩出

胎头完成外旋转后，胎儿前（右）肩在耻骨弓下先娩出，随即后（左）肩从会阴前缘娩出。胎儿双肩娩出后，胎体及胎儿下肢随之取侧位顺利娩出。至此，胎儿娩出过程全部完成。

## 先兆临产及临产诊断

### 一、先兆临产

分娩发动前，出现预示孕妇不久将临产的症状称先兆临产。

1. 假临产  孕妇在分娩发动前，常出现假临产。其特点是宫缩持续时间短且不恒定，间歇时间长且不规律，宫缩强度不增加，常在夜间出现、清晨消失，宫缩引起下腹部轻微胀痛，宫颈管不缩短，宫口扩张不明显，给予镇痛剂能抑制假临产。应指出，不引起子宫颈扩张的宫缩在妊娠任何期均可观察到，称为 Braxton Hick 收缩，妊娠晚期更为频繁。

2. 胎儿下降感  多数初孕妇感到上腹部较前舒适，进食量增多，呼吸较轻快，系胎先露部下降进入骨盆入口使宫底下降的缘故。同时，因压迫膀胱常有尿频症状。

3. 见红  在分娩发动前24～48h内，长者可数天，因宫颈内口附近的胎膜与该处的子宫壁分离，毛细血管破裂经阴道排出少量血液，与宫颈管内的黏液栓脱落相混排出，称见红，是分娩即将开始的比较可靠的征象，正常情况下仅少量暗红色黏稠分泌物。若阴道流血量较多，超过平时月经量，应想到异常出血如前置胎盘等。

### 二、临产的诊断

临产开始的标志为有规律且逐渐增强的子宫收缩，持续30s或以上，间歇5～6min，同时伴随进行性宫颈管消失、宫口扩张和胎先露部下降。

## 总产程及产程分期

总产程即分娩全过程，是指从开始出现规律宫缩直到胎儿胎盘娩出。临床分为4个产程。

第一产程又称宫颈扩张期。从开始出现间歇 5~6min 的规律宫缩到宫口开全。初产妇的宫颈较紧，宫口扩张较慢，约需 11~12h；经产妇的宫颈较松，宫口扩张较快，约需 6~8h。

第二产程又称胎儿娩出期。从宫口开全到胎儿娩出。初产妇约需 1~2h；经产妇通常数分钟即可完成，但也有长达 1h 者。

第三产程又称胎盘娩出期。从胎儿娩出到胎盘娩出，约需 5~15min，不应超过30分钟。

第四产程自胎盘娩出后的 2h，称为第四产程。据估计 80% 的产后出血发生在此阶段，因而产妇需留在分娩室严密观察 2h 进行全面评估，一切正常可送回休养室。

## 第一产程的临床经过及处理

### 一、临床表现

1. 规律宫缩　产程开始时，宫缩持续时间较短（约 30s）且弱，间歇期较长（5~6 分钟）。随产程进展，持续时间渐长（50~60s）且强度增加，间歇期渐短（2~3min）。当宫口近开全时，宫缩持续时间可长达 1min 或以上，间歇期仅 1~2min。

2. 宫口扩张　通过肛诊或阴道检查，可以确定宫口扩张程度。当宫缩渐频且不断增强时，宫颈管逐渐缩短直至消失，宫口逐渐扩张。宫口于潜伏期扩张速度较慢，进入活跃期后宫口扩张速度加快。若不能如期扩张，多因宫缩乏力、胎位不正、头盆不称等原因。当宫口开全时，子宫下段及阴道形成宽阔的管腔。

3. 胎头下降程度　是决定能否经阴道分娩的重要观察项目。为能准确判断胎头下降程度，应定时行肛门或阴道检查，以明确胎头颅骨最低点的位置，并能协助判断胎位。

4. 胎膜破裂　简称破膜。宫缩时，羊膜腔内压力增高，胎先露部下降，将羊水阻断为前后两部，在胎先露部前面的羊水量不多约 100mL 称前羊水，形成的前羊水囊称胎胞，它有助于扩张宫口。宫缩继续增强，子宫羊膜腔内压力更高，当羊膜腔压力增加到一定程度时胎膜自然破裂，破膜多发生在宫口近开全时。当产程进展缓慢，或胎先露部下降缓慢，或高危妊娠需了解羊水性状时，均可在产程中行人工破膜术。

### 二、观察产程及处理

为了细致观察产程，做到检查结果记录及时，发现异常能尽早处理，目前多采用产程图。1955 年及 1965 年 Friedman 相继报告了宫颈扩张和胎先露部下降曲线，此后，产科界设计出了不同类型的产程图。交叉型产程图以横坐标为临产时间（h），纵坐标左侧为宫口扩张程度（cm），右侧为胎先露部下降程度（cm），画出宫口扩张曲线和胎头下降曲线，对产程进展可一目了然，更适合基层单位使用。

1. 子宫收缩　最简单的传统的方法是由助产人员一手手掌放于产妇腹壁上，宫缩时宫体部隆起变硬，间歇期松弛变软。定时连续观察宫缩持续时间、强度、规律性以及间歇期时间，并及时记录，宫缩强度以（±）、（＋）和（＋＋）表示，不能测得真正宫腔内压力。用胎儿监护仪、宫缩压力感受器描记的宫缩曲线，有外监护与内监护两种类型：

（1）外监护：将描记宫缩强度的压力探头放置在宫体接近宫底部，以窄腹带固定于产妇腹壁上，连续描记曲线40min，必要时延长或重复数次。

（2）内监护：仅适用于胎膜已破、宫口扩张>2cm者，放置宫腔压力导管，羊膜腔内压力可经导管传至宫缩压力感受器，可测得宫腔静止压力及宫缩时压力，结果较准确，但有引起宫腔内感染的缺点。适用于特殊高危病例，如：剖宫产再孕试产时。

2. 胎心

（1）听诊器：于潜伏期在宫缩间歇期时至少每隔1h听胎心1次，听诊不少于30s。进入活跃期后，宫缩频时应每15～30min听胎心1次，每次听诊1min，第二产程5～10min听1次。此法简便，但仅能获得每分钟的胎心率，不能分辨瞬间变化，不能识别胎心率的变异及其与宫缩、胎动的关系，容易忽略胎心率的早期改变。用于入室NST试验正常后3～6h内。

（2）胎心监护仪：描记的胎心曲线，多用外监护，有条件用内监护图形质量更好。将测量胎心的探头置于胎心最响亮的部位，以窄腹带固定于腹壁上，或胎儿头皮电极置于先露部，观察胎心率的变异及其与宫缩、胎动的关系。此法能判断胎儿在宫内的状态，明显优于用听诊器。于第一产程后半期，当宫缩时胎头受压，脑血流量一时性减少，致使胎儿一时性缺氧，胎心率一过性减慢，但每分钟不应少于100次，宫缩后胎心率迅即恢复原来水平为早期减速。若宫缩后出现胎心率减慢且不能迅即恢复，或基线<110次/min或>160次/min，均为胎儿缺氧表现，应边找原因边处理，需立即给产妇吸氧，改左侧卧位等处理。

3. 宫口扩张及胎头下降　描记宫口扩张曲线及胎头下降曲线，是产程图中重要的两项，最能说明产程进展情况，并能指导产程的处理。只有掌握宫口扩张及胎头下降的规律性，才能避免在产程进展中进行不适当的干预。

（1）宫口扩张曲线：第一产程分为潜伏期和活跃期。潜伏期是指从开始出现规律宫缩至宫口扩张3cm。此期间扩张速度较慢，平均每2～3h扩张1cm，约需8h，最大时限为16h，超过16h称潜伏期延长，不少医院以超过12h为延长。活跃期是指宫口扩张8cm至10cm。此期间扩张速度明显加快，约需4h，最大时限为8h。超过8h称活跃期延长，可疑有难产因素存在。

活跃期又划分为3期：①加速期：指宫口扩张3cm至4cm，约需90min；②最大加速期，指宫口扩张4cm至9cm，约需2h；③减速期，是指宫口扩张9cm至10cm，约需30min，然后进入第二产程。

（2）胎头下降曲线：是以胎头颅骨最低点与坐骨棘平面的关系标明。坐骨棘平面是判断胎头高低的标志。胎头颅骨最低点平坐骨棘平面时，以"0"表达；在坐骨棘平面上

1cm 时，以"−1"表达；在坐骨棘平面下 1cm 时，以"＋1"表达，余依次类推。胎头于潜伏期下降不明显，于活跃期下降加快，平均每小时下降 0.86cm，可作为估计分娩难易的有效指标之一。宫口开大 5cm 处两条曲线相交，先露达 0 或以下。

4. 胎膜破裂　胎膜多在宫口近开全时自然破裂，前羊水流出。一旦胎膜破裂，应立即听胎心，观察羊水性状、颜色和流出量，并记录破膜时间。先露为胎头时羊水呈淡绿色应密切注意变化；黄绿色混有胎粪，或呈糊状，应考虑有宫内缺氧，应立即行阴道检查明确有无脐带脱垂，并给予紧急处理。羊水清而胎头仍浮动未入盆时需卧床防止脐带脱垂。破膜超过 12h 尚未分娩时应给予抗生素药物预防感染。

5. 精神安慰　产妇的精神状况能够影响宫缩和产程进展。特别是初产妇，由于产程较长，容易产生焦虑、紧张和急躁情绪，不能按时进食和很好休息。助产人员应安慰产妇并耐心讲解分娩是生理过程，增强产妇对自然分娩的信心，调动产妇的积极性，以及家人陪伴的密切协作，以便能顺利分娩。若产妇精神过度紧张，宫缩时喊叫不安，应在宫缩时指导做深呼吸动作，或用双手轻揉下腹部，严重者也可采用镇痛的药物、硬膜外腔自控麻醉、针灸仪等。

6. 血压　于第一产程期间，宫缩时血压常升高 5 ~ 10mmHg，间歇期恢复原状。血压正常者应每 2h 测量 1 次。若发现血压升高或合并高血压，应增加测量次数，并给予相应的处理。

7. 饮食　鼓励产妇多次进食，吃高热量易消化的食物，并注意摄入足够水分，以保证精力和体力充沛。

8. 活动和休息　临产后，若宫缩不强，未破膜，产妇可在病室内活动，加速产程进展，若初产妇宫口近开全，或经产妇宫口已扩张 4cm 时，应卧床并行左侧卧位。

9. 排尿、排便与外阴部准备　临产后，应鼓励产妇每 2 ~ 4h 排尿 1 次，以免膀胱充盈影响宫缩及胎头下降。因胎头压迫引起排尿困难者，应警惕有头盆不称，必要时导尿。不主张肥皂水灌肠，外阴阴毛不必常规剃除。

10. 肛门检查　临产后应适时在宫缩时进行，次数不应过多。临产初期隔 4h 查 1 次。经产妇或宫缩频者间隔应缩短。肛查能了解宫颈软硬度、厚薄，宫口扩张程度（其直径以 cm 计算），是否破膜，骨盆腔大小，确定胎位以及胎头下降程度。

肛门检查方法：产妇仰卧，两腿屈曲分开。检查者站在产妇右侧，检查前用消毒纸遮盖阴道口避免粪便污染阴道。右手示指戴指套蘸肥皂水轻轻伸入直肠内，拇指伸直，其余各指屈曲以利示指深入。检查者在直肠内的示指向后触及尾骨尖端，了解尾骨活动度，再查两侧坐骨棘是否突出并确定胎头高低，然后用指端掌侧探查子宫颈口，摸清其四周边缘，估计宫口扩张的厘米数。当宫口近开全时，仅能摸到一个窄边。当宫口开全时，则摸不到宫口边缘，未破膜者在胎头前方可触到有弹性的胎胞。已破膜者则能直接触到胎头，若无胎头水肿，还能扪清颅缝及囟门的位置，有助于确定胎位。若触及有血管搏动的索状物，考虑为脐带先露或脐带脱垂，需及时处理。

11. 阴道检查　应在严密消毒后进行，阴道检查能直接摸清胎头，并能触清矢状缝及囟门以确定胎位、宫口扩张程度，从而决定其分娩方式。可常规使用，也适用于肛查胎先露部不明、宫口扩张及胎头下降程度不明、疑有脐带先露或脐带脱垂、轻度头盆不称经试产 2~4h 产程进展缓慢者。

## 第二产程的临床经过及处理

### 一、临床表现

宫缩在第二产程应间隔 1~2min，持续 40~60s 或以上，强度增强。

由于胎头下降至盆底，每次宫缩产妇有排便感，因而不自主地向下屏气，随之会阴体逐渐膨隆变薄，肛门松弛。当宫缩时阴道口可见胎头部分，但宫缩间歇期又回缩至阴道内，称为胎头拨露。当胎头双顶径通过骨盆出口，宫缩间隙期胎头不再缩回阴道内，此时称胎头着冠，继续进展，即可娩出胎头，外旋转娩前肩和后肩，胎体完全娩出，至此第二产程结束。

### 二、观察产程及处理

1. 胎心监测　由于宫缩频而强，高危胎儿有可能出现宫内缺氧，其次随胎头下降，脐带过短或脐带缠绕可能发生胎心突然变化，因此此期宜 5~10min 听胎心 1 次。有条件连续胎心监护。外监护常因体位变化或腹压过强而不易获得好的信号，若用内监护效果更好。第二产程胎心基线率偏低，可在 110~120 次/min，如无重度变异减速或连续晚期减速可不必过早干预，若伴有羊水胎便污染中-重度，则宜缩短第二产程。

2. 指导产妇正确使用腹压　宫缩开始先行深吸气，然后向肛门方向屏气用力，时间尽可能持续长久，也可中间短暂换气后再次屏气，每阵宫缩屏气两次较好。宫缩间隙期全身放松休息，为下一次屏气准备精力。

3. 第二产程时限　初产妇应限制在 2h 以内，如 1.5h 内不见明显进展，应及时查找原因，以免胎头在盆底受压过久导致颅内损伤。但枕后位、枕横位有阴道分娩可能者，第二产程可能稍延迟，应仔细观察进展及胎心变化，必要时手术助产。经产妇一般在 1h 内完成，超过此时限应及时检查原因。

4. 接产准备

（1）分娩体位：传统的分娩姿势取头稍高的屈腿仰卧位，仰卧位有利于观察宫缩、胎心及产程进展，可以充分估计会阴的发育情况，保护好会阴及控制临产妇使用腹压。不同的国家及地区分娩所采用的姿势多样，并各有其优缺点。

（2）会阴消毒：可先用肥皂水顺序擦洗大、小阴唇、阴阜、大腿内上1/3、会阴及肛门，凉开水冲洗干净，用 0.1% 新洁尔灭冲洗或涂擦，铺消毒巾。在预计分娩前 10~30min 应准备好会阴的消毒等工作，过早过晚均对分娩接生不利，视宫缩的强弱，初产妇一般选择在宫口开全后，当宫缩时外阴可见到 3cm×3cm 胎头；经产妇在宫口开大 4cm，并在宫缩时胎头有明显下降时进行会阴的消毒并铺好消毒巾。是否需要常规剃去阴毛，现有不同意见。

5. 接生手法及技术　接生的要旨是既要保证婴儿安全出生，又要使产妇减少会阴的创伤及出血，而重点是如何做好会阴保护。

助产者站在临产妇的右侧，习惯用左手者可站在左侧，当儿头拨露并使会阴体后联合饱满紧张时即可开始保护会阴。助产者用右手大鱼际肌稍偏示指的根部紧贴会阴体（不是用"虎口"的最低点），于每次宫缩时向前上抬托，同时用左手向后方轻轻推压胎头，使儿头充分地俯屈，利用儿头最小的枕下前囟径娩出，减少会阴的撕裂，宫缩间歇期停止会阴保护。当枕骨娩出耻骨弓后，助产者才用左手渐渐协助胎头仰伸，右手继续保护会阴，直到胎头、胎肩全娩出后才撤除。

保护好会阴的关键：

（1）观察外阴发育情况：检查会阴发育是否良好，会阴组织弹性是否正常，如发育欠佳为避免严重会阴撕裂，可作会阴切开术，初产妇不应常规行会阴切开术。

（2）掌握正确的保护会阴手法：紧贴会阴体的是助产者手掌较坚实的示指跟部而不是较松软的"虎口"。保护会阴的用力方向是向前上方托起会阴并使之松弛。

（3）充分使胎头俯屈，以其最小的枕下前囟径娩出。产妇双下肢弯曲并抬高能增加骨盆出口前后径，有利于胎儿娩出。

（4）在胎头、肩娩出的过程中要慢而稳，避免胎儿快速"跳出"的情况发生以减慢冲力，因此在宫缩间歇期时，使产妇增加腹压娩出胎头是适宜的，保护会阴的右手须待胎儿双肩娩出后才能撤除。

（5）第二产程中，尤其当宫缩紧而密时，经常测听胎心，警惕胎儿窘迫的发生。

胎儿娩出后，用弯盘置于产妇臀下以监测出血，通常在婴儿娩出后 1～2min 时处理及结扎脐带，轻拉脐带，在近阴道口处用两把血管钳分别夹住脐带，在两钳间剪断。当胎头娩出时，如发现脐带绕颈，可在胎儿颈部用血管钳夹住并切断之，松开绕紧的脐带使胎儿顺利娩出。如脐带绕颈 1 周而又不紧时，也可把脐带顺肩推上或自头部套下。

## 第三产程的临床经过及处理

胎儿娩出后，产妇骤感轻松，子宫相应缩小，宫底下降到脐平左右，宫缩暂停几分钟后又开始。当子宫体积的缩小超过胎盘的弹性限度时，胎盘与子宫壁发生错位，使胎盘剥离而排出。

### 一、胎盘剥离的方式

1. 胎儿面先排出　又称希氏式，胎盘剥离从中央开始再向四周扩展，其特点是胎儿面先降至产道而娩出，然后再有阴道出血，是最多见的一种形式。

2. 母体面先排出　又称邓氏式。胎盘剥离自边缘开始，随即有血液流出体外。其特征是先有出血而后胎盘排出，出血量较多，亦较少见。

## 二、胎盘剥离的判断

1. 子宫底上升到脐上，宫体变硬呈球形，并常偏向一侧，胎盘剥离后下降到子宫下段，使下段饱满、扩张。

2. 剥离的胎盘下降，使阴道口外露的脐带下降变长，在阴道口处钳夹脐带，对明确判断是否胎盘已剥离，可提供较确切的证据。

3. 在耻骨联合上方压迫子宫下段时，子宫体上升而外露脐带并不回缩。

4. 阴道有少量流血。

## 三、处理

1. 帮助胎盘娩出　在胎盘未完全剥离前，切忌用手按摩、挤压子宫或用力牵拉脐带，以免造成胎盘部分剥离而出血，以及拉断脐带甚至发生子宫内翻。确认胎盘剥离后，接产者用右手牵引脐带，同时助手用手掌在腹部轻推宫体，胎盘即可娩出。胎盘排出到阴道口时，接产者双手扶住胎盘，并轻轻向一个方向旋转，同时稍向外牵引及上下摆动，使胎盘、胎膜完整地排出。如发现有胎膜断裂现象，可用血管钳夹住再按上述方法使胎膜全部排出。

2. 检查胎盘及胎膜　提起脐带初步检查胎膜是否完整，再把胎盘平铺在桌上，检查胎盘是否完整，仔细检查胎盘的胎儿面边缘有无断裂的血管，可及时发现有无副胎盘缺失，如怀疑有副胎盘及部分胎盘残留宫腔时，可在严格消毒后用手或大刮匙取出胎盘。大块胎膜残留，可用卵圆钳夹住纱布擦拭子宫腔；如仅有少量胎膜残留，可应用子宫收缩剂等待产后自然排出。

3. 检查软产道有无裂伤　胎盘娩出后，仔细检查会阴、阴道、小阴唇内侧、尿道口周围有无裂伤，有裂伤应立即缝合之。如无活动性、不间断的阴道出血，不必检查子宫颈，可疑子宫颈裂伤时，需用卵圆钳夹住宫颈并依次检查有无撕伤，有裂伤即用可吸收合成线缝扎止血。

4. 预防产后出血　正常分娩的出血量一般不超过150mL，对既往有产后出血史，或有双胎、羊水过多、滞产等可能引起产后子宫收缩不良而出血者，可在胎肩娩出后用缩宫素10U加于25%葡萄糖液20mL内静脉推注，加强子宫收缩，促进胎盘迅速剥离而减少出血。如胎盘排出后出血多，可一边按摩子宫，同时用缩宫素10U加入5%葡萄糖液500mL中静脉点滴。胎盘剥离不完全，出血量超过300mL并有活动性出血，可考虑行人工剥离胎盘术。如发现在子宫收缩良好情况下仍有活动性阴道出血，需想到有宫颈裂伤出血的可能。

5. 第四产程的处理　第一小时每15min、第二小时每30min做如下内容的观察和检查：

（1）产妇：询问有无不适，触摸子宫底高度和硬度，估计阴道出血量，注意膀胱充盈度，观察会阴伤口的皮肤颜色和肿胀。每小时测血压、脉率1次，出血多时根据病情测定并做记录和处理。

（2）新生儿：放置母亲胸部皮肤接触、保温并早吸吮，注意肤色、呼吸及吸吮能力和口腔呕吐物。

## 新生儿的处理

### 一、清理呼吸道

胎头刚娩出，接生者用左手压挤新生儿鼻、喉部以排出存留的分泌物，胎儿全部娩出后可用吸痰管吸口腔和咽部，保持呼吸道的通畅，以免发生新生儿窒息及吸入性肺炎。新生儿在出生后不久即大声啼哭且哭声洪亮，表示呼吸道已通畅且肺部扩张充分。

当清理呼吸道后，新生儿仍未大声啼哭，可用手按摩背部或指弹儿足底，刺激新生儿完成其人生的首次深呼吸。

### 二、处理脐带

用2.5%碘酒及75%酒精消毒脐根及脐周围皮肤，在距脐根部1cm处，接近脐根与脐带交接面用直径约2mm的粗线作第一道结扎，相距1cm作第二道加固结扎，结扎时要缓慢而有力，避免把脐带勒断。在第二道结扎线上0.5cm处剪断脐带，擦净余血，断面用2.5%碘酒或20%高锰酸钾液消毒（避免药液灼伤新生儿皮肤），再用消毒纱布包裹好脐带残端，围绕儿腰部裹好纱布脐带卷。

### 三、新生儿评分

为了准确评估新生儿的情况和指导处理可予评分，目前被广泛接受具有量化而有效的是Apgar评分法。在新生儿出生1-5min时测量其心率、呼吸、肌张力、对刺激反应、皮肤颜色五项体征为依据，每项从0到2分，正常新生儿为8~10分，4~7分为轻度窒息，≤3分以下为重度窒息。评分小于7分应积极抢救，每隔5~10min再评分一次，直到恢复正常。

### 四、标记

新生儿处理完毕后，必须主动给产妇看婴儿性别及特征，在手腕上缚好母亲姓名及婴儿性别的标记，留下新生儿足印及母亲的手印，用温暖柔软的衣服和包被包好。

### 五、体检

除大体观察新生儿性别及有无体表性畸形等一般情况外，还应行仔细的体检，包括心肺听诊、检查皮肤、肝、脾及四肢活动情况，有无头颅水肿、血肿，有无四肢畸形或残缺，生殖器有无异常。肛门有无闭锁等，最后测量身长、体重、头围等，并做好记录。

（文丽芳）

# 第五节　正常产褥

从胎儿、胎盘娩出至产妇全身各器官除乳腺外恢复或接近正常未孕状态所需的一段时期，称产褥期，一般为6周。

## 一、产褥期的母体变化

### （一）生殖系统的复旧

1. 子宫

（1）子宫复旧　胎盘娩出后的子宫逐渐恢复至未孕状态的过程称子宫复旧，主要表现为宫体肌纤维缩复和子宫内膜再生，需6~8周。

子宫体肌纤维缩复：子宫复旧不是肌细胞数目减少，而是肌细胞缩小，表现为肌细胞胞浆蛋白质被分解排出，胞浆减少。裂解的蛋白质及代谢产物通过肾排出体外。随着肌纤维不断缩复，宫体及子宫腔逐渐缩小，子宫峡部在妊娠期扩张，产后6h强烈收缩，逐渐恢复原有张力。产后当时子宫约900~1 000g，17cm×12cm×8cm大小，产后1周减至500g，产后2周为300g，6~8周恢复到未孕时的50g。于产后1周子宫缩小至约妊娠12周大小，在耻骨联合上刚可扪及。于产后10d子宫降至骨盆腔内，腹部检查扪不到宫底，直至产后6周，子宫恢复到正常非孕期大小。

子宫内膜再生：胎盘从蜕膜海绵层分离排出后，胎盘附着面立即缩小至手掌大，面积仅为原来的一半。子宫收缩，肌层变厚，子宫肌层血管受压，宫腔前后壁贴紧，导致开放的螺旋动脉和静脉窦压缩变窄；同时因产后子宫血流量减少，而使胎盘剥离面出血明显减少，在正常凝血功能影响下形成血栓，出血逐渐减少直至停止。其后创面表层坏死脱落，随恶露自阴道排出。残存的子宫内膜基底层逐渐再生新的功能层，整个子宫的新生内膜缓慢修复，约于产后第3周，除胎盘附着部位外，宫腔表面均由新生内膜修复。胎盘附着部位全部修复需至产后6周时，若在此期间附着面因复旧不良出现血栓脱落，可引起晚期产后出血。

（2）宫颈　胎盘娩出后的宫颈松软、壁薄皱起，宫颈外口呈环状如袖口。于产后2~3d，宫口仍可通过2指。宫颈外口（产后1周）及宫颈内口（产后10d）恢复至未孕状态，产后4周时宫颈完全恢复至正常形态，仅因宫颈外口分娩时发生轻度裂伤，因多在宫颈3点及9点处，使初产妇的宫颈外口由产前圆形（未产型），变为产后"一"字形（已产型）。

2. 阴道　分娩后阴道腔扩大，阴道壁松弛及肌张力低，黏膜皱襞因过度伸展而减少甚至消失，于产褥期阴道腔逐渐缩小，阴道壁肌张力逐渐恢复，约在产后 3 周重新出现黏膜皱襞，但阴道于产褥期结束时尚不能完全恢复至未孕时的紧张度。

3. 外阴　分娩后的外阴轻度水肿，于产后 2 ~ 3d 内自行消退。会阴部若有轻度撕裂或会阴切口缝合后，均能在 3 ~ 5d 内愈合。处女膜在分娩时撕裂形成残缺痕迹称处女膜痕。

4. 盆底组织　盆底肌及其筋膜，因分娩过度扩张使弹性减弱，且常伴有肌纤维部分断裂。若能于产褥期坚持做产后健身操，盆底肌有可能恢复至接近未孕状态，否则极少能恢复原状。若盆底肌及其筋膜发生严重断裂未及时修补造成骨盆底松弛，加之于产褥期过早参加重体力劳动，可导致阴道壁膨出，甚至子宫脱垂。

（二）乳房的变化

产后乳房担负起哺乳功能。

1. 泌乳　乳房是产褥期不能恢复的器官，产后由于垂体催乳素的释放，乳腺泌乳功能很快启动。随着胎盘剥离排出，产妇血中胎盘生乳素、雌激素、孕激素水平急剧下降，胎盘生乳素在 6h 内消失，孕激素在几日后下降，雌激素则在产后 5 ~ 6d 内下降至基线。雌激素有增加垂体催乳素对乳腺的发育作用，但又有抑制乳汁分泌、对抗垂体催乳素的作用，产后呈低雌激素、高催乳素水平，乳汁开始分泌。尽管垂体催乳素是泌乳的基础，但以后乳汁分泌很大程度依赖哺乳时吸吮刺激。当新生儿在生后半小时内吸吮乳头时，由乳头传来的感觉信号经传入神经纤维抵达下丘脑，可能通过抑制下丘脑多巴胺及其他催乳素抑制因子，致使垂体催乳素呈脉冲式释放，促进乳汁分泌。

2. 排乳　吸吮动作能反射性地引起神经垂体释放缩宫素，缩宫素使乳腺腺泡周围的肌上皮细胞收缩，增加乳腺管内压喷出乳汁，表明吸吮喷乳是保持乳腺不断泌乳的关键，不断排空乳房也是维持乳汁分泌的一个重要条件。此外，乳汁分泌还与产妇营养、睡眠、情绪和健康状况相关。可见保证产妇休息、睡眠和饮食，避免精神刺激至关重要。

初乳是指产后 7d 内分泌的乳汁，因含 β 胡萝卜素，呈淡黄色，含较多有形物质，故质稠，产后 3d 内乳房中乳汁尚未充盈之前，每次哺乳可吸出初乳 2 ~ 20mL。初乳中含蛋白质较成熟乳多，尤其是分泌型 IgA（SIgA）。脂肪和乳糖含量较成熟乳少，极易消化，是新生儿早期理想的天然食物。产后 7 ~ 14d 分泌的乳汁为过渡乳，蛋白质含量逐渐减少。脂肪和乳糖含量逐渐增多。产后 14d 以后分泌的乳汁为成熟乳，呈白色，蛋白质约占 2% ~ 3%，脂肪约占 4%，糖类约占 8% ~ 9%，无机盐约占 0.4% ~ 0.5%，还有维生素等。初乳及成熟乳均含有大量免疫抗体。例如 SIgA 经新生儿摄入后，在胃肠道内不受胃酸及消化酶所破坏，大部分黏附于胃肠道黏膜，故母乳喂养的新生儿患肠道感染者甚少。由于多数药物可经母血渗入乳汁中，故产妇于哺乳期用药时，应考虑药物对新生儿有无不良影响。

（三）血液及循环系统的变化

妊娠期血容量增加，于产后 2 ~ 3 周恢复至未孕状态。但在产后最初 3d 内，由于子宫缩复，子宫胎盘血循环停止，大量血液从子宫涌入体循环；同时妊娠子宫压迫解除，下腔静脉血流增加；加之妊娠期过多组织间液回吸收，使血容量增加15%~25%，心搏出量增加35%。心功能不好者易发生心衰，平均动脉压及外周阻力增加。产褥早期血液仍处于高凝状态，有利于胎盘剥离面形成血栓，减少产后出血量。纤维蛋白原、凝血酶、凝血酶原于产后2~3周内降至正常。白细胞总数于产褥早期仍较高，可达$20×10^9/L$，中性粒细胞增多，淋巴细胞稍减少。血小板数增多。红细胞沉降率于产后6~12周降至正常。产褥期贫血可能与妊娠期贫血、产后出血及产褥早期血液稀释有关。以后红细胞计数及血红蛋白逐渐增高。

（四）呼吸系统的变化

由于子宫缩小、膈肌下降、腹压降低，产褥早期呼吸慢而深，14~16次/min，以腹式呼吸为主。动脉二氧化碳分压可上升5~10mmHg。

（五）消化系统的变化

产后由于黄体酮水平下降，胃泌素水平上升，消化功能逐渐恢复。产后1~2d内常感口渴，喜进流食或半流食，但食欲不佳，以后逐渐好转。胃液中盐酸分泌减少，约需1~2周恢复。胃肠张力及蠕动力减弱，约需2周恢复。产褥期间卧床时间长，缺少运动，腹肌及盆底肌松弛，加之肠蠕动减弱，容易便秘。

（六）泌尿系统的变化

体内于妊娠期潴留的多量水分主要经肾排出，故产后最初数日尿量增多。妊娠期发生的肾盂及输尿管扩张，约需4周恢复正常。在分娩过程中，膀胱受压致使黏膜充血、水肿及肌张力降低，以及会阴伤口疼痛、不习惯卧床排尿等原因，容易发生尿潴留。

（七）内分泌系统的变化

妊娠结束后，胎儿胎盘产生的激素急剧消退，如哺乳的话，与哺乳有关的激素上升。垂体、甲状腺及肾上腺皮质于妊娠期发生一系列内分泌改变，于产褥期逐渐恢复至未孕状态。分娩后，雌激素及孕激素水平急剧下降，至产后1周时已降至未孕时水平。胎盘生乳素于产后6h已不能测出，垂体催乳素因人而异，哺乳产妇于产后数周降至$60μg/L$，吸吮乳汁时此值增高；不哺乳产妇则降至$2μg/L$。

不哺乳产妇血中PRL下降快，卵巢功能也恢复较快，通常在产后6~10周月经复潮，平均在产后10周左右恢复排卵。哺乳产妇的月经复潮延迟，有的在哺乳期月经一直不来潮，平均在产后4~6个月恢复排卵。产后较晚恢复月经者，首次月经来潮前多有排卵，故哺乳期未见月经来潮却有受孕的可能。

（八）腹壁的变化

妊娠期出现的下腹正中线色素沉着，在产褥期逐渐消退。初产妇腹壁紫红色妊娠纹变成银白色妊娠纹。腹壁皮肤受妊娠子宫增大的影响，部分弹力纤维断裂，腹直肌呈不同程度分离，于产后腹壁明显松弛，腹壁紧张度需在产后6~8周恢复。

（九）产褥期的心理变化

产妇心理状态大多数是脆弱和不稳定的，因此容易产生产后忧郁综合征、产后抑郁症，甚至产后精神病等。心理与躯体、家庭及社会环境关系密切，因此产褥期心理保健十分重要。

### 二、产褥期的临床表现

#### （一）体温、脉搏、呼吸、血压

产后的体温多数在正常范围内。若产程延长致过度疲劳时，体温可在产后最初 24h 内略升高，一般不超过 38℃。不哺乳者于产后 3～4d 因乳房血管、淋巴管极度充盈也可发热，体温达 38.5℃ 左右，一般仅持续数小时，最多不超过 12h 体温即下降，不属病态。产后的脉搏略缓慢，每分钟约为 60～70 次，与子宫胎盘循环停止、卧床休息及迷走神经兴奋等因素有关，约于产后 1 周恢复正常，不属病态。产后腹压降低，膈肌下降，由妊娠期的胸式呼吸变为胸腹式呼吸，使呼吸深慢，14～16 次/min。血压于产褥期平稳，变化不大。妊娠高血压疾病产妇的血压于产后降低明显。

#### （二）子宫复旧

胎盘娩出后，子宫圆而硬，宫底在脐下 1 指。产后第 1d 因宫颈外口升至坐骨棘水平，致使宫底稍上升至平脐，以后每日下降 1～2cm，至产后 10d 子宫降入骨盆腔内，此时腹部检查于耻骨联合上方扪不到宫底。

#### （三）产后宫缩痛

在产褥早期因宫缩引起下腹部阵发性剧烈疼痛称产后宫缩痛。子宫在疼痛时呈强直性收缩，于产后 1～2d 出现，持续 2～3d 自然消失。多见于经产妇。哺乳时反射性缩宫素分泌增多使疼痛加重。

#### （四）褥汗

产褥早期，皮肤排泄功能旺盛，排出大量汗液，以夜间睡眠和初醒时更明显，使妊娠期潴留的水分排出，不属病态，于产后 1 周内自行好转。

#### （五）恶露

产后随子宫蜕膜（特别是胎盘附着处蜕膜）的脱落，含有血液、坏死蜕膜等组织经阴道排出，称恶露。恶露分为：

1. 血性恶露　色鲜红，含大量血液得名。量多，有时有小血块，有少量胎膜及坏死蜕膜组织。

2. 浆液恶露　色淡红，似浆液得名。含少量血液，但有较多的坏死蜕膜组织、宫颈黏液、阴道排液，且有细菌。

3. 白色恶露　黏稠，色泽较白得名。含大量白细胞、坏死蜕膜组织、表皮细胞及细菌等。

正常恶露有血腥味，但无臭味，持续 4～6 周，总量为 250～500mL，个体差异较大。血性恶露约持续 3d，逐渐转为浆液恶露，约 2 周后变为白色恶露，约持续 3 周干净。上述变化是子宫出血量逐渐减少的结果。若子宫复旧不全或宫腔内残留胎盘、多量胎膜或合并感染时，恶露量增多，血性恶露持续时间延长并有臭味。

### 三、产褥期的处理

产褥期母体各系统变化很大，虽属生理范围，但子宫内有较大创面，乳腺分泌功能旺盛，容易发生感染和其他病理情况，及时发现异常并进行处理非常重要。

（一）产后 2h 内的处理

产后 2h 内极易发生严重并发症如产后出血、产后心衰、产后子痫、循环衰竭，甚至羊水栓塞等。故应在产房严密地观察产妇，重视产妇主诉，处理好此期非常重要。除协助产妇首次哺乳外，不断观察阴道流血量，最好用弯盘放于产妇臀下收集，并注意子宫收缩、宫底高度、膀胱充盈与否等，并应测量血压、脉搏。若发现子宫收缩乏力，应按摩子宫并肌注子宫收缩剂（麦角新碱或缩宫素）。若阴道流血量虽不多，但子宫收缩不良，宫底上升者，提示宫腔内有积血，应挤压宫底排出积血，并给予子宫收缩剂。若产妇自觉肛门坠胀，多有阴道后壁血肿，应行肛查确诊后给予及时处理。若产后 2h 一切正常。将产妇连同新生儿送回病室，仍需勤巡视。如有不适主诉，认真寻找原因，进行病因治疗，而且勿轻易对症处理，延误病情。

（二）加强对妊娠期、产时高危病情的产后连续观察，继续治疗，预防恶化。

（三）饮食

产后 1h 可让产妇进流食或清淡半流食，以后可进普通饮食。食物应富有营养、足够热量和水分。若哺乳，应多进蛋白质和多吃汤汁食物，并适当补充维生素和铁剂。如剖宫产，术后排气后可进半流及普通饮食。

（四）警惕产后尿潴留

产后尿量明显增多，应鼓励产妇尽早自解小便。产后 4h 即应让产妇排尿。若排尿困难，应解除怕排尿引起疼痛的顾虑，鼓励产妇坐起排尿，用热水熏洗外阴，用温开水冲洗尿道外口周围诱导排尿。下腹部正中放置热水袋，刺激膀胱肌收缩，也可针刺关元、气海、三阴交、阴陵泉等穴位。用强刺激手法，或肌注甲基硫酸新斯的明 1mg 或加兰他敏注射液 2.5mg，兴奋膀胱逼尿肌促其排尿。若使用上述方法均无效时应予导尿，必要时留置导尿管 1～2d，并给予抗生素预防感染。

（五）重视便秘

产后因卧床休息、食物中缺乏纤维素以及肠蠕动减弱，常发生便秘。应多吃蔬菜及早日下床活动。若发生便秘，可口服缓泻剂、开塞露塞肛或肥皂水灌肠。

（六）观察子宫复旧及恶露

每日应在同一时间手测宫底高度，以了解子宫逐日复旧过程。测量前应嘱产妇排尿，并先按摩子宫使其收缩后再测耻骨联合上缘至宫底的距离。产后宫缩痛严重者，可针刺中极、关元、三阴交、足三里等穴位，用弱刺激手法，也可用山楂 100g 水煎加糖服，或定时服用止痛药。

每日应观察恶露数量、颜色及气味。若子宫复旧不全，恶露增多，色红且持续时间延长时，应及早给予子宫收缩剂。若合并感染，恶露有腐臭味且有子宫压痛，应给予抗生素控制感染。

（七）会阴处理

用2‰新洁尔灭液擦洗外阴，2~3次/d，平时应尽量保持会阴部清洁及干燥。会阴部有水肿者，可用50%硫酸镁液湿热敷，产后24h后可用红外线照射外阴。会阴部有缝线者，应每日检查伤口周围有无红肿、硬结及分泌物。于产后3~5d拆线，若伤口感染，应提前拆线引流或行扩创处理，并定时换药。

（八）剖宫产者鼓励早下床

注意排气时间、体温、伤口有无渗血。腹部伤口于术后5~7d拆线。

（九）乳房护理

推荐母乳喂养。必须正确指导哺乳，于产后半小时内开始哺乳，此时乳房内乳量虽少，通过新生儿吸吮动作刺激泌乳。实施母婴同室，废弃定时哺乳，推荐按需哺乳，生后24h内，每1~3h哺乳1次。生后2~7d内是母体泌乳过程，哺乳次数应频繁些，母体下奶后一昼夜应哺乳8~12次。最初哺乳时间只需3~5min，以后逐渐延长至15~20min。让新生儿吸空一侧乳房后，再吸吮另侧乳房。第一次哺乳前，应将乳房、乳头用温肥皂水及温开水洗净。以后每次哺乳前均用温开水擦洗乳房及乳头。母亲要洗手。哺乳时，母亲及新生儿均应选择最舒适位置，需将乳头和大部分乳晕含在新生儿口中，用一手扶托并挤压乳房，协助乳汁外溢，防止乳房堵住新生儿鼻孔。每次哺乳后，应将新生儿抱起轻拍背部1~2min，排出胃内空气以防吐奶。哺乳期以1年为宜，纯母乳喂养6个月，从6个月起逐步添加辅食。乳汁确实不足时，可补充按比例稀释的奶粉。哺乳开始后，遇以下情况应分别处理：

1. 乳胀　若发生乳房胀痛，多因乳房充血、乳腺管不通致使乳房形成硬结。可行乳房按摩，协助排乳。可口服维生素B。或散结通乳中药，常用方剂为柴胡（炒）、当归、王不留行、木通、漏芦各15g，水煎服，促使乳汁畅流。重在预防：早吸吮，勤吸吮。

2. 催乳　若出现乳汁不足，除指导哺乳方法、勤哺乳、哺乳后将乳汁吸尽、适当调节饮食外，可选用下述方法催乳：

（1）针刺膻中、合谷、外关、少泽等穴位，用强刺激手法；气血虚弱者取足三里穴，用弱刺激手法，或用耳针取乳腺、胸、内分泌、皮质下等穴位，1次/d。

（2）服用中药：肝郁气滞型选用下乳涌泉散（当归、川芎、花粉、白芍、生地、柴胡、青皮、漏芦、桔梗、木通、白芷、山甲、甘草、王不留行）加减；气血虚弱型选用通乳丹（人参、黄芪、当归、麦冬、木通、桔梗）加减，纱布包好，用猪蹄炖烂吃肉喝汤。此外，也可用成药催乳。

3. 退奶　产妇因病不能哺乳，应尽早退奶。退奶方法有：

（1）溴隐亭0.25mg，2次/d，早晚与食物共服，连续用药14d，对已有大量乳汁分泌而需停止哺乳者，效果满意。停药后偶尔有少量乳汁分泌 2～3d，以同样剂量继续服用数日即可停止。

（2）大剂量雌激素抑制垂体催乳激素的分泌而退奶，但必须在分娩后 24h 尽早开始服用，常用己烯雌酚 5mg，3 次/d，连服 3d，以后每日服 5mg，再服 3d，其后每日服 2mg，再服 3d，同时少进汤类，用药期间不可挤乳。

（3）炒麦芽 60～90g，水煎当茶饮，1 剂/d，连服 3～5d。

（4）针刺足临泣、悬钟等穴位，两侧交替，1 次/d，用弱刺激手法，7 次为一疗程。

（5）芒硝 250g 分装两纱布袋内，敷于两乳房并包扎，湿硬时更换。

### 四、产褥期保健

1. 环境　居室应清洁、明亮、空气清新、温度适宜。

2. 个人卫生　应勤换内衣，用温水擦浴或淋浴，每次大小便后清洗外阴，勤换会阴垫。

3. 适当活动及做产后健身操　经阴道自然分娩的产妇，应于产后 6～12h 内起床稍事活动，于产后第 2d 可在室内随意走动，再按时做产后健身操。行会阴侧切术或行剖宫产术的产妇，于次日起床稍事活动，待拆线后伤口不感疼痛时，也应做产后健身操。尽早适当活动及做产后健身操，有助于体力恢复、排尿及排便，避免或减少静脉栓塞的发生率，且能使骨盆底及腹肌张力恢复，避免腹壁过度松弛。产后健身操应包括能增强腹肌张力的抬腿、仰卧起坐动作和能锻炼骨盆底肌及筋膜的缩肛动作。产后 2 周时开始加作胸膝卧位，以预防或纠正子宫后倾。上述动作每日做 3 次，15min/次，运动量应逐渐加大。

4. 饮食与营养　产后以合理、平衡为原则。哺乳母亲每日需要的热量需 2 500～3 000kcal，每日谷类可达 500～600g，蔬菜 400～500g，水果 100～200g，肉类 50～100g，鱼虾类 50g，蛋类 25～50g，奶及奶制品 100g 或豆制品 50g，油脂要少，约 25g。

5. 心理保健　家属、丈夫及医务人员要善待、关心产妇，如产妇有心理异常，需及时疏导，严重者宜早治疗。

6. 计划生育指导　产褥期内禁忌性交。产后不哺乳，通常在产后 6～10 周月经复潮；产后哺乳，月经延迟复潮，甚至哺乳期不来潮，但也有按时来潮者。于产后 42d 起应采取避孕措施，原则是哺乳者以工具避孕为宜，不哺乳者可选用药物避孕。

7. 产后检查　包括产后访视和产后健康检查两部分。产后访视至少 3 次，第 1 次在产妇出院后 3d，第 2 次在产后 14d，第 3 次在产后 28d，了解产妇及新生儿健康状况，内容包括了解产妇饮食、大小便、恶露及哺乳等情况，检查两侧乳房、会阴伤口、剖宫产腹部伤口等，若发现异常应给予及时指导。产妇应于产后 42d 去医院做产后健康检查。内容包括血压、查血、尿常规，了解哺乳情况，并做妇科检查，观察盆腔内生殖器官是否已恢复至非孕状态，并检查孕期并发症的恢复情况。最好同时带婴儿来医院做一次全面检查。

婴儿由儿科医师检查，内容包括了解喂养情况、有无疾病、计划免疫等，并做体格检查：体重、身长测量、系统体检及体智力发育状况检查，最后对父母进行咨询及育婴指导。

（文丽芳）

# 第六节 新生儿保健

## 一、几项重要的保健措施

### （一）新生儿状况的评估

1. 出生时阿氏评分 是对新生儿出生后短期内健康状况的评估，国际通用。

一般是出生后 1、5、10min 各评 1 次。1min 代表新生儿初生时的状况，反映宫内的经历；5min 以后的评分则与新生儿预后有极密切关系，反映从宫内到宫外的过渡完成状况。

表2-2 阿氏评分法

| 检查项目 | 0分 | 1分 | 2分 |
|---|---|---|---|
| 心率（次/min） | 0 | <100 | >100 |
| 呼吸 | 无 | 慢、弱、不规则 | 哭声响，呼吸正常 |
| 肌张力 | 松弛 | 四肢略屈曲 | 四肢活泼运动 |
| 对刺激反应（弹足心或导管吸痰） | 无反应 | 面部略有动作，如皱眉、咧嘴 | 反应强烈如哭、咳嗽、喷嚏 |
| 皮肤颜色 | 青紫或苍白 | 躯干红，四肢青紫 | 全身红润 |

总分：8~10分为正常，7及7分以下为窒息，其中4~7分为轻度窒息，0~3分为重度窒息。

2. 简易出生情况评分法 仅用目测的指标来评分，不必如阿氏评分需测量心跳次数。

表2-3 简易新生儿出生状况评分法

| 检查项目 | 0分 | 1分 | 2分 |
|---|---|---|---|
| 脐带血管 | 萎陷、无力 | 中度充盈 | 极度充盈 |
| 皮肤颜色 | 苍白 | 青紫 | 红润 |
| 肌张力，四肢活动 | 无 | 减低，活动少 | 正常 |
| 呼吸运动 | 无 | 慢，弱 | 规则 |

总分：6~8分为正常，3~5分需复苏，3分以下则重度窒息，预后严重。

3. 新生儿成熟度的评估 可以评价胎儿在子宫内的生长发育状况，估计生后生活能力。对制定保健措施及判断预后有很大作用。方法很多，有繁有简，项目多，误差小，但复杂费时不实用。国际多用 Dubowitz 法，是根据体格发育及神经反射的发育程序为依据的。国内则多采用石树中等医师的简易胎龄评估法，经复核 4 455 例新生儿，其正确率优于国外几种简易评估法。

表 2 - 4 简易胎龄评估法

| 体征 | 0分 | 1分 | 2分 | 3分 | 4分 |
|------|------|------|------|------|------|
| 足底纹理 | 无 | 前半部红痕不明显 | 红痕大于前半部，褶痕小于前1/3 | 褶痕大于前2/3 | 明显深的褶痕，大于前2/3 |
| 乳头形成 | 难认，无乳晕 | 乳头明显可见，乳晕淡而平，直径小于0.75cm | 乳晕呈点状，边缘不突起，直径小于0.75cm | 乳晕呈点状，边缘突起，直径大于0.75cm | |
| 指甲 | | 未达指尖 | 达指尖 | 超过指尖 | |
| 皮肤 | 薄，胶冻状 | 薄而光滑 | 光滑，中等厚度，表皮脱屑或皮疹 | 稍厚，表皮皱裂翘起，以手足明显 | 厚，羊皮纸样，皱裂深浅不一 |

总分 +27 = 胎龄周数。如体征介于评分二者之间。可用其均数。胎龄 37 周以上为成熟新生儿。

4. **体格发育评价**　根据出生体重与胎龄可以判断宫内发育，如适于胎龄儿为正常发育者；小于胎龄儿系宫内发育受限所致；大于胎龄儿为宫内发育加速所致。

其他判断生长发育的体格测量指标还有身长、头围、胸围、肩围、上臂围等，测量结果与该地区正常新生儿出生时的各项指标数值相比较，可以协助体重来判断宫内的生长发育，以估计新生儿期的生活能力及预后。

（二）体格检查

出生后处理脐带、测量体重及阿氏评分后需立即做全面体检，包括一般状况，头、面、颈部、胸部、腹部、脊柱四肢、肛门、外生殖器、皮肤黏膜、淋巴结，顺序检查。初生时体检目的为：

1. 了解宫内发育状况，有无宫内缺氧、感染等异常。

2. 了解出生后从宫内到宫外生活转变是否正常，特别是呼吸、循环系统的功能转变。

3. 有无先天性发育异常。

4. 有无产时伤害如机械损伤、药物伤害等。

5. 制定保健计划。

在新生儿室应逐日观察及检查新生儿，以了解生后各器官功能是否正常，喂养及生长情况，及早发现异常及早处理。

出院时体检需注意住院期间有无并发症，结果如何，目前是否一切正常，出院后保健计划及保健指导。

新生儿不能主诉自身感觉，但新生儿期的许多疾病与功能异常均可通过体征表现出来，因此体检要有系统性，不可遗漏，而且必须仔细认真，并要参考护理记录，了解新生儿精神状况，吃奶、大小便等情况，以做出正确判断。

（三）免疫接种

1. 卡介苗接种

（1）适应证：足月正常新生儿出生后 12~24h，难产或异常儿出生后 3d，无异常时可接种，早产儿可待体重增长到 2 500g 以上，一般在 42d 复查时补种。

（2）禁忌证：早产儿，体重 < 2 500g，体温 37.5℃ 以上者；有严重呕吐、腹泻、湿疹、脓疱疹或产伤或其他疾病者。

（3）接种方法：卡介苗疫苗 0.1mL，用结合菌素针，注于左臂三角肌下端外侧，皮内注射。

（4）注意事项：针管、针头一人一份，用毕后需用75%酒精或来苏水或1%新洁尔灭液浸泡半小时后方能清洗；目前大部分地区用一次性注射器，剩余的疫苗及用过的一次性注射器不得随便丢弃，需焚烧；注射不能太深，量不能过多，以防反应强烈；不能太少，以防达不到预期效果；注射后及时登记，做记号，以免重复注射；不能在阳光下接种；不能与其他预防接种在同一针管内一起注射。

2. 乙肝疫苗接种

（1）适应证：凡母血 HBsAg 阳性新生儿。目前已扩大到所有新生儿。

（2）禁忌证：早产儿，体重 < 2 500g；体温 37.5℃ 以上者；有并发症新生儿。

（3）注射方法：基因工程乙肝疫苗注射，首次于生后24h内，第2次生后1个月，第3次生后6个月，共3次。如生后9个月，婴儿体内抗体产生，抗 HBs 阳性，表示免疫成功。如母体乙肝五项均阴性，三次注射量为 10μg、5μg、5μg；如母体 HBsAg 阳性，三次注射量为 10μg、10μg、10μg；如母体 HBsAg、HBeAg、抗 HBc 阳性，则可用乙肝免疫球蛋白 100U 于 24h 内注射，1 个月时再注射 100U，第 2、3、6 个月注射乙肝基因重组疫苗各 10μg，达到双重免疫目的。但乙肝免疫球蛋白为血制品，有丙肝、艾滋病污染之虑，应征得家属同意后注射。

（四）保暖

新生儿，特别是未成熟新生儿的体温调节功能差，如保暖不当易被寒冷所刺激，影响预后。保暖是一个十分重要但易被忽视的环节。

1. 新生儿体温调节特点

（1）体表面积相对比成人大，散热多。

（2）皮下脂肪少，隔热差。

（3）产热少，新生儿无机械产热能力（如寒战、毛孔收缩等），仅靠化学性产热，棕色脂肪是主要产热组织，但贮存少，生后如供给营养不足，产热物质不足时，新生儿自身代谢产热不足以维持正常需要。

（4）分泌去甲肾上腺素使棕色脂肪分解产热的功能差。

（5）没有自我保护能力，环境影响较大，如不及时保温，会很快丢失大量的热量。

2. 保暖措施

（1）预防热的丢失：新生儿散热机制——由于血管舒张和收缩的变化，热从体内向体表散发；体表再向外环境散热，可通过辐射、传导、对流和蒸发等形式散热。

为防止热能丢失可采用下列方式：

①出生或洗澡后立即擦干，并用温热的毯子或包被包裹。

②保持新生儿周围环境温度适中，可用各种暖箱、热水袋、热水瓶、热水垫或辐射热装置保温，使皮肤温度保持在36.5℃左右。

③减少对流和传导散热，房屋通风时不宜将新生儿放在对流处，给氧时要经过加温，婴儿接触的物体包括衣物、床、检查台、检查仪器等要保暖，与婴儿皮肤温度接近。

④及时补充营养，注意喂养，以供应足够的热量。

（2）包裹保温：是最简单的保温方法。

①包裹材料：应柔软、蓬松，如棉花制成的棉被、毛毯等，用前要加温，保持温暖。

②包裹部位：躯干体表面积大，大部分包裹方法均保护此部位。但新生儿头在身体的比例较大，头部血管丰富，散热量较多，所以头部也应注意包裹或戴帽，尤其在出生后头几个小时及冬天更应注意。

（3）培育箱：培育箱可以为新生儿提供中性温度环境。中性温度是最适宜的环境温度。在此温度下，氧的消耗和产热最低，从而呈平衡状态，体温可保持正常，肛门内温度可在36.8～37.2℃之间。

①适应证：早产儿和低体重儿；足月或正常体重的高危儿，体温调节功能差者如重度窒息、感染等。

②不同体重及生后日龄的适中温度：是调节培育箱温度的依据。中性温度随新生儿的组织成分、出生后日龄、健康状况及衣着等因素而改变。新生儿裸体放入培育箱时的温度可参照表2-5。

表2-5　不同出生体重早产儿的适中温度

| 出生体重（kg） | 培育箱温度 | | | |
|---|---|---|---|---|
| | 35℃ | 34℃ | 33℃ | 32℃ |
| ≤1.0 | 初生10d内 | 10d后 | 3周后 | 5周后 |
| 1.0～1.5 | | 初生10d内 | 10d后 | 4周内 |
| 1.5～2.0 | | 初生2d内 | 2d后 | 3周后 |
| 2.0～2.5 | | | 初生2d内 | 2d后 |

如果环境温度低，培育箱壁温度低，也可使新生儿辐射或传导丢热，所以改进用双层壁箱或在箱中新生儿周围罩一个塑料帐，可起更好的保温作用。对暖箱内新生儿进行任何操作时均应尽量在箱内进行，避免温度骤变。

（4）环境温度：室温是主要的环境温度，而围绕着新生儿周围的环境可称作微环境。

微环境温度对新生儿影响最大、最直接，所以调控微环境温度最重要。

胎儿在宫内温度比母亲体温高 0.5℃，出生后环境温度一般均低于宫内温度，又加上潮湿的羊水，使新生儿丢失很多热量。有学者测量，在平均温度 25℃ 的产房中，新生儿潮湿时，丢热达 420.5kcal/（kg·min）；如擦干、裸体时丢热为 365.7kcal/（kg·min）；如擦干包裹时减少到 163.2kcal/（kg·min）；如擦干放在辐射灯下，则丢热仅为 94.1kcal/（kg·min）。可见环境温度对新生儿体温调节关系密切。

①产房温度：理想的应在 30℃ 左右，但一般难以保持，而且工作人员不适应如此高温，但要求应至少在 26℃ 左右。处理新生儿时的微环境如结扎脐带、称体重、查体、洗澡、窒息复苏等操作均在保温条件下进行。根据条件可用热水袋、热水垫、加温床、灯泡、辐射热等，但注意保温物品勿直接接触新生儿皮肤，以免烫伤。产房中的最佳湿度是 40%～45%。

②转运途中的保温：从产房到婴儿室或转院途中，保温十分重要，但容易被忽视。

理想的转运应将新生儿放于培育箱中，无条件时也可用土法保温的箱子或有篷车转运。切勿仅手抱新生儿，将新生儿直接暴露于转运途中的冷空气中。

③母婴同室：早产儿、低体重儿及高危儿可按上述中性温度调节放于培育箱中。足月正常新生儿生后第一个 24h 体温调节不稳定，应在生后立刻与母亲皮肤接触，然后母婴同室。用母亲的皮肤温度保暖，效果好又经济，称袋鼠法保温。

（五）预防感染

新生儿免疫功能差，机体抵抗力低，是易感人群。而感染是造成新生儿病率及死亡率的重要原因之一。预防感染是新生儿保健中重要一环。

1. 新生儿感染途径

（1）血行感染：为出生前感染主要途径，母亲感染时，病原体经血通过胎盘由母体到儿体，形成宫内感染。

（2）上行感染：产道内菌群进入宫腔，如胎膜早破、宫腔操作、性交等，使细菌上行，先形成羊膜蜕膜炎、绒毛膜胎盘炎症，从而经脐带入胎儿循环。或分娩时胎儿通过产道时吸入或咽入带菌的羊水或分泌物而污染。

（3）环境感染：产程中操作，如阴道检查、手术助产、胎心内监护、头皮电极或头皮取血、新生儿复苏等操作，将病原体带入新生儿体内。

出生后在医疗护理过程中，经由医护人员的手、器械、敷料等传播途径，是生后感染的主要途径。尤其医护人员的手作为媒介的机会最多。其他如吸氧装置、呼吸机等被病原体污染成为感染源，各种器具如暖箱、奶具、衣物、尿布等均可作为传染媒介。

2. 预防感染措施

（1）产程中避免不必要的阴道操作，如必须进行时严格遵守消毒制度；避免产程过长，有感染可能时如破膜超过 6h、羊水浑浊有臭味等，及早治疗。

（2）及时治疗母亲感染性疾病，选用对羊水-胎盘转运率较高的、对胎儿无害的药物治疗。

（3）加强环境的清洁和消毒，定期消毒产房、母婴同室。

（4）严格器械、敷料、布类的消毒。

（5）严格遵守无菌操作制度，对新生儿的医疗护理应在无菌操作下进行，如注射、复苏、手术等。

（6）加强手的消毒：接触婴儿前必须要以流动的水洗手，擦手的毛巾或纸巾最好一次性使用，无条件时可待自然干燥；上班时医护人员不得用手接触感染源如脓肿、鼻腔等，不可避免时应在事后彻底消毒双手：用肥皂水刷手，清水冲洗后泡酒精或氯己定 5min 或用碘附液擦洗后方可接触婴儿。

（7）及时将感染的婴儿、工作人员或母亲与健康婴儿隔离，尽量减少有病亲友的探视。

（8）人工喂养儿食具、食品包括奶、糖水等要严格消毒。

（9）预防性抗生素不得盲目使用，但对下列情况可考虑使用：如胎膜早破 6h 以上，产程延长者；母亲有明确感染者；经过较复杂操作的新生儿如脐静脉给药、气管插管两次以上、气胸引流、呼吸机人工呼吸等；有严重全身疾病如心衰、酸中毒、休克等。

（六）家庭访视及 42 天检查

家庭访视由基层一级围生保健网的医护人员负责，重点的新生儿也可由二、三级医院负责。访视内容包括了解新生儿出院后家庭护理条件、新生儿吃奶情况、生长发育、健康状况，并进行卫生指导。重点指导对新生儿皮肤、脐部、口腔护理；喂养知识及新生儿应用物品的消毒。发现异常及时处理或转院治疗。

访视时间：第一次最好在出院后 3d 内，正常新生儿可在生后半个月、1 个月时再访 2 次，至少共 3 次。对早产儿或高危儿应增加家访次数，直到新生儿生活能力较好，病情稳定，家长已较好掌握护理和喂养能力后再延长访视间隔。

42d 复查最好在接生医院进行，重点了解婴儿生长发育情况，有无被漏诊的先天异常，有无并发症如湿疹、营养不良、佝偻病、贫血等，并进行喂养、添加辅食、智力训练和计划免疫等指导。检查内容包括体格测量、详细体检、卫生咨询。对早产儿等未在住院期间接种卡介苗者可在此时补种。对于高危新生儿需针对原发病进行相应检查，如窒息后智力情况、产伤后功能恢复等。

## 二、新生儿的营养

（一）母乳喂养

1. 母乳是婴儿最好的天然食品

（1）母乳的组成比例合适，利于新生儿吸收利用。人乳中 70% 为乳清蛋白，富含必需氨基酸，胃内凝块小，易消化。母乳脂肪主要为不饱和脂肪酸，易吸收；糖类主要为乙型乳糖，可促进双歧杆菌及乳酸杆菌的生长，抑制大肠杆菌、痢疾杆菌的生长，还可利于钙的吸收；母乳中钙磷比例合适（2∶1），钙易于吸收；母乳还富含维生素 A、C、D。而牛奶中蛋白质及脂肪不易被吸收，含磷高，钙不易吸收。母乳的营养丰富而且最适合于自己后代的需要。

（2）母乳中含蛋白酶、乳糖酶等，有利于乳汁中营养的吸收。

（3）母乳的抗感染作用：初乳中含大量免疫球蛋白如分泌型 IgA，可抗胃肠道感染，其他如 IgM、IgG、补体 C3、溶菌酶、吞噬细胞等，可以增加婴儿对胃肠、呼吸道感染的抵抗能力。母乳中乳铁蛋白对致病性大肠杆菌有明显抑菌作用。

（4）母乳的温度适中，哺喂方便，可以减少用具的污染。

（5）母乳喂养加强母子感情，在喂养过程中眼对眼注视、按摩触摸、语言等良好刺激可以促进婴儿早期智力潜能开发。

2. 母乳喂养要早喂　早喂奶可以刺激乳腺分泌，防止乳腺导管阻塞，可以促进母亲子宫收缩；可以及早让新生儿得到足够营养、免疫物质，还可以得到智力发育的良好刺激。目前主张最早到新生儿刚娩出断脐前即让新生儿吸吮，大部分在生后 2h 开始喂奶。

3. 按需哺乳新生儿生长发育最好　每 3～4h 的定时哺乳是适用于母婴分室工作方便的需要，但从新生儿的需要来看，想吃就喂最能满足新生儿营养的需要，国外学者比较定时哺喂及按需哺喂两组的婴儿，以后者生长发育为好。每次哺乳时间以每侧乳房 5～10min 为好，在吸吮的头 5min 内可吸出乳量的 1/2～2/3。以后吸出的乳汁称后乳，富含脂肪及蛋白质，有利婴儿增加体重。过久吸吮，婴儿易疲劳，乳汁吸空后吸入空气易呕吐，此外容易造成乳头皲裂。

4. 促进乳汁分泌的方法

（1）婴儿吸吮可反馈使乳汁加多。

（2）吸吮后如有多余乳汁应用手挤或吸乳器排空乳房，利于再分泌。

（3）乳母营养充足。

（4）生活规律，精神愉快。

（5）注意卫生，预防疾病。

（6）做好计划生育，避免再次妊娠影响乳量。

（二）人工喂养

1. 人工喂养的缺点

（1）替代母乳的食品如牛、羊乳、乳制品的营养成分不适于人类后代的需要。

（2）乳品、食具污染易造成感染，尤其肠道感染。

（3）牛乳可致变态反应，如皮肤湿疹、重症腹泻等。

（4）哺喂量不易掌握，太多消化不良，太少营养不足。

（5）代用食品缺乏母乳富含的免疫物质及各种消化酶。

（6）价格昂贵，费事不方便。

（7）母子的身体接触少，影响婴儿智力发育。

2. 人工喂养的选择　不得已需人工喂养时最好选择母乳化奶制品。

3. 奶量计算　足月儿可按公式计算：每日总奶量 =（出生天数 – 1）×70 或 80（体重 3 000g 以上者乘 80），总量分 6~8 次喂哺。

生后 10d 则总奶量为体重的 1/5~1/6。

但公式仅供参考，还要结合婴儿的反应而定，以小儿吃饱为原则，如小儿吸吮一定量后不再吸吮，奶后能安静 3~4h，大便正常，体重增长好，表示奶量及浓度合适。

4. 人工喂养方法　一般每 3~4h 喂 1 次。

奶瓶最常用，乳头孔不可太大以免小儿呛咳，也不可太小，以免小儿疲劳及吸进空气。小匙喂养也可，但不可太急，以免误吸奶入气管。

早产儿可用滴管、胃管喂养。

（三）母婴同室

这是传统的哺育婴儿方式，最有利于母子健康。

1. 母婴同室的优点

（1）增加母子感情。

（2）便于母乳喂养，促进乳汁分泌。

（3）利于提高母亲对新生儿的护理能力。

（4）能及早发现新生儿异常，及时处理。

（5）有利于新生儿体力和智力的生长发育。

（6）有利于母亲产褥期子宫复旧及体力恢复。

2. 母婴同室的注意事项

（1）环境适宜，休养室应较宽敞，产母床边放置婴儿床，同室休养员不宜过多。

（2）医护人员要认真负责，按常规护理产母及新生儿。

（3）医护人员要认真做好母婴情况记录，了解病情，及时处理。

（4）医护人员要指导产母护理新生儿，如喂奶、换尿布、洗澡、新生儿抚触、每日护理等。

（5）医护人员要定时做好卫生宣教及新生儿知识宣教。

（6）母婴同室探视时避免人员过多，有病或带菌者不得探望及触摸婴儿。

### 三、正常新生儿的护理保健

（一）出生时的护理

1. 保暖　微环境温度要调节好，及时擦干羊水。

2. 清理呼吸道　胎头娩出后，胎肩娩出前要清除鼻咽腔黏液，在开始呼吸前应清理干净，以免呼吸时吸入气道内。

3. 脐带处理　脐带搏动停止后断脐带，残端处理按各地习惯，如脐带夹、线绳、气门芯等，处理时要严格消毒。残端断面处理用 2.5% 碘酒或 2% 高锰酸钾液均可。要注意有无脐带渗血。

4. 眼的处理　0.25%氯霉素眼药水或弱蛋白银或0.5%新霉素眼药水滴双眼。

5. 皮肤清洁　湿纱布擦去血污，皱褶处胎脂可用植物油擦去。

6. 测体重。

7. 做标记如腕条、腰牌、脚印等，详记母亲姓名、住院号、婴儿性别、分娩方式、出生时间等。

8. 体格检查，制定保健方案。

（二）日常保健

1. 婴儿所处的室温、湿度及消毒如上述。

2. 皮肤护理　室温适宜时可每日温水洗浴，洗澡时肥皂应用婴儿皂或婴儿洗浴液，浴后皮肤皱褶处涂以保护粉剂，每次大便后臀部用清水洗净后涂以凡士林或鞣酸软膏防臀红。如洗浴条件不足时也可用无菌植物油涂擦，进行"干洗澡"。

3. 脐部护理　生后12~24h可将脐带断端暴露。每日洗澡后用2.5%碘酒及75%酒精消毒残端及周围皮肤，如潮湿有分泌物时，消毒后涂以消毒脐粉，纱布包扎，一般4~7d脱落，脱落后注意脐窝消毒，注意有无分泌物。

4. 五官护理　盐水或4%硼酸水棉球擦眼，并滴以0.25%氯霉素眼药水；鼻内如有分泌物或干痂要及时清理，动作轻柔，不伤皮肤及黏膜；口腔黏膜娇嫩，不要擦洗，注意有无鹅口疮；耳内有分泌物或异物如乳汁、泪水，要及时清理。

5. 衣物、尿布要柔软、清洁。衣服每日换洗，尿布及时勤换。尿布上端应折在脐部以下，以免尿湿脐部。

6. 详细做好婴儿记录，包括每日体重、体温、大小便、奶量，有无异常如黄疸、青紫、呕吐等。

7. 新生儿疾病筛查　生后3d的婴儿取足跟血做苯丙酮尿症、先天性甲状腺功能低下筛查，并做听力筛查。新生儿筛查内容各地区根据当地多发病增加项目。

（文丽芳）

# 第三章  病理妊娠

## 第一节  妊娠剧吐

妊娠期孕妇恶心、呕吐，甚至不能进食，发生体液平衡失调及新陈代谢紊乱者称妊娠剧吐。

一般按呕吐严重程度分为三种类型：①晨吐：清晨有恶心、呕吐，但不影响日常生活；②中度呕吐：恶心、呕吐加重，但经对症治疗、饮食指导和适当休息，则症状多可缓解；③恶性呕吐：为持续性恶心、呕吐，导致酸中毒及电解质紊乱或肝功能异常，需住院治疗以纠正代谢紊乱。

### 一、病因

妊娠剧吐确切病因不明，目前认为可能与以下因素有关：

1. 内分泌因素　妊娠早期当呕吐最严重时，体内 hCG 水平亦最高，双胎妊娠或葡萄胎患者血内 hCG 浓度明显增高，而其发生剧吐者也明显增多。据此推测妊娠呕吐可能与体内 hCG 水平相关。

2. 精神、神经因素　妊娠期自主神经的敏感性随个体差异变化很大，故每个人呕吐的严重程度不一。一些妇女心理受环境影响很大，思想恐惧或脆弱都可增加精神紧张性。精神因素与妊娠剧吐发生有较大关系。

### 二、病理生理

妊娠剧吐的基本病理生理是因饥饿、代谢性酸中毒及失水、脂肪代谢增加，造成电解质紊乱。大量脂肪酸经肝脏代谢后产生较多乙酰乙酸、β 羟丁酸及丙酮，统称为酮体，恶性呕吐病人肝脏中产生的酮体超过肝脏组织分解酮体的能力，血中酮体积聚，碳酸氢盐减少，血液 pH 值下降，尿中可出现酮体，产生代谢性酸中毒，由此又可加剧胃肠道症状，出现恶性循环。由于脱水、缺氧，肝功能可受累使转氨酶升高，严重者可出现黄疸。低血钾时可引起心脏传导停止可致心搏骤停。机体严重脱水、电解质紊乱可影响肾脏功能。重症剧吐患者，因严重营养缺乏，维生素缺乏，血管脆性增加，可致视网膜出血，脑功能损害，危及患者生命。

### 三、诊断

根据病史及临床表现首先明确是否妊娠，需除外滋养细胞疾病。如肯定为妊娠，亦需排除由消化系统或神经系统等其他疾病所引起的呕吐。

确诊妊娠剧吐后对中、重度患者需做以下检查：

1. 血常规、肾功、血生化指标的检测　了解血象、血球压积、电解质紊乱及肾功能情况。

2. 尿液　计算每日尿量，测尿比重，酮体，尿常规检测。

3. 心电图检查　可及时帮助发现有无低血钾或高血钾，了解心肌情况。

### 四、治疗

（一）轻度妊娠呕吐

一般不需特殊治疗。医生需了解患者的精神状态并进行心理治疗。指导患者少吃多餐，吃易消化、低脂肪的食物。

（二）严重呕吐或伴有脱水、酮尿症

均应住院治疗，治疗方法除上述治疗方法外，重点应补充足量葡萄糖及液体，纠正失水、代谢性酸中毒并补充营养。治疗最初48h患者应禁食，使胃肠得以休息，给予静脉输液或全胃肠外营养。

1. 补充液体　首先补充葡萄糖，纠正脂肪代谢不全导致的代谢性酸中毒。为更好利用输入的葡萄糖，可适量加用胰岛素。失水病人宜输入等渗液。除补充水外，还需同时补充电解质，以维持细胞内、外渗透压平衡。输入液量根据失水量而定。

（1）轻度脱水者：临床表现不明显，稍有口渴，皮肤弹性略差，尿量尚正常，体液丢失量约占体重的2%~3%，输液量约为30mL/（kg·d）。

（2）中度脱水者：口渴明显，舌干燥，皮肤弹性差，尿量减少。体液丢失占体重的4%~8%，输液量约为60mL/（kg·d）。

（3）重度脱水者：除上述症状和体征更加明显外，可出现神志不清、嗜睡、昏迷、血压降低等症状，尿极少或无尿。体液丢失占体重的10%~13%以上，输液量约为80mL/（kg·d）。失水的纠正可依据尿量及尿比重判断，失水纠正良好者，24h尿量不少于600mL，尿比重不高于1.018。

2. 纠正电解质紊乱及酸碱失衡

（1）根据血清钠量计算缺钠量

缺钠量（mmol）= 体重（kg）×0.6×（140 - 测定血钠的浓度 mmol/L）

轻度缺钠时可用生理盐水补充。如缺钠较多，可用高渗水补充，即以3%~5%的盐水补充。

（2）纠正低钾血症：补充钾应先快后慢，快时每小时最多静脉滴注氯化钾1g，多认为每小时0.75g为宜。过快可发生高钾血症，快速补钾时应心电图监护。氯化钾不可静脉推注。补钾不能操之过急，输入的钾需15h细胞内外方能达到平衡。在控制症状后，可逐步补给，常需1周或更长时间才得到纠正。可用下面公式计算补充量：

需补钾（mmol/L）=（正常血 $K^+$ – 实测血 $K^+$）×0.4×体重（kg）式中血钾的单位是 mmol/L。计算出的 mmol 数除以 13.4 即得所需补充的氯化钾克数。

对不易纠正的低血钾者应考虑合并有低血镁同时存在，应测定血镁或做试验性治疗，补充镁剂。

补钾过程中应反复查心电图、血钾、24h 尿钾，并结合症状与体征的变化，随时调整剂量，绝不能只靠一两次血钾测定来决定补钾量。另外，血钾恢复正常并不等于总体钾已恢复正常。24h 尿钾测定对总体钾的估计有一定价值。

（3）纠正酸中毒：酸中毒产生的原因是缺糖消耗体内脂肪，酮体增加所致，首先要补充葡萄糖，酸中毒很快可得以纠正；严重者则补碱纠酸。对合并有代谢性酸中毒者，可根据 $HCO_3^-$、或 BE、或 $CO_2CP$ 的测定结果补充 5% 碳酸氢钠纠正酸中毒。计算方法：

所需碱液 mmol =（正常 BE – 病人所测得 BE）×体重（kg）×0.4

若以体重的 0.6 计算体液，一般先给应补充的 1/2~1/3 量，待复查 $HCO_3^-$ 或 $CO_2CP$ 后，再给其余补充量。

（三）胃肠外营养

有条件的医院可应用。每日供热量 10 460 ~ 12 552kJ（2 500 ~ 3 000kcal），除输入 10%、30%，甚至 50% 葡萄糖液外，还应输入多种氨基酸液，以供体内合成蛋白质，并输入 10% 脂肪乳剂。注意尿糖的监测，必要时高渗糖内加入胰岛素，同时注意补钾。应注意感染及其他胃肠外营养治疗中的代谢并发症。

（四）药物治疗

严重病例可适量应用激素，氢化可的松 200 ~ 300mg 加入 5% 葡萄糖 500mL 静滴（孕 8 ~ 9 周前慎用，有致畸形儿之可能）。另外可口服甲泼尼龙，16mg，3 次/d，3d 后渐减量维持 2 周。有报道用安定效果不错。

注意补充多种维生素如维生素 C、维生素 B、维生素 K 等。

（五）中医治疗

部分患者穴位注射（内关穴）维生素 $B_1$、$B_6$，艾叶加苍术穴位治疗，或推按掌骨桡侧胃穴区可获良好疗效。

（六）终止妊娠的指征

本病发生下列情况时应终止妊娠。

1. 治疗 5 ~ 7d 后仍持续频繁呕吐，体温超过 38℃。

2. 黄疸加重。

3. 脉搏持续超过 130 次/min。

4. 谵妄或昏睡。

5. 视网膜出血。

6. 多发性神经炎。

（文丽芳）

# 第二节　流产

妊娠不足 28 周、胎儿体重不足 1 000g 而终止者称流产。流产发生于妊娠 12 周前者称早期流产，发生在妊娠 12 周至不足 28 周称晚期流产。流产又分为自然流产和人工流产，本节内容仅限于自然流产。自然流产的发生率占全部妊娠的 15% 左右，多数为早期流产。

## 一、病因

### （一）染色体或其他遗传因素

1. **妊娠物的染色体异常**　早期自然流产时，染色体异常的胚胎占 50% ~ 60%，多为染色体数目异常，其次为染色体结构异常。数目异常有三体、三倍体及 X 单体等；结构异常有染色体断裂、倒置、缺失和易位。染色体异常的胚胎多数结局为流产，极少数可能继续发育成胎儿，但出生后也会发生某些功能异常或合并畸形。若已流产，妊娠物有时仅为一空孕囊或已退化的胚胎。

2. **流产夫妇的染色体异常**　有报道，染色体异常出现于 3% ~ 6% 的反复流产夫妇中，造成反复流产的最常见的染色体异常为平衡易位，常发生于反复流产夫妇中的女性。

### （二）环境不良因素

影响生殖功能的外界不良因素很多，可以直接或间接对胚胎或胎儿造成损害。过多接触某些有害的化学物（如砷、铅、苯、甲醛、氯丁二烯、氧化乙烯等）和物理因素（如放射线、噪音及高温等），均可引起流产。

### （三）母体因素

1. **全身性疾病**　妊娠期患急性病，高热可引起子宫收缩而致流产；孕妇患严重贫血或心力衰竭可致胎儿缺氧，也可能引起流产。孕妇患慢性肾炎或高血压，胎盘可能发生梗死而引起流产。

2. **生殖器官疾病**　孕妇因子宫畸形（如双子宫、纵隔子宫及子宫发育不良等）、盆腔肿瘤（如子宫肌瘤等），均可影响胎儿的生长发育而导致流产。宫颈内口松弛或宫颈重度裂伤，易因胎膜早破发生晚期流产。

3. **内分泌失调**　黄体功能不足往往影响蜕膜、胎盘而发生流产。甲状腺功能低下者，也可能因胚胎发育不良而流产。

4. **创伤**　妊娠期特别是妊娠早期时行腹部手术或妊娠中期外伤，可刺激子宫收缩而引起流产。

### （四）胎盘内分泌功能不足

妊娠早期，卵巢的妊娠黄体分泌孕激素外，胎盘滋养细胞亦逐渐产生孕激素。妊娠 8 周后，胎盘逐渐成为产生孕激素的主要场所。除孕激素外，胎盘还合成其他激素如 β 绒毛膜促性腺激素、胎盘生乳素及雌激素等。早孕时，上述激素值下降，妊娠将难以继续而致流产。

（五）免疫因素

妊娠犹如同种异体移植，胚胎与母体间存在复杂而特殊的免疫学关系，这种关系使胚胎不被排斥。若母儿双方免疫不适应，则可引起母体对胚胎的排斥而致流产。有关免疫因素主要有父方的组织相容性抗原、胎儿特异抗原、血型抗原、母体细胞免疫调节失调、孕期母体封闭抗体不足及母体抗父方淋巴细胞的细胞毒抗体不足等。

（六）感染因素

母体患感染性疾病，如细菌性、病毒性、真菌性、寄生虫和动物传染病均可引起流产。母体用药也与流产有一定关系。

（七）其他因素

夫妇双方吸烟、饮酒、运动量及性生活与流产也有一定关系。

二、病理

早期流产时胚胎多数先死亡，随后发生底蜕膜出血，造成胚胎的绒毛与蜕膜层分离，已分离的胚胎组织如同异物，引起子宫收缩而被排出。有时也可能蜕膜海绵层先出血坏死或有血栓形成，使胎儿死亡，然后排出。8周以内妊娠时，胎盘绒毛发育尚不成熟，与子宫蜕膜联系还不牢固，此时流产妊娠产物多数可以完整地从子宫壁分离而排出，出血不多。妊娠8~12周时，胎盘绒毛发育茂盛，与蜕膜联系较牢固，此时若发生流产，妊娠产物往往不易完整分离排出，常有部分组织残留宫腔内影响子宫收缩，致使出血较多。妊娠12周后，胎盘已完全形成，流产时往往先有腹痛，然后排出胎儿、胎盘。有时由于底蜕膜反复出血，凝固的血块包绕胎块，形成血样胎块稽留于宫腔内。血红蛋白因时间长久被吸收形成肉样胎块，或纤维化与子宫壁粘连。偶有胎儿被挤压，形成纸样胎儿，或钙化后形成石胎。

三、临床表现

流产的主要症状是阴道流血和腹痛。阴道流血发生在妊娠12周以内流产者，开始时绒毛与蜕膜分离，血窦开放，即开始出血。当胚胎完全分离排出后，由于子宫收缩，出血停止。早期流产的全过程均伴有阴道流血；晚期流产时，胎盘已形成，流产过程与早产相似，胎盘继胎儿娩出后排出，一般出血不多，特点是往往先有腹痛。然后出现阴道流血。流产时腹痛系阵发性宫缩样疼痛，早期流产出现阴道流血后，胚胎分离及宫腔内存有的血块刺激子宫收缩，出现阵发性下腹疼痛，特点是阴道流血往往出现在腹痛之前。晚期流产则先有阵发性子宫收缩，然后胎盘剥离，故阴道流血出现在腹痛之后。

流产时检查子宫大小、宫颈口是否扩张以及是否破膜，根据妊娠周数及流产过程不同而异。

## 四、分类

流产的临床类型，实际上是流产发展的不同阶段。

### （一）先兆流产

指妊娠 28 周前，先出现少量阴道流血，继之常出现阵发性下腹痛或腰背痛，妇科检查宫颈口未开，胎膜未破，妊娠产物未排出，子宫大小与停经周数相符，妊娠有希望继续者。经休息及治疗后，若流血停止及下腹痛消失，妊娠可以继续；若阴道流血量增多或下腹痛加剧，可发展为难免流产。

### （二）难免流产

指流产已不可避免，由先兆流产发展而来，此时阴道流血量增多，阵发性下腹痛加重或出现阴道流液（胎膜破裂）。妇科检查宫颈口已扩张，有时可见胚胎组织或胎囊堵塞于宫颈口内，子宫大小与停经周数相符或略小。

### （三）不全流产

指妊娠产物已部分排出体外，尚有部分残留于宫腔内，由难免流产发展而来。由于宫腔内残留部分妊娠产物，影响子宫收缩，致使子宫出血持续不止，甚至因流血过多而发生失血性休克。妇科检查宫颈口已扩张，不断有血液自宫颈口内流出，有时尚可见胎盘组织堵塞于宫颈口或部分妊娠产物已排出于阴道内，而部分仍留在宫腔内。一般子宫小于停经周数。

### （四）完全流产

指妊娠产物已全部排出，阴道流血逐渐停止，腹痛逐渐消失。妇科检查宫颈口已关闭，子宫接近正常大小。

### （五）稽留流产

也称过期流产，指胚胎或胎儿已死亡滞留在宫腔内尚未自然排出者。胚胎或胎儿死亡后子宫不再增大反而缩小，早孕反应消失。若已至中期妊娠，孕妇腹部不见增大，胎动消失。妇科检查宫颈口未开，子宫较停经周数小，质地不软。未闻及胎心。

上述流产的临床类型，即流产的发展过程。

此外，流产有两种特殊情况。

1. 习惯性流产　指自然流产连续发生 3 次或以上者。近年国际上常用复发性自然流产取代习惯性流产。每次流产多发生于同一妊娠月份，其临床经过与一般流产相同。早期流产的原因常为黄体功能不足、甲状腺功能低下、染色体异常等。晚期流产最常见的原因为宫颈内口松弛、子宫畸形、子宫肌瘤等。宫颈内口松弛者于妊娠后，常于妊娠中期，胎儿长大，羊水增多，宫腔内压力增加，胎囊向宫颈内口突出，宫颈管逐渐短缩、扩张。患者多无自觉症状，一旦胎膜破裂，胎儿迅即排出。

2. 感染性流产　流产过程中，若阴道流血时间过长、有组织残留于宫腔内或非法堕胎等，有可能引起宫腔内感染。严重时感染可扩展到盆腔、腹腔乃至全身，并发盆腔炎、腹膜炎、败血症及感染性休克等，称流产感染。

## 五、诊断

诊断流产一般并不困难。根据病史及临床表现多能确诊，仅少数需进行辅助检查。确诊流产后，还应确定流产的临床类型，决定处理方法。

（一）病史

应询问患者有无停经史和反复流产的病史；有无早孕反应、阴道流血，应询问阴道流血量及其持续时间；有无腹痛，腹痛的部位、性质及程度；还应了解阴道有无水样排液，阴道排液的色、量及有无臭味，有无妊娠产物排出等。

（二）查体

观察患者全身状况，有无贫血，并测量体温、血压及脉搏等。在消毒条件下进行妇科检查，注意宫颈口是否扩张，羊膜囊是否膨出，有无妊娠产物堵塞于宫颈口内；子宫大小与停经周数是否相符，有无压痛等。并应检查双侧附件有无肿块、增厚及压痛。检查时操作应轻柔，尤其对疑为先兆流产者。

（三）辅助检查

对诊断有困难者，可采用必要的辅助检查。

1. B 型超声显像　目前应用较广。对鉴别诊断与确定流产类型有实际价值。对疑为先兆流产者，可根据妊娠囊的形态、有无胎心反射及胎动，确定胚胎或胎儿是否存活，以指导正确的治疗方法。不全流产及稽留流产等均可借助 B 超检查加以确定。

2. 妊娠试验　用免疫学方法，近年临床多用试纸法，对诊断妊娠有意义。为进一步了解流产的预后，多选用放射免疫法或酶联免疫吸附试验，进行 hCG 的定量测定。

3. 其他激素测定　其他激素主要有血黄体酮的测定，可以协助判断先兆流产的预后。

## 六、鉴别诊断

首先，应鉴别流产的类型，鉴别诊断要点见表 2-6。

表 2-6　各种类型流产的鉴别诊断

| 类型 | 病史 | | | 妇科检查 | |
|------|------|------|------|------|------|
| | 出血量 | 下腹痛 | 组织排出 | 宫颈口 | 子宫大小 |
| 先兆流产 | 少 | 无或轻 | 无 | 闭 | 与妊娠周数相符 |
| 难免流产 | 中~多 | 加剧 | 无 | 扩张 | 相符或略小 |
| 不全流产 | 少~多 | 减轻 | 部分排出 | 扩张或有物堵塞或闭 | 小于妊娠周数 |
| 完全流产 | 少~无 | 无 | 全排出 | 闭 | 正常或略大 |
| 稽留流产 | 少~无 | 无 | 无 | 闭 | 小于妊娠周数 |

早期流产应与异位妊娠及葡萄胎鉴别，还需与功能失调性子宫出血及子宫肌瘤等鉴

别。

## 七、处理

流产为妇产科常见病，一旦发生流产症状，应根据流产的不同类型，及时进行恰当的处理。

（一）先兆流产

应卧床休息，禁忌性生活，阴道检查操作应轻柔，必要时给予对胎儿危害小的镇静剂。黄体酮每日肌注 20mg，对黄体功能不足的患者，具有保胎效果。黄体酮用量一般 5～7d，保胎前应尽可能除外胚胎发育异常，包括 β-hCG 定量测定和 B 超检查，避免盲目保胎。

（二）难免流产

一旦确诊，应尽早使胚胎及胎盘组织完全排出。早期流产应及时行负压吸宫术，对妊娠产物进行认真检查，并送病理检查。晚期流产，因子宫较大，吸宫或刮宫有困难者，可用缩宫素 10U 加于 5% 葡萄糖液 500mL 内静脉滴注，促使子宫收缩。当胎儿及胎盘排出后需检查是否完全，必要时刮宫以清除宫腔内残留的妊娠产物。

（三）不全流产

一经确诊，应及时行吸宫术或钳刮术，以清除宫腔内残留组织。流血多有休克者，应同时输血输液，出血时间较长者，应给予抗生素预防感染。

（四）完全流产

如无感染征象，一般不需特殊处理。

（五）稽留流产

处理较困难。因胎盘组织有时机化，与子宫壁紧密粘连，造成刮宫困难。稽留时间过长，可能发生凝血功能障碍，导致 DIC，造成严重出血。处理前，应检查血常规、出凝血时间、血小板计数、血纤维蛋白原、凝血酶原时间、凝血块收缩试验及血浆鱼精蛋白副凝试验（3P 试验）等，并做好输血准备。若凝血功能正常，可口服己烯雌酚 5mg，3 次/d，连用 5d，以提高子宫肌对缩宫素的敏感性。子宫小于 12 孕周者，可行刮宫术，术时注射宫缩剂以减少出血，若胎盘机化并与宫壁粘连较紧，手术应特别小心，防止穿孔，一次不能刮净，可于 5～7d 后再次刮宫。子宫大于 12 孕周者，应静脉滴注缩宫素（5～10U 加于 5% 葡萄糖液内），也可用前列腺素或依沙吖啶等进行引产，促使胎儿、胎盘排出。若凝血功能障碍，应尽早使用肝素、纤维蛋白原及输新鲜血等，待凝血功能好转后，再行引产或刮宫。

（六）习惯性流产

有习惯性流产史的妇女，应在怀孕前进行必要的检查，包括卵巢功能检查、夫妇双方染色体检查与血型鉴定及其丈夫的精液检查，女方尚需进行生殖道的详细检查，包括有无子宫肌瘤、宫腔粘连，并作子宫输卵管造影及子宫镜检查，以确定子宫有无畸形与病变以及检查有无宫颈内口松弛等。查出原因，若能纠治者，应于怀孕前治疗。

原因不明的习惯性流产妇女，当有怀孕征兆时，可按黄体功能不足给予黄体酮治疗，20mg/d 肌注，或 hCG 3 000U，隔日肌注 1 次。确诊妊娠后继续给药直至妊娠 10 周或超过以往发生流产的月份，并嘱其卧床休息，禁忌性生活，补充维生素 E 及给予心理治疗，以解除其精神紧张，并安定其情绪。

宫颈内口松弛者，于妊娠前作宫颈内口修补术。若已妊娠，最好于妊娠 14～16 周行宫颈内口环扎术，术后定期随诊，提前住院，待分娩发动前拆除缝线，若环扎术后有流产征象，治疗失败，应及时拆除缝线，以免造成宫颈撕裂。

### （七）感染性流产

感染多为不全流产合并感染。治疗原则应积极控制感染，若阴道流血不久，应用广谱抗生素 2～3d，待控制感染后再行刮宫，清除宫腔残留组织以止血。若阴道流血量多，静脉滴注广谱抗生素和输血的同时，用卵圆钳将宫腔内残留组织夹出，使出血减少，切不可用刮匙全面搔刮宫腔，以免造成感染扩散。术后继续应用抗生素，待感染控制后再行彻底刮宫。若已合并感染性休克者，应积极纠正休克。若感染严重或腹、盆腔有脓肿形成时，应行手术引流，必要时切除子宫。

（文丽芳）

# 第三节　异位妊娠

异位妊娠是妇产科常见的急腹症之一，若不及时诊断和积极抢救，可危及生命。正常妊娠时，受精卵着床于子宫体腔内膜。当受精卵于子宫体腔以外着床，称异位妊娠，习称宫外孕。异位妊娠与宫外孕的含义稍有差别。异位妊娠包括输卵管妊娠、卵巢妊娠、腹腔妊娠、阔韧带妊娠及宫颈妊娠等；宫外孕则仅指子宫以外的妊娠，宫颈妊娠不包括在内。

在异位妊娠中，输卵管妊娠为最常见，约占 95% 左右。

## 输卵管妊娠

输卵管妊娠的发生部位以壶腹部最多，约占 60%，其次为峡部，约占 25%，伞部及间质部妊娠少见。

### 一、病因

#### （一）输卵管炎症

可分为输卵管黏膜炎和输卵管周围炎，两者均为输卵管妊娠的常见病因。输卵管黏膜炎严重者可引起管腔完全堵塞而致不孕；轻者尽管管腔未全堵塞，但黏膜皱褶发生粘连使管腔变窄，或纤毛缺损影响受精卵在输卵管正常运行，中途受阻而在该处着床。流产和分娩后感染往往引起输卵管周围炎，病变主要在输卵管的浆膜层或浆肌层，常造成输卵管周围粘连，输卵管扭曲，管腔狭窄，管壁肌蠕动减弱，影响受精卵的运行。淋菌及沙眼衣原体感染所致的输卵管炎常累及黏膜，结核性输卵管炎病变重，治愈后多造成不孕。偶尔妊娠者，约1/3为输卵管妊娠。

（二）输卵管发育不良或功能异常

输卵管发育不良常表现为输卵管过长、肌层发育差、黏膜纤毛缺乏。其他还有双输卵管、憩室或有副伞等，均可成为输卵管妊娠的原因。

（三）受精卵游走

卵子在一侧输卵管受精，受精卵经宫腔或腹腔进入对侧输卵管称受精卵游走。移行时间过长，受精卵发育增大，即可在对侧输卵管内着床形成输卵管妊娠。

（四）输卵管手术

曾患过输卵管妊娠的妇女，再次发生输卵管妊娠的可能性较大。由于原有的输卵管病变或手术操作的影响，不论何种手术（输卵管切除或保守性手术）后再次输卵管妊娠的发生率约为10%~20%。输卵管绝育术后若形成输卵管瘘管或再通，均有导致输卵管妊娠的可能，尤其是腹腔镜下电凝输卵管绝育及硅胶环套术。

（五）放置宫内节育器（intrauterine device，IUD）

IUD与异位妊娠发生的关系已引起国内外重视。随着IUD的广泛应用，异位妊娠发生率增高，其原因可能是由于使用IUD后的输卵管炎所致。但最近国内对13省、市6236例使用IUD妇女进行前瞻性研究，及北京对10840例妇女进行流行病学定群调查研究，表明IUD本身并不增加异位妊娠的发生率，但若IUD避孕失败而受孕时，则发生异位妊娠的机会较大。

（六）其他

输卵管因周围肿瘤如子宫肌瘤或卵巢肿瘤的压迫，有时影响输卵管管腔通畅，使受精卵运行受阻，子宫内膜异位症可增加受精卵着床于输卵管的可能性。

## 二、病理

（一）输卵管妊娠的变化与结局

输卵管管腔狭小，管壁薄且缺乏黏膜下组织，其肌层远不如子宫肌壁厚与坚韧，妊娠时又不能形成完好的蜕膜，不能适应胚胎的生长发育，因此，当输卵管妊娠发展到一定时期，将发生以下结局：

1. 输卵管妊娠流产　多见于输卵管壶腹部妊娠，发病多在妊娠8~12周。受精卵种植在输卵管黏膜皱襞内，由于输卵管妊娠时管壁蜕膜形成不完整，发育中的囊胚常向管腔突出，终于突破包膜而出血，囊胚可与管壁分离，若整个囊胚剥离落入管腔并由于输卵管逆蠕动经伞端排出到腹腔，形成输卵管完全流产，出血一般不多。若囊胚剥离不完整，妊娠产物部分排出到腹腔，部分尚附着于输卵管壁，形成输卵管不全流产，滋养细胞继续侵蚀输卵管壁，导致反复出血，形成输卵管血肿或输卵管周围血肿。由于输卵管肌壁薄，收缩力差，不易止血，血液不断流出，积聚在直肠子宫陷窝形成盆腔血肿，量多时甚至流入腹腔。

2. 输卵管妊娠破裂　多见于输卵管峡部妊娠，发病多在妊娠6周左右。受精卵着床于输卵管黏膜皱襞间，当囊胚生长发育时绒毛向管壁方向侵蚀肌层及浆膜，最后穿破浆膜，形成输卵管妊娠破裂。输卵管肌层血管丰富，输卵管妊娠破裂所致的出血远较输卵管妊娠流产剧烈，短期内即可发生大量腹腔内出血使患者陷于休克，亦可反复出血，在盆腔内与腹腔内形成血肿。

输卵管间质部妊娠虽少见，但后果严重，其结局几乎全为输卵管妊娠破裂。输卵管间质部为通入子宫角的肌壁内部分，管腔周围肌层较厚，因此可以维持妊娠到4个月左右才发生破裂。由于此处血运丰富，其破裂犹如子宫破裂，症状极为严重，往往在短时期内发生大量的腹腔内出血。

3. 陈旧性宫外孕　输卵管妊娠流产或破裂，有时内出血停止，病情稳定，时间久，胚胎死亡或吸收。但长期反复的内出血所形成的盆腔血肿若不消散，血肿机化变硬并与周围组织粘连，临床上称为陈旧性宫外孕。

4. 继发性腹腔妊娠　不论输卵管妊娠流产或破裂，一般囊胚从输卵管排出到腹腔内或阔韧带内，多数死亡，不会再生长发育，但偶尔也有存活者，若存活胚胎的绒毛组织仍附着于原位或排至腹腔后重新种植而获得营养，可继续发育形成继发性腹腔妊娠。若破裂口在阔韧带内，可发展为阔韧带妊娠。

5. 输卵管妊娠的自发性退化　有些输卵管妊娠胚胎早期死亡，未引起明显临床症状即自发退化吸收。输卵管妊娠自发退化约占10%左右。

6. 输卵管妊娠合并宫内妊娠　极少见，发生概率约1/3 000，随着技术的开展，输卵管妊娠与宫内妊娠并存的机会有可能增加。

（二）子宫的变化

输卵管妊娠和正常妊娠一样，滋养细胞产生的hCG维持黄体生长，使甾体激素分泌增加。因此，月经停止来潮，子宫增大变软，子宫内膜出现蜕膜反应。若胚胎死亡，滋养细胞活力消失，蜕膜自宫壁剥离而发生阴道流血。有时蜕膜可完整剥离，随阴道流血排出三角形蜕膜管型；有时则呈碎片排出。排出的组织见不到绒毛，组织学检查无滋养细胞。子宫内膜的形态学改变呈多样性，除内膜呈蜕膜改变外，若胚胎死亡已久，内膜可呈增生期改变。有时可呈Arias - Stella（A - S）反应，镜检见内膜腺体上皮细胞增生、增大，细胞边界不清，腺细胞排列成团，突入腺腔，细胞极性消失，细胞核肥大、深染，胞浆有空泡。这种子宫内膜过度增生和分泌的反应可能为甾体激素过度刺激所致，虽对诊断有一定价值，但并非输卵管妊娠时所特有。此外，胚胎死亡后，部分深入肌层的绒毛仍存活，黄体退化迟缓，内膜仍可呈分泌反应。

三、临床表现

输卵管妊娠的临床表现，与受精卵着床部位、有无流产或破裂以及出血量多少与时间长短等有关。

（一）症状

1. 停经 除输卵管间质部妊娠停经时间较长外，一般多有6~8周停经，约20%~30%患者无明显停经史，可能因未仔细询问病史，或将不规则阴道流血误认为末次月经，或由于月经仅过期几日，不认为是停经。

2. 腹痛 是输卵管妊娠患者就诊的主要症状。输卵管妊娠发生流产或破裂之前，由于胚胎在输卵管内逐渐增大，输卵管膨胀而常表现为一侧下腹部隐痛或酸胀感。当发生输卵管流产或破裂时，患者突感一侧下腹部撕裂样疼痛，常伴有恶心、呕吐。若血液局限于病变区，主要表现为下腹部疼痛，当血液积聚于直肠子宫陷凹处时，出现肛门坠胀感。随着血液由下腹部流向全腹，疼痛可由下腹部向全腹部扩散，血液刺激膈肌时，可引起肩胛部放射性疼痛。

3. 阴道流血 胚胎死亡后，常有不规则阴道流血，色暗红或深褐，量少呈点滴状，一般不超过月经量，少数患者阴道流血量较多，类似月经。阴道流血可伴有蜕膜管型或蜕膜碎片排出，系子宫蜕膜剥离所致。阴道流血一般常在病灶除去后，方能停止。

4. 晕厥与休克 由于腹腔急性内出血及剧烈腹痛，轻者出现晕厥，严重者出现失血性休克。出血量越多越快，症状出现也越迅速越严重，但与阴道流血量不成正比。

5. 腹部包块 当输卵管妊娠流产或破裂所形成的血肿时间较久者，因血液凝固与周围组织或器官（如子宫、输卵管、卵巢、肠管或大网膜等）发生粘连形成包块，包块较大或位置较高者，可于扪及腹部。

（二）体征

1. 一般情况 腹腔内出血较多时，呈贫血貌。大量出血时，患者可出现面色苍白、脉快而细弱、血压下降等休克表现。体温一般正常，出现休克时体温略低，腹腔内血液吸收时体温略升高，但不超过38℃。

2. 腹部检查 下腹部有明显压痛及反跳痛，尤以患侧为著，但腹肌紧张轻微。出血较多时，叩诊有移动性浊音。有些患者下腹部可触及包块，若反复出血并积聚，包块可不断增大变硬。

3. 盆腔检查 阴道内常有少量血液，来自宫腔。输卵管妊娠未发生流产或破裂者，除子宫略大较软外，仔细检查可能触及胀大的输卵管及轻度压痛；输卵管妊娠流产或破裂者，阴道后穹隆饱满，有触痛。宫颈举痛或摇摆痛明显，将宫颈轻轻上抬或向左右摇动时引起剧烈疼痛，此为输卵管妊娠的主要体征之一。子宫稍大而软。内出血多时，检查子宫有漂浮感。子宫一侧或其后方可触及肿块，其大小、形状、质地常有变化，边界多不清楚，触痛明显。病变持续较久时，肿块机化变硬，边界亦渐清楚。输卵管间质妊娠时，子宫大小与停经月份基本符合，但子宫不对称，一侧角部突出，破裂所致的征象与子宫破裂极相似。

## 四、诊断

输卵管妊娠未发生流产或破裂时，临床表现不明显，诊断较困难，往往需采用辅助检查方能确认。

输卵管妊娠流产或破裂后，多数患者临床表现典型，诊断多无困难。诊断有困难时，应严密观察病情变化，若阴道流血淋漓不断，腹痛加剧，盆腔包块增大以及血红蛋白逐渐下降等，有助于确诊。需要时可采用必要的辅助检查。

1. hCG 测定 由于开展 β–hCG 检测，目前已是早期诊断异位妊娠的重要方法。临床上常用酶联免疫试纸法测定尿 hCG，方法简便、快速，适用于急诊患者。但该法系定性试验，灵敏度不高。由于异位妊娠时，患者体内 hCG 水平较宫内妊娠为低，因此需要采用灵敏度高的放射免疫法或酶联免疫吸附试验定量测定血 β–hCG。但 β–hCG 阴性者仍不能完全排除异位妊娠。

2. 超声诊断 B 型超声显像对诊断异位妊娠有帮助。阴道 B 超检查较腹部 B 超检查准确性高。异位妊娠声像特点：①子宫虽增大但宫腔内空虚，宫旁出现低回声区，该区若查出胚芽及原始心管搏动，可确诊异位妊娠；②B 超显像一般要到停经 7 周时方能查到胚芽与原始心管搏动，而在停经 5～6 周时宫内妊娠显示的妊娠囊（蜕膜与羊膜囊形成的双囊）可能与异位妊娠时在宫内出现的假妊娠囊（蜕膜管型与血液形成）发生混淆；③输卵管妊娠流产或破裂后，则宫旁回声区缺乏输卵管妊娠的声像特征，但若腹腔内存在无回声暗区或直肠子宫陷凹处积液暗区像，对诊断异位妊娠有价值。诊断早期异位妊娠，单凭 B 超显像有时可能发生错误。若能结合临床表现及 β–hCG 测定等，对诊断的帮助很大。

3. 阴道后穹隆穿刺 是一种诊断方法，适用于疑有腹腔内出血的患者。已知腹腔内出血最易积聚在直肠子宫陷凹，即使血量不多，也能经阴道后穹隆穿刺抽出血液。抽出暗红色不凝固血液，说明有血腹症存在。陈旧性宫外孕时，可以抽出小血块或不凝固的陈旧血液。若穿刺针头误入静脉，则血液较红，将标本放置 10min 左右，即可凝结。无内出血、内出血量很少、血肿位置较高或直肠子宫陷凹有粘连时，可能抽不出血液，因而后穹隆穿刺阴性不能否定输卵管妊娠存在。

4. 腹腔镜检查 该检查有助于提高异位妊娠的诊断准确性，尤其适用于输卵管妊娠尚未破裂或流产的早期患者，并适于与原因不明的急腹症鉴别。大量腹腔内出血或伴有休克者，禁作腹腔镜检查。在早期异位妊娠患者，可见一侧输卵管肿大，表面紫蓝色，腹腔内无出血或有少量出血。

5. 子宫内膜病理检查 现已很少依靠诊断性刮宫协助诊断，诊刮仅适用于阴道流血量较多的患者，目的在于排除宫内妊娠流产。将宫腔排出物或刮出物作病理检查，切片中见到绒毛，可诊断为宫内妊娠，仅见蜕膜未见绒毛有助于诊断异位妊娠。由于异位妊娠时子宫内膜的变化多种多样，子宫内膜可呈现蜕膜改变或 A–S 反应，因此子宫内膜病理检查对异位妊娠的诊断价值有限。

### 五、鉴别诊断

输卵管妊娠应与流产、急性输卵管炎、急性阑尾炎、黄体破裂及卵巢囊肿蒂扭转鉴别。

表2-7　异位妊娠的鉴别诊断

| | 输卵管妊娠 | 流产 | 急性输卵管炎 | 急性阑尾炎 | 黄体破裂 | 卵巢囊肿蒂扭转 |
|---|---|---|---|---|---|---|
| 停经 | 多有 | 有 | 无 | 无 | 多无 | 无 |
| 腹痛 | 突然撕裂样剧痛,自下腹一侧开始向全腹扩散 | 下腹中央阵发性坠痛 | 两下腹持续性疼痛 | 持续性疼痛从上腹开始,经脐周转至右下腹 | 下腹一侧突发性疼痛 | 下腹一侧突发性疼痛 |
| 阴道流血 | 量少,暗红色,可有蜕膜组织组织或管型排出 | 先量少,后增多,血块中混有绒毛,色鲜红 | 无 | 无 | 无或有如有为月经量流血 | 无 |
| 休克 | 程度与外出血不成正比 | 程度与外出血成正比 | 无 | 无 | 无或有轻度休克 | 无 |
| 体温 | 正常,有时稍高 | 正常 | 升高 | 升高 | 正常 | 稍高 |
| 盆腔检查 | 举宫颈时一侧腹疼痛,宫旁或直肠子宫陷凹有肿块 | 宫口稍开,子宫增大变软 | 举宫颈时两侧下腹疼痛,仅在输卵管积水时触及肿块 | 无肿块触及,直肠指检右侧高位压痛 | 无肿块触及,一侧附件压痛 | 宫颈举痛,卵巢肿块边缘清晰,蒂部触痛明显 |
| 白细胞计数 | 正常或稍高 | 正常 | 升高 | 升高 | 正常或稍高 | 稍高 |
| 血红蛋白 | 下降 | 正常 | 正常 | 正常 | 下降 | 正常 |
| 后穹隆穿刺 | 可抽出不凝血液 | 阴性 | 可抽出渗出液或脓液 | 阴性 | 可抽出血液 | 阴性 |
| β-hCG检测 | 多为阳性 | 多为阳性 | 阴性 | 阴性 | 阴性 | 阴性 |
| B型超声检查 | 一侧附件低回声区,其内或有妊娠囊 | 宫内可见妊娠囊 | 两侧附件低回声区 | 子宫附件区无异常图像 | 一侧附件低回声区 | 一侧附件低回声区,边缘清晰,可见有条索状蒂 |

### 六、治疗

治疗原则以手术治疗为主,其次是非手术治疗。

（一）手术治疗

手术方式有三,一是切除患侧输卵管;二是保留患侧输卵管手术,即保守性手术;三是腹腔镜手术。

1. 输卵管切除术  输卵管妊娠一般采用输卵管切除术，可开腹手术，也可在腹腔镜下进行。开腹手术适用于内出血并发休克的急症患者。对这种急症患者应在积极纠正休克的同时，迅速打开腹腔，提出病变输卵管，用卵圆钳钳夹出血部位，暂时控制出血，并加快输血、输液，待血压上升后继续手术切除输卵管，并酌情处理对侧输卵管。腹腔镜手术可根据病变部位、病灶大小、输卵管破坏程度，行输卵管线形切开、输卵管部分或全部切除。输卵管间质部妊娠，应争取在破裂前手术，以避免可能威胁生命的出血。手术应作子宫角部楔形切除及患侧输卵管切除，必要时切除子宫。自体输血是抢救严重内出血伴休克的有效措施之一，尤其在缺乏血源的情况下更重要。

2. 保守性手术  适用于有生育要求的年轻妇女，特别是对侧输卵管已切除或有明显病变者。近年来由于诊断技术的提高，输卵管妊娠在流产或破裂前确诊者增多，因此采用保守性手术较以往明显增多。根据受精卵着床部位及输卵管病变情况选择术式，若为伞部妊娠可行挤压将妊娠产物挤出；壶腹部妊娠行切开输卵管取出胚胎再缝合；峡部妊娠行病变节段切除吻合。手术若采用显微外科技术可提高以后的妊娠率。也可在腹腔镜直视下病变部位直接注入 MTX 或 5 - FU。

（二）非手术治疗

1. 化学药物治疗  主要适用于早期异位妊娠，要求保存生育能力的年轻患者。一般认为符合下列条件，可采用此法：①输卵管妊娠包块直径 <3cm；②输卵管妊娠未发生破裂或流产；③无明显内出血；④血 $\beta$ - hCG < 2 000U/L。化疗一般采用全身用药，亦可采用局部用药。全身用药常用氨甲蝶呤（methotrexate，MTX），治疗机制是抑制滋养细胞增生，破坏绒毛，使胚胎组织坏死、脱落、吸收而免于手术。常用剂量为 0.4mg/（kg·d），肌注，5d 为一疗程。

应用化学药物治疗，未必每例均获成功，故应在 MTX 治疗期间用 B 型超声和 $\beta$ - hCG 进行严密监护，并注意患者的病情变化及药物的毒副反应。若用药后 14d，$\beta$ - hCG 下降并连续 3 次阴性，腹痛缓解或消失，阴道流血减少或停止者为显效。若病情无改善，甚至发生急性腹痛或输卵管破裂症状，则应立即进行手术治疗。局部用药可采用在 B 超引导下穿刺将药物直接注入输卵管的妊娠囊内。

2. 中医中药治疗  仍是我国目前治疗输卵管妊娠方法之一。优点是免除了手术创伤，保留患侧输卵管并恢复其功能。根据中医辨证论治，本病属于血瘀少腹、不通则痛的实证，故以活血化瘀、消症为治则。主方为丹参、赤芍、桃仁随症加减。中医治疗应严格掌握指征，凡输卵管间质部妊娠、严重腹腔内出血、保守治疗效果不佳或胚胎继续生长者，均不应采用中医治疗而应及早手术。

# 其他部位妊娠

## 一、卵巢妊娠

卵巢妊娠是指受精卵在卵巢内着床和发育，极少见。卵巢妊娠的诊断标准为：①双侧输卵管必须完整；②囊胚必须位于卵巢组织内；③卵巢与囊胚必须以卵巢固有韧带与子宫相连；④囊胚壁上有卵巢组织。

卵巢妊娠的临床表现与输卵管妊娠相似，主要症状仍为停经、腹痛及阴道流血。破裂后可引起腹腔内大量出血，甚至休克。因此，术前很难确诊。往往诊断为输卵管妊娠，术中经仔细探查方能确诊。有时单凭术中探查而被误诊为卵巢黄体破裂，因此必须常规进行病理检查。

治疗方法应以手术为主。手术应根据病灶范围作卵巢部分切除或患侧附件切除。

## 二、腹腔妊娠

腹腔妊娠是指位于输卵管、卵巢及阔韧带以外的腹腔内妊娠，其发生率与正常妊娠之比约为 1∶15 000，腹腔妊娠分原发性和继发性两种。原发性腹腔妊娠指受精卵直接种植于腹膜、肠系膜、大网膜等处，极少见，其诊断标准为：①两侧输卵管和卵巢必须正常，无近期妊娠的证据；②无子宫腹膜瘘形成；③妊娠只存在于腹腔内，无输卵管妊娠等的可能性。促使受精卵原发种植于腹膜的因素可能为腹膜上存在子宫内膜异位灶。继发性腹腔妊娠往往发生于输卵管妊娠流产或破裂后，偶可继发于卵巢妊娠或子宫内妊娠而子宫存在缺陷（如瘢痕子宫裂开或子宫腹膜瘘）破裂后，胚胎落入腹腔，部分绒毛组织仍附着于原着床部位，并继续向外生长，附着于盆腔腹膜及邻近脏器表面。腹腔妊娠由于胎盘附着异常，血液供应不足，胎儿不易存活至足月。

患者有停经及早孕反应，且病史中多有输卵管妊娠流产或破裂症状，即停经后腹痛及阴道流血。随后阴道流血停止，腹部逐渐增大。胎动时，孕妇常感腹部疼痛，随着胎儿长大，症状逐渐加重。腹部检查发现子宫轮廓不清，但胎儿肢体极易触及，胎位异常，肩先露或臀先露，胎先露部高浮，胎心异常清晰，胎盘杂音响亮。盆腔检查发现宫颈位置上移，子宫比妊娠月份小并偏于一侧，但有时不易触及，胎儿位于子宫另一侧。近预产期时可有阵缩样假分娩发动，但宫口不扩张，经宫颈管不能触及胎先露部。若胎儿死亡，妊娠征象消失，月经恢复来潮，粘连的脏器和大网膜包裹死胎。胎儿逐渐缩小，日久者干尸化或成为石胎。若继发感染，形成脓肿，可向母体的肠管、阴道、膀胱或腹壁穿通，排出胎儿骨骼。B超显像若宫腔空虚，胎儿位于子宫以外，有助于诊断。

腹腔妊娠确诊后，应剖腹取出胎儿，胎盘的处理应特别慎重，因胎盘种植于肠管或肠系膜等处，任意剥离将引起大出血。因此，对胎盘的处理要根据其附着部位、胎儿存活及死亡时间长短来决定。胎盘附着于子宫、输卵管或阔韧带者，可将胎盘连同附着的器官一并切除。胎盘附着于腹膜或肠系膜等处，胎儿存活或死亡不足 4 周，则不能触动胎盘，在紧靠胎盘处结扎切断脐带取出胎儿，将胎盘留在腹腔内，约需半年逐渐自行吸收，若未吸收而发生感染者，应再度剖腹酌情切除或引流；若胎儿死亡已久，则可试行剥离胎盘，有困难时仍宜将胎盘留于腹腔内，一般不作胎盘部分切除。术前须做好输血准备，术后应用抗生素预防感染。

### 三、宫颈妊娠

受精卵着床和发育在宫颈管内者称宫颈妊娠，极罕见。多见于经产妇。有停经及早孕反应，主要症状为阴道流血或血性分泌物，流血量一般是由少到多，也可为间歇性阴道大流血。主要体征为宫颈显著膨大，变软变蓝，宫颈外口扩张边缘很薄，内口紧闭，而宫体大小及硬度正常。宫颈妊娠的诊断标准为：①妇科检查发现在膨大的宫颈上方为正常大小的子宫；②妊娠产物完全在宫颈管内；③宫腔内未发现任何妊娠产物。

本病易误诊为难免流产，若能提高警惕，发现宫颈特异改变，有可能明确诊断。B 型超声显像对诊断有帮助，显示宫腔空虚，妊娠产物位于膨大的宫颈管内。确诊后可行刮宫术，术前应做好输血准备，术后用纱布条填塞宫颈管创面以止血，若出血不止，可行双侧髂内动脉结扎。若效果不佳，则应及时行全子宫切除术，以挽救患者生命。

为了减少刮宫时出血并避免切除子宫，近年常采用术前给予 MTX 治疗。MTX 每日肌注 20mg，共 5d，或采用 MTX 单次肌注 50mg/m$^2$。经 MTX 治疗后，胚胎死亡，其周围绒毛组织坏死，刮宫时出血量明显减少。

（文丽芳）

# 第四节　早产

早产是围生儿死亡的重要原因之一，约占分娩总数的 5% ~ 15%，75% 以上的围生儿死亡与早产相关。目前我国采用的早产定义为自末次月经第 1d 算起，妊娠在孕 28 足周至不满 37 足周之间（196 ~ 258d）终止者称为早产。此期间分娩的新生儿，体重 < 2 500g，发育尚不够成熟。

近年来，由于对早产的诊断、处理上的不断进展，胎龄较大或体重较轻的胎儿存活率升高，又有两个新的名词出现：

极低体重儿（very low weight baby，VLBW）：体重 ≤ 1 500g。

超低体重儿（extremely low birth weight，ELBW）：体重 ≤ 1 000g。

### 一、病因

早产的病因及发病机制并不完全清楚，目前认为与以下因素密切相关。

1. 感染　绒毛膜羊膜感染是早产十分重要的原因。感染主要系存在于下生殖道的致病菌所引起，常常合并支原体感染。许多研究表明，阴道感染特别是细菌性阴道病（bacterial vaginosis，BV）是引起上行性宫内感染的主要原因之一。引起羊膜腔内或腔外宫内感染的主要病原微生物有：加德纳菌、梭形杆菌属、拟杆菌属、β链球菌、大肠杆菌等病菌以及沙眼衣原体、支原体等。这些病原微生物感染可以使羊膜腔内前列腺素含量增加，刺激宫缩引发早产。

2. 胎膜早破　Romero（1998年）统计27%～46%的早产是先由胎膜早破引起的，如不予处理，50%的孕妇在24h内早产，90%将在1周内分娩。导致胎膜早破的原因是多方面的，一般认为与感染、宫颈功能不全、宫腔内压力异常、创伤以及胎膜结构发育异常、孕妇缺乏某些微量元素和维生素等因素有关。其中，感染是导致胎膜早破的重要因素。感染时微生物产生蛋白水解酶，水解宫口附近胎膜细胞外物质，使组织张力强度降低，胶原纤维减少，膜的脆性增加。在宫腔压强增加的情况下，导致胎膜早破。

3. 子宫过度膨大　双胎或多胎、羊水过多均可使宫内压力升高，从而使孕妇提早临产。

4. 宫颈功能不全　由于先天发育不良或前次分娩或粗暴经宫口手术引起宫颈内口纤维组织断裂，使子宫峡部括约功能降低。随着胎儿的发育，羊膜腔内压逐渐增强，宫口被动扩张，羊膜白宫颈管膨出，从而诱发宫缩或由于羊膜感染而发生胎膜早破，导致早产。

5. 妊娠并发症　妊娠合并急性传染病时，早产率增加，如风疹病人的早产率可占1/3，其他如流感、肝炎，孕妇高热如肺炎、疟疾、菌痢、肠炎等亦可引起早产。一般全身性慢性疾病，慢性肾炎、心脏病、肝炎、严重贫血等早产率均有所增加。无症状性菌尿的早产率亦高于一般孕妇。妊娠合并急性肾盂肾炎、急性阑尾炎等急性疾病亦可导致自然早产和干预性早产。

此外，中医也有脏腑功能失和，脾肾虚不能固胎之说。脾气下陷则冲任不固，肾阳不足，肾气亏损或因先天不足引起冲任损伤都可导致早产。

6. 妊娠并发症　如妊娠高血压疾病、前置胎盘及胎盘早剥、妊娠期肝内胆汁淤积症等，疾病本身可引起早产，亦可因疾病原因，必须提早终止妊娠，故均是干预性早产的主要病因。

7. 子宫畸形及子宫肌瘤　因子宫发育不良、宫腔过小、形态不规则而发生早产或流产。

8. 营养及社会因素　生活条件差，有人认为，孕妇每日摄入蛋白量不足50g者，早产率增高。不良生活习惯：体力及精神负担过重，如从事重体力劳动，长途旅行颠簸，气候急剧变化，过度劳累，紧张兴奋，频繁和粗暴的性生活等都可提高早产率。

9. 腹部直接受撞击或腹部大手术　术中操作干扰及影响妊娠子宫。

10. 吸烟　吸烟与早产有密切关系，早产发生与吸烟量成正比。WHO统计：孕妇吸烟者其新生儿体重都较低，发生早产、死胎、新生儿死亡者比不吸烟的多2倍。且有吸烟导致孕龄偏低、胎盘较小、胎盘早剥、胎膜早破增加的报道。

11. 孕妇年龄、身高和体重　不满 20 岁孕妇的早产率高于 25～29 岁者。孕妇身高、体重对早产的影响，各家意见不一。有人统计身高 <160cm 者其早产率为 19.6% 而超过 170cm 者仅有 10.1%。婴儿体重达 2 500g 的孕妇平均体重为（65.2±0.4）kg；婴儿体重不足 2 500g 者孕妇体重平均值为（61.2±0.4）kg，统计学有显著差异。

12. 原因不明的特发性早产　据统计，无明显诱因的早产可占 20%～30%。据近年发现在不明原因的早产病例中有相当一部分为抗磷脂抗体综合征病人，这是一种发现不久的疾病，抗磷脂抗体主要有抗心磷脂抗体及狼疮抗凝固因子两大类。它们的产生可能与病原微生物和遗传学等多种因素有关。

## 二、临床表现

早产的临床表现主要是有痛或无痛性宫缩，最初不规律，以后可发展为规律宫缩。同时可伴有盆腔坠胀感，月经来潮样痉挛痛，腰骶部钝痛，可有水样或血性阴道分泌物及少许阴道流血。

## 三、诊断

早产一般并不困难，但应与妊娠晚期出现的生理性宫缩（braxton hicks 宫缩）相区别。Herron 等提出的早产诊断标准：在孕 20～37 周间，出现 5～8min 1 次或更频的规律宫缩，并至少伴随下列症状之一：①宫颈进行性退缩；②宫口扩张 2cm；③宫颈退缩 80%。如单纯出现至少 10min 1 次的规律宫缩，而无宫颈的进行性退缩及宫口扩张，为先兆早产。

## 四、预测

对于早产，应在其发生的早期阶段进行治疗，才能收到良好的防治效果，因此早产早期预测是防治早产的关键和研究重点。

（一）临床预测

1. 早产危险因素评分　早产临床预测首先是调查分析每个孕妇的早产高危因素，为了提高对早产危险因素的识别能力，有些学者提出对高危因素进行评分筛查的方法，在孕 12 周、24 周前后各评分 1 次，筛出高危孕妇进行重点管理。临床常用 Creasy 评分法，具体方法见表 2-8。

2. 临床预测早产的具体方案　有不少学者先后提出一些早期预测早产的具体方案，概括起来是：①教育医护保健人员及孕妇认识早产的重要性及了解早产的细微症状，如：有痛或无痛规律性宫缩持续 1h 以上，痛经样腹痛，与以往性质不同的腰背痛，盆腔下坠感，间歇性腹痛或大腿痛，肠痉挛伴有或不伴有腹泻或消化不良，及阴道分泌物改变等。出现以上症状或有任何可疑时立即就医；②教会孕妇用手摸腹部，自己识别无痛宫缩；③每周门诊做产前检查 1 次，如检查时发现反复宫缩或阴道分泌物改变，则需进一步应用宫缩测定仪器做外监护 1 ~ 2h，以除外子宫活动过度；④孕 24 ~ 26 周开始做宫颈评分。在产前检查时根据所述病情及所查宫颈位置、质地、展平和宫口开大情况再次做早产危险评分，并将结果及全部建议登记在产前检查卡上；⑤教育医务人员对孕妇诉说的任何细微症状及发现的体征，要迅速做出反应，如疑有宫颈改变，用外监护评定子宫活动度，有早产倾向者放宽住院标准，及早住院观察。如孕龄在 20 ~ 35 周，有规律宫缩 4 次/20min，或 8 次/60min 伴有阴道分泌物改变，宫颈展平 80% 以上，宫口开大 2cm 或以上等情况即应予以治疗；⑥一旦控制早产成功，出院后继续服药，一直维持到妊娠 36 ~ 38 周。

表 2 - 8　早产危险评分（Creasy 法）

| 积分 | 社会经济情况 | 过去史 | 日常习惯 | 本次妊娠状况 |
|---|---|---|---|---|
| 1 | 家有 2 个以上小孩，收入低 | 流产 1 次 末次产 ≤1 年 | 参加工作 | 偶有疲倦 |
| 2 | <20 岁 >40 岁 双亲不全 | 流产 2 次 | 吸烟 >20 支/d | 孕 32 周增重 5.4kg 蛋白尿 菌尿 高血压 |
| 2 | 收入非常低 身高 <1.5m 体重 <45kg | 流产 3 次 | 重体力工作 长途旅行 | 孕 32 周臀位 孕 32 周体重减轻 2.3kg 胎头入盆 发热性疾病 |
| 4 | <18 岁 | 肾盂肾炎 | | 孕 12 周后出血 宫颈展平 宫口扩张 子宫过敏 |
| 5 | | 子宫异常 中期引产 用过己烯雌酚 早产 反复晚期流产 | | 前置胎盘 羊水过多 子宫肌瘤 |

注：累计积分，以 0 ~ 5 分为低危，6 ~ 9 分为中危，≥10 分为高危。方法简便，前瞻性应用结果，低危组及高危组自然早产发生率分别为 2.5% 及 30%，说明产科病史及本次妊娠情况对早产发生有一定影响。

　　但是这种主要依靠产科病史、先兆症状、与此次妊娠相关的病史、社会经济地位等预测早产的方法，既不特异，亦不太灵敏。随着生物物理化学和免疫生化技术在临床的应用，一些新的、准确性高的预测方法开始出现，为早产防治提供良好前景。

（二）阴道分泌物的检测

1. 胎儿纤维连接蛋白（fetal fibronectin，FFN）测定　FFN 是人体 20 余种纤维连接蛋白的一种，主要由绒毛滋养细胞产生，亦可由羊膜上皮及成纤维细胞分泌。在孕妇血液和羊水中含量较多，也存在于绒毛和蜕膜间基质、羊膜、胎盘组织内。它可能是一种滋养层胶，是固定胎盘与子宫壁的重要物质。

早产前宫颈阴道分泌物中 FFN 水平增多，机制为：①早产出现宫缩，甚至难以察觉的宫缩，机械性地破坏了绒毛——蜕膜细胞外基质接触面，使 fFN 释放或降解进入宫颈阴道分泌物中。②感染患者，炎症介质及其分解产物如脂多糖、IL-1β、TNF 等均刺激绒毛细胞，使 FFN 产量增高。③母体炎症反应过程中，白细胞释放前列腺素和蛋白水解酶，破坏绒毛细胞外基质，加强胎膜降解，改变宫颈条件，使 FFN 释放增加。

胎膜早破前宫颈阴道分泌物中 FFN 水平 $\geqslant$ 50mg/mL（ELISA 法）可作为早产预测及诊断的指标。这一指标结合临床症状，对于早产诊断及处理具有重要意义。

对 FFN 的测定主要有两种方法：①快速反应子宫拭子法，为固相胶体金测定法。它快速、简便、准确，便于临床应用；②胎儿纤连蛋白酶免疫测定法，为固相 ELISA 法。该法精确，但较复杂、昂贵。如果在取标本时混入了羊水或孕妇血液，可以造成假阳性结果，应引起注意。

2. 缩宫素（oxytocin，OT）测定　在妊娠期间 PRL 由蜕膜以及孕妇和胎儿垂体合成，在羊膜腔内促进前列腺素合成和胎肺成熟。正常情况下，PRL 不会出现在宫颈阴道分泌物中，如果在分泌物中发现 PRL，表明蜕膜-羊膜分离，使 PRL 漏出，或由于某种因素造成羊膜亚临床损害或破裂，羊膜腔中 PRL 流出。

FFN 和 PRL 都是绒毛膜蜕膜表面成分，因此，对绒毛膜蜕膜表面成分的评价，可能为早产提供有价值的预测手段。

（三）羊水的检测

19%~94% 的早产与宫内感染有关。宫内感染是通过诱导细胞因子的产生发挥作用的。因此，羊水中细胞因子的检测是一种较敏感的早产诊断指标。这些细胞因子主要是 IL-1、IL-8、TNF-α 等。

生理状态下，妊娠妇女的羊水中存在一定量的白介素，主要由蜕膜细胞产生。但病原体入侵时，蜕膜上的单核细胞、内皮细胞和淋巴细胞则合成并分泌细胞因子，成为细胞因子的主要来源。细胞因子又相互促进分泌，形成网络，有级联放大作用。

实验证明，宫内感染后 IL-1、IL-6、IL-8 及 TNF-α 都明显高于正常，其中 IL-6 水平升高更为明显，对早产具有诊断价值并可评价其预后。Lockwood 等指出 IL-6 = 250mg/mL 为预测早产的独立指标。

细胞因子检测的缺点在于其分子量小、代谢快、含量低，效应缺乏特异性，检测技术要求较高，也难以做出病原体的确切诊断，最好结合羊水培养。

（四）血清学检测

1. C-反应蛋白（c - reactive protein，CRP）测定　CRP只能在肝细胞中合成，正常情况下，血浆中只有痕迹量的CRP。受伤急性期和炎症发生开始的几小时内，CRP在体液介质的介导下，合成和分泌量增加（血浆CRP和羊水IL - 6紧密相关）。临床研究发现，胎膜早破（premature rupture of membranes，PROM）孕妇血浆CRP升高先于临床绒毛膜羊膜炎和早产症状出现。因此CRP可作为宫内感染的早期标志物。

CRP的测定方法很多，如乳胶凝集、火箭免疫电泳、单向琼脂扩散、发光免疫测定、放射免疫分析、ELISA法等。以ELISA法和放免法最为准确，单扩法最为简便易行。

Potkul等报道，CRP测定分界值为 >700μg/L。

2. 促肾上腺皮质激素（corticotropin releasing hormone，CRH）　未婚妊娠、焦虑紧张、胎儿胎盘缺血缺氧、妊娠期出血等"应激"状态与早产密切相关。其机制可能是"应激"时CRH分泌增加，它可介导胎膜胎盘组织释放前列腺素诱发早产，故而有作者认为测定CRH水平可预测"应激"性早产。

（五）超声预测

足月分娩和早产都经历宫缩强度增加、宫颈成熟及绒毛膜——蜕膜的活动和分离过程。宫颈功能不全是早产和自然流产的原因之一。因此宫颈检查成为评价早产不可缺少的手段。长期以来，对于宫颈扩张和退缩程度的了解多依靠传统Bishop评分。但指检缺点在于客观性、重复性差，检查时手指仅能探及宫颈阴道部情况，不能了解宫颈全长，并存在较大的主观误差，往往低估了宫颈的实际长度。

宫颈的超声检查为评价宫颈功能提供了一种客观的非侵入性的方法，可观察宫颈长度、内口形状、伴胎膜膨出的内口扩张情况、与宫缩和传导压力相适应的宫颈形态动力学改变。为客观评估宫颈成熟情况开辟了一条新途径。

超声评估宫颈形态变化有经腹超声、经会阴超声、经阴道超声三种，以后两种为优。腹部探头距离宫颈较远，测值偏大。膀胱空虚或充盈不足致子宫前倾，可造成假性宫颈短小；膀胱过度充盈压迫子宫，则导致假性宫颈延长；探头压迫及探测角度可改变宫颈图像；胎儿颅骨可减弱声波，影响测量。而经会阴和经阴道B超可避免上述检查缺欠，具有更高的重复性和客观性。但经会阴超声较经阴道超声更为优越，它不必将探头探入阴道内，从而避免了医源性上行感染的可能，更适用于胎膜早破、前置胎盘等特殊病例。并且只需要一般腹部探头操作，有广泛的应用价值。

Bactolucci等通过研究提出早产的四点征象：①宫颈长度 <3cm；②宫颈内口扩张 >1cm；③羊膜囊向颈管内突出；④子宫下段 <6cm，具备其一即可诊断早产。Gomez等对宫颈内口形态研究后提出宫颈成熟过程中宫颈内口形状分为V型和U型，V型者55%发生早产，U型者与早产无关。同时他提出宫颈指数［（宫颈漏斗长度 +1）/宫颈管长度］是预测早产的敏感指标，宫颈指数≥0.52预测早产的敏感性为76%、特异性为94%、阳性预测值为89%、阴性预测值为86%。在所有超声检查参数中，宫颈长度为最佳预测指标，

我们认为，宫颈长度≤2cm为早产的诊断标准。

（六）宫内感染的诊断

羊水细菌培养阳性，胎盘胎膜组织学检查发现绒膜羊膜炎或绒膜羊膜培养出致病菌是诊断宫内感染的可靠依据。若病人伴有产前发热、子宫压痛、周围血白细胞升高、羊水有异味等临床特征时则更支持诊断。但多数情况下感染呈亚临床经过，症状不明显，需经实验室检查（如C一反应蛋白测定、细胞因子检查）。另外，电子监护无负荷试验（non - stress test，NST）缩宫素（催产素）激惹试验（oxytocin challenge test，OCT）对早产过程中了解胎儿有无宫内窘迫很有帮助。

### 五、预防

早产的预防可采用以下几方面措施：

1. 早产病史者，孕前行子宫输卵管碘油造影及宫口松紧度检查，B超检查排除子宫畸形，阴道菌群检查寻找早产病因，及时对因治疗。

2. 加强孕期检查，指导孕期的保健和卫生，要充分重视可能引起早产的各种因素。积极防治妊娠并发症。

3. 切实加强对高危妊娠的管理，利用B超及生化技术对早产进行预测。

4. 及早治疗生殖道感染，在孕早期如能查出支原体、衣原体、巨细胞病毒等，可使用红霉素等治疗，能防止胎膜早破的发生。对宫颈内口松弛者，可在妊娠14～28周间行宫颈内口环扎术。

5. 对妊娠25～34周先兆早产者应合理使用宫缩抑制剂，为促进胎肺成熟赢得时间。

6. 加强对胎儿的监护，防治宫内缺氧。

### 六、治疗

早产的治疗原则是：胎儿存活、无宫内窘迫、无胎膜早破，应设法抑制宫缩，尽可能使妊娠继续。如果宫颈缩短、宫口开大或胎膜早破，早产已不可避免，则设法提高早产儿存活率。妊娠36周者，观察6～12h未自然临产，行缩宫素引产。妊娠>36周者，行期待疗法：①密切观察早期感染症状和体征，监测感染指标，适当应用抗生素；②估计胎儿体重和胎肺成熟情况；③采用宫缩抑制剂抑制宫缩；④促进胎肺成熟。

（一）期待疗法

对于早产和先兆早产的病人，应采用左侧卧位，并用平衡液500mL，以100mL/h速度静滴，提高子宫血液灌注，改善胎盘功能。同时了解宫颈的退缩及扩张情况（最好做会阴B超）。可疑有胎膜早破者，用石蕊试纸法（较准确、简单）明确诊断，同时取宫颈阴道分泌物进行培养。行B超检查了解羊水量、胎盘及胎儿情况（双顶径大小、胎先露等）。

（二）病因治疗

1. 去除早产的明确病因是治疗早产的重要措施之一，对于妊娠并发症，积极治疗原发病可避免医源性（干预性）早产的发生；对于宫颈功能不全者，孕妇可于妊娠14～28周间行宫颈环扎术。

2. 对于先兆早产和早产患者，建议使用抗生素（用药量及方法按具体情况而定）。这样不仅能防止下生殖道感染的扩散，也能延长破膜后的潜伏期（从破膜开始到有规律宫缩的一段时间）。因宫缩有负吸作用，能促进和加重感染，一旦出现宫缩，则应用抗生素。

抗生素的选择多选用氨苄西林和（或）红霉素。用药方法：①对仅有胎膜早破者，用阿莫西林750mg，3次/d，口服，共7d；②有规律宫缩、宫口未开、无破膜者，口服氨苄西林2.0～3.0g/d；或红霉素1.0～1.2g/d，共7d；③有规律宫缩、宫口扩张<3cm、无破膜者，采用负荷量加维持量治疗：氨苄西林4.0～5.0g/d，静滴；或红霉素2.0g/d，静滴，共2d，然后口服氨苄西林0.75～2.0g/d或红霉素1.0g/d，共5d；④有规律宫缩合并胎膜早破者，采用氨苄西林6.0～8.0g/d，静滴共4d，继以口服1.5～2.0g/d至分娩；⑤进入活跃期，静滴氨苄西林5.0g，2～4h后重复使用。随头孢类抗生素药物的发展，目前临床上经常用头孢二代和三代抗生素预防和治疗感染，且效果较好。因此，在经济条件允许的情况下，不妨选用头孢类抗生素药物。如①头孢噻吩：用法：0.5～1g，4次/d，肌注或静注）；②头孢曲松，用量：1g/d，1次肌注；严重感染时，2次/d，溶于生理盐水或5%～10%葡萄糖液100mL中，静滴，于0.5～1h滴完；③头孢唑啉，0.5～1.0g，2次/d或3次/d，肌注或静注；④头孢拉定1～2g，分3或4次服用。头孢类药对青霉素过敏者均须慎用。

实验证明，使用抗生素平均延长孕期7～42d，以宫口未开、无破膜者最显著，胎膜早破者效果较差。

（三）宫缩抑制剂

抑制子宫收缩的药物主要分两大类：一类是使子宫肌肉松弛，抑制宫缩。大部分宫缩抑制剂属于此类。如β-肾上腺素能受体兴奋剂、钙离子通道阻滞剂、硫酸镁等。另一类是阻断或抑制宫缩物质的合成及释放，如前列腺素合成抑制剂。长期以来使用的传统宫缩抑制剂都有其明显的不良反应，且单一药物的疗效也难以判定。目前趋向于联合用药或几种药物交替使用，可增加疗效，减少不良反应，配合足量的抗生素效果最佳。

1. $\beta_2$-受体激动剂：这类药物可作用于子宫平滑肌中$\beta_2$受体，抑制平滑肌收缩从而使妊娠期延长。但同时它也作用于血管、支气管平滑肌，并有部分$\beta_1$受体激动作用，因此有较明显的不良反应。此类药物有羟苄羟麻黄碱、硫酸沙丁胺醇、特布他林、芬丙喘宁、奥西那林等。

（1）羟苄羟麻黄碱（利托君）：是唯一被FDA批准和推荐使用的预防早产的药物。用法：100mg溶于5%葡萄糖液500mL中，以50μg/min开始静滴，每10～30min增加50μg至宫缩消失，最大剂量不超过350μg/min，孕妇心率应<140次/min，胎儿心率<180次/min。宫缩消失后维持用药24～48h，停止静滴前30min口服利托君片剂，10mg，1次/2h；24h以后改为10mg，4次/d，至妊娠达37周停药。荷兰DUPHAR药厂生产的柔托扒也属于此

类药物。

（2）硫酸沙丁胺醇：首剂 4.8mg，观察 15～30min，若宫缩强度和频率减弱，则按 4.8mg/次，3 次/d 或 4 次/d，口服，至宫缩消失停药。若 30min 宫缩未减弱，则加服 2.4～4.8mg，以后按 4.8mg，4 次/d，口服。

用药注意事项：$\beta_2$-受体激动剂有较明显的母体不良反应，包括心动过速、心律不齐、心肌缺血、高血糖、低血压、低血钾、恶心、呕吐、胸痛、呼吸困难、肺水肿等。基于妊娠期特别是孕 32～34 周（早产发生高峰期）血容量增加，要特别注意肺水肿的发生，可危及孕妇生命，导致孕产妇、围生儿死亡。心肺疾病、多胎妊娠、妊娠高血压疾病并用类固醇时更易发生肺水肿。对胎儿及新生儿的影响是可使胎儿发生心动过速甚至心律失常，胎儿高血糖、高胰岛素血症，新生儿低血糖、低血钙、肠麻痹等。

为减少 $\beta_2$-受体激动剂的不良反应，应严格掌握用药指征。心脏疾病、重症糖尿病、重度子痫前期、甲亢、阴道大量出血等禁用此药。用药前要常规进行心电图、血糖的检查，用药时需监测血钾、血糖、心电图，定期测血压、脉搏、呼吸，记出入量，注意有无早期心衰症状，必要时行胸片或彩超心脏检查，防止肺水肿的发生。$\beta_2$-受体激动剂用药时间不宜过长，与其他类宫缩抑制剂联合用药可增加疗效，减少不良反应。

2. 前列腺素合成抑制剂　PG 有刺激子宫收缩和软化宫颈的作用。PG 合成抑制剂为环氧化酶抑制剂，在细胞水平抑制环氧化酶，阻断花生四烯酸转化为 PG，还可抑制缩宫素诱导的磷酸肌醇的积累，降低子宫收缩力。常用药物有吲哚美辛、阿司匹林等。

此类药物不良反应较多，虽然治疗剂量下不良反应较轻，但发生率较高。常见的有：恶心、呕吐、腹泻、胃部不适、消化道出血倾向，长期应用有头晕、头痛、出疹、血小板减少、精神抑郁、肝肾功能损害等。这类药物还可以通过胎盘，抑制胎儿 $PGI_2$ 合成和释放，导致胎儿早期动脉导管收缩，甚至动脉导管早闭，新生儿肺动脉高压、三尖瓣关闭不全。还可导致羊水过少，极低体重儿的肾功能损害和坏死性肠炎。因此 32 周后慎用。

用法：吲哚美辛首次口服 50mg，随后以 25mg，3 次/d，口服维持，用药期间监测羊水量，如有减少立即停药。

近年来，对舒林酸，商品名苏灵大、奇诺力进行研究，发现它抑制宫缩能力与吲哚美辛相似，但不良反应明显减小，它几乎不通过胎盘，对胎儿动脉导管影响轻微。

使用 PG 抑制剂治疗早产，一般可使孕期延长 2～7d。鉴于其不良反应，临床用药不宜过长，一般不超过 1 周。

3. 硫酸镁　镁抑制宫缩可能与降低平滑肌细胞中钙离子的摄取、结合和分布有关。

高浓度镁能在细胞膜上竞争钙离子结合位点，阻止钙内流；同时激活腺苷酸环化酶，增加环腺苷酸（cAMP），降低细胞内钙浓度，从而松弛平滑肌。

用法：25% 硫酸镁 16mL 加入 5% 葡萄糖液 100mL 中快速静滴，30min 内滴完，然后用 25% 硫酸镁 60mL 加入 5% 葡萄糖液 1 000mL 中，以 1.5～2.0g/h 的速度静滴，直至宫缩停止。

由于硫酸镁的治疗剂量接近甚至超过中毒剂量，因此应用时注意呼吸（每分钟不少于16次），膝反射存在，尿量（每小时不少于25mL）。如有中毒迹象，立即停药并缓慢静注10%葡萄糖酸钙10mL。

4. 钙通道拮抗剂　钙通道拮抗剂既可以抑制自发性宫缩，又可以抑制由前列腺素和缩宫素诱发的宫缩。它主要通过影响肌细胞膜表面的钙通道，阻止细胞外钙离子内流，降低细胞内钙浓度，达到抑制宫缩的目的。常用药物为硝苯地平。

用法：起始剂量10mg舌下含服，如30min后宫缩频率、强度减弱，则用20mg，1次/4h，持续48h，然后改为维持量，10mg/次，3次/d。如果无变化则加服20mg，以后每4h重复1次，或在心电监护下静滴到宫缩消失。

硝苯地平在早产的治疗中抑制宫缩作用强、显效快，对胎儿无不良反应，较安全，比硫酸镁更有效，且用药方便。它的主要不良反应是一过性低血压、潮红、头晕、恶心等。要注意硝苯地平不能与硫酸镁合用。

5. 缩宫素（催产素）拮抗剂　此类药物均是催产素或血管升压素的衍生物，从作用上分为两大类：一类是缩宫素合成抑制剂，另一类是子宫肌细胞上缩宫素受体的竞争剂。目前尚处于研究阶段，用于临床试验的仅有 Atosiban，观察疗效较好，尚未发现不良反应。缩宫素拮抗剂被视为最有希望的药物。

6. 一氧化氮（NO）供体制剂　NO是强烈的平滑肌舒张剂，对血管松弛的同时，也抑制子宫的收缩，这种舒张作用是由 cGMP 介导的，抑制钙的流动而松弛肌肉。研究表明，L-精氨酸是体内合成NO的唯一底物。Fac—chinetti 用 L-精氨酸静滴治疗早产，疗效肯定。Lees 用硝酸甘油贴剂贴于腹部治疗早产，亦显示有效。

（四）镇静剂

在孕妇精神紧张时，可用于辅助用药，但这类用药既不能有效抑制宫缩，又对新生儿呼吸有很大影响，故临产后忌用。

（五）促进胎肺成熟

早产儿最易发生呼吸窘迫综合征（respiratory distress syndrome，RDS），又称肺透明膜病（hyaline membrance disease，HMD），是早产儿死亡的主要原因之一。在产前应用皮质激素可加速胎肺成熟，降低 RDS 的发生。当孕妇出现胎膜早破或先兆早产，在应用宫缩抑制剂的同时要应用皮质激素，并尽量利用宫缩抑制剂为皮质激素促胎肺成熟争取时间。

用法：倍他米松12mg，肌注，1次/d，共2d；或地塞米松5mg，肌注，1次/12h，共4次。安普索（盐酸溴环己胺醇）30mg，3次/d，口服，连用3d如未分娩，7d后重复1疗程，直至检测胎肺成熟（羊水 L/S>2，或羊水泡沫试验阳性），考虑分娩。

（六）分娩时处理

当早产不可避免时，应结合临床实际情况选择分娩方式。<34周的早产孕妇最好及时转有条件的三级医院分娩；当胎儿胎位异常（如臀位）、孕周<33周时，在新生儿急救医学发达地区以剖宫产终止妊娠为宜。阴道分娩要及早做会阴侧切，防止早产儿颅内出血。

助产时可在镇痛条件下，应用出口产钳，不主张预防性产钳助产。值得高度重视的是，不管是剖宫产分娩还是阴道分娩，应缓慢将儿头娩出，以免发生早产儿颅内出血。

（七）早产儿处理

1. 孕周 <35 周者，转儿科 NICU 处理。

2. 注意保暖　分娩时产房室温应适度提高，新生儿应在远红外辐射保暖台上处理。处理后穿好衣服送入室温 24 ~28℃、55% ~60% 相对湿度的早产儿室。要置入温箱，温箱按出生体重、生后日龄和室温条件调节在 30 ~36℃ 间，最高不超过 37℃。要求小儿皮肤温度维持在 36 ~36.5℃，肛温 37℃ 左右，24h 内温差 <1℃。

3. 宜早进食，生后 6h 内即可开始喂 5% 糖水，1 ~2 次后无呕吐排除消化道畸形者即可开始喂奶。

4. 生后即用维生素 $K_1$ 1mg 肌注，1 次/d，共 3d，防止颅内出血。

5. 预防感染　早产儿应预防性应用抗生素，常用青霉素 20 万 U，肌注，2 次/d，连用 3d。要严格执行消毒隔离制度，任何人每次接触早产儿前必须用肥皂和流动水洗手。工作人员要定期进行体格检查。早产儿室必须空气新鲜，每日要清扫，定期要消毒。

6. 对早产儿的呼吸、皮色、神态、反应、肌张力、活动情况、大小便等应仔细观察并做好记录，这对及早发现异常极为重要。

（玛依热·阿吉）

# 第五节　过期妊娠

凡既往月经周期规则，妊娠达到或超过 42 周者，或自受孕日算起，胎龄达到或超过 40 周，称为过期妊娠。根据胎盘功能的变化，过期妊娠又分为生理性过期妊娠（胎盘功能正常者）和病理性过期妊娠（胎盘功能减退者）。过期妊娠发生率约占分娩总数的 5% ~12%，约有 10% 的过期妊娠胎盘功能减退。过期妊娠的围生儿（又称为过期儿）发病率和死亡率均显著增高，为足月分娩的 3 ~6 倍，而且随着妊娠期延长而增加，据统计，围生儿死亡率在妊娠 39 ~41 周间分娩者最低，妊娠 42 周分娩者增高约 1/3 ~1/2，43 周者增高 2 ~3 倍。过期妊娠围生儿死亡资料统计分析显示，35% 为死胎，45% 为死产，20% 为新生儿死亡。过期妊娠时，因慢性缺氧，粪染的羊水黄染胎儿的皮肤和脐带，尸体解剖多数不能找到直接的死亡原因，少数死婴的肺泡壁和小支气管内有胎粪污染和胎粪栓塞，证实胎儿在宫内如发生缺氧，可引起胎粪吸入。近年来，随着孕期保健宣教的加强和产前检查的系统化，能准确地确定孕周，以及产前胎儿监测技术的提高，促宫颈成熟剂的应用，计划分娩的实施等，使围生儿发病率有所下降。

## 一、病因

过期妊娠的病因尚不清楚，分娩发动机制是多种因素综合作用的结果，如任何一个环节发生障碍，都可能导致妊娠过期。多数学者认为，过期妊娠与胎儿肾上腺皮质功能有关。下列情况容易导致过期妊娠。

（一）无脑畸胎

不合并羊水过多时，由于胎儿无下丘脑，使垂体-肾上腺轴的发育不良，由胎儿肾上腺皮质产生的肾上腺皮质激素及雌三醇的前身物质16a-羟基硫酸脱氢表雄酮缺乏，以及胎儿小，不足以刺激子宫下段引起宫缩，孕周可达45周。

（二）胎盘缺乏硫酸酯酶

是一种罕见的 X 性连锁遗传病，均见于怀男胎病例，胎儿胎盘单位不能合成雌激素是分娩动因不足的原因。

（三）遗传因素

同一妇女往往出现多次过期妊娠，或见于某一家族，提示可能与遗传有关。

（四）内源性前列腺素和雌二醇分泌不足而黄体酮水平增高

雌激素使子宫肌细胞收缩蛋白增加，增强子宫肌细胞对缩宫素的敏感性；孕激素抑制肌质网钙离子释放至胞浆内影响肌细胞的收缩。孕激素的高水平状态可抑制前列腺素的合成和缩宫素的产生，造成分娩发动障碍，导致过期妊娠。

（五）胎儿胎盘免疫机制改变

胎盘的免疫屏障功能阻止母体的免疫活性物质进入胎体使其不受免疫排斥。妊娠晚期胎盘滋养层存在大量IgG，且逐月增加。母体免疫系统对胎盘抗原识别增强，对分娩发动起重要作用。过期妊娠的胎盘滋养层细胞纤维化增加，产生免疫耐受，导致孕期延长。

（六）其他

高龄初产妇、维生素 E 摄入量过多或早孕时曾行保胎治疗者易发生过期妊娠。

## 二、病理

根据胎盘功能是否减退将其分为生理性过期妊娠和病理性过期妊娠。

（一）生理性过期妊娠（胎盘功能正常）

胎盘功能正常，胎盘外观和镜检均与足月胎盘无异，可能仅重量稍有差异。胎儿在宫内多数继续生长，易形成巨大儿，颅骨明显钙化，不易变形，增加了头盆不称和产伤的可能性，导致阴道分娩困难，使新生儿产伤、骨折、颅内出血发病率相应增加。

（二）病理性过期妊娠（胎盘功能异常）

胎盘功能减退，绒毛内血管床减少，间质内纤维化增加以及合体细胞结节形成增多，导致胎盘血流减少。甚至出现梗死、钙化、绒毛间隙血栓形成、绒毛周围纤维素沉积或胎盘后血肿增加等所谓胎盘老化现象。胎盘功能的减退导致胎儿在宫内慢性缺氧，肾血流量不足引起排尿减少，并发羊水减少。胎儿不能继续生长，甚至体重反而下降。Clifford 将胎儿成熟障碍分为Ⅲ期：Ⅰ期为过度成熟：表现为胎脂消失，皮下脂肪减少，皮肤干燥、松弛、多皱褶和脱皮，指（趾）甲长，四肢细瘦而长，如小老人一样容貌，称为"过熟儿"

或"成熟障碍儿"。II期除有I期的改变外尚伴有胎盘功能不全。胎儿因缺氧而有胎粪排出，污染羊水及胎儿皮肤呈黄绿色，此时胎粪吸入综合征及围生儿死亡率发生最高，可造成胎死宫内。III期为粪染时间较长，胎儿广泛着色，指（趾）甲和皮肤呈鲜黄色，脐带和胎膜呈黄色，此期的胎儿已经度过了最危险的时期，预后反而较II期良好。

### 三、对母婴的影响

#### （一）胎盘功能正常者

妊娠延迟，不能预期分娩，给孕妇和其家人造成心理压力。有资料显示，过期妊娠的宫颈成熟度低，引产的成功率也低。胎儿在宫内继续生长，巨大儿多见，因胎儿巨大和头颅变硬不易变形，难产、新生儿产伤发病率和剖宫产率均显著增加。

#### （二）胎盘功能减退者

由于胎儿在宫内慢性缺氧，肾血流量不足致排尿减少，并发羊水减少。资料显示，妊娠42周以后的羊水量减少加速，每周约减少33%，羊水量的减少，增加脐带和胎体的受压机会，胎儿窘迫和新生儿窒息的发病率增加，若继续加重而未能得到纠正，可造成胎死宫内。胎儿可因吸入胎粪而发生胎粪吸入综合征、新生儿窒息、产伤及新生儿低血糖的危险。

### 四、诊断

预产期从末次月经的第1d算起推后280d。当妊娠超过预产期2周时，需考虑有下列可能性：①妊娠并未过期，胎儿无危险；②妊娠过期但胎盘功能正常，胎儿在宫内继续生长；③过期妊娠，胎盘功能不全，胎儿在宫内危险。所以首先要明确妊娠是否过期和判断胎盘功能是否健全。

#### （一）预产期核实

预产期已核实者，诊断无困难，经核实孕周，过期妊娠的发生率降至2%左右，故重点在于预产期的确定。

1. 月经周期规律，28d左右者，达到或超过42周者即可诊断。

2. 月经周期不规律者，应尽可能根据下列方法推算预产期：①详细询问平时月经变异情况，有无服用避孕药或注射避孕针等可能使排卵期推迟的情况；②受孕月的基础体温（排卵期）或受孕日期推算，夫妻分居者，根据同房日期推算。此为较准确的计算方法；③根据早孕反应（孕6周左右出现）时间估计；④妊娠早期曾行妇科检查者，当时子宫大小有较大的参考价值；⑤根据胎动出现时间（孕18~20周）估计；⑥听筒经腹壁听到胎心时，孕周在20周以上；⑦B型超声检查：早孕期测定妊娠囊直径，胎芽和胎心出现时间等；中孕期以后测定胎儿坐高、双顶径、股骨长度等。值得重视的是，B超检查在早孕确定胎龄很重要，尤其是对既往月经周期不规律者，可确定孕周，在国内外许多医院都已开展了早孕门诊；⑧子宫符合孕足月大小，宫颈已成熟，羊水量逐渐减少，孕妇体重不再增加或稍减轻，应视为过期妊娠。

（二）判断胎盘功能

1. 胎动计数　由于每个胎儿的活动量各异，不同孕妇自我感觉的胎动数差异很大。一般认为 12h 内胎动累积数不得少于 10 次，若 12h 内少于 10 次或逐日下降超过 50%，而又不能恢复，应视为胎盘功能不良，胎儿有缺氧存在，该方法为孕妇自我对胎儿监护的方法，简单易行，但假阳性率高。

2. 孕妇尿雌三醇（E3）含量及尿雌激素/肌酐（E/C）比值测定　妊娠期间雌三醇主要由孕妇体内的胆固醇经胎儿肾上腺、肝脏以及胎盘共同合成。正常值为 15mg/24h，10~15mg/24h 为警戒值，<10mg/24h 为危险值。过期妊娠孕妇留 24h 尿液行 E3 测定，如连续多次雌三醇值 <10mg/24h，表示胎盘功能低下；也可用孕妇任意尿测定雌激素/肌酐（E/C）比值，估计胎儿胎盘单位功能，若 E/C 比值 >15 为正常值，10~15 为警戒值，<10 为危险值。若 12h 尿 E/C 比值 <10，或下降超过 50% 者应考虑胎盘功能不全。测定 E/C 值虽不精确，但能满足临床的需要，可作为筛选和连续检测方法。

3. 测定孕妇血清中游离雌三醇值（E3）和人胎盘泌乳素（human placental lactogen, HPL）值　采用放射免疫法测定过期妊娠孕妇血清中雌三醇和胎盘催乳素值，若 E3 低于 40ng/L，HPL 低于 4μg/mL 或骤降 50%，表示胎儿胎盘功能减退。该方法为国际上盛行的检测方法，是判断胎盘功能最准确的检测手段，由于价格比较昂贵，在国内尚未能广泛开展。

4. 妊娠血清耐热性碱性磷酸酶（heat - stablealkaline phosphatase, HSAP）的测定　HSAP 由胎盘合体滋养细胞产生，其量随妊娠进展而逐渐增加，至妊娠 40 周达到高峰，超过预产期后则缓慢下降，提示胎盘功能减退。

5. 托溴胺试验　用于测定胎盘渗透功能。静滴托溴胺 0.1mg/（mL·min），共 10min 滴入 1mg。用药后如胎心无变化或 10min 后胎心率仅增加 5~10 次/min，则表示胎盘渗透功能减退。

6. 胎心率（fetal heart rate, FHR）电子监护仪监测　根据超声多普勒原理和胎儿电流变化制成的各种胎儿监护仪已在临床上广泛应用。胎儿监护仪下的胎心率有两种基本变化，即基线胎心率（baseline fetal heart rate, BFHR）和周期性胎心率（periodic fetal heart rate, PFHR）。基线胎心率指在无宫缩或宫缩间歇期记录的胎心率，可用每分钟的胎心率（bpm）和胎心率变异两方面评估。正常的胎心率为 120~160 次/min，若 >160 次/min 或 <120 次/min，历时 10min 称为心动过速或心动过缓；胎心率变异即基线摆动，包括胎心率变异振幅（10~25 次/min）和胎心率变异频率（≥6 次/min）。周期性胎心率指与子宫收缩有关的胎心率变化，包括加速和减速，减速又分为早期减速、变异减速和晚期减速三种。可以利用胎心率的变化来预测胎儿在宫内的储备能力和判断胎盘功能。

（1）无应激试验（non - stress test, NST）：该试验是以胎动时伴有一过性胎心率加快为基础。通过观察胎动次数和胎动时胎心率的变化，判断胎盘功能和胎儿宫内安危。测定

20min，一般认为正常情况下至少有 3 次胎动且胎心率加速 >10bmp；异常情况为胎动数与加速数少于正常情况或胎动时无胎心率加速。该试验简单易行，无损伤性，可在门诊进行，2 次/周，NST 有反应提示胎盘功能储备良好，胎儿无缺氧；NST 无反应型，疑有胎儿宫内缺氧，需行宫缩应激试验（contraction stress test，CST）。

（2）缩宫素激惹试验（oxytocin challenge，OCT）又称宫缩应激试验（CST）：其原理为用缩宫素诱导宫缩并用胎儿监护仪记录胎心率的变化。若多次宫缩后反复出现晚期减速（late deceleration，LD）或严重变异减速（variable deceleration，VD），且 BFHR 变异减少，胎动后无 FHR 加速，提示胎盘功能减退，胎儿宫内有缺氧危险。

7. B 型超声监测和生理物理评分（biophysical score，BPS）　综合胎儿监护和 B 型超声下的某些生理活动，以判断胎盘功能和宫内胎儿安危情况。B 超每周 1 或 2 次，观察胎动（fetal movement，FM）、胎儿肌张力（fetal toning，FT）、呼吸样运动（fetal breath movement，FBM）和羊水量（amniotic fluid volume，AFV），结合 NST 行 BPS 评分。在胎儿生物物理评分的 5 项指标中，唯有羊水项不受胎儿中枢调控，若 B 超提示羊水过少，说明胎盘功能已失代偿，脐带易受压。Meaning 等认为，若羊水暗区最大直径（AFV）<3cm 应引起注意，<1cm 胎儿危险，预后不良。有学者认为单一羊水暗区最大直径 >3cm 就为羊水量正常是不准确的，Phelan 等提出 4 个象限测量羊水池直径，并以羊水指数（AFI）作为一个半定量指标，若 AFI≤5cm 表示羊水量过少；5cm < AFI < 8cm 为临界水平；AFI≥8cm 为正常羊水量。现介绍 Meaning 评分方法及临床意义（表2 - 9，表2 - 10）。

表2 - 9　Meaning 评分指标

| 项目 | 2 分 | 0 分 |
| --- | --- | --- |
| NST | ≥2 次胎动伴胎心加速≥15bmp，≥15s | <2 次胎动；胎心率加速 <15 次/min，<15s |
| FBM | ≥1 次，持续≥30s | 无；或持续 <30s |
| FM | ≥3 次躯干和肢体活动（连续出现算 1 次） | ≤2 次躯干和肢体活动 |
| FT | ≥1 次躯干和肢体伸展复屈，手指摊开合拢 | 无活动；肢体完全伸展；伸展缓慢，部分复屈 |
| AFV | 羊水暗区垂直直径 2cm | 无，或最大暗区垂直直径 <2cm |

表2 - 10　Meaning 评分的临床意义

| 评分 | 胎儿情况预计 |
| --- | --- |
| 10 | 无慢性缺氧依据 |
| 8（羊水量正常） | 可能有急性缺氧 |
| 8（羊水量不正常） | 可能有慢性缺氧 |
| 6（羊水量正常） | 疑有急性缺氧 |
| 6（羊水量不正常） | 疑有急、慢性缺氧 |
| 4（羊水量正常） | 可有急性缺氧 |

| 评分 | 胎儿情况预计 |
|------|------------|
| 4（羊水量不正常） | 可有急、慢性缺氧 |
| 2 | 急性缺氧或伴慢性缺氧 |
| 0 | 急、慢性缺氧 |

8. 彩色超声多普勒　通过测定胎儿脐血流来判断胎盘功能和胎儿安危。若与 B 型超声联合应用，其预测敏感性和准确率更高。

9. 羊膜镜检查　借助羊膜镜观察羊水颜色，了解胎儿是否因缺氧而有胎粪排出。

## 五、治疗

正常妊娠 36 周后，羊水量进行性减少，过期妊娠时，羊水每周下降 30%。羊水量在 24h 内明显下降，易发生胎儿宫内窘迫、胎儿酸中毒，使剖宫产率和新生儿窒息率均增加。有学者报道，用 B 超每日观测 AFV 的变化，若羊水量每周减少 30% ~ 50%，或 AFV 每日下降 1cm，提示胎盘功能锐减，应积极处理。过期妊娠影响胎儿安危，应尽量避免孕妇出现过期妊娠，争取在妊娠足月时处理，许多学者认为应在 41 周前结束分娩，几乎所有的学者都同意在 42.5 周内分娩，认为此时胎儿在宫内的危险性超过引产的危险性。

（一）终止妊娠指征

已确诊过期妊娠，若有下列情况应立即终止妊娠。

1. 宫颈已成熟。

2. 胎儿 > 4 000g 或 IUGR。

3. 12h 内胎动累积计数 < 10 次或 NST 无反应型，CST 阳性或可疑时。

4. 24h 尿 E3 值下降 50% 或低于 10mg。

5. 羊水过少或羊水中有胎粪。

6. 并发妊娠高血压综合征。

（二）终止妊娠的方式

1. 阴道分娩　宫颈已成熟者，应行人工破膜，破膜时羊水多而清，可在严密监护下阴道分娩。

2. 经阴道检查，宫颈 Bislaop 评分 ≤ 4 分，属宫颈未成熟者，先行促宫颈成熟治疗，常用的方法有：

（1）乳头刺激法：可徒手刺激或温水热毛巾按摩乳头、乳房，每侧 15min；或机械刺激如催产素按摩器、磁疗器等，每侧 0.5 ~ 3min，两侧交替 1h，3 次/d，共 3d。此法安全可靠，无不良反应。

（2）小剂量低浓度缩宫素静脉滴注：缩宫素 1 ~ 2.5U 加至 5% 葡萄糖中，10 ~ 15 滴/min，8h 滴完，连续 3d。目前国内许多医院都采用该法用于引产，成功率高，但由于所需时间较长，部分孕妇不愿接受。

（3）硫酸脱氢表雄酮（dehydroepiandrosterone sulfate，DHEAS）：妊娠期胎儿皮质分泌DHAS，经胎盘酶系转变为以雌三醇为主的雌激素，通过后者的促宫颈成熟作用参与分娩发动。目前国内已有生产，硫酸普拉酮钠（商品名：蒂落安）100～200mg，静脉注射，连续3d，能明显提高宫颈的成熟度。

（4）宫颈成熟是孕晚期胶原酶活性增加，使宫颈的主要成分结缔组织中的胶原加速裂解的过程。米索前列醇50～75μg或前列腺素栓剂（PGE）放置阴道后穹隆2～6h，能明显提高宫颈评分。天津医科大学第二医院采用该法197例，有效率为100%。但该药用于促宫颈成熟尚未上药典，所以尚未广泛用于临床。

（5）米非司酮50mg，2次/d，连用2d，也有明显的促宫颈成熟作用。

3. 产程处理

（1）第1产程的处理：①间断纯氧面罩吸氧，提高脐静脉血氧饱和度，可以减轻或纠正胎儿缺氧；②取左侧卧位，改善母体全身情况，避免过度疲劳、脱水、酸中毒，静脉滴注葡萄糖液，给予镇静药等；③严密观察产程，及时处理异常情况，如有产程停滞、胎位异常、胎儿宫内窘迫等情况，应给予剖宫产术结束分娩。

（2）第2产程的处理：宫口开全，胎儿双顶经已过坐骨棘平面以下，胎头达骨盆底，为缩短产程，改善胎儿缺氧状态，应给予阴道助产。

（3）新生儿的处理：过期妊娠时，常伴有胎儿窘迫，羊水粪染，分娩时要做好新生儿的抢救工作。尽量预防新生儿胎粪吸入，避免胎粪吸入综合征的发生。羊水中混有胎粪者，胎头娩出而胎肩尚未娩出时，应立即清理口腔内羊水和分泌物，胎儿娩出后立即行气管插管，吸净气管内的胎粪和羊水，避免过早加压给氧，以免将含有胎粪的羊水驱进支气管和肺泡。巨大胎儿阴道助产时，防止损伤。及时发现并处理新生儿窒息、脱水、低血容量及代谢酸中毒等并发症。

4. 剖宫产指征

（1）引产失败。

（2）产程长、胎儿先露部下降不满意。

（3）产程中出现胎儿宫内窘迫。

（4）头盆不称，巨大儿。

（5）高龄初产妇。

（6）破膜后羊水少，黏稠，粪染或产程中粪染程度加重者。

（玛依热·阿吉）

# 第六节　妊娠高血压疾病

妊娠高血压疾病（pregnancy - induced hypertension，PIH）是由于妊娠引起的一种特有性疾病。为妊娠 20 周以后，临床表现高血压、蛋白尿、水肿，严重时出现抽搐、昏迷、心肾功能衰竭，甚至发生母婴死亡。妊娠终止后大多数可以恢复。其发病率因不同诊断标准以及统计途径而不同。美国大约为 6% ~ 10% ；1988 年我国 5 省市的流行病学调查发病率为 9. 4% 。妊娠高血压疾病如果不能得到及时处理，对孕产妇及围生儿会造成极大的危害，是孕产妇和围生儿死亡的重要因素，目前它是导致我国孕产妇死亡的第二位原因。

## 一、病因

妊娠高血压疾病发病原因目前尚不十分明确，但是，在临床工作中确实发现有些因素与妊高征的发病有密切的相关性，称之为易发因素。

1. 种族差异，如居美国的非洲裔或西班牙裔发病率多高于白人。

2. 精神过分紧张者。

3. 年轻初产妇（年龄≤20 岁）或高龄初产妇（年龄≥35 岁）者。

4. 有慢性高血压、慢性肾炎、糖尿病等病史的孕妇。

5. 营养不良，例如严重贫血、低蛋白血症者。

6. 体形矮胖，体重指数 >0. 24 者。

7. 子宫张力过高，例如多胎妊娠、羊水过多、巨大胎儿等。

8. 有家族高血压史者。

## 二、发病机制

由于妊娠高血压疾病尚无明确病因，目前有几种学说考虑与妊娠高血压疾病发病有关。

（一）免疫机制

众所周知妊娠是成功的半非己的同种异体移植物，妊娠得以维持有赖于母儿间的免疫平衡。一旦免疫平衡失调，即可引起免疫排斥反应而导致妊娠高血压疾病。有证据表明：①妊娠高血压疾病患者的 HLA – DR 抗原频率、母胎 HLA – DR 抗原共享率均较正常增加，导致母体对 HLA – D 区抗原的免疫反应，即封闭抗体，一种 IgG 亚类 HLA 抗体的作用遭破坏，免疫平衡失调，最终导致妊娠高血压疾病；②重度妊高征患者 TS 减少接近非孕妇水平，同时功能降低，而 TH/TS 比值上升。说明妊娠高血压疾病时母胎免疫失衡，防护反应减弱。

（二）胎盘缺血缺氧学说

正常妊娠时，固定绒毛滋养细胞沿螺旋小动脉逆行浸润，逐渐取代血管内皮细胞，并使血管平滑肌弹性层为纤维样物质取代，使血管腔扩大、血流增加，以便更好地供给胎儿营养，这一过程称血管重铸，入侵深度可达子宫肌层内 1/3。妊娠高血压疾病时，绒毛层侵袭仅达蜕膜血管层，也不发生血管的重铸，导致早期滋养层细胞缺氧，影响胎儿发育。

（三）遗传倾向

临床上可见妊娠高血压疾病具有家族遗传倾向，目前研究表明妊娠高血压疾病有可能为单基因隐性遗传，但多基因遗传也不除外。

（四）饮食缺陷

近年来认为钙缺乏可能与妊娠高血压疾病发病有关。

（五）血管活性复合物和内皮机能障碍

研究表明在妊娠高血压疾病时，前列环素与血栓素、VitE 与脂质过氧化物、血管内皮素与心钠素比值下降，加重了对血管内皮的破坏，诱发血小板凝聚，并对血管紧张因子敏感，血管进一步收缩，导致凝血与纤溶失调。所以重度妊高征患者多伴有 DIC 的亚临床或临床表现。

## 三、临床分期

妊娠期高血压疾病分类见表 2 - 11。

表 2 - 11　妊娠期高血压疾病分类及临床表现

| 分类 | 临床表现 |
| --- | --- |
| 妊娠期高血压 | 妊娠期首次出现 Bp≥140/90mmHg，并与产后 12 周恢复正常；尿蛋白（－）；少数患者可伴有上腹部不适或血小板减少，产后方可确诊 |
| 子痫前期 | |
| 轻度 | 妊娠 20 周以后出现 Bp≥140/90mmHg；尿蛋白≥300mg/24h 或随机尿蛋白（＋）。可伴有上腹部不适、头痛等症状。 |
| 重度 | Bp≥160/110mmHg；尿蛋白≥2.0g/24h 或随机尿蛋白（＋＋）；血肌酐>106umol/L；血小板<100×10$^9$/L；血 LDH 升高；血清 ALT 或 AST 升高；持续性头痛或其他脑神经或视觉障碍；持续性上腹部不适。 |
| 子痫 | 子痫前期孕妇抽搐不能用其他原因解释 |
| 慢性高血压并发子痫前期 | 高血压孕妇妊娠 20 周以前无尿蛋白，若出现尿蛋白≥300mg/24h；高血压孕妇 20 周前突然尿蛋白增加，血压进一步升高或血小板<100×10$^9$/L |
| 妊娠合并慢性高血压 | 孕前或孕 20 周前舒张压≥90mmHg（除外滋养细胞疾病），妊娠期无明显加重；或孕 20 周后首次诊断高血压并持续到产后 12 周后 |

## 四、病理生理变化

（一）基本病理生理变化

全身小动脉痉挛是妊娠高血压疾病的基本病理生理改变。因此，它是一种可以波及并影响到全身各个器官系统的周身性疾患，临床上会因个体差异、各个器官受累及程度不同而有不同的临床表现。

由于小动脉的痉挛，造成血管管腔的狭窄，周围阻力增大，内皮细胞损伤，通透性增加，体液和蛋白质渗漏，表现为血压上升、蛋白尿、水肿等。正常妊娠末期血液处于高凝状态，妊娠高血压疾病时血管内皮细胞和血管内红细胞破坏，血液浓缩，血小板减少，某些血浆中凝血因子减少，以及红细胞形态破坏等。血液中肾素、血管紧张素Ⅱ（AngⅡ）以及醛固酮减少。严重者可发生 DIC。

（二）主要脏器病理组织学变化

1. 脑　脑小动脉痉挛，可造成脑组织细胞缺血、水肿，导致脑水肿，严重时形成脑疝。

当平均动脉压≥140mmHg 时，脑血管自身调节功能会丧失；脑微血管内血栓形成，可致局限性或弥漫性脑梗死；当血管破裂时，可发生脑出血。尸体解剖结果也显示脑组织的病理变化为水肿、充血、局部缺血、血栓和出血等。视网膜动脉痉挛和视网膜剥脱可以造成视野缺损和失明。

先兆子痫对于脑血流的影响目前还没有精确的测定结果。1996 年 Naidu 等发现硫酸镁可以减轻脑血管的痉挛。而 1997 年 Morriss 等应用磁共振血管造影技术测量脑血流的变化，可惜并没有阳性的结果，但所有接受检查的患者在受检前均使用过硫酸镁治疗。部分子痫患者可以出现非特异的脑电图异常。如果出现脑出血或脑梗死，磁共振和 CT 检查均有不同程度的相应改变。

2. 心脏　冠状小动脉痉挛时引起心肌缺血、间质水肿及点状出血和坏死等。严重者可发生急性肺水肿和心力衰竭。

由于全身小动脉痉挛、外周阻力增加，心脏后负荷会增加，致心率加快。另外妊娠高血压疾病所致的血液浓缩和血黏稠度增加，亦增加心肌负担。

3. 肾脏　蛋白尿的出现及量的多少反映肾小动脉痉挛造成肾小管细胞缺氧及其功能受损的程度。在正常妊娠时肾血流和肾小球滤过率都是增加的。一旦出现妊娠高血压疾病，肾灌注和肾小球滤过率均减少，肾缺血缺氧产生大量肾素，使 AngⅡ增多，血压进一步升高。肾小球血管壁内皮细胞肿胀、体积增大，血流淤滞。肾小球病灶内可见大量葡萄状脂质。肾小球可以发生梗死，内皮下有纤维样物质沉积，使肾小球前小动脉极度狭窄。

肾缺氧还使肾小球肿胀，滤过功能减退，体内代谢废物如尿素氮和尿酸排出减少，而在体内蓄积，造成高尿酸血症和血尿素氮升高。缺氧严重者可出现急性肾皮质坏死，表现为急性肾功能衰竭。

4. 肝脏　肝内小动脉痉挛后继而扩张松弛，血管内突然充血，使静脉窦内压力骤然升高，门静脉周围组织内可能发生出血。若肝小动脉痉挛时间过长，还可以造成肝细胞不同程度坏死。

肝脏损害往往伴随其他器官受累，严重时可能发生 HELLP 综合征。该综合征是 1985 年被发现的，临床上主要表现为在妊娠高血压疾病的基础上并发溶血、肝酶升高以及血小板减少，HELLP 综合征对母婴危害极大，孕产妇及围生儿死亡率极高，属于产科危重症之一。

5. 胎盘　由于妊娠高血压疾病引起子宫动脉血管痉挛造成的胎盘血流灌注受累是最终

导致围生儿死亡率和发病率增高的元凶。但目前还没有找到测定子宫胎盘血流的精确方法。妊娠高血压疾病时胎盘本身无变化，主要是影响胎盘血运的子宫螺旋小动脉的变化。正常妊娠时，子宫血管的生理性改变表现在蜕膜与子宫肌层的螺旋小动脉增粗、卷曲以利子宫—胎盘的血液供应。妊娠高血压疾病时这种变化仅限于蜕膜层的部分血管分支，而子宫肌层与蜕膜其他部分螺旋小动脉痉挛、粗细不均、管腔变细，呈急性粥样硬化，管径减小导致绒毛间隙血窦缺血、胎盘血窦量明显减少。表现为内膜细胞脂肪变和血管壁坏死，血管管腔狭窄，影响母体血流对胎儿的供应，损害胎盘功能，导致胎儿发育迟缓，甚至胎死宫内。严重时发生螺旋动脉栓塞，蜕膜坏死出血，甚至胎盘早剥。

### 五、诊断

（一）临床表现

1. 病史　应详细询问患者孕前及妊娠 20 周以前的血压、蛋白尿及（或）水肿与抽搐等症状；既往有无原发高血压、慢性肾病、肾上腺疾病等；并注意本次妊娠和既往妊娠时有无异常。

2. 体征　妊娠 20 周以后出现：

（1）高血压：如血压升高，需指导孕妇休息 30min～1h 后再测。WHO 专家认为 BP 升高需持续 4h 以上才能诊断。

（2）蛋白尿：应留取清洁中段尿检查，如 24h 尿蛋白 ≥0.5g，则为异常。

（3）水肿：妊娠期可伴有生理性水肿，一般经休息后可自然消退。如经休息后未消失者，为病理性水肿。水肿的程度可分为：踝及小腿有可凹性水肿，以"＋"表示；水肿延至大腿以"＋＋"表示；水肿延及外阴及腹壁，以"＋＋＋"表示；全身水肿或伴腹水者为"＋＋＋"。但是妊娠中晚期应注意每周体重增长，如超过 0.5kg，应鉴别有无隐性水肿。

（二）实验室辅助检查

1. 血液检查特点　妊娠高血压疾病严重时可出现以下血液指标的变化：

（1）红细胞比容（hematocrit value，HCT）＞0.35。

（2）血小板计数 ＜100×10⁹/L，而且随病情加重呈进行性下降。

（3）低蛋白血症，白蛋白/球蛋白比例倒置。

（4）尿酸、肌酐和尿素氮升高。

（5）谷丙转氨酶升高和纤维蛋白原下降提示肝功能受损。

（6）心肌酶谱异常。

（7）重度 PIH 可出现溶血，表现为红细胞形态改变、血胆红素 ＞20.5μmol/L。若出现 DIC，则有相应改变。

2. 尿液检查特点

（1）临床上可以根据尿蛋白程度来确定病情严重程度。但要注意尽可能测定 24h 尿蛋白定量，因为 24h 当中肾脏排出蛋白质的速度不均衡，故单靠尿蛋白定性不能全面反映病情。

（2）若尿比重＞1.020，提示有血液浓缩，若固定在1.010左右，表明有肾功能不全。

（3）尿镜检多为正常，若有多数红细胞和管型，应考虑为肾衰竭。

3. 眼底检查　视网膜小动脉可以反映全身脏器小动脉的情况。视网膜动静脉管径比正常为2：3，妊高征时为1：2甚至1：4。严重者伴视网膜水肿、渗出和出血，甚至视网膜脱离。对于妊娠高血压疾病严重者应特别注意检查眼底，以判断病情的严重程度。

4. 心电图　必要时行超声心动图检查。

5. B超　动态B型超声检查观察胎儿生长发育，可及时发现FGR，并可了解羊水量和胎儿成熟度。有条件者应做胎儿血流（如脐动脉、大脑中动脉等）及母体子宫动脉血流的监测。

6. 胎心监护　自妊娠32周后应每周行胎心监护，了解胎儿情况。

## 六、鉴别诊断

1. 有高血压、蛋白尿的患者　应与妊娠合并高血压病、妊娠合并慢性、肾炎、妊娠合并嗜铬细胞瘤以及妊娠合并主动脉缩窄相鉴别。

2. 发生抽搐时　应与妊娠合并癔症性抽搐、妊娠合并癫痫大发作、妊娠合并颅内出血、妊娠合并蛛网膜下腔出血以及妊娠合并手足搐搦症等相鉴别。

## 七、治疗原则

（一）妊娠高血压

原则为休息、左侧卧位，注意饮食为主，必要时可应用镇静药物以助休息和缓解精神紧张，防止病情进一步恶化。一般情况下可以在院外进行治疗和监护胎儿，但应建立高危妊娠卡片，向孕妇充分交待病情和预后，加强产前检查的次数和管理。

（二）子痫前期

原则为解痉、降压、镇静、合理扩容和利尿，适时终止妊娠。

1. 解痉　妊娠高血压疾病的最基本病理生理改变是全身小动脉痉挛，最严重的临床表现是发生子痫，所以要寻找有效的药物来解除肌肉韵痉挛和血管的痉挛是治疗妊高征的关键所在。现在国际上公认的药物是硫酸镁。分子式为$MgSO_4 \cdot 7H_2O$。但我们要切记硫酸镁不是降压药，它具有预防和控制子痫的作用。

（1）硫酸镁的临床作用：

①镁离子能抑制运动神经末梢对乙酰胆碱的释放，阻断神经和肌肉间的传导，从而使骨骼肌松弛，故能有效地预防和控制子痫的发作。

②镁离子可使血管内皮合成前列环素增多，血管扩张，痉挛解除，血压下降。

③镁依赖的ATP酶恢复功能，有利于钠泵的运转，达到消除脑水肿、降低中枢神经细胞兴奋性、制止抽搐的目的。

（2）应用硫酸镁时的注意事项：

①控制子痫的有效血清镁浓度为 2 ~ 3.5mmol/L。

②血清镁浓度达到 4 ~ 5mmol/L 时，膝腱反射消失。

③血清镁浓度达到 6mmol/L 以上时，出现呼吸抑制。

④注意点：呼吸 >16 次/min；膝腱反射存在；尿量 >25mL/h 或 >600mL/24h。

⑤解毒方法：钙剂，吸氧。

（3）用量及用法：

①在监测血镁浓度的基础上，每日用量在 17 ~ 22g。

②用法：深部肌内注射；溶于 5% 葡萄糖液中静脉点滴或静脉推注。

2. 降压　孕期应用降压药的原则：①以不影响心排出量、肾血流量及胎盘灌注为原则，但符合上述条件的药物并不多；②凡舒张压 ≥110mmHg，或对硫酸镁反应不佳者。

药物选择：

（1）肼苯达嗪：阻断 α 肾上腺素受体，使周围血管扩张而致血压下降。优点：降压作用快而显著，心排出量增多，肾、脑血流增加。不良反应：心率加快，伴有恶心、心悸等不适。剂量：12.5 ~ 25mg，肌内注射，或 12.5 ~ 25mg 加入 5% 葡萄糖盐水 250 ~ 500mL 中，静脉滴注。

（2）拉贝洛尔（柳胺苄心定）：为水杨酸衍生物，对 α、β 肾上腺素受体有竞争性拮抗作用。优点：血管阻力下降、肾血流增加，子宫 – 胎盘血流无减少，降压效果较明显。另外，可促进胎儿肺成熟，减少早产儿的肺透明膜病变，并有减少血小板消耗和增加前列环素水平等作用。剂量：50mg，100mg/d，3 次/d。

（3）硝苯地平：钙离子慢通道拮抗剂。可阻止细胞外钙离子穿透细胞膜进入细胞内，并抑制细胞内肌浆网的钙离子释放进入细胞质。肌原纤维 ATP 酶存在于细胞质内，阻止钙离子进入细胞质，继而阻止 ATP 酶的激活、ATP 的裂解，中断了平滑肌收缩所需的能量来源。药理作用的结果是全身血管扩张，血压下降。剂量：10mg，建议口服。另外硝苯地平可促进镁离子进入细胞内而增加镁的作用，故当两种药物并用时特别注意镁中毒表现。

（4）硝普钠：主要作用于血管平滑肌，使动静脉松弛，降低周围血管阻力，降低心脏舒张末期压力，使血压迅速下降和改善心功能，心排出量增加。不良反应：可迅速通过胎盘进入胎儿循环，而且胎儿血内浓度比母体高，另因硝普钠代谢产物（氰化物）可与胎儿红细胞的巯基结合而有毒性作用，所以必须在严密观察下使用，待血压下降，立即结束分娩。使用时要注意避光。

（5）哌唑嗪：为 α 肾上腺素受体阻滞剂，使小动脉扩张，周围血管阻力降低，血压下降，可使心脏前后负荷降低，因而使左心室舒张末期压力降低，改善心功能。剂量：0.5 ~ 1mg，3 次/d。

（6）前列环素（prostagtandin，PGI_2）：强烈的血管平滑肌松弛作用；对抗血小板凝集。注意：血管紧张素转换酶抑制剂在妊娠期间是禁用的，如卡托普利（开搏通）、依那普利。因为大量文献表明此类药可以减少胎盘的血流灌注，动物试验发现可导致胎儿死亡，还可以导致胎儿生长受限（fetal growth restriction，FGR）、羊水过少、新生儿无尿、新生儿低血压和持续性动脉导管未闭。

3. 扩容治疗　在妊娠高血压疾病治疗过程中是否需要进行扩容治疗是一个难点，故应严格掌握其适应证和禁忌证。

（1）适应证：红细胞比容≥0.35，尿比重>1.020，或全血黏度>3.6～3.7，血浆黏度比值>1.6～1.7者。

（2）禁忌证：①有心脏负荷过重、肺水肿表现或肾功能不全者；②凡未达到红细胞比容化验标准者禁止扩容治疗，特别是患者有心率快或气急者，如盲目扩容可致急性心衰甚至死亡。

（3）扩容剂：胶体（白蛋白、血浆、全血、右旋糖酐、706羧甲淀粉、羟乙基淀粉等），晶体（平衡液、碳酸氢钠等）。

4. 利尿

（1）适应证：①急性心力衰竭、肺水肿；②全身性浮肿；③血容量过高．且伴有潜在肺水肿者。

（2）不良反应：①患者体重虽可降低，但尿蛋白无改善；②电解质失衡；③胎儿血小板减少；④长期使用新生儿体重降低；⑤孕妇血液浓缩，血容量减少，胎盘血流量减少；⑥克尿噻类药物可致子宫肌收缩受抑制，产程延长。

（3）药物选择

①呋塞米：作用于亨氏袢升支，对近曲小管也有作用。特点：作用快，较强的排钠、排钾作用。剂量：20～60mg。

②甘露醇：渗透性利尿剂。剂量：20%甘露醇250mL，30min内。禁忌证：妊高征心力衰竭、肺水肿或心衰先兆者。

③其他：氢氯噻嗪、氨苯蝶啶等。

5. 镇静

（1）安定：镇静、抗惊厥、催眠、肌肉松弛等作用。剂量：5mg，10mg。

（2）苯巴比妥及苯巴比妥钠。

（3）吗啡：控制子痫抽搐，10～15mg，皮下注射。不良反应：抑制呼吸，增加颅内压。

6. 终止妊娠　重度妊娠高血压疾病积极控制12～24h后病情无明显好转时，应考虑终止妊娠。

终止妊娠的方式取决于孕周和宫颈条件，分为：引产和剖宫产。如果孕周接近或达到足月，宫颈条件好，可采用人工破膜，或（和）缩宫素点滴引产术；如果孕周较小，或（和）宫颈条件不好者，宜采用剖宫产术结束妊娠。

同时强调在终止妊娠后24～48h内仍应积极解痉、镇静和降压，以防产后子痫的发生。

（三）子痫的处理

1. 如为转入患者，应及时了解病情，包括治疗经过、用药种类及剂量。

2. 首先要控制抽搐，首次以 25% 硫酸镁 20mL 加入 25% 葡萄糖液 20mL 静脉慢推 5min，即 1g/min；再以 25% 硫酸镁 20mL 加入 5% 葡萄糖液 500mL，以 1g/h 不超过 2g/h 的速度静脉点滴。同时加用镇静剂。

3. 抽搐停止后将患者移入暗室，保证其绝对安静，专人护理，加用床围防止跌伤。抽搐时应将包有纱布的压舌板放入患者的上下磨牙之间，以防咬伤舌头；低头侧卧以防误吸分泌物。

4. 控制抽搐后立即给予 20% 甘露醇静脉点滴（30min 内）。

5. 禁食、输液、吸氧；准备吸痰器，保持呼吸道畅通；留置尿管。

6. 建立特护记录记录血压、脉搏、呼吸、体温以及出入量等。观察患者一般情况及自觉症状，注意有无规律宫缩、产程进展情况及胎心变化。注意子宫弛缓程度与阴道出血量，以便早期发现胎盘早剥。注意有无凝血机制障碍出现。

7. 子痫抽搐控制后，并给足量硫酸镁后，应立即终止妊娠。

8. 需与新生儿科联系，做好抢救新生儿的准备。

9. 产后 6 周应通知产妇做产后检查，注意血压与尿蛋白情况。

（玛依热·阿吉）

# 第七节　HELLP 综合征

1982 年，Weinstein 最先将重度妊娠高血压疾病并发溶血，肝细胞酶升高和血小板减少命名为 HELLP 综合征。子痫患者易并发 HELLP 综合征。尽管发病率有限，但孕妇死亡率较高。国内报道的发生率为 2.7%，孕产妇死亡率为 3.4% ~ 24.2%，围生儿死亡率为 60%；国外报道 HELLP 综合征的发生率占重度妊娠高血压疾病的 4% ~ 12%，其中 69% 发生在产前，31% 发生在产后。

## 一、发病机制

1. 子痫前期患者微血管溶血性贫血（microvascular hemolytic anemia，MHA）及血管内皮损伤，血管膜暴露，血小板黏附在血管膜上，因而血小板数量下降。

2. 红细胞难以通过痉挛的小血管，因而变形及破碎。

3. 血浆内脂类及蛋白代谢异常，影响细胞膜脂质成分与血浆内脂质成分交换，诱发红细胞裂解，肝细胞膜受损，肝细胞肿胀，肝酶释放。

## 二、治疗

（一）治疗原则

1. 早期诊断，积极治疗，保守治疗 1~2d 后，应及时终止妊娠。

2. 积极治疗妊娠高血压疾病，解痉、扩容，提高渗透压，补充血制品。

3. 纠正凝血因子不足。

（二）药物治疗

1. 针对重度妊娠高血压疾病  降低血压，控制抽搐，硫酸镁和降压药联合应用，防止高血压脑病，必要时应用利尿剂，防治心衰。

2. 纠正贫血，控制出血

（1）输新鲜血液：补充血容量及凝血因子。

（2）成分输血：血小板 $20 \times 10^9 / L$ 以下时，输血小板悬液。

3. 抗血小板聚集

（1）新鲜冻干血浆：含有丰富的凝血因子，尤其是抗凝血酶Ⅲ静脉滴注。可发挥肝素的抗凝血效应。对病情严重者，可行血浆置换，降低血小板聚集。

（2）抗血栓治疗：解除血小板聚集，方法为服用阿司匹林：1978 年国外有学者提出凡妊娠期血小板 $<7.5 \times 10^9 / L$ 予以阿司匹林 85mg/d，可使血小板凝集功能恢复正常，然而有导致胎儿脑室内出血的危险。也可用抗血栓素，解除血小板聚集，包括阿司匹林 50mg，1 次/d；双嘧达莫 100mg/d；氨茶碱 $0.1 \sim 0.2g$/次，3 次/d；前列腺素 $I_2$（$PGl_2$）5ng/（min·kg）静脉注射。国外处于试用阶段的方法有：前列环素首剂 2ng/（kg·min），静脉滴注，以后可用 8ng/（kg·min），既可抗血小板聚集，又可有强烈的舒张平滑肌的作用。

（3）肾上腺皮质激素的应用：可降低毛细血管的通透性，保护细胞溶酶体及减少血小板在脾脏内皮系统的破坏。如氢化可的松 200mg + 葡萄糖静脉滴注，或甲泼尼龙（甲基强的松龙）40mg + 葡萄糖液 20mL 静脉缓注 6h 或 8h 1 次，主要用于水肿严重患者，可防止水钠潴留。

（三）终止妊娠的方式

多选择硬膜外麻下剖宫产，当 HELLP 综合征诊断成立后，经药物治疗 24h 应终止妊娠，术后继续治疗，对母儿安全有利。

（马洪雁）

# 第八节  妊娠期肝内胆汁淤积症

妊娠期肝内胆汁淤积症（intrahepatic cholestasis pregnancy，ICP）曾被称为妊娠期特发性黄疸、妊娠瘙痒症或妊娠复发性黄疸等，是于妊娠中、晚期出现，以皮肤瘙痒和黄疸为特征的妊娠期特有疾病，终止妊娠后立即转好。虽然 ICP 患者的肝脏无明显损害，无孕妇死亡，但对胎儿有严重影响。ICP 可引起早产，且围生儿发病率及死亡率较高。

ICP 的发生率仅次于病毒性肝炎,但是世界各国报道不一。最高的智利约 12% ~ 22%;玻利维亚 9%;瑞典 2% ~ 3%。发生率较低的为澳大利亚 0.2% ~ 0.8%;加拿大 0.1%;法国 0.2%。国内报道的 ICP 发生率也不相同,最低者为 1.36%,最高为 4.75%。

## 一、病因及发病机制

### (一) 病因

迄今尚未明确,许多临床观察发现其发病与下列因素有关。

1. **雌激素代谢**　妊娠期孕妇体内雌激素水平升高,妨碍了某些孕妇的肝细胞对胆盐的摄入、转运和排泄,导致肝内胆汁淤积。一些口服避孕药的妇女亦可以发生 ICP,并通过实验证明了口服避孕药中的雌激素是诱发 ICP 的主要原因。但也有研究表明 ICP 患者血中雌激素水平并不高于正常孕妇,ICP 是肝脏对妊娠期生理性增加的雌激素代谢反应过强所致。

2. **遗传因素**　ICP 有复发性及家族倾向,其妊娠时复发率高达 50% ~ 60%。家族中常常在母女、姐妹间发病。由于妊娠期的各种变化,引起常染色体显性基因的改变而诱发此病。曾有一家庭六代中有五代出现 ICP,而且多伴有胆石症。可能与 X 连锁遗传有关,男性可以是携带者。

3. **种族与环境因素**　ICP 的发生率在智利印第安后裔中最高,其次是智利白种人,而这些白种人在某种程度上是与印第安人的混血儿。欧洲多数国家、北美洲及亚洲,ICP 的发生率仅为 1%。ICP 的发生率有着明显的地域和种族的差异。在芬兰、瑞典和智利 ICP 发生有季节性,冬季高于夏季。

### (二) 发病机制

虽然雌激素与胆汁淤积症有关,但其在 ICP 中的发病机制仍不清楚。可能由于孕妇体内雌激素水平的提高及酶的异常,影响了胆盐自肝细胞的摄入、转运、排泄,加之胆红素与葡萄糖醛酸结合障碍,引起血中非结合型胆红素升高,毛细胆管内胆红素滞留及胆栓形成,使孕妇全身瘙痒及黄疸。

## 二、病理变化

### (一) 肝脏的病理变化

1. **光镜检查**　肝细胞无明显炎症或变性,仅在肝小叶中央区有些胆小管可见胆栓,胆小管直径正常或有轻度扩张。小叶中央区的肝细胞含有色素,并可以见到嗜碱性颗粒聚集。

2. **电镜检查**　细胞结构完整,线粒体大小、电子密度及其分布均正常。光滑内质网轻度扩张。分娩后肝脏的超微结构变化消失。

### (二) 胎盘的病理变化

绒毛板及羊膜均有胆盐沉积。细胞滋养细胞增生,合体滋养细胞增多,合体滋养层增厚，绒毛基质肿胀、稀少，粗面内质网普遍扩张。新生的绒毛增生较快，有的绒毛内无血管生长；增生的绒毛一方面占据了绒毛间腔的有限空间，另一方面绒毛小叶间的新绒毛互相粘连，使绒毛间腔更加狭窄，造成血流量减少。胎盘组织计量学测定绒毛间隙占绒毛实质较正常对照明显减少，且合体细胞血管膜亦减少，影响氧及物质的交换吸收，造成胎盘功能减退，羊水减少，低体重儿，胎儿窘迫，死胎及死产等。

### 三、ICP 对母儿的影响

（一）对母亲的影响

1. 产后出血　因为胆汁淤积妨碍了脂肪及脂溶性维生素 K 的吸收，极易引起产后出血。肝脏合成凝血因子 II、VII、IX、X 有赖于足够的维生素 K，后者需肠道中有足够的胆汁将其形成高分子的胶体微粒方能吸收。若胆汁淤积严重持久，造成维生素 K 缺乏，引起肝内凝血因子合成障碍，发生出血。

2. 胆石形成　ICP 患者胆石症发生率高可能与胆酸和磷脂代谢紊乱有关。由于卵磷脂具有溶解胆汁中胆固醇的重要作用，因此，肝脏内卵磷脂代谢紊乱可能与胆石形成有关。

（二）对胎儿的影响

ICP 的危害主要在胎儿方面。它可以引起早产、胎儿窘迫，以及不能预测的胎死宫内。

ICP 对胎儿造成不良影响的原因目前尚不十分清楚，可能与母体胆汁酸的毒性有关。有人从 ICP 患者羊水和脐血中发现异常增多的胆酸。动物实验表明胆酸能促进前列腺素释放，增强鼠的子宫收缩力，诱发分娩及羊水粪染，提示胆酸是引起早产和粪染羊水的一个因素。

高浓度的胆酸有浓度依赖性的血管收缩作用。可引起胎盘绒毛表面血管痉挛，血管阻力增加，流经胎盘绒毛间的血流量明显减少，而导致胎儿灌注及氧交换急剧减少，引起胎儿窘迫。胆酸盐可促进肠蠕动，使羊水粪染率增加。

（三）对新生儿的影响

因母体脂溶性维生素 K 吸收减少，影响了凝血机制，阴道分娩时易发生新生儿颅内出血，若新生儿存活，往往遗留神经系统损害。

### 四、诊断

（一）病史

1. 既往史　既往妊娠有皮肤瘙痒、黄疸、早产、胎儿生长受限、死胎等历史；或既往口服避孕药后有皮肤瘙痒、黄疸出现；对某些食物或药物过敏史，如青霉素、磺胺药、杨梅、鱼类等。

2. 家族史　家族中有患此病者。

（二）临床表现

1. 皮肤瘙痒　因胆盐潴留于皮肤深层，刺激皮肤感觉神经末梢而致持续瘙痒不适，常发生在 28 ~ 32 周，随着妊娠月份增加而加重，但也有早至妊娠 12 周者。瘙痒多位于腹部及四肢，严重者可波及全身，且夜间较重，多数患者分娩后 2 ~ 7d 瘙痒症状减轻或消失。

2. 黄疸　为轻、中度，通常在瘙痒发生后 10d 内出现。黄疸仅见于巩膜，无发热。约半数以上患者皮肤瘙痒及黄疸兼有，产后 2 周以内黄疸完全消失。

3. 消化道症状　一般无恶心、呕吐、乏力、厌食或其他肝病症状。少数病人有恶心、食欲不振、乏力，但不严重，可坚持工作。

4. 25% 的患者可触及肿大肝脏，但无压痛。

（三）实验室检查

1. 血清胆酸升高　胆酸（cholic acid，CA）、鹅脱氧胆酸（chenodeoxycholic acid，CD-CA），可分别较正常孕妇升高 10 ~ 100 倍。而且 CA 变化与 ALT 一致。

2. 血清胆红素测定　20% 左右患者血清总胆红素轻度升高，平均为 34.2μmol/L（2.0mg/dL），直接胆红素在 22.3μmol/L（1.3mg/dL）左右。

3. 血清酶测定　ALT 与 AST 轻度或中度升高，AKP 升高。

4. 凝血酶原时间延长 30% 以上。

5. 尿胆原、尿胆素、尿胆红素均为阳性。

（四）超声波检查

本病患者胆囊较正常孕妇增大约 60%。

## 五、鉴别诊断

ICP 需与妊娠合并病毒性肝炎、急性脂肪肝、HELLP 综合征、妊娠高血压疾病相鉴别。

## 六、处理

治疗目的为缓解全身瘙痒症状；恢复正常肝功能；降低血中胆酸浓度，从而降低因高胆酸血症所致的胎儿窘迫及死胎发生率，改善产科结局。

（一）药物治疗

本病目前尚无特殊的治疗方法。临床以对症与保肝治疗为主。

1. S-腺苷基-L-蛋氨酸（S-adenosine-L-methionine，SAMe）　此药促进浆膜的磷脂合成。通过使肝脏浆膜磷脂成分的增加，缓解因雌激素引起的胆汁淤积。一般 800mg/d，静脉注射，14 ~ 20d 为一疗程。多数患者的症状及肝功能均可以明显好转。该药对孕妇及胎儿的副作用尚未见报道。

2. 地塞米松　妊娠期间循环的雌激素主要来自胎儿-胎盘单位，胎儿肾上腺提供的硫酸脱氢表雄酮（dehydroepiandrosterone sulfate，DHEAS）是胎盘产生雌激素的前身物质。地塞米松能通过胎盘减少胎儿肾上腺 DHEAS 的分泌，降低雌激素的产生，从而减轻胆汁淤积。此外，它还可以解除小血管痉挛性收缩，降低周围血管阻力，加强心肌收缩力，改善母体循环及灌注的能力，并能促进胎肺成熟。

3. 熊去氧胆酸（ursodesoxycholic acid，UDCA） 口服可以改变胆酸池的成分，替代肝细胞膜上毒性大的内源性胆酸，抑制肠道对疏水性胆酸的重吸收而改善肝功能。降低胆酸水平，改善胎儿—胎盘单位的代谢环境，从而延长胎龄。UDCA1g/d，分 3 次口服，连用 20d，瘙痒症状减轻、血胆酸及 ALT 下降，但是停药后复发。

4. 考来烯胺（消胆胺） 为一种强碱性离子交换树脂，口服后不被吸收。它与胆酸结合，从粪便中排泄，从而阻断了胆酸的肝肠循环而降低了血清胆酸的浓度，对瘙痒有一定的疗效，但是不能改善血液的生化指标及胎儿的预后。消胆胺影响脂肪、维生素 K 及其他脂溶性维生素的吸收，增加脂肪泻的发生率以及因凝血酶原减少而使凝血酶原时间延长。可用消胆胺 4g，2～3 次/d。同时补充维生素 K 和其他脂溶性维生素。

5. 苯巴比妥 是一种酶诱导剂，可以促使肝细胞增加胆红素与葡萄糖醛酸结合的能力，增加肝脏除去胆红素的能力，但孕期不宜长期连续服用此药。

6. 白蛋白或血浆 有利于游离胆红素的结合，减少胆红素进入胎儿体内，亦提高绒毛腔隙的血流灌注量。

7. 中药治疗 中医理论认为，ICP 属湿热内蕴、营卫不和、气滞血行不畅，可以给予中药茵陈汤：柴胡 10g、郁金 10g、丹参 15g、茵陈 10g、泽泻 10g、当归 10g，1 次/d，7～10d 为一疗程。

（二）产科处理

对 ICP 患者，应列入高危妊娠管理，进行系统监护，加强产前宣教。对中、重度患者，应入院积极治疗，并及时终止妊娠。

1. 一般处理 氧气吸入 2 次/d，左侧卧位，每日按时计数胎动。每周测宫高、腹围、体重，以监测胎儿在宫内生长发育情况。

2. 胎盘功能监测 妊娠 35 周以后，每周进行胎盘功能测定，如检测 24h 尿 $E_3$、血 HPL、$E_3$ 等了解胎盘功能；胎儿生物物理相评分；B 超监测胎儿双顶径及胎盘成熟情况，羊水情况；多普勒超声检查胎儿血流动力学的改变。无应激试验（NST）每周监测胎儿宫内状况 1～2 次，临产后密切注意胎心及羊水变化。

3. 终止妊娠 对 ICP 孕妇适时终止妊娠是降低围生儿发病率的重要措施。

（1）终止妊娠的时机：孕周≥35 周，估计胎儿体重≥2 500g，可以考虑终止妊娠。如果有胎盘功能减退，或者胎动忽然减少，生物物理相评分减少，NST 为无反应型时，则需及时终止妊娠。

（2）终止妊娠的方式：病情轻，胎盘功能良好，可选择引产。下列情况应行剖宫产：①既往有早产、死产及复发性 ICP 者；②病程长，胆酸及胆红素高或合并妊娠高血压综合征等产科并发症；③羊水过少者。

4. 预防产后出血 补充维生素 K，产后加强子宫收缩，以减少产后出血。

（马洪雁）

# 第九节　妊娠合并肝病

## 一、妊娠合并乙型病毒性肝炎

急性病毒性肝炎已知有甲、乙、丙、丁、戊等多型，其中以乙肝居多，在妊娠早期常使早孕反应加重，且易发展为急性重症肝炎，其病死率为非孕妇的两倍。乙肝病毒可通过胎盘感染胎儿，母婴垂直传播概率达90%以上。

（一）临床表现

1. 乏力、恶心、呕吐、食欲不振、腹胀、上腹胀痛。

2. 重症肝炎时，起病突然、发热、皮肤黏膜下出血、呕血、精神迟钝、昏迷，肝脏迅速缩小，出现腹水。

3. 妊娠早期时可触及肝大伴触痛。妊娠晚期因宫体升高，肝脏不易扪清。

4. 尿色加深如茶色，巩膜、皮肤黄染。

（二）诊断

1. 病史

有乙型肝炎接触史，或输血、注射血制品史。

2. 实验室检查

（1）尿三胆阳性，血清胆红素增加 >17.7μmol/L。

（2）血清谷丙转氨酶（serum alanine aminotransferase，SALT）和谷草转氨酶（aspartate aminotransferase，SAST）升高，前者较为灵敏，诊断价值较大。

（3）若 SALT >40U 需进一步测定出、凝血时间、血小板计数、乙肝二对半抗原抗体、凝血酶原时间、纤维蛋白原及血糖等。

3. 重症肝炎的诊断标准

有下列四项之一或一项以上者。

（1）总胆红素 >171μmol/L。

（2）凝血酶原时间 >30s。

（3）出现腹水或出血倾向者。

（4）胆红质升高而 SALT 下降，即胆酶分离。

重症肝炎时，血中氨基酸增加，血清蛋白下降，A/G 比例倒置。合并 DIC 时，可出现凝血酶原时间延长，血小板计数下降，血纤维蛋白原下降，血 3P 试验阳性。

4. 辅助诊断

（1）超声检查了解肝脏大小。

（2）肝脏穿刺　肝活检对肯定诊断及鉴别诊断有较大意义。

（三）处理

确诊为肝炎转市妊娠合并肝炎治疗中心治疗。

1. 一般治疗支持疗法

（1）低脂饮食补充蛋白质，大量维生素 B、C、K。

（2）保肝药物肌苷 0.2g，1 次/d，肌注，葡醛内酯 0.1～0.2g，3 次/d，口服。

（3）退黄疸丹参 2mL×10 支或茵栀黄 2mL×10 支加入 5% 葡萄糖溶液 500mL 中静滴，1 次/d。

2. 重症肝炎

（1）进低脂肪、低蛋白质、高糖类饮食。

（2）补充凝血因子，早期输血、输清蛋白。

（3）降血氨 14-AA-800 氨基酸 250～500mL 加入等量葡萄糖溶液静滴。

（4）促肝细胞生长，诸如干扰素 300 万 U/d 皮下或静注，可连用 7d，胰高血糖素 1mg 和胰岛素 8U 加入 10% 葡萄糖 500mL 中静滴，以及促肝细胞生长的生物制品溶液。

（5）预防感染采取对肝细胞影响小的广谱抗生素，如氨苄西林、头孢菌素等。

3. 产科处理

（1）妊娠早期首先积极治疗肝炎，病情好转后，考虑人工流产。人流前给予维生素 K 以防术时出血。

（2）妊娠中期尽量避免终止妊娠，一般允许妊娠继续，若病情加重，发展为重症肝炎时，给予终止妊娠。

（3）妊娠晚期 先兆早产可给予安胎处理。重症肝炎则及早终止妊娠。

（4）分娩期 普通型肝炎，如无产科指征，可经阴道分娩。重症肝炎宜剖宫产，除宫颈条件好或为经产妇，估计短期可经阴道分娩者外。

1）第一产程：止血药，如维生素 $K_1$ 120mg 肌注或静注；备新鲜血或新鲜冰冻血浆和少浆血，注意凝血功能的变化。

2）第二产程：缩短第二产程，必要时行产钳或胎头吸引器助产。胎肩娩出后，注射催产素。

3）第三产程：防止产后出血，补充血容量，在进行成分输血时应注意补充新鲜冰冻血浆，防止发生出血性休克。

4）产后：①观察阴道出血量、子宫缩复情况、有无阴道血肿；②抗生素防止感染，选用对肝脏损害小的抗生素，例如氨苄西林、头孢菌素；③尽量不喂奶，避免用雌激素回奶。

4. 新生儿处理

（1）对每一新生儿留脐血作乙肝二对半抗原抗体检查。

（2）不宜母乳喂养。

（3）主动免疫法 所有新生儿均注射乙肝疫苗，时间为出生当日、1 个月及 6 个月各注射 1 次共 3 次，对 HBsAg 及 HBeAg 均为阳性孕妇所分娩的新生儿，亦可同时在出生当日注射乙肝高效免疫球蛋白（hepatitis B immune globulin，HBIg）1mL，以后 3 个月、6 个月各注射 0.5mL。

## 二、妊娠合并急性脂肪肝

妊娠合并急性脂肪肝是妊娠晚期特有的肝脏损害，其主要病变为妊娠期肝脏脂肪变性，起病急、病情凶，常伴有肾、胰、脑等多脏器的损害。

（一）临床表现

1. 大多在妊娠晚期 32～38 周间发病，一般为初产妇。

2. 起病急骤，大多突发恶心、呕吐、伴上腹痛等。

3. 发病 1 周左右出现黄疸，呈进行性加重。

4. 重症可有腹水及高血压、蛋白尿、水肿等。常并发少尿、胃肠道出血及弥漫性血管内凝血。也可出现意识障碍、昏迷等肝性脑病征候。大多在产后数日内死亡。

5. 轻症主要为腹痛、呕吐、黄疸，无少尿、腹水等表现。

（二）诊断

1. 白细胞增高，达（20～30）×$10^9$/L，血小板减少；可见幼红细胞、巨血小板、嗜碱性点彩细胞。

2. 血清胆红素增高 >171μmol/L。尿胆红素阴性。

3. 谷丙转氨酶 <300U。

4. 其他检测：低蛋白血症，可 <15g/L（1.5g/dL）；血尿酸升高；尿素氮增高；低血糖，可 <0.55～2.2mmol/L；凝血酶原及部分凝血酶时间延长。纤维蛋白原降低。

5. 超声检查：B 超显示弥漫性回声增强，呈雪花状，强弱不均，远场回声衰减，特称亮肝。

6. CT 扫描显示脂肪肝图形。

（三）处理

1. 综合治疗

（1）饮食　低脂肪、低蛋白质、高糖类。纠正低血糖。

（2）使用保肝药物和维生素 C、K、ATP、辅酶 A 等。

（3）输入新鲜血、血浆、血浆冷沉淀以纠正凝血因子的消耗。输入新鲜冰冻血浆可补充凝血因子。输入人体清蛋白可纠正低蛋白血症，降低脑水肿发生率。

（4）早期短期应用肾上腺皮质激素。氢化可的松静脉滴注，200～300mg/d。

（5）纠治并发症

①产前发生 DIC 时可使用肝素抗凝疗法。

②肾功能衰竭时，腹膜透析或人工肾。

③纠正休克，改善微循环障碍。血管活性药物以多巴胺、酚妥拉明、异丙基肾上腺素为宜。

2. 产科处理

（1）经积极支持疗法后，及早终止妊娠。终止妊娠后，可减轻肝脏负担，有可能制止病情进一步发展。

（2）分娩方式

①剖宫产适于短期内无分娩可能者。

②引产适于宫颈已成熟、胎儿较小、估计能在短期内分娩者。

（马洪雁）

# 第十节　前置胎盘

胎盘附着于子宫下段或覆盖在子宫颈内口处，位置低于胎儿的先露部称前置胎盘，是妊娠晚期阴道出血的主要疾病之一。病因不清，可能与子宫内膜病变有关。经产妇多见，约为初产妇的一倍。发病率各家报道不一，但近年发病率有增加趋势，可能与流产、剖宫产率增加、子宫蜕膜供血不足有关。

## 一、临床表现

### （一）症状

主要表现为妊娠晚期出现无痛性阴道出血。出血原因是子宫下段伸展，宫颈管消失，宫口扩张，而附着于子宫下段的胎盘不能相应伸展与宫壁发生错位，胎盘剥离，血窦开放而导致出血。出血的早晚、次数及出血量与前置胎盘类型相关。完全性前置胎盘（又称中央性前置胎盘，子宫颈内口全部为胎盘组织覆盖）初次出血时间早，约在妊娠 28 周左右，偶有发生在妊娠 20 周前，反复出血次数频，量较多，出血多时可致出血性休克，胎儿缺氧甚至死亡。边缘性前置胎盘（胎盘附着于子宫下段，边缘不超过子宫颈内口）初次出血时间较晚，多在妊娠 37 周后或临产后，出血量较少，出血间歇时间长。部分性前置胎盘（子宫颈内口部分为胎盘组织覆盖）初次出血时间和量均介于两者之间。临产后由于宫缩牵引子宫下段，出血可随之加剧。部分性及边缘性前置胎盘破膜后，先露迅速下降压迫胎盘，出血可停止。也有 5% 的前置胎盘无阴道出血。

### （二）体征

1. 贫血与休克　根据出血量的多少及出血速度，出现不同的病情。反复出血，出血较多者，呈贫血貌；急性大量出血，可致失血性休克。

2. 腹部检查　子宫大小与孕周一致，子宫轮廓及胎方位清楚，子宫无压痛，无宫缩时子宫松弛良好。由于胎盘前置，阻碍先露下降，胎先露往往高浮，胎位异常（如臀位、横位）多见。胎心多无异常。如大出血可使胎儿缺氧，胎心异常，甚至消失。若胎盘位于前壁，可在耻骨联合上方或两侧听到胎盘杂音（与母体脉搏一致的吹风样杂音）；后壁胎盘则听不到胎盘杂音。

3. 阴道窥诊及穹隆部扪诊　前置胎盘禁用肛诊，以免引起出血。阴道检查只用于终止妊娠前为明确诊断，决定分娩方式时用。目前一般被 B 超所代替。检查前必须做好输液、输血及手术的准备。检查时动作需轻柔。窥器检查在于排除阴道或宫颈疾病引起的出血，除外阴道、宫颈疾病后再作穹隆检查，如发现在胎先露与穹隆之间有较厚的软组织，即为胎盘；已开口者，可轻触宫颈内部，了解胎盘是否覆盖宫颈内口及覆盖程度，以决定前置胎盘的分类。检查时手指切忌用力触动宫颈口内软组织，以免引起胎盘剥离而发生大出血。

4. 胎盘及胎膜检查　胎盘边缘或部分胎盘有血凝块。胎膜自破者，破口距胎盘边缘 < 7cm。此外，剖宫产术中可直接了解胎盘附着的位置，但对人工破膜者，胎膜破口则无诊断意义。

## 二、诊断

1. B 超　B 超诊断前置胎盘是目前最常用的检查方法之一，其准确率达 95%，预测前置胎盘类型准确率为 67.8%。B 超主要检查胎盘下缘与宫颈内口之间的位置与距离。

（1）完全性前置胎盘：胎盘实质回声由前壁、后壁、侧壁向内口延伸，完全覆盖宫颈内口，胎盘内有密集光点反射，前壁绒毛板反射清楚。胎头与膀胱间距离很大。在较高位横扫描，可见胎头居中，其前后均可见胎盘。

（2）部分性前置胎盘：①前壁部分性前置胎盘可见胎盘在前壁，未完全覆盖子宫颈内口，胎头与膀胱间距离增大，绒毛板反射清楚，其下界与胎头分界明显；②后壁部分性前置胎盘则在正常灵敏度下，示胎头靠前，与子宫后壁之间空隙较大，空隙处为暗区，或有稀疏光点。绒毛板反射不清楚；提高灵敏度，可见胎头与膀胱间出现一条绒毛板反射，为后壁前置胎盘的特征。

（3）边缘性前置胎盘：胎盘的最低边缘仅达到或接近宫颈内口，其距离 < 2cm。胎儿为臀位时，子宫下段羊水较多。当膀胱充盈时，可使胎盘最低部显像清楚，先露为胎头时，可显示胎头、绒毛板和充盈的膀胱之间所形成的三角区。若诊断困难，可在耻骨联合上方经母体腹壁上推胎头或抬高孕妇臀部，使先露上升，再做检查。近年来有报道经阴道 B 超或会阴扫描，收到良好效果。

需注意的是 20 周前 B 超所见胎盘过低、无阴道出血者，可能是一种正常生理变化。有统计孕 15 ~ 20 周胎盘位置低者，90% 妊晚期胎盘可移至正常位置。因此，孕 20 周前不能通过 B 超确定前置胎盘。有认为妊娠中期胎盘位置低伴出血者，应警惕子宫后壁的部分或完全性前置胎盘。附着在子宫后壁的前置胎盘，随孕周的增长，胎盘上移的变化较前壁胎盘小。

2. MRI 检查　有报道能清楚显示后壁前置胎盘。

3. 放射性同位素[113]铟扫描胎盘定位　其准确性高达 80% ~ 97%，一次扫描所受辐射量极低，对母儿影响不大，但对后壁胎盘扫描显影差，又需特殊设备，不易普及。

4. X 线膀胱造影　胎盘软组织造影、羊膜腔造影等，因胎儿可吸收大量放射线，目前已被 B 超代替。

### 三、鉴别诊断

#### （一）胎盘早剥

相同点均为妊娠晚期阴道出血，其鉴别在于：

1. 诱因　前置胎盘引起的阴道出血往往原因不明，胎盘早剥多有诱因引起。

2. 胎盘位置　前置胎盘系胎盘位于子宫下段或覆盖宫颈内口；胎盘早剥者是指正常位置的胎盘。

3. 阴道出血及出血后临床表现　前置胎盘出血为显性出血，血全部由阴道流出，无胎盘后积血，不引起腹痛及宫缩，子宫张力不高，无压痛，检查胎位清楚，胎位异常多见，先露高浮；胎盘早剥出血可为隐性、显性或混合性，阴道出血量与体征常不符合，胎盘后积血刺激宫壁，引起子宫收缩，出血严重时呈持续收缩，子宫张力高，有时呈板状，压痛明显，尤其是胎盘附着处。后壁胎盘早剥时腹痛及子宫压痛有时可不明显，常伴腰痛，早剥起始于胎盘近边缘部，血大部经阴道外流，积聚在胎盘后的血比较少，临床常只有轻度宫缩，腹痛轻。轻型早剥，胎心大部分存在；重型早剥，胎心多微弱甚至消失。

4. 前置胎盘未足月者，采用期待疗法为主，除非大出血需立即手术；胎盘早剥则需迅速终止妊娠，否则易出现 DIC、急性肾功衰竭等并发症。

5. B 超检查胎盘附着子宫位置及有无胎盘后血肿多可鉴别。

6. 产后胎盘检查胎盘血肿压迹部位及自然破膜者胎膜破口与胎盘边缘距离多可鉴别。

#### （二）轮廓胎盘

产前可出现无痛性阴道出血，应与前置胎盘鉴别。轮廓胎盘多在妊娠末期出现反复阴道出血，但出血量不随孕期增长而增加，常发生妊娠后阴道溢液。B 超检查胎盘位置正常，产后检查胎盘中央稍凹陷，边缘绕一层较厚的白色不透明膜，均与前置胎盘不一。

#### （三）膜状胎盘

妊娠中、后期出现反复无痛性阴道出血，与前置胎盘尤中央性前置胎盘类似。但膜状胎盘罕见，因其面积大，常发生胎盘低位。产前 B 超检查，胎盘面积大，除非胎盘低位，一般胎盘位置可在子宫正常位置，产后胎盘检查方可确诊。

#### （四）帆状胎盘血管破裂

与前置胎盘相同点可出现无痛性阴道出血。但帆状胎盘血管前置者出血多在胎膜破裂时或破膜后，此时血管发生断裂出血，但流出的血均为胎儿血，取血涂片检查胎儿红细胞。出血多时胎心突变。前置胎盘则极少有胎膜早破；血为母体血，胎心可有改变，但没有血管前置破裂如此突然。B 超检查胎盘位置及脐带血管附着部位可协助诊断。产后胎盘检查可确诊。

#### （五）胎盘边缘血窦破裂

也为妊娠晚期无痛性阴道出血，应与前置胎盘鉴别。本病虽可反复出血，但出血量不多。B超检查胎盘位置正常，胎盘边缘可有小回声增强区。胎盘检查血块附着于胎盘边缘，且与血窦的血栓相连。若自然破膜者胎膜破口距胎盘边缘大于7cm。

（六）早产或临产"见红"

早产仅孕周小于37周，早产"见红"与足月临产"见红"一样。正常分娩开始前随宫颈管的消失及宫口的扩张，有阴道出血应与前置胎盘鉴别。但本现象往往出血量少，流出的血混有黏液，有时有黏液塞脱落，伴规律宫缩，多易鉴别。

（七）阴道壁静脉曲张破裂、阴道炎症、阴道肿瘤

与前置胎盘相似处同有无痛性阴道出血。阴道壁静脉曲张破裂较少见，多在外伤或性生活后，突然出现无痛性阴道出血。与阴道炎均可通过窥器视诊诊断。阴道肿瘤通过阴道检查、窥器视诊及病理检查可确诊鉴别。

（八）宫颈病变

包括宫颈糜烂、宫颈息肉、黏膜下肌瘤、宫颈癌等，均可出现无痛性阴道出血，但上述病变通过阴道检查、窥器视诊、宫颈刮片及病理检查均可确诊鉴别。

## 四、治疗

近年来，前置胎盘的孕产妇和围产儿死亡率明显降低，其关键在于采用了积极的期待疗法和剖宫产，通过期待疗法，能尽量延长胎龄，使胎儿成熟，从而降低围产儿死亡率；其次随着妊娠期延长，前置胎盘引起出血的危险性越大，适时终止妊娠则可避免大出血对母胎生命的威胁。

（一）积极期待疗法

期待疗法是在不影响孕妇生命安全情况下，尽量使胎儿达到成熟时娩出，在期待过程中，对母体进行各种有效治疗并对胎儿密切的监护。

1. 卧床休息和左侧卧位　前置胎盘随时有出血可能，应住院观察，出血期间，需绝对卧床休息，止血后，只能轻微活动。采用左侧卧位，可减少增大子宫对下腔静脉的压迫，改善子宫胎盘的血液循环。孕妇应保持精神安静，可给予适当的镇静剂，如安定2.5mg，3次/d，或苯巴比妥30mg，3次/d。

2. 避免局部刺激　疑有前置胎盘者，应禁止性生活和阴道检查，因可牵动宫颈而引起大出血。现今，B超诊断前置胎盘已有很高的准确性，应先行B超检查，必要时可考虑作阴道检查。检查时，一般仅用窥器暴露观察，除外宫颈、阴道壁疾患，如确需行宫颈内口检查，在补液，输血，做好剖宫产准备，并由有经验医师进行。

3. 吸氧、纠正贫血　前置胎盘反复出血，使孕妇有不同程度贫血，胎盘附着于子宫下段或胎盘薄而面广，其血循环较差，这些可影响胎盘的血液循环，间歇吸氧，可提高孕妇及胎儿血氧浓度。

轻度贫血的孕妇，饮食富含营养外，应给予补血药物，如铁剂和多种维生素；中度以上贫血者，需多次输血。

4. 宫缩抑制剂  前置胎盘出血是由于子宫下段伸张，与附着胎盘发生错位，如有宫缩时，错位更明显，因此，在出血期间，应用宫缩抑制剂能有效减少出血，延长孕龄。

（1）硫酸镁（$MgSO_4$）：为首选宫缩抑制剂，一般先用 25% $MgSO_4$ 10 mL 稀释于 5% 葡萄糖液 40mL 中缓慢推注后，再用 25% $MgSO_4$ 40mL 稀释于 1 000mL 补液中静脉滴注，每日用量 10~15g。如效果不明显时可酌情增大剂量。每天用硫酸镁前需检查膝反应、呼吸率和尿量，避免硫酸镁过量中毒。如出血量多时，需快速纠正血容量后再用硫酸镁，以免血管扩张加重有效血容量不足。

（2）β-拟肾上腺素能药物：可松弛子宫平滑肌，抑制子宫收缩，达到止血目的。常用药物为硫酸沙丁胺醇，用量 2.4~4.8mg，3 次/d，口服。但有学者认为此药不宜长期服用，因其能促进肺表面活性物质的释放，但不能促进其合成，故短期应用可促肺成熟，但长期应用则可造成肺表面活性物质的缺乏。

5. 促进胎儿发育和肺成熟  前置胎盘反复出血，常常影响胎儿的发育，而前置胎盘往往需提前终止妊娠，故促进胎儿发育和肺成熟非常必要，可给予输注多种氨基酸、葡萄糖和维生素 C。胎儿未足月，又未能确定何时终止妊娠的情况下，可静脉滴注地塞米松 10mg，每周 1~2 次；如为择期剖宫产，则术前 3d，每天滴注地塞米松 10mg，以促进胎肺成熟。

6. 宫颈环扎术  近年来，国内外已有报道利用宫颈环扎术治疗中央性前置胎盘，术后平均孕周可达 37 周。手术的关键是要缝合至宫颈内口水平，用尼龙线编成辫子进行缝合，手术可在急诊情况下进行，术后用宫缩抑制剂。

7. 胎儿监护  包括胎儿安危状态监护和胎儿成熟度检查。

（二）终止妊娠的时机

前置胎盘反复出血，越近预产期，出血越频越多。因此，在胎儿成熟后，下列情况应考虑终止妊娠：①有条件进行胎儿成熟度检查者，一旦胎肺成熟，即可终止妊娠；②不能进行胎肺成熟度检查者，一般 35 孕周后，胎儿基本进入成熟阶段，可考虑终止妊娠；③反复出血、量多，致孕妇贫血、休克者，胎儿虽未成熟，也应终止妊娠。

（三）前置胎盘的剖宫产问题

前置胎盘，除边缘性和部分性前置胎盘外，70%~90% 采用剖宫产术，其优点能迅速结束分娩，能达到立即止血的效果。

1. 手术切口  前置胎盘剖宫产前，需作 B 超检查，了解前置胎盘类型、附着部位，决定切口类型。切口应避开胎盘附着处，减少术中出血。胎盘附着于后壁者，可用下段横切口；附着于前壁者，可用下段偏高处纵切口或体部切口；如附着于前壁偏左，则切口从右侧进入，反之而然。有时胎盘大而薄，附着于前壁大部分，则可直接从下段切入宫腔，迅速撕开胎盘进入羊膜腔，取出胎儿。

2. 娩出胎盘  胎儿娩出后，即用宫缩剂，麦角新碱 0.2mg 和催产素 10U 宫肌注射，不需等待胎盘剥离，迅速徒手剥离胎盘，如剥离困难，不宜强行剥离，注意植入胎盘，如为完全植入，以子宫切除为宜；部分植入者，则可行宫肌部分切除。

3. 术中止血　子宫下段肌层菲薄，收缩力弱，胎盘娩出后，往往出血较多，先用组织钳或卵圆钳钳夹切口边缘，观察出血部位，采用适当的止血措施。

（1）纱布压迫：约50%左右采用宫缩剂和局部纱布压迫，可止血成功。压迫时间至少10min，如出血凶猛，压迫期间仍不能完全止血者，立即改用其他方法。

（2）局部缝扎：用0号肠线在出血部位8字缝扎，如仍有少量出血时，加用宽纱布条填塞宫腔，一端通过宫颈管置入阴道内，待24h后从阴道拉出，填塞时注意不要留有空隙。

（3）局部宫肌切除：胎盘附着处出血经缝扎无效，或局部有胎盘植入者，可行局部宫肌切除，切口呈棱形，用肠线分两层缝合。此法尚不多用。

（4）对出血面广，压迫无效者，可行双侧子宫动脉上行支缝扎术，用1号肠线在子宫动脉入口上方处宫肌内缝合，如无效，可作髂内动脉结扎。

（5）子宫切除：出血量多，经短期积极处理无效，患者处于休克，应当机立断行子宫切除术。宜行全子宫切除。

（四）出血性休克处理

前置胎盘不论在产前或剖宫产中，均可大出血使患者陷入休克状态。处理时，除了对产前患者立即剖宫产和进行各种有效止血方法外，还需抗休克治疗。

1. 给氧　氧流量6~8升/min，可提高患者氧分压、改善组织缺氧，同时也增加胎儿组织的供氧量。

2. 补充循环血量　轻度失血，失血量<1 000mL时，由于机体的代偿作用，血压不一定下降，但继续出血时，血压即下降，立即补液输血是处理的关键，一般休克不重时，先用1 000~1 500mL晶体溶液，但休克较重时，应快速大量输血，有条件情况下，可测量中心静脉压来监测血容量情况，无条件时，则根据临床表现来估计，如神智、肤色、血压、脉率和尿量等。

3. 药物　一般情况下，不用血管升压药，在充足的输血补液同时，可考虑用血管扩张药，改善微循环，如多巴胺。心衰时可用毛花苷C 0.2~0.4mg静脉推注，酸中毒时给予补碱，术后用强有力抗生素预防感染。

（马洪雁）

# 第十一节　胎盘早剥

胎盘早剥是指妊娠20周以后至胎儿娩出前，正常位置的胎盘与子宫壁发生剥离者。其发生率占妊娠的0.46%~2.1%，但围产儿死亡率为200‰~350‰，15倍于无早剥者。胎盘早剥常见诱因为：①有妊娠高血压疾病或有血管病变，如慢性高血压、肾炎合并高血压等；②有机械原因，如腹部受撞击等；③脐带因素，如脐带绝对或相对性过短，胎儿下降过程中由于脐带长度不足而强力牵引造成胎盘早剥；④子宫静脉压力突然升高，如长期仰卧位或半卧位，使妊娠子宫压迫下腔静脉所致；⑤宫腔压力骤降，如羊水过多破膜者，多胎妊娠第一胎娩出后。胎盘早剥首先为底蜕膜出血，并形成血肿，最后发生胎盘剥离。出血可表现为显性出血、隐性出血及混合性出血。

## 一、临床表现

（一）病史

妊娠 20 周后，常有高血压、外伤等诱因，以经产妇多见。

（二）症状与体征

根据胎盘早剥开始部位、剥离面大小、出血性质、出血量多少、出血速度临床表现不一。

1. 轻型　多见于分娩期，胎盘剥离面小于 1/3，剥离始于胎盘边缘，并冲开胎膜，向阴道流出，为显性出血。血色暗红，量一般在 400mL 以内，患者出血量与全身情况表现一致。胎盘早剥者若为前壁胎盘早剥，可出现腹痛；若为后壁胎盘早剥，则腹痛不明显，以腰痛为主。轻型胎盘早剥者腹痛轻或不明显。少数患者产前无症状，仅在检查胎盘时发现。腹部检查子宫大小与妊娠月份相符，子宫壁张力不大，有间歇放松，检查胎位清楚，胎心音大部可闻及；但若胎盘剥离面在胎儿脐带附着部，即使剥离面很小，也可影响胎心，甚至造成胎儿缺氧、胎心消失。子宫局部可有或无压痛，压痛部为前壁胎盘剥离部。由于剥离面血液的刺激，常引起子宫收缩，并能在短时间内结束分娩。胎儿娩出后，胎盘剥离较快，检查时可见胎盘边缘胎儿面上有凝血块粘连，取下血块可见压迹。

2. 重型　产前多见，胎盘剥离面大于 1/2，严重者大于 2/3。出血以隐性或混合性为主，故阴道出血量常与临床症状不符。由于胎盘后血肿较大，并有逐渐增长趋势，患者表现为突然出现持续性腹痛或/及腰酸、腰痛，严重时出现恶心、呕吐、面色苍白、出冷汗、烦躁不安或表情淡漠、脉细速、血压下降等出血性休克征象，甚至出现抽搐、昏迷。

腹部检查子宫硬如板状，呈持续性收缩，宫缩间歇不清或不能很好放松。前壁胎盘早剥离者子宫压痛明显，尤胎盘附着处；后壁胎盘早剥离者，子宫压痛多不明显。凡妊娠晚期，无论有无阴道出血，只要有原因不明的子宫张力增高，而又非羊水过多，且未临产者，应考虑为后壁胎盘早剥离。由于子宫呈高张性，胎位多触不清，胎心音可听不清（听诊不清不一定胎儿死亡，可通过辅助手段确定），若剥离面大于 1/2，胎儿多死亡。随胎盘后剥离血肿的逐渐增大，宫底也可逐渐增高，因此必须动态的观察。一旦破膜，可出现血性羊水。

早剥内出血时，血液向子宫肌层内浸润，可引起肌纤维分离、断裂、变性，血液浸润甚至达子宫浆膜层，子宫表面出现紫色瘀斑，胎盘剥离面尤甚，称子宫胎盘卒中。胎儿娩出后，胎盘很快剥离。

胎盘早剥剥离面越大，越接近胎盘中央，隐性出血并伴子宫胎盘卒中者，病情越重，母儿并发症越多。孕产妇易并发 DIC、急性肾功衰竭、产后出血等；胎儿因缺血、缺氧可造成窘迫甚至死亡。

胎盘检查于胎盘母体面有粘连的暗红色血块，面积大于 1/3，取下血块可见压迹。胎儿面羊膜层下可见有血液浸润，与未早剥部形成分界清晰的两部。

## 二、诊断

### （一）辅助检查

1. B 超检查　底蜕膜区回声带消失，为胎盘早剥最早征象。胎盘与子宫壁间出现一个或多个不等的液性暗区或界限不清，绒毛板向羊膜腔凸出，暗区内有均匀分布的光点或光斑，示有胎盘后血肿存在。子宫内回声反射增多，示羊水混浊或血性，但切勿单凭 B 超有无胎盘后血肿来决定有无胎盘早剥。必须结合临床做出诊断，以免延误诊断治疗造成不良后果。

2. 生物物理五项指标监测，了解胎儿有无宫内缺氧。

3. 超声多普勒监测子宫动脉的 S/D 比值　有报道在胎盘早剥前已有增高，说明胎盘早剥前已有血流阻力增高现象。

### （二）病理检查

1. 巨检　病变区可见蜕膜血肿、胎盘后血肿或宫腔积血，血液如破入羊膜囊，则成为囊内积血。胎盘的剥离面积不等，轻度其剥离面小于 1/3，严重者胎盘几乎全部剥离。胎盘母体面有血块及压迹。如发生子宫胎盘卒中，切除子宫者见子宫外观呈紫红色，子宫浆膜下有大小不等的瘀斑或血肿。

2. 镜下检查　①合体细胞结节增多，这是绒毛对胎盘缺血缺氧的一种反应性变化；②绒毛滋养细胞基底膜增厚；③绒毛纤维素性坏死，早剥发生与血肿形成时间越长，坏死程度越严重绒毛间质纤维化。严重时血液渗入肌纤维组织内产生广泛性出血，肌纤维分裂、退化或溶解。绒毛干的小动脉内膜炎，胎盘组织有红色梗死。

## 三、鉴别诊断

### （一）前置胎盘
详见"前置胎盘"鉴别诊断。

### （二）先兆子宫破裂、子宫破裂
与重型胎盘早期剥离相同点均有腹痛、阴道出血，鉴别见表 2 – 12。

表2-12　重型胎盘早期剥离与先兆子宫破裂、子宫破裂的鉴别

| | 胎盘早剥 | 先兆子宫破裂 | 子宫破裂 |
|---|---|---|---|
| 诱因 | 多有妊娠高血压疾病及外伤史 | 产程长，有头盆不称、分娩梗阻或剖宫产史 | 同先兆子宫破裂 |
| 发病时间 | 产前多见 | 临产过程多见 | 临产过程多见 |
| 腹痛 | 发病急，腹痛剧烈 | 宫缩强，腹痛重，烦躁不安 | 腹痛重后突感疼痛缓解，后又感全腹痛 |
| 阴道出血与内出血症状 | 量可多可少，与内出血症状不符 | 量少，无内出血症 | 量少，与内出血症状不符 |
| 血尿 | 合并DIC时可出现 | 有 | 有 |
| 腹部检查 | 子宫板状，可有压痛，胎位不清，胎心可有可无 | 有病理性收缩环，子宫下段压痛，胎位尚清，有胎儿窘迫 | 腹部有压痛、反跳痛。腹壁下可清除扪及胎体，子宫收缩，在胎儿一侧，胎心消失 |
| B超 | 示有胎盘后血肿 | 无胎盘后血肿 | 胎儿在腹腔内，胎儿一旁有圆形收缩的子宫 |

（三）妊娠子宫扭转

诊断较困难，与胎盘早剥的临床表现极为相似。主要区别在于妊娠子宫扭转常有先天性子宫畸形，发病前有体力活动等诱因，主要表现为突发性下腹剧痛、急性失血症状，但无阴道出血或出血极少，常有尿痛或无尿。全腹有压痛、反跳痛，腹壁有时可扪到紧张的圆韧带。有认为阴道黏膜呈螺旋纹状为本病特征。B超无胎盘后血肿。剖腹探查后可确诊。

（四）急性羊水过多

可有腹痛，应与胎盘早剥鉴别。急性羊水过多一般在妊娠4~6个月时子宫迅速增长，并伴有心慌、气短，不能平卧。虽腹痛但不如胎盘早剥的剧烈，为胀痛感，无阴道出血，无内出血征象。腹部检查皮肤紧张、发亮，子宫大于妊娠月份，张力大，无压痛，胎体漂浮感明显，胎心遥远。B超检查胎盘位置正常，无胎盘后血肿，羊水暗区大于8cm。

（五）妊娠合并卵巢肿瘤蒂扭转

为突发性腹痛，应与胎盘早剥鉴别。卵巢肿瘤蒂扭转多与体位改变有关，无阴道出血，无内出血征象（肿瘤蒂扭转破裂除外），可在妊娠前或妊娠早期通过妇科检查或B超检查确诊。腹部检查时，子宫一侧可触及肿物，有压痛，但随子宫增大，肿块常查不清，除个别蒂长在先露前或先露一侧可触及外，多需B超甚至剖腹探查确诊。

（六）妊娠合并子宫肌瘤红色变性

与胎盘早剥共同点为急腹痛，但肌瘤红色变性无妊娠高血压疾病及外伤等诱因，无阴道出血，常伴发热及肌瘤迅速增大，周围血白细胞数升高。B超检查无胎盘后血肿，子宫壁可见肌瘤回声声像，保守治疗常可缓解疼痛。

#### 四、治疗

胎盘早剥是产科急症，严重危及母胎安全。因此，处理上应争取时间，积极果断，其原则是在保证孕产妇安全的前提下，兼顾胎儿存活率，具体措施应根据出血量多少、胎心率、孕龄、产程进展及有无并发症等情况而决定。

（一）及时终止妊娠

胎盘早剥，在胎儿未娩出前，子宫不能充分收缩，胎盘继续剥离，出血难以控制，距分娩的时间越久，病情越趋严重，并发凝血功能障碍并发症的机会也越多，因此，一旦确诊后，争取在胎盘早剥症状发生后 6h 内娩出胎儿。

1. 阴道分娩　适应于轻型胎盘早剥、胎心正常，孕妇出血量少，且已临产者；或胎心正常，孕妇出血量虽多，但估计短期内能迅速分娩者。

先行人工破膜，使羊水缓慢流出，减少宫内压力，减少出血，使胎盘不再继续剥离，同时，还可诱发宫缩，加速产程进展。破膜后，用腹带包裹腹部，必要时，静脉点滴催产素，以缩短产程，密切观察孕妇生命体征、腹部情况、阴道出血量和胎心音变化。

2. 剖宫产　及早剖宫产是抢救胎盘早剥母胎生命的有效措施，适当放松剖宫产指征不但可使孕产妇死亡率下降，也可降低围产儿死亡率。对怀疑或确诊胎盘早剥者，应做好随时剖宫产准备，当有以下列情况时，立即剖宫产。

（1）重型胎盘早剥，短期内不能立即分娩者。

（2）轻型早剥，胎儿存活，但有宫内窘迫，需抢救胎儿者。

（3）病情恶化，为抢救孕妇生命，即使死胎或畸胎也应行剖宫产。

（4）超声脐动脉血流频谱图测定，收缩期血流速度峰值/舒张期血流速度峰值（A/B）≥6（危险值），即使胎心正常，也应考虑剖宫产。

剖宫产时，一般在胎儿和胎盘娩出后，子宫强有力的收缩而止血，少数子宫胎盘卒中病例，子宫不能完全收缩，出血量多，有时虽经宫肌注射麦角和催产素，以及静脉点滴足量催产素或子宫肌肉注射 $PGF_{2\alpha}$，仍不能奏效，特别是血液不凝，出血不能控制者，应注意并发 DIC，则应果断地在输入新鲜血的同时行子宫切除术。

近年来，国内有报道子宫胎盘卒中，子宫收缩不良，出血严重者，采用结扎子宫动脉上行支或再对卒中部位浆肌层内用肠线行大 8 字缝合或连续缝合，多能达到止血和保留子宫的目的。

（二）期待疗法

仅适应于胎龄小，无急性早剥征象，剥离面小，出血量不多者，期待中应严密观察胎心、阴道出血、子宫体征、B 超及尿 $E_3$ 测定等，做好随时剖宫产的准备，有条件者可作多普勒超声脐动脉频谱测定，如 A/B≥6 时，应剖宫产。

（三）并发症处理

1. 休克　重症早剥，出血量多，血压下降，处于休克状态者，应积极补充血容量，纠正休克，尽快改善患者状况，尽量输给新鲜血液，因为新鲜血除补充血容量外，还可以补充凝血因子。

2. DIC 早剥并发 DIC 时，临床上除了原来早剥的症状外，还出现休克，多部位出血，阳性的凝血功能障碍的化验检查结果以及多发性微血管栓塞征象，此时，胎心多有改变或消失。病情危急，应立即大量输给新鲜血的同时行剖宫产术，尽快娩出胎儿和胎盘以去除诱发 DIC 的原因，如果病情严重，伤口出血不凝，难以止血者，宜行全子宫切除术。同时还需作凝血功能的监测，根据情况补充血小板、纤维蛋白原等凝血物质，但应用后者宜小心，不能单纯以血纤维蛋白水平为依据。至于肝素，用于胎盘早剥引起的 DIC 应慎用，以免增加出血倾向。

3. 其他并发症 胎盘早剥容易出现产后出血，因此，产后仍需加强子宫收缩和密切观察出血情况。少数患者可出现肾功能衰竭，应记录液体出入量，当出现尿少或无尿时，可用甘露醇或呋塞米，必要时应使用人工肾，以挽救产妇生命。

（马洪雁）

# 第四章　女性不孕症的原因

## 第一节　身心因素、性生活及其他因素

### 一、身心因素

年龄因素对妇女生育力关系密切。妇女生育力最强的时期是在 25 岁左右，30 岁以后缓慢下降，35 岁以后迅速下降。有学者报道，妇女 44 岁以后，87% 无生育。

营养因素对生育关系亦大。过度肥伴或营养不良，过于消瘦都可影响生育。维生素缺乏，特别是维生素 E、维生素 A 及 B 族维生素缺乏可使不孕率增高。

精神因素与不孕关系也很密切。精神忧郁、过度恐慌、焦虑、思想过度紧张都可造成不孕。妇女有时因多年不孕症的精神压抑也可通过神经内分泌系统改变、影响卵巢功能而致不孕。

全身健康状况常能影响生育。过度体力消耗，或因身体患有其他器官疾病如慢性肝肾功能损害、贫血、糖尿病等都能造成不孕。此外，过度吸烟、酗酒和吸毒都能影响卵巢功能而致不孕。

### 二、性生活因素

夫妇双方可因性知识缺乏而婚后经久不孕。如性生活过频可使精液稀薄、精子过少；性生活稀少，特别在排卵期遇不到性交，会影响受孕机会。性生活达到性欲高潮时也有利于精子排入阴道适当部位，从而使精液内前列腺素直接影响到子宫颈的松弛，有利精子通过子宫颈黏液，进入子宫腔。

不论男方或女方的外生殖器发育异常或有生理上的缺陷，都能使性生活受到影响而致不孕。女性方面的先天性发育异常如处女膜闭锁、阴道横隔、阴道闭锁或狭窄都能影响性交；由于以往严重创伤形成的外阴、阴道瘢痕及狭窄也能导致性交困难而致不孕。

有时外阴炎症或尿道口发炎可引起性交时疼痛而畏惧性交；也有因生理上缺陷，外阴阴道分泌液少，使局部干燥造成性交困难，而使不孕率增高。

上述各种发育上的异常和生理上的缺陷都需根据病情和检查结果详细加以分析做出诊断，进行治疗。轻度发育不全，如处女膜闭锁、阴道横隔或子宫颈闭锁，伴有经血潴留症状者，可行手术治疗矫正先天缺陷。如术后患者有周期性排卵、子宫内膜有周期性改变、输卵管通畅则可望有生育。而严重先天性生殖道缺陷，虽经矫形手术形成人工阴道，也只

能满足性交而无生育。

如遇生理上的缺陷或性知识缺乏而致不孕者，可根据具体病情向来诊者在性生理和有关医学常识方面给予一定指导。如外阴阴道分泌液少应告诉男方在性交前需提高女方的性欲要求，性交动作不能过急，这样在性交过程中常可刺激外阴前庭大腺增加分泌；性交时可选用无害润滑剂涂抹于阴茎上减轻性交困难。对外阴干燥症，亦可口服雌三醇，1mg/d，或用雌三醇软膏涂抹外阴部。对未能选择在排卵期性交者可指导每月测量基础体温，并参考基础体温曲线在排卵期前后性交。

### 三、其他因素

染色体异常如 Turner 氏综合征（45，XO）、X 三体女性（47，XXX）、Klineielter 综合征（47，XXY）和两性畸形均为造成不育因素。染色体异常所致睾丸女性化，患者表现为女性型，但染色体为 46，XY，应与泌尿外科会诊医治。

（阿达来提·艾麦尼牙孜）

# 第二节　输卵管因素

输卵管因素所致的不孕症多数因管腔粘连或受周围瘢痕组织的牵引，屈曲改道或闭塞，使卵子无法与精子会合所致。以上情况可因已往炎症粘连、输卵管经手术或药物治疗后、急慢性腹膜炎后遗症、内膜异位症或畸形改变所形成。

【诊断】

诊断输卵管是否闭塞可作输卵管通畅试验，这些试验包括通气试验、通液试验和子宫输卵管造影术。通气或通液试验既易出现假阴性、假阳性结果，亦无法了解输卵管闭塞的性质与部位，因此一般认为诊断上比较可靠的，仍是子宫输卵管造影术。不足的是，到目前为止尚未能找到更为理想的造影剂；碘化油虽显影清楚，但吸收慢，有可能长期遗留在腹腔内而形成肉芽肿；含碘溶液理论上较油剂优越，但注入腹腔易引起腹痛，且吸收较快，24h 后拍片也不可能清楚显影，故目前国内外仍沿用碘化油。

子宫输卵管造影的操作及术前准备：术前一晚服轻泻剂，术前半小时皮下注射托溴胺0.5mg，并于注药前作碘油滴眼试验，阴性者方可进行。常规消毒后暴露子宫颈，将碘化油充盈造影用的双腔管主管，排除管内空气；将管插入子宫腔内，于气囊管注空气2mL后夹住胶管，将管轻轻下拉，使气囊堵塞内口；在透视下缓慢推注碘油，同时观察子宫腔、输卵管的显影情况，此时拍片一张，待造影剂从输卵管伞端散开时又拍片一张，24h 后再拍片一张，以观察碘剂散布盆腔内情况。在推注造影剂时切勿用力过大、过速，否则可引起子宫或输卵管痉挛，从而造成假阴性显影，或使造影剂进入岐路如输卵管宫角静脉血窦。

【治疗】

治疗输卵管闭塞首先应用含有灭菌、消炎、松解结缔组织的药物于药液中，并用通液试验同样器械定期注入子宫腔和输卵管内，使局部消炎、组织软化而达到闭塞部位通畅的目的。每次注药用透明质酸酶 1 500IU、庆大霉素 8 万 IU（结核菌引起者用链霉素1g）、地塞米松 2mg～4mg，加于 0.25% 普鲁卡因溶液内摇混，如同通液试验一样用双腔管在 16.0～21.3KPa 压力缓慢注入子宫腔输卵管内。有输卵管闭塞者常于注入数毫升药液时即有阻力；注射者可保持在此压力下停留 5～10min，然后将手放松，让药液自然倒流。隔 2～3d 可重复注药，如经注数次后注入量能逐渐增加而至全部注入时，则表示闭塞已通畅，但仍应继续治疗。

一般注药治疗多在月经干净 3～5d 后开始，每周注药 2～3 次，一周期疗程内注药 4～6 次；下次月经后可重复一个周期疗程。经通液注药治疗闭塞连续数月而无进展者，有学者主张用宫腔镜在直视下将医用细硅胶管插入输卵管内，注入药液以达通畅。

经上述治疗无效者，可采用下列治疗方法：

1. 应用腹腔镜治疗

应用腹腔镜治疗多数与诊断同时进行。在输卵管因素所致不孕中，不少是因腹膜间粘连所引起，这种结缔组织粘连可由已往盆腹膜炎、附件炎、阑尾炎、结核性腹膜炎以及子宫内膜异位症等所造成。应用腹腔镜一方面可以检查输卵管与周围器官有无粘连和粘连的程度，同时，如存在粘连又可在镜下进行松解。如用镜端本身即可拨开输卵管、卵巢与周围器官之间的松散粘连；而条索状、薄膜状的纤维或瘢痕性粘连则用小剪切开，如有出血点可用电凝止血。手术要求能使伞端与卵巢间的阻隔分离，同时尽量能使两者靠近；为了要达到以上手术要求，有时需准备作双切口，以拨动输卵管与卵巢，或进行镜下缝扎。应用腹腔镜可以对散在性小的内膜异位灶进行电凝，又可用器械从卵巢取活体组织。

一些学者认为用腹腔镜检查盆腔粘连确诊率高，EL-Minawi 对 352 例不孕症患者同时进行子宫输卵管造影术和腹腔镜检查，前者诊查出盆腔粘连者 76 例，而后者证实粘连的有 151 例。近年来不少学者用腹腔镜的同时从子宫腔注入有色液体（亚甲蓝或靛胭脂溶液）作联合检查，可以从镜下观察到色液在输卵管内的流向，还可以观察输卵管的运动规律和痉挛收缩情况，色液是否能从伞端流出，或因闭塞而停留在输卵管某段等。

2. 显微外科治疗

输卵管与腹腔邻近器官间的复杂粘连以及绝育手术或其他炎症因素使管腔形成的瘢痕性闭塞，可施显微外科手术，术后复通成效显著。但必须指出，手术能恢复其通畅，但不一定能恢复输卵管的功能。重建输卵管的术式大致可分 4 种：①输卵管伞端周围粘连分离术；②输卵管造口术或输卵管成形术；③中段阻塞部分切除及端与端吻合术；④输卵管子宫植入术。

在施行输卵管端与端吻合术显微外科手术时应注意：①手术在使用双目放大镜下，将以前结扎、电凝或药堵的输卵管阻塞段切除；②用亚甲蓝或靛胭脂染料由子宫底注入，或术前常规消毒后先经阴道放置子宫操纵器，术时也可注染料，以观察近侧段输卵管通畅所达到部位；远侧段输卵管则用一细的聚乙烯导管放入伞端，注进染料观察其通畅所达到部位；③操作时应避免损伤浆膜面，并保持其湿润，冲洗液一般用加有肝素的平衡液；④应强调使用精细的显微外科器械，如特制的持针钳、小剪刀、小血管钳和直的与弯的镊子，以便在显微手术时利于操作；⑤缝合前需仔细止血，缝合要准确对合各层组织，用 6~8/0 带针单股尼龙线，外层需用细的缝合材料使其再腹膜化；⑥伞端有病变时，手术可能使输卵管通畅，但不一定能恢复输卵管拾卵的功能，即这种手术的再孕率远较中段、端与端吻合术和输卵管子宫植入术低，故凡过去已被切去输卵管伞或漏斗部者不宜做此手术；⑦术后 4~6d 起用含有抗生素和氢化可的松的生理盐水作输卵管通液，隔 2~3d 再通一次，以保持管腔内畅通。

显微外科重建输卵管的优点主要在于可以在放大镜下仔细观察输卵管的切面，充分切除病变的片段，使输卵管吻合端获得良好的对合。而大体手术方法则易发生输卵管的扭曲、边缘重叠、管腔狭窄和变硬或因缝合不良而成漏管，致造成手术失败。

孙逸仙纪念医院 1986~1991 年间无选择地为 122 例曾经施行过苯酚胶浆黏堵绝育术，后因种种原因要求恢复生育者施行输卵管子宫角植入术。经随访 114 例，子宫内妊娠 75 例，子宫内孕率 66%，其中自然流产 8 例，其余为足月分娩；异位妊娠一例。

（阿达来提·艾麦尼牙孜）

# 第三节　排卵障碍

卵巢有规律的排卵是生育的必要条件，排卵障碍是构成不孕主要原因之一，据统计排卵障碍占女性不孕的 25%~30%。无排卵原因多由于下丘脑-垂体-卵巢轴中任何一环存在病理障碍所致，但亦能受身体其他内分泌腺疾病因素所影响。故在治疗之前首先应弄清以下几个问题：①卵巢有否排卵，排卵情况是否正常及有规律性；②如无排卵，导致无排卵的因素在下丘脑—垂体—卵巢轴的哪一环节；③排卵障碍与身体其他内分泌腺功能调节或其他全身性疾病有无关系，是否与精神因素有关；④子宫内膜对卵巢激素反应是否正常，要对以上提出的问题做出判断，必须问好病史，进行体检，排除身体其他疾病尤其是其他内分泌腺对卵巢的影响。检查卵巢功能应结合月经史、生育史、妇科检查、基础体温测定、子宫颈黏液检查和阴道脱落细胞涂片检查，以及预期来经前或来经 8h 内取内膜作病理活体组织检查等方法，来确定有否排卵。基础体温测定对了解有无排卵在临床实践中尤为重要，因此一定要嘱咐患者在睡醒未起床活动前细心测量体温，准确做好基础体温曲线的记录。要求用同一体温计连续测 2~3 个周期。经前内膜活体组织检查，不但可以了解有无排卵，黄体功能如何，而且可了解内膜有无病变和对卵巢内分泌的反应是否正常。诊查卵巢发育和精确测定排卵日期，需结合腹腔镜、B 型超声波检查、尿和血的内分泌测定做出断定。

## 一、内分泌功能试验

内分泌功能试验在月经病门诊中常见，这些试验既可进行内分泌治疗，又可同时进行诊断。临床上常用的有黄体酮试验、雌激素试验及人工周期试验等。

（一）黄体酮试验

黄体酮试验可区别闭经的程度。轻度闭经或短期继发性闭经用黄体酮试验停药后可来经（撤药性出血）。重度闭经多由于子宫内膜缺如，或因缺乏雌激素作用子宫内膜发育不良，增殖欠佳，故经黄体酮试验不能引起撤药性出血（妊娠生理性闭经除外）。

黄体酮试验一般用黄体酮20mg，每日肌内注射一次，连用4d，停药后3~8d来经。也可口服甲羟黄体酮4mg，3次/d，连服5d；或1次/d，10mg/次，连服6d。

（二）雌激素试验及人工周期试验

雌激素试验一般多在黄体酮试验未引起撤药性出血者进行。方法是每日口服己烯雌酚1mg，连服21d。如停药后3~8d内可出现撤药性出血，表明内膜对雌激素有生理性增殖反应。相反，如无撤药性出血则表明子宫内膜已遭严重损坏或内膜缺如（子宫性闭经）。

上述是理论上的雌激素试验，但有时单用雌激素不一定引起撤药性出血，故临床上常在口服21d己烯雌酚的最后4d每日加肌内注射黄体酮20mg，停药3~8d内多可出现撤药性出血。这种方法实际上为人工周期治疗（试验），有别于单用黄体酮做试验。

（三）人绝经期促性腺激素试验

对黄体酮试验和雌激素试验均为阴性的患者，可进行人绝经期促性腺激素（human menopausal gonadotropins，hMG）试验，以进一步了解卵巢功能不足是否由卵巢本身造成，抑或由下丘脑—垂体所引起。方法是每日肌内注射hMG 150IU，连续4~6d。用药前作阴道脱落细胞涂片一张及B型超声波检查一次，了解卵巢功能基本情况。用药后逐日复查阴道脱落细胞、子宫颈、子宫颈黏液改变及作B型超声波检查，观察卵泡发育情况：有无卵泡生长、成熟及雌激素水平上升反应。如无反应，表明疾病原因在卵巢本身，有反应则病因在垂体或垂体以上部位。用药前及注射末次hMG后各取晨血测血清雌二醇做比较也有一定参考价值。

（四）垂体兴奋试验

方法是被试者清晨空腹经静脉快速注入合成促黄体（生成）激素释放激素（luteinizing hormone releasing hormone，LH-RH）25~100μg，于注射前及注射后15、30、60及120min分别取血标本用放射免疫法测定血清黄体生成激素（LH）值。经注射LH-RH后，血清LH不上升者为无反应（阴性），提示患病部位在垂体。若注射后LH值上升（可与健康行经妇女的曲线做对比），表明垂体促性腺功能良好，而卵泡不发育、成熟的病因在下丘脑或下丘脑以上（中枢性因素）。

（五）氯米芬试验

氯米芬主要用于诱发排卵治疗，但将其作为功能试验，对病因的判断和疗效评价有实际意义。方法是给予被试者口服氯米芬100mg，1次/d，连服5d。在服药前，服药期间第3d、第5d及服药后5d作血清FSH和LH放射免疫测定。试验结果如为阳性反应，可见到FSH和LH值于停药后较用药前基数增高3~10倍。这是由于氯米芬对下丘脑区域雌激素受体形成的阻断作用，在停药后引起了FSH和LH反馈性大量分泌所致。阴性反应提示下丘脑调节功能失常。

**二、诱发排卵**

20世纪80年代以前，对排卵功能障碍所致的不孕症治疗方法不多。传统的人工周期疗法一般以3~4个周期为一疗程，但仅能引致少数患者排卵。Kirchhoff建议连服避孕片（周期第5~25d）3~4个周期，在停药后可促进排卵和增加受孕能力，进一步解释这是外源性激素在停药后能引起垂体促性腺激素的阳性反馈作用，但疗效并不肯定。自从氯米芬、溴隐亭、hMG和合成的LH-RH等药问世以来，人们就找到了在一定适应的前提下比较可靠的有效的诱发排卵的药物。

要进行诱发排卵治疗，着先要找出导致不排卵的原因是出自下丘脑-垂体-卵巢轴的哪一环或器官，然后再有的放矢地对症下药。因卵巢本身发育不全所致者治疗效果较差；如因精神或环境因素造成的，除施行一般强身疗法外，还需协助患者分析致病原因，进行心理学疏导，排解其不利因素，有助于恢复健康。凡因下丘脑、垂体或卵巢功能轻度失调所致者，选用一定药物作用于相应的靶器官，可望诱发排卵取得效果。

（一）氯米芬和他莫昔芬

1. 氯米芬　其化学结构和己烯雌酚近似，是一种具有微弱雌激素性质和抗雌激素作用的药物。主要作用于下丘脑-垂体轴的下丘脑区域，使药物与下丘脑细胞内雌激素受体结合，从而阻断雌激素对下丘脑的负反馈作用，促使促性腺激素释放激素（gonadotropin releasing hormone，GnRH）分泌增加，从而促进FSH3和LH分泌上升，导致卵巢内卵泡成长和排卵。

氯米芬无直接促排卵作用，亦无黄素化、雄性化和抗雄性化作用。用法是在月经周期或撤药性出血第5d开始，50mg/d，连服5d。如基础体温在服末次药后6~10d内上升0.3℃~0.5℃，以后并继续保持在此高度12d以上者，表明有排卵及黄体形成现象。黄体期高温相一般维持在12~16d之间，如体温下降及月经来潮，表示该周期内有排卵而未受孕。则下一周期第5d起可以用同一剂量给药，连续观察3~5周期。

除基础体温曲线指标外，在服氯米芬14d后取血测黄体酮值，若此值>10ng/mL可认为已有排卵和黄体分泌功能。但是，若用50mg剂量未能诱发排卵时，则下一周期应递增至100mg，以此类推，每次增加50mg，最高剂量可达200~250mg/d，连服5d。用药后高温相超越16d，提示有可能妊娠，应留尿测绒毛膜促性腺激素（HCG）或用早孕酶免疫测定法（early pregnancy enzyme immunoassay，EIPT）确定是否受孕。

经统计，排卵的日期多在服末次药后5~10d之间，故Speroff建议在服末次药后禁欲

5d，然后隔日性交，可增加妊娠机会。

如果应用的剂量已观察到排卵，并在排卵期有性生活，但连用 3～4 周期仍未见受孕，应考虑暂停用药，寻找其他不孕原因，如子宫颈因素、免疫因素等。有学者提出，在连用 3 个周期氯米芬而未受孕者，可在周期第 10～16d（排卵期）加用小剂量雌激素，即每日口服己烯雌酚 0.25mg，以增进子宫颈黏液分泌量和改进黏液的精子穿透力。有学者报道在用氯米芬治疗中，见到子宫颈黏液状态不良之 6 例在加用己烯雌酚治疗后，5 例子宫颈黏液得到改善，其中 2 例受孕；在加用己烯雌酚的同时进行人工授精的有 2 例妊娠。

有作者报道在用氯米芬的治疗中，有部分病例发生黄素化未破裂卵巢综合征；亦有报道如长期或大剂量使用氯米芬约 1% 病例可造成卵巢过度刺激综合征（ovarian hyperstimu-lation syndrom，OHSS）。有学者报道发生卵巢囊性肿大者有 14% 病例。故不少学者认为，在用药期间应经常复查妇科情况，并嘱咐患者有急腹痛时应及时到医院诊查。查到有上述情况时应即停止服药，多数患者在停药后卵巢肿大即可消失。凡不孕患者已患有卵巢囊肿或肝功能不良者忌用氯米芬治疗。

氯米芬治疗后发生多胎妊娠者约占 4%～9%，特别在多囊卵巢综合征用药后较常见，以双胎居多。用氯米芬后发生流产者约占 15%～20%，用药后胎儿先天性畸形约占 5%，与因不孕症而用其他方法治疗者无明显差异。

2. 他莫昔芬　化学名三苯氧胺，有与氯米芬相似的化学结构，是雌激素的拮抗剂，口服易吸收，Klopper 等于 1971 年首次报道将其应用于诱发排卵，有学者认为他莫昔芬的副作用比氯米芬少，对子宫颈黏液影响较小。有学者报道为 32 例无排卵或有排卵缺陷患者用他莫昔芬治疗，于周期第 2d 开始，每日服 20mg，连服 4d；测基础体温如无排卵，下次周期渐增剂量至每日 40mg 或 80mg。经治疗的 32 例中 26 例（81%）显示有排卵，18 例受孕。作者等用他莫昔芬治疗多囊卵巢综合征 18 例，于撤药性出血第 5d 起，每次服药 20mg，2 次/d，连服 5d，有排卵者 12 例，排卵率为 67%。用同样方法治疗排卵型功能性子宫出血 10 例，排卵率为 90%。

（二）溴隐亭

不孕患者经放射免疫测定为高催乳素血症者，经溴隐亭治疗后可迅速降低血清催乳素。如伴有溢孔症者可在短期内停止溢乳。有学者报道因高催乳素血症所致无排卵性不孕患者用溴隐亭治疗后，妊娠率达 60% 以上。有学者报道，经溴隐亭治疗的妊娠率高达 74%。中山医科大学附属孙逸仙纪念医院报道，用溴隐亭治疗的 68 例不孕患者中，治疗后有排卵者 60 例（88%），其中妊娠者 52 例（77%）。病例的半数于治疗一个月后出现排卵，至 2 个月以内排卵者达 81%。有些学者还指出，临床上亦见到不少月经紊乱和无排卵患者，经测验血清催乳素正常，亦无溢乳现象，但经溴隐亭治疗后，部分患者也可出现诱发排卵现象。

溴隐亭是麦角的衍生物，可直接作用于下丘脑及垂体，有中枢性多巴胺能作用，刺激催乳素抑制因子（prolactin - inhibitingfactor，PIF），抑制催乳素的合成和分泌。溴隐亭对垂体微腺瘤（直径 <1cm)有缩小及治疗作用，能降低血清催乳素水平，减少或停止溢乳。由于垂体腺瘤常是高催乳素血症致病原因之一，因此，出现闭经、溢乳、血清催乳素增高时，需做蝶鞍 X 线摄片，有条件者作头颅电子计算机断层扫描以助诊，确定是否有垂体肿瘤存在及其大小与性质。

方法是每日服 2.5mg，晚间摄食后服食可减少肠胃道和眩晕等副反应，连服一个月。在治疗期间连续测晨温，如服一个月不出现排卵现象（单相体温），可逐月加大剂量至 5~7.5mg/d，于睡前及翌日进餐时各服 2.5mg。来月经时不必停服，治疗至月事正常（有排卵）后，仍可继续服药，掌握排卵期性交。如基础体温高温相超出 16~18d，经早孕试验阳性者可停止服药。虽有文献报道受孕后服药尚未见到对胎儿有害，但一般主张妊娠后可停药。

Clerk 曾报道应用氯米芬为闭经溢乳综合征患者治疗，亦见到 42% 出现排卵，16% 妊娠。不过，根据多数学者报道，溴隐亭的治疗效果远为显著。笔者在治疗不孕病例中，也遇到过闭经溢乳患者，先用氯米芬治疗无效，后改用溴隐亭后始引起排卵和妊娠。

（三）促性腺激素

人绝经后促性腺激素（human menopausal gonadotropin，HMG）和绒毛膜促性腺激素（human chorionic gonadotropin，HCG）联合应用可诱发排卵。绝经后促性腺激素（商品名 pergonal，humegon）是由绝经后妇女尿中抽提所获，每安瓿 hMG 含 FSH 和 LH 各 75IU。HCG 含 LH 类似物，由孕妇尿或胎盘组织抽提制成。

由于 pergonal 可引起严重副作用且药价昂贵，因此应用 HMG-HCG 联合诱发排卵应严格掌握下列适应证：①原发或继发性低促性腺激素所致的闭经；②血清促性腺激素正常而经用其他诱发排卵剂无效（如氯米芬或溴隐亭）；③对治疗反应不良的所谓惰性卵巢；④黄体期缺陷（luteal phase defect，LPD）；⑤子宫颈因素；⑥试管婴儿诱发排卵方法之一；⑦促性腺激素刺激试验。

当患者测得血清促性腺激素水平过高时，提示卵巢为重度发育不全，多不宜采用此法来诱发排卵。在用药前要做蝶鞍 X 线照片，测定血催乳素和排外其他原因所致的不孕症是不容疏忽的。

以往用 HMG 诱发排卵采用 2 种方法，一为定量注射法，一为变动剂量注射法。因定量注射法排卵率低，故目前多主张采用变动剂量注射法：在撤药性出血后，于周期第 7d 开始，每日肌内注射 HMG1~2 安瓿。注药期间定期监测卵泡成熟程度：可从周期 12d 起每日检查子宫颈黏液变化，24h 尿测雌激素总量或血清雌二醇值，B 型超声波检测卵泡成熟程度。由于个体差异甚大，卵巢对 HMG 敏感性差者需增加每日用量 1~2 安瓿或更大剂量，直至观察到卵泡接近完全成熟：子宫颈液拉丝 >8cm，呈现羊齿叶状结晶，血清雌二醇在 600~800pg/mL，B 型超声波检测卵泡直径 ≥18mm 时，宜停注 HMG，而于末次注射 HMG 后 24~36h 一次肌内注射 HCG5 000~10 000IU，以促使中期 LH 高峰的出现。嘱患者在注射 hCG 的当晚及第 2，第 3 晚过性生活。检测雌激素峰上升的时间很重要，如果尿雌

激素总量 >150ng/24h 或血清雌二醇 >1 500pg/mL，应放弃注射 HCG，以免引起卵巢过度刺激综合征。必须指出，用 hMG 诱发排卵的剂量与导致卵巢过度刺激综合征的界限很接近，故用药时需严密监测，并需多作妇科检查以了解卵巢是否增大及压痛。

HCG 在体内的半衰期约 6h，第 2 个半衰期为 24h。故注射 1 万 IU，在余下的半衰期对维持黄体功能尚有作用。一般可在 4 ~5d 后再注 2 000 ~3 000IU 以继续维持黄体的寿命。若经过 HMG-HCG 联合用药本周期内未能受孕，可如法连续进行多个周期治疗，而性生活安排可在注射大剂量 HCG 后每月作小小变动。

文献报道 HMG-HCG 联合应用诱发排卵可达 90%，妊娠率为 50% ~70%。新生儿畸形率与氯米芬治疗者大致相同，娩出小孩的一般发育情况与自然妊娠娩出的小孩无差别。用 HMG 诱发排卵的多胎妊娠发生率为 10% ~30%，其中 3 胎以上者约 5%，这大概由于产生多个成熟卵泡所形成，其胞生兄弟常极酷似。流产率与早产率较自然妊娠者高，这可能与多胎妊娠有关。经 HMG 治疗而妊娠的妇女，以后再孕率约为 30%，一般在 3 年以内发生。

（四）促性腺激素释放激素

多年以来曾长期试用过促性腺激素释放激素（GnRH，为 LH-RH 类似物）诱发排卵，但疗效不理想。近年从动物实验中观察到，灵长类动物垂体促性腺激素（GTH）和下丘脑分泌的 GnRH 其分泌规律都是呈脉冲式，一般每 1 ~2h 释放一次。经进一步研究，也观察到人类长期以来用持续给药方式是不合生理性释放规律的，有导致对垂体受体的抑制作用。

20 世纪 80 年代以来，不少学者报道，临床上用小剂量 GnRH 脉冲式给药方式取得较好效果。文献报道的脉冲给药频率多为 90 ~120min 一次，可作静脉或皮下注入。有认为静脉给药与皮下给药同样有效，而一般认为静脉给药诱发排卵疗效较高；如果皮下给药，其脉冲剂量适当加大亦可得到较好效果。原因可能由于皮下组织对 GnRH 吸收较慢所致。

脉冲给药剂量应视垂体功能失调程度而定，一般在 2 ~20μg 之间。有学者提出每 90 ~120min 经静脉给予 GnRH 2.5 ~5μg，而有的学者则报道需 10 ~20μg。约连续注药 1 ~2 周后，当见到基础体温上升时，脉冲式给药即予停注，而给以肌内注射 HCG 1 500IU，每 3 日一次，共注 3 次，以维持黄体发育。有些学者则主张连续应用小剂量脉冲式给药直至行经或已妊娠时。

目前小剂量 GnRH 脉冲式给药国外介绍用型号为 AS-2BH 的自动输液器，该输液器体积小，重约 500g，可系在腰带上或置于钱包内；另一种名 Zyklomat，较前者更轻巧。这种输液器带有电脑控制的微量输液泵，在前臂静脉留置注射针头，用细导管并带有防止逆流的副导管连接于输液器及针头间。有学者推荐从上午 7 时至晚上 8 时用药，每 2h 用手动装置静脉注入 2.5μg 或 5μg 的 GnRH，约 1 ~2 周后，多数可见到卵泡成熟，然后再肌内注射大剂量 HCG。

应用脉冲式小剂量 GnRH 诱发排卵效果良好，文献报道排卵率可达 96%，妊娠率达

90%。脉冲式 GnRH 诱发排卵与 HMG-HCG 联合疗法比较,其优点在于脉冲式给药可以调动内源性 GTH 的分泌,这与正常月经周期的激素分泌动态相类似,因此,它维持了生理性的下丘脑-垂体-卵巢的反馈机制作用,很少发生卵巢过度刺激综合征;多胎妊娠发生率较 HMG-HCG 联合疗法低。

在脉冲给药频率与剂量问题上,有人提出如减慢 GnRH 脉冲给药频率和合理调整脉冲剂量,有可能改变 LH/FSH 分泌比率,而有利于多囊卵巢综合征患者的治疗。

Knobil 在恒河猴实验中证实了这一方案能使 FSH 的分泌高于 LH,但有人试用于临床治疗多囊卵巢综合征患者未见上述改变。

(五)左旋多巴

左旋多巴系神经传递类药物,能在体内通过脑膜屏障转化为多巴胺,促使下丘脑合成及分泌 GnRH 与催乳素抑制激素 PIF。多年来经临床试用于诱发排卵,但其效果不理想,可能因其作用过于短暂,效果不够稳定所致。

(六)其他内分泌联合疗法

各种内分泌联合疗法常需视上述各诱发排卵药物应用后疗效反应如何,而在必要时加以采用。

1. 氯米芬-HCG 序贯疗法  凡单独用氯米芬无诱发排卵反应的患者可试用本法。方法是在服完最后一次氯米芬 5~7d 后一次肌内注射 HCG 5 000~10 000IU,以促进排卵。有学者提出服药患者从月经周期第 12d 开始,每日或隔日以超声波监测卵泡发育,当卵泡直径超过 18mm 时给予一次性肌内注射 HCG 5 000IU,并指导性交的最适合时间。

2. 氯米芬-地塞米松联合疗法  在应用氯米芬治疗时,发现部分患者毛发多和血清雄激素值较高。这些患者可于每晚睡前加服地塞米松 0.5mg,作用是减弱夜间出现的血清促肾上腺皮质激素(adrenocor ticotropic hormore,ACTH)峰,从而降低血循环中雄激素水平,有利于提高诱发排卵的成功率。有学者提出当启用此联合疗法时,氯米芬剂量应由 50mg/d 重新开始,根据治疗效果可在一周期后逐渐增加;而地塞米松则需每日不间断服用直至妊娠时方停用。有作者报道对 12 名因持续无排卵、并有多毛症、血清雄激素(睾酮、硫酸去氢表雄酮)值偏高、用氯米芬-HCG 序贯治疗未观察到排卵的患者用氯米芬-HCG-地塞米松治疗后,经观察 17 个治疗周期,有 6 例排卵,一例妊娠。

3. 氯米芬-HMG-HCG 联合疗法  这一方案在开展体外授精后已较多采用。方法是每日口服氯米芬 100mg,共 5d,于服药的第 4d 起每日肌内注射 HMG 2 安瓿。当血清雌二醇值上升及 B 型超声波联合监测至卵泡成熟接近排卵前,即肌内注射 HCG 5 000~10 000IU。本法诱发排卵可靠,且可节省较昂贵的 HMG 用药剂量。

4. 溴隐亭-HMG-HCG 联合疗法  高催乳素血症不孕患者在单独使用溴隐亭而不能诱发排卵者可试用此疗法。溴隐亭与 HMG 同时并用既可增强诱发排卵作用,又节省了应用 HMG 的剂量。有学者提出对血清催乳素正常的不孕患者为节省 HMG 用药剂量亦可用此疗法。

5. 氯米芬-GnRH 联合疗法　有学者报道 6 例无排卵不孕患者单独用氯米芬诱发排卵失败，随后在撤药性出血的第 4d 给予氯米芬，剂量为 100mg/d，连续 5d。在停药后 6～8d，在放射免疫法检测血清雌二醇上升时，给予 GnRH 100μg 作皮下脉冲注射 1～3d。用此疗法治疗 2～4 个周期以来，6 例中妊娠者 4 例。

6. GnRH-HMG 联合疗法　有学者报道 5 例患下丘脑性闭经不孕妇女，经用 GnRH 5～20μg 作脉冲输注，脉冲频率为 90min。在连续输注 GnRH 的 9～32d 间，观察到卵泡发育较大时，每日肌内注射 HMG 2～4 安瓿，连注 2d。5 例患者共治疗 7 个周期，全部出现排卵，其中 4 例于首个或第 2 个治疗周期中受孕。

### 三、黄体功能不足

黄体功能不足包括黄体期缺陷和黄体期缩短，可引起分泌期子宫内膜发育不良而致孕卵不易着床，或虽着床而早期流产。有些妇女受孕后流产极早，可能仅见到周期不良延缓了一天至数天而来经血，临床上无从察觉是流产，有人称之为隐匿妊娠。黄体功能不足约占不育病因的 3%～8%。

黄体功能不足的病因可能是来自垂体促性腺激素分泌功能欠佳或 LH/FSH 分泌的时相与协调不适当，亦可因子宫内膜的雌激素增殖作用准备不足或内膜对黄体激素反应欠缺；部分原因则可由高催乳素血症所引起。据近年报道，黄体期缺陷（LPD）常发现在不孕症的治疗过程中，如临床上常见经氯米芬治疗后，诱发排卵率虽高而妊娠率相对较低。据 Garcia 等报道，用氯米芬治疗观察到 LPD 占 20%～50%。故采用诱发排卵药物不应仅观察其是否能促成排卵，还需注意排卵后的黄体功能是否良好。上述用氯米芬后出现的现象，也可出现于用溴隐亭、HMG 加 HCG 或 GnRH 脉冲式给药时，故用药后的黄体功能缺陷必须留意观察，加以防治。

另有部分患者卵泡成熟后未排卵而呈黄体化，这类患者基础体温可见双相型，内膜病理检查亦有分泌现象，但不能妊娠。这种现象近年来临床报道有所增加，Jewelewiez 首先将其定名为黄体化未破裂卵泡综合征（luteinized unruptured follicleSyndrome，LUF）。

【诊断】

临床方面以基础体温记录和经前取内膜病理活体组织检查为主，实验室则依靠放射免疫测定黄体中期血清黄体酮值和排卵前测 LH 峰出现日期做出判断。

检查项目中，以来月经前取子宫内膜活体组织检查评价黄体分泌功能最为可靠，既反映了黄体功能情况，也反映了子宫内膜本身发育情况。如黄体中期血黄体酮值 >10ng/mL 而内膜活体组织检查有分泌欠佳现象，则提示子宫内膜对卵巢激素反应不敏感。取内膜的日期最好在来经前 1～2d；如果周期是不规则的话，可嘱患者于来经 8h 内作活体组织检查；但必须指出，来潮以后内膜破碎，有白细胞浸润及其他改变，对分泌期则不易正确诊断。

由于基础体温的双相曲线易于表达，故从基础体温观察排卵期和黄体功能对协助诊断和观察疗效临床上简便易行；但亦可出现假阴性（对黄体酮升温反应不敏感）和假阳性

LUF 反应。因此，确诊黄体功能不足，应与其他检查方法配合做出判断。

【治疗】

黄体功能不足的治疗应根据不同的病因采取不同的治疗方案。常用方法如下：

1. 黄体酮增补疗法　这个方法用得最广泛，不论何种原因，凡查到黄体中期黄体酮值低、内膜活体组织检查分泌相欠佳或经临床观察确认为有黄体功能不足者多可用。

黄体酮增补疗法治疗不孕症的用药时间一般多主张在排卵后 2~3d 开始给药，即使是对习惯性早期流产，亦应和治不孕症患者一样自排卵后 2~3d 即开始用药。至于停药时间，有些学者认为应在排卵后第 14d 停药，以防假孕。但有的学者则主张用药至月经来潮时始停药；如果延期不见来潮可即做早孕试验，当证实为妊娠时应继续给药至 12 孕周。

至于用合成孕激素治疗，不论是注射法或口服法，都不能代替黄体酮。有学者报道合成孕激素制剂可降低孕烯醇酮转化为黄体酮的转换率，有溶解黄体作用，且孕激素制剂不能产生与黄体酮相类似的子宫内膜组织学改变。有些学者提出合成孕激素含有不同程度的雄性化作用，应考虑有致畸改变。但有人则认为上述作用甚微，不足为虑。目前仍存在一定争议。

2. 绒毛膜促性腺激素　HCG 用于排卵前可以诱发排卵，用于排卵以后则可刺激黄体发育，支持黄体功能，增加黄体酮合成，延长黄体寿命。

用法是于排卵后 3~4d 起，隔日肌内注射 HCG 2 000~3 000IU，共 3~4 次；或排卵后 3d 起，每日肌内注射 1 000IU，连续 7~8d。

3. 氯米芬　应用氯米芬诱发排卵曾发现有部分患者黄体功能欠佳。但有报道指出，对自然排卵患者，如于卵泡期早期应用氯米芬可促进 FSH 和雌二醇分泌增加，使颗粒细胞增生，从而导致黄体期 LH 水平提高和黄体酮分泌增加。因此主张对自然排卵患者，尤其在用黄体酮增补疗法无效时可于卵泡早期，即从周期第 3d 起每日服氯米芬50mg，连服 5d，可提高妊娠率。

4. 溴隐亭　黄体功能不良的不孕患者，伴有血清催乳素升高者可用溴隐亭治疗；1~2 次/d，2.5mg/次。详细用法参阅上文。

（阿达来提·艾麦尼牙孜）

# 第四节　子宫及子宫颈因素

## 一、子宫颈因素

子宫颈管在排卵期 1~2d 开始，深度缩短而外口直径增宽，较非排卵期扩大 2~3 倍，解剖上呈漏斗形；子宫颈分泌量增多，变为稀薄、透明、黏性增强，黏液细丝排列呈纵形，化学成分糖量及氨基酸亦有改变。这一切都有利于精子的游走和存活。有部分妇女因子宫颈及其分泌物存在某种不利因素而干扰了精子游走和存活，其确切原因虽还未能完全明了，但据研究报道，因子宫颈因素而致不孕者占 5%~15%。

子宫颈及其黏液对精子上行游走形成的不利因素有：

1. 卵巢内分泌功能障碍　患者卵巢虽有定期排卵，但卵泡分泌雌激素不足，尤其是对子宫颈及其黏膜组织在排卵期未能引起应有的局部生理反应；因此分泌物量少、黏性差、拉丝 <6cm，不利于精子的上行游走。

2. 子宫颈管存在形态异常或机械障碍　部分患者是由于先天发育不良或个别由于颈管内存在静脉曲张所形成；部分患者则由于在治疗上所造成的缺陷，如深度的子宫颈电烙治疗、深度反复冷冻治疗、子宫颈锥形切除术或因原位癌所作的高位子宫颈切除及其他成形术等，使子宫颈解剖形态或颈管管道形成改变或变为极度狭窄。

3. 子宫颈黏膜发育不良，对自身或对外源性雌激素都反应不佳。

4. 子宫颈炎症或其他疾病　子宫颈糜烂，宫颈内膜急、慢性感染、息肉，颈管黏膜下肌瘤等均可成为不孕因素。近年来亦有不少学者报道关于支原体和衣原体与不孕症的关系。此外，子宫颈免疫性反应亦为其中重要因素之一。

【诊断】

精液常规检查是不孕夫妇初诊时首先检查的必要项目，对男方生育力初步了解甚为重要。但性交后精子能否进入子宫颈，能否受子宫颈黏液的容纳和能否游走通过子宫颈黏液的栅栏达到内口进入子宫腔，则做性交后试验具有重要的临床意义。经过性交后试验要求查出和解答以下几个问题：①性交后精液能否进入阴道达到穹隆部；②子宫颈黏液在排卵期性能如何；③精子对子宫颈黏液的接受性和穿透性如何；④子宫颈及子宫颈黏膜对卵巢激素功能的反应如何。

做性交后试验时间选择在排卵期进行，一般在基础体温升高前 1~2d（亦即预期来经前 15~16d）为宜。试验前禁欲 3d 以上，性交后女方平卧约 20min，性交后 2~3h 内取标本，最多不应超过 5h。

检查时用窥器暴露子宫颈，取后穹隆精液检查有无活动精子，如有精子，说明性交时精液能进入阴道；然后用棉球拭去子宫颈外口分泌物，将长镊子伸入子宫颈管内，最好用特制的前端开有卵圆形小孔的镊子，在颈管内深处夹出子宫颈黏液置于玻片上，加盖片，在高倍显微镜下观察。检查时需注意保温。如颈管较细，可用硅胶管连接在一空注射器上，从颈管外口缓慢地向颈管深处抽吸，使硅管顶端达到接近内口水平；遂将硅管轻轻拔出，应注意到管端黏液尾部有时与颈管壁尚牢牢贴着，必须用剪剪断，否则被抽降出黏液会拉回到颈管内。

依次分 3 段将黏液放置玻片上用高倍镜检查，应注意到远端的黏液是内口的，而近端则是外口附近的。一般指标认为内口附近每高倍镜下有 10 条以上活精子即表示精子能正常地穿透子宫颈黏液上升；如精子不足 5 条，活动力弱，或死精子，则提示精子过少或子宫颈黏液异常。在镜检精子标本的同时，应检查黏液的物理性能：即观察其稀薄和透明度，拉丝试验 >6~8cm，干片中可以见到羊齿叶状结晶。有学者认为，如见到精子在颈管黏液中不是向前游走，而是在原地摇摆或抖颤，则揭示有可能受免疫反应所致。

**【治疗】**

1. 内分泌治疗

因卵巢功能所致子宫颈黏液分泌不足或性能不良而影响精子游走或存活者，可做如下治疗：

（1）自周期第 7d 起，1 次/d，口服 0.1~0.2mg 己烯雌酚，或每日口服炔雌醇 0.01~0.02mg，连服 8d。经治疗者约 50% 可以改善排卵期子宫颈黏液分泌量及其性能。

（2）如用己烯雌酚效果不理想，可试用结合雌激素治疗，每日口服 0.3~0.625mg，于周期第 7~15d 服用。

（3）有认为遇到用氯米芬诱发排卵而伴有子宫颈不良情况时，可改用脉冲式静脉输注 GnRH 以避免出现子宫颈不利因素。有学者报道多例应用脉冲式输注 GnRH 代替氯米芬治疗后见到子宫颈黏液改善而得到妊娠分娩。

2. 炎症治疗

子宫颈糜烂不一定影响妊娠，但查不到其他致病原因而存在糜烂也应给予治疗，可用冷冻或激光治疗。治疗时注意其深度与广度，应避免术时过度破坏子宫颈黏膜或引起宫颈狭窄变形而影响受孕。颈管息肉摘除后应送病理检查，摘除的蒂部涂上 5% 蛋白银（或 2% 硝酸银溶液），隔 2d 一次，连涂 3~4 次，对蒂部残端有腐蚀消炎作用。

支原体和衣原体在生殖道的感染不一定有明显的临床表现，但会导致不孕、习惯性流产。与不孕症有关的支原体常见繁殖于子宫颈黏膜和子宫内膜；男方则附着于精子的尾部。可用条状刮匙刮取子宫颈黏膜或取精液进行培养作诊断。与不孕症牵连的衣原菌属为沙眼衣原体，感染部位在子宫颈管，亦好发于输卵管。诊断方法可刮取子宫颈黏膜作培养或取血清作抗体试验，或用荧光单克隆抗体检测法。治疗用多西环素，需夫妇同服；首服 200mg，以后 2 次/d，100mg/次，连服 7~10d，据报道治疗后妊娠者达 29%~60%。或服米诺环素 100mg，2 次/d，连服 10d。

3. 手术矫治

对子宫颈狭窄患者可用扩张子宫颈疗法或行子宫颈整形术矫治。扩张子宫颈多用金属子宫颈扩条，常规消毒后，先用子宫探针探明颈管方向及子宫腔深度，后用扩条依次从小号至大号扩张子宫颈狭部。一次不能完成者需分次逐渐扩张至较大号码；或用海藻杆插入已扩大至一定程度的颈管内，注意海藻杆远端必须超越子宫颈内口；在子宫颈口外放置浸湿棉球让其过夜，然后于翌晨拔出，多见到子宫颈可继续扩大。在施扩张术期间，于月经周期第 5~15d 服用较大剂量结合雌激素（2.5mg/d）或己烯雌酚（1~2mg/d），有助于子宫颈组织松软和扩张。对已往由于创伤或手术所形成的瘢痕性狭窄需重新施术修补。

4. 人工授精和体外受精

考虑有子宫颈免疫性不孕时，有人主张用洗涤过的精子行子宫腔内人工授精或体外受精法。

5. 供献子宫颈黏液受精

有人对缺乏子宫颈黏液的患者采用供献黏液作人工授精。其方法是使用一支聚乙烯管插入冷藏的供献子宫颈黏液中，先吸满黏液，然后将管的一端插入备用精液中，让精子游进黏液内，再注入患者的颈管内而使受精。

## 二、子宫因素

子宫及子宫内膜导致不孕的主要原因是子宫发育异常，子宫肌瘤，子宫腔粘连和急、慢性炎症等。

（一）子宫发育异常

凡卵巢发育正常，有规律性排卵而子宫发育不良以致不孕者，一般多与畸形有关。

常见的子宫畸形为双子宫、双角子宫、纵隔子宫及单角子宫等。特别是单角子宫或双角子宫，由于伴有子宫发育不良易引起不孕，或虽能受孕，但易引起流产。

【治疗】

1. 如为单纯子宫发育不良，可用人工周期疗法，3~4个月为一疗程；

2. 双子宫如发育正常，不影响孕育，无须特殊治疗；

3. 子宫畸形发育影响孕育时，应根据不同畸形作相应的手术治疗：如纵隔切除，切除残角子宫；双角子宫伴习惯性流产者可作矫形手术。

（二）子宫肌瘤

子宫肌瘤所致不孕常与其生长位置、大小有关。较大壁间及黏膜下肌瘤能改变子宫腔形态，干扰精子移行；黏膜下肌瘤且可阻碍受精卵着床；肌瘤生长靠近子宫颈内口或子宫输卵管开口处可阻碍精子通过。

【治疗】

应尽量采取保守性术式以保留子宫：脱出于子宫口外的黏膜下肌瘤可将蒂扭转摘下；如蒂较粗，可将蒂切断，残端缝扎。较大的浆膜下、壁间或黏膜下肌瘤如认为可成为不孕的诱因时，均可考虑经腹摘除或剜出。黏膜下肌瘤也可经宫腔镜下手术切除。

（三）子宫腔粘连

产后或流产后过度搔刮宫腔可导致部分或完全性子宫腔部粘连；部分粘连可引起经量减少、不孕或习惯性流产；近子宫颈内口的粘连可引起经血潴留及痛经；严重和广泛的子宫腔粘连可形成闭经（Asherman 氏综合征）。检查可用子宫探针探查子宫腔情况或用碘油注入宫腔内造影以助诊断或进行宫腔镜检查。

【治疗】

可用金属扩张器扩张子宫腔并分离粘连，遇有困难者可在麻醉下进行。扩张子宫腔后放置一枚宫内节育器以防止重新粘连；术后使用人工周期疗法 1~2 个月，待自然来潮 2~3 个月后取出节育器。宫腔镜直视下分离效果好，安全性较高。

（四）子宫内膜炎

导致不孕者常见于：

1. 流产后慢性内膜炎　人工流产后发生急性子宫内膜炎者现已较少见，多数由于不全流产或人工流产时漏吸、漏刮、子宫腔内仍残留有部分胚胎并蜕膜组织所致慢性炎症。这些残留组织常浸有白细胞和大量浆细胞，可影响子宫的复旧而致不孕。临床表现为流产后来经时量多，间有腰痛；检查子宫略软或伴有轻度压痛。

2. 宫颈炎上升　月经后、流产后或行宫腔内手术时，可以使病菌上升到子宫腔内引起内膜炎，病菌中与不孕特别有关者有支原体、衣原体和厌氧菌类。

3. 子宫内膜结核　子宫内膜结核常与输卵管结核同时存在，常继发于肺、肠道、淋巴结或腹膜结核。内膜结核可使内膜毁坏而造成闭经、不孕。

【治疗】

1. 流产后慢性内膜炎，应用抗生素治疗后再作一次刮宫，促使子宫早日复旧。

2. 子宫颈炎上升所致者，应根据不同病原体选用不同抗生素。

3. 子宫内膜结核者用抗结核治疗，经抗结核治疗后恢复生育能力的希望不大。

（五）宫腔镜在子宫性不孕的应用

用宫腔镜可用于子宫性不孕的诊断与治疗，必要时可与腹腔镜联合检查。

用宫腔镜可同时进行诊断与治疗：

1. 镜检时观察到子宫腔粘连仅部分性的或轻度膜样纤维粘连，用镜头便可使其分开；如粘连面较广则需在镜的直视下用管道插入的小剪切开，术后放置节育器2～3个月。

2. 子宫先天性畸形可在宫腔镜下边检查，边进行手术。如子宫纵隔可在镜下切开削平，使内膜在术后易于自然覆盖创面。其他畸形如双角、单角或弓状子宫，由于宫腔镜下主体感鲜明，诊查后立即确定施术方案。

3. 子宫肌瘤在宫腔镜观察下可确定其性质、形态和生长部位，是否影响受孕与着床。中、小肌瘤或瘤生长部位可影响精子或孕卵移行者可在镜下摘除。

4. 内膜息肉亦为不孕因素之一，需在镜下摘出。特别是位于宫底部的息肉或小型蒂形肌瘤在通常刮宫时可出现漏刮，而宫腔镜直视可准确摘出。

5. 对使用宫内节育器避孕者，术后是否脱落或移位在其他检查方法不能确诊时，用宫腔镜检查可以助诊。有时子宫腔内遗留有异物可导致不孕，经宫腔镜检查可即时发现取出。

（阿达来提·艾麦尼牙孜）

# 第五节　免疫因素

不孕症中10%～20%免疫性不孕。不论精子、卵子、受精卵、性激素、促性腺激素以至精浆，都具有一定的抗原性而导致免疫反应，造成不孕。

免疫性不孕分为同种免疫、局部免疫和自身免疫三类。

同种免疫指男方的精子、精浆作为抗原，在女方体内产生抗体，使精子凝集或使精子失去活动力。在一般情况下，女性并不产生免疫反应，只是15%～18%的不孕妇女体内有抗精子抗体存在。在女性经期或有子宫内膜炎等疾患时子宫内膜有损伤或者肛门性交，精子进入了肠道而直肠黏膜较薄容易受损时，精子及其抗原物质才易于进入血流而激发女性的免疫反应。

局部免疫是指有些不孕妇女的子宫颈黏膜及子宫内膜含有产生免疫球蛋白 G 和 A（IgG 和 IgA）的淋巴样细胞，子宫颈黏液内含有抗精子的免疫球蛋白 G，A 和 M（IgG，IgA 和 IgM），故子宫颈及女性生殖道对精子具有局部免疫作用。

自身免疫是男性精子、精浆或女性卵子、生殖道分泌物、激素等溢出生殖道进入自身的周围组织，造成自己身体的免疫反应，在血中产生相应的抗体物质，影响精子的活力或卵泡成熟和排卵。Shulman 等证实5%～9%的不育男性体内有抗精子抗体存在，其产生的原因可能由于双侧输精管阻塞或结扎，或过去患有严重的生殖道感染所致。

细胞免疫因素也与男性不育症有关，一些不育者精液中白细胞增高，可能其产生的淋巴因子和巨噬细胞因子等可以影响精子运动，使精子活力下降，精子形态改变。女性体内抗促性腺激素抗体和抗促性腺激素受体的抗体可造成卵巢早衰、卵巢性闭经；子宫内膜异位症于月经周期中可产生分解物，由巨噬细胞系统消除、刺激抗体产生而造成自身免疫。

生殖道的免疫反应是极其复杂的。目前对不孕症的种种免疫检测方法结果差别甚大，确定何种检测方法作为免疫不孕的标准仍有待研究。

抗精子抗体的检测方法有很多种，在这些方法中，检测男性精子上结合的抗精子抗体和女性子宫颈黏液中的抗精子抗体滴度具有较大的临床意义。

【临床常用免疫学检查方法】

1. 精子制动试验（Isojime 法）　将不孕女方和正常对照者的血清，同样加 Bakers 缓冲液稀释到4千万精子/mL 浓度与灭活补体，在试管内混合，各取一滴混合液，分别置于玻片上，用100～250倍镜观察两者中精子活动情况。如对照者血清中活动精子百分数与血清患者血内的相比≥2者为阳性。

2. 试管-玻片凝集法（Franklin Dukes 法）　取被测者和正常对照者的血清加热（56℃）处理30min 后，同样加 Bakers 缓冲液稀释精子到5千万/mL 浓度，于试管内混合，37℃下孵化，间隔1～2h，取一滴混合液置玻片上，显微镜下观察精子凝集情况。活动精子≥10%发生凝集是阳性结果。

3. 明胶凝集试验（Kibik 法）　取被测者血清加热（56℃）处理30min。取做试验的新鲜精液待液化后，用 Bakers 缓冲液稀释至4千万精子/mL 浓度，以10%明胶溶液等量与上述精子稀释液混合成精液明胶合剂。以1:4～1:16不同稀释浓度的血清与等量精液明胶合剂混合，移至 Kibrik 管，在37℃孵化1～2h 以观察结果，在清澈的悬液中出现白色絮状物或火花线状物即为阳性。

4. 免疫珠蛋白结合试验　本试验既可检测精子、精浆、血清和子宫颈黏液上的抗精子抗体，也可进行 IgG 和 IgA 的分类测定，其敏感性、特异性及重复性均好，简便易行，所需设备简单，是目前国外常用的方法。其缺点是不能定量。

检测方法是：用上游法提取活精子，以 RPMI 1 640 培养液调精子密度为 $10 \times 10^6/mL$。0.1mL1:4 稀释的灭活血清或子宫颈黏液加 0.1mL 活精子悬液（精子终密度为 $5 \times 10^6/mL$），37℃温育 1~2h，用培养液洗 2 次。取一滴与血清反应后的精子悬液置于玻片上（一或三份），分别加 20μL 免疫抗人 IgG，IgA 及 IgM 免疫珠蛋白悬液，混匀后加盖玻片，室温下（或37℃）温育20min 后于显微镜下观察，计数200 个以上活精子，若结合一个或多个免疫珠蛋白的活精子百分率≥10% 为阳性。每次试验设阳性及阴性对照组。

5. 酶联免疫吸附测定　具有敏感度高、可定量、特异性强、简便、所需设备少、测定快、易推广、重复性好、需要样本量少等优点。方法是以 $2\mu g/mL$ 人精子膜抗原包被 40 孔聚苯乙烯微量反应板，置4℃18h。加 1% 牛血清白蛋白封板。37℃ 40min。洗涤后每孔加1:10待检血清 100μL，以阳性参考血清和已知阴性样品作为对照。37℃温育 1h，洗涤，逐孔加 1:1 600HRP-抗人 IgG 结合物 100μL，37℃ 1h。洗涤每孔加邻苯胺底物溶液 100μL，室温暗处作用 20min。用1mol 硫酸终止反应。492nm 处测其 OD 值，以正常对照 OD 值，X ±SD 确定为阳性。

6. 黏液穿透试验玻片法　用干棉球拭净子宫颈外口分泌物，将消毒玻璃吸管取排卵期子宫颈黏液 0.2~0.3mL 备用；另将应检精子集于消毒盛器内。将子宫颈黏液约 3nm 直径大小置于载玻片上，同样大小精液一滴置同一载玻片上，盖上盖玻片，轻压使两液相遇，并使中间有明接触界面而不相混，置 37℃中孵育，每 15min 在高倍镜下观察一次，观察精子穿透的深度及数目。

【治疗】

1. 避孕套疗法　性交用避孕套 6~12 个月，使精子抗原不能进入女性生殖道内，不再产生新的抗精子抗体，待女方血清内原有的抗体效价降低甚至消失时，在排卵期不再用避孕套性交，使在未形成抗体前达到受孕目的。尽管有报道该法妊娠率为 11%~56%，但其真实效果尚难定论。

2. 免疫抑制剂疗法　Shulman 首次应用类固醇药物治疗免疫性不孕并获得一定的效果。男性患者的治疗对象是：①所有精子都结合了抗精子抗体；②精子头部及/或尾干部结合了抗精子抗体，这类精子在穿透子宫颈黏液时有困难。女性的治疗对象是输卵管液、腹水、子宫输卵管冲洗液、阴道分泌物或子宫颈黏液中找到抗精子抗体。

治疗方法：①女性以局部用药为主。有学者采用氢化可的松阴道局部应用。17 例经 6 个月治疗后，受孕率为 35%；②男性以全身用药为主，有低剂量维持疗法，即泼尼松 5mg，3 次/d，连用 3~12 个月。有大剂量冲击疗法及大剂量、短时间、间歇性给药方法，如去甲基氢化可的松（MP）98mg/d，连用 7d；泼尼松 60mg/d，用药 7d。迄今为止，采用何种方法合适尚无定论。据报道受孕率在 20%~45% 之间。

3. 人工授精　有用丈夫精液人工授精与用供精者精液人工授精或子宫腔内人工授精、腹腔内人工授精等。

4. 体外授精与胚胎移植、配子输卵管内移植等。

5. 其他 中医中药辅以其他药物，据报道有一定的疗效。

（阿达来提・艾麦尼牙孜）

# 第五章　孕产期严重内科并发症

## 第一节　孕产期合并心力衰竭

### 一、概述

心力衰竭又称为心功能不全,是指在有适当静脉回流的情况下,心脏不能排出足够血量,致周围组织灌注不足和肺循环及(或)体循环静脉淤血,从而出现的一系列症状和体征,是妊娠期心脏病最常见的并发症和致死主因。

整个妊娠期妇女心排量明显增多,导致心脏负担加重,尤其在以下三个时期更易发生心功能不全。

(1)妊娠期:血容量增加始于妊娠6周,至妊娠32~34周达高峰,较妊娠前增加30%~45%;心率加快及心排血量增多,至分娩前1~2个月,心率平均每分钟增加约10次,使心脏负担加重。妊娠晚期子宫增大,膈肌上升使心脏向左向上移位,大血管扭曲,机械性增加心脏负担,易使心脏病孕妇发生心力衰竭。

(2)分娩期:子宫每收缩1次约有250~500mL血进入血液循环,回心血量增加。第二产程产妇屏气用力,腹壁肌及骨骼肌同时工作,使周围循环阻力及肺循环阻力增大,腹压使内脏血液涌入心脏。第三产程胎盘循环停止,子宫血窦内血液进入体循环,同时腹压骤减,血液向内脏倾流,回心血量急剧减少,使功能不良的心脏发生心力衰竭。

(3)产褥期:孕期组织间潴留的液体也开始回到体循环,产后3d内仍是心脏负担较重时期。

妊娠期血液呈高凝状态,易发生静脉栓塞和肺栓塞。孕期常见并发症,如妊娠高血压疾病、贫血及感染等,皆可引发或加重心衰,或引起细菌性心内膜炎。

妊娠高血压疾病、妊娠合并严重贫血、妊娠并发肺部疾患、心肌炎、围生期心肌病以及妊娠合并各类心脏病等,均可因心脏不胜负荷而发生心力衰竭。

心力衰竭使胎儿缺氧、子宫缺氧,引起宫缩,故流产、死胎及早产率高,低体重儿及智力发育障碍者增多,先天性心脏病孕妇的胎儿获先天性心脏病的机会增加,围生儿病死率也升高。

### 二、诊断与鉴别诊断

（一）心功能判定和分级

美国纽约心脏病学会（New York college of cardiology，NYHA）根据患者自觉症状分级。

Ⅰ级：一般体力活动不受限制。

Ⅱ级：一般体力活动轻度受限制，活动后心悸，轻度气短，休息时无症状。

Ⅲ级：体力活动明显受限，静息时无不适，但低于日常活动量即致乏力、心悸、气促和一般体力活动明显受限制，休息时无不适，轻微日常工作既感不适，心悸、呼吸困难，或既往有心力衰竭史者。

Ⅳ级：一般体力活动严重受限制，不能进行任何体力活动，休息时有心悸、呼吸困难等心力衰竭表现。

1994年3月上述分级方案修订时，增加了客观评价指标（包括心电图、负荷试验、X线检查、超声心动图和核素显影检查结果）为：①无心血管疾病的客观证据；②有轻度心血管疾病的客观依据；③有中等程度心血管疾病的客观依据；④有严重心血管疾病的客观依据。

（二）左、右心衰竭和全心衰竭的诊断

典型的心力衰竭诊断并不困难。左侧心力衰竭的诊断依据为原有心脏病的体征和肺循环充血的表现。右侧心力衰竭的诊断依据为原有心脏病的体征和体循环淤血的表现，且患者大多有左侧心力衰竭的病史。全心衰竭兼有左右心衰的临床表现。

1. 左心衰竭：临床表现主要是肺淤血、肺水肿。

（1）呼吸困难：是左侧心力衰竭最主要的症状。

①劳力性呼吸困难：开始仅在剧烈活动或体力劳动后出现呼吸急促，随肺充血程度的增加，可逐渐发展到更轻的活动或体力劳动后，甚至休息时，也发生呼吸困难。

②端坐呼吸：一种由于平卧时极度呼吸困难而必须采取高枕、半卧或坐位以解除或减轻呼吸困难的状态，常在睡眠时发作，可伴咳嗽。患者在熟睡时突然窒息而醒，被迫坐起，呼吸急促，坐起或站立后症状很快消失。

③阵发性夜间呼吸困难：又称心源性哮喘，是左心室衰竭早期的典型表现。典型发作多发生在夜间熟睡1~2h后，患者因气闷、气急而突然惊醒，被迫立即坐起，可伴阵咳、哮鸣性呼吸音或泡沫样痰。

④急性肺水肿：典型发作为突然、严重气急，呼吸可达30~40次/min，端坐呼吸，阵咳，面色灰白，口唇青紫，大汗，常咳出泡沫样痰，严重者可从口腔和鼻腔内涌出大量粉红色泡沫液。发作时心率、脉搏增快。血压可在起始时升高，之后降至正常或低于正常。

（2）左心室增大：心尖冲动向左下移位，心尖区舒张早期奔马律，肺动脉瓣区第二心音亢进。

（3）交替脉：脉搏强弱交替，见于左心衰竭早期。

（4）肺部啰音：轻度肺水肿为两肺底湿啰音，中度肺水肿两肺湿啰音达肺门水平，重度可为满肺湿鸣伴哮鸣音。

（5）胸腔积液：左侧心力衰竭患者中的25%有胸腔积液。胸腔积液可局限于肺叶间，也可呈单侧或双侧胸腔积液，胸腔积液蛋白含量高，心力衰竭好转后消退。

2. 右心衰竭：临床表现主要是由于体循环静脉淤血。

（1）长期消化道淤血引起食欲不振、恶心、呕吐等。

（2）肾脏淤血引起尿量减少、夜尿多、蛋白尿和肾功能减退。

（3）肝淤血引起上腹饱胀，甚至剧烈疼痛，长期肝淤血可引起黄疸、心源性肝硬化。

（4）颈静脉怒张及肝颈回流征阳性。

（5）水肿以踝部和下肢为著，卧位时水肿见于腰骶部。

3. 全心衰竭：兼有左、右心衰的临床表现，但可以一侧为主。由于右室壁较左室壁薄，易于扩张，故全心衰竭时右心衰竭的表现常比左心衰竭明显。此外，由于右心衰竭的右心排血量减低，而肺淤血相应减轻，左心衰竭症状反可改善，仍以右心衰竭为主。

（三）实验室检查

1. 胸部 X 线检查：肺淤血程度可判断左心衰竭的严重程度。肺静脉充盈期，左侧心力衰竭仅见肺上叶静脉扩张；肺间质水肿期，可见肺门血管影增粗、模糊不清；肺泡水肿阶段，开始可见密度增高的粟粒状阴影，继而发展为云雾状阴影；急性肺水肿时，可见自肺门伸向肺野中部及周围的扇形云雾状阴影。

2. 心电图：左心室肥厚劳损，V1 导联 P 波终末电势（Ptf–V1）增大（>0.4mm/s）。

3. 超声心动图：可用 M 型、二维或多普勒超声技术测定左室收缩和舒张功能，如计算射血分数（ejection fraction，EF）、左室短轴缩短率和平均周径缩短率等反应左心室收缩功能的指标。当左心室 EF<40%，左心室周边缩短率<1.0 周/s，提示左心室收缩功能障碍。

4. 肘静脉压测定：对诊断右心衰竭有帮助，肘静脉压>140mmH$_2$O，重压肝脏0.5～1min 后上升10～20mmH$_2$O，提示右心衰竭存在。

5. 漂浮导管检查：应用漂浮导管和温度稀释法可测定肺毛细血管楔压（pulmonary capillary wedge pressure，PCWP）、心排血量（cardiac output，CO）、心脏指数（cardiac index，CI）。PCWP 在 18～20mmHg 提示轻度肺淤血；21～25mmHg 提示中度肺淤血；>25mmHg 提示重度肺淤血；达 30mmHg 以上，即出现急性肺水肿。

6. 血清胆红素和丙氨酸氨基转移酶可略增高。

7. 尿改变：可有轻度蛋白尿，尿中有少量透明或颗粒管型和少量红细胞，可有轻度氮质血症。

（四）鉴别诊断

左心衰竭应与肺部疾患引起的呼吸困难或非心源性肺水肿相鉴别。例如，劳力性气促可由阻塞性肺气肿和肺功能不全引起；夜间呼吸困难可由支气管哮喘发作引起；肺底湿啰音可由慢性支气管炎、支气管扩张或肺炎引起。心力衰竭引起的湿啰音大多为双侧对称性的，偶见于单侧、或仅有哮鸣音。

右心衰竭应与心包积液、缩窄性心包炎、肾炎、肝硬化、低蛋白水肿等引起腹腔积液和水肿疾病相鉴别。

### 三、治疗

任何治疗应以纠正血流动力学异常，缓解症状，提高运动耐量，改善生活质量，防止心肌损害进一步加重，降低病死率为目的。

1. 及时发现和治疗早期心衰：患者限制活动、注意休息；限制钠盐摄入，高蛋白低脂肪富含维生素的饮食，少量多餐；间断服用地高辛和利尿剂，预防感染；需住院观察和治疗，非市级或以下等级医院应将患者及时转入市级或三级医院治疗。

2. 去除或限制病因如降低血压、纠正心律失常、控制甲亢病情、抗病毒、抗贫血治疗等。

3. 减轻心脏负担：限制盐的摄入，适当控制入水量，使用利尿剂、血管扩张剂减轻心脏前后负荷，减少心肌耗氧量，改善心功能，药物有呋塞米、酚妥拉明、乌拉地尔等。多瓣膜病变心衰时以扩张静脉为主，用硝酸甘油、异山梨酯等。

4. 正性肌力：可增强心肌收缩力、改善心脏舒张功能，用洋地黄类药物如毛花苷 C，β 受体激动剂如多巴胺、多巴酚丁胺等。

5. 改善心脏的舒张功能：妊娠合并心脏病患者心功能Ⅲ～Ⅳ级者心脏舒张功能显著下降，严重者左心房压力超过 20mmHg 则引起肺淤血。可用利尿剂及硝酸甘油静脉滴注，心动过速者试用小剂量钙拮抗剂或 β 受体阻滞剂。

6. 维护心肌代谢治疗：应纠正电解质紊乱以及酸碱平衡失调，可使用能量合剂、果糖、泛癸利酮等。

7. 急性肺水肿的治疗：半坐位，吸氧（鼻导管、面罩或呼吸机正压给氧）纠正缺氧、皮下注射吗啡镇静、快速利尿和扩血管药物使用减少肺循环容量、毛花苷 C 静脉推注增强心肌收缩力、皮质激素和大量维生素 C 降低肺毛细血管通透性、抗生素控制感染。

8. 孕期顽固性心力衰竭产科处理

（1）终止妊娠：妊娠早期心功能Ⅲ～Ⅳ级者不宜继续妊娠，以无痛流产终止妊娠为佳。中期妊娠或对于接近 32 周妊娠的患者尽量改善心功能并给予促胎肺成熟治疗，终止妊娠方式以剖宫取胎或剖宫产为宜。

（2）孕期内施行心脏手术，改善心功能后继续妊娠某些类型的心脏病在孕期引起难以完全控制的心力衰竭时，可以在妊娠期施行心脏矫治手术，使心功能显著改善，妊娠得以继续维持。如重度二尖瓣狭窄患者的二尖瓣扩张术，动脉导管未闭的矫治术等，心脏手术时间宜在孕 20～30 周。

（3）孕期安装心脏起搏器：个别心动过缓心律失常病例，经药物治疗无效，可安装心脏起搏器。

（4）不宜再妊娠者，剖宫产同时或产后一周行绝育术。

（杨惠茹）

# 第二节　妊娠合并重症肝炎及肝昏迷

## 一、概述

病毒性肝炎是一种严重危害人类健康的全身性、传染性疾病，当前已明确的病原有 5 种，即甲型（hepatitis A virus，HAV）、乙型（hepatitis B virus，HBV）、丙型（hepatitis C virus，HCV）、丁型（hepatitis D virus，HDV）、戊型（hepatitis E virus，HEV）肝炎病毒，在我国的发病率较高，尤其以乙型肝炎最常见。肝炎对母儿皆有不利影响，重症肝炎的病死率尤高，故孕妇肝炎防治是当前围生保健的一项重要内容。而提高重症肝炎的救治水平，则可有效降低孕产妇病死率。

孕妇在妊娠任何时期都可被感染，其中以乙型肝炎最为常见。母儿垂直传播是病毒性肝炎的重要感染途径。妊娠中、晚期的病毒性肝炎发病率明显高于早孕期，且病情多较非孕期严重，重症和肝昏迷者多。据统计孕妇肝炎的发生率高于非孕妇，而妊娠期的重症肝炎更远远大于非孕期，其中多数发生在晚孕期，病死率高达 80%。其原因为：①营养不良；②常合并妊高征；③高雌激素水平，使肝脏负担加重；④肝炎使凝血因子合成减少，易并发弥散性血管内凝血，引起多脏器功能衰竭，易发生胃肠道出血、产后出血等。同时，急性肝炎及其胃肠道症状都可导致孕妇脱水及循环血量减少。缺氧使子宫肌层活动增加，引起流产或早产、胎儿宫内窘迫、死胎和死产率上升。妊娠期肝炎患者约 40% 并发妊高征，明显高于无肝炎孕妇。由于机体抵抗力降低，孕妇易并发宫内感染和败血症。

## 二、诊断与鉴别诊断

（一）临床表现

1. 急性病毒性肝炎约占 75% 左右，其中黄疸型占 70.27%，无黄疸型占 5.4%。

（1）急性黄疸型肝炎：以甲型多见，黄疸出现前有畏寒、发热、乏力、厌食、恶心、右上腹不适或隐痛，继而大便灰白、小便茶色、巩膜及皮肤黄染。检查见肝脏肿大，质地充实，有压痛和叩击痛，少数伴脾肿大。甲肝的潜伏期为 2~6 周，在黄疸出现后症状即开始改善，2~6 周后完全消失，以后进入恢复期。乙型肝炎的潜伏期为 6 周~6 个月，且病程较长，胆红素持续上升，易发展为重症肝炎。

（2）急性无黄疸型肝炎：以乙肝居多，亦可见于丙肝。轻症者只有感冒症状而易被忽略。此病大多起病缓慢，主要感觉乏力、食欲减退，部分患者有恶心、呕吐，易与早孕反应混淆，但可有肝区痛、肝大、叩击痛等。肝功能损害可能不如黄疸型严重，但多迁延日久，可转为慢性肝炎或病毒携带者，严重者转为重症肝炎。

2. 急性重症肝炎：亦称暴发性肝炎，可由肝炎病毒急性感染引起，亦可在慢性肝病的基础上于妊娠期急性发作。起病急，病程在 10d 以内称急性重症肝炎，10d 以上称亚急性重症肝炎。重症肝炎的临床特征为：

（1）黄疸迅速加深，血清胆红素达 171μmol/L 以上或每天上升 17.1μmol/L。

（2）明显出血倾向，凝血酶原时间超过正常的 1.5 倍，易发生消化道出血。

（3）肝细胞大量丧失和自溶，肝脏萎缩，肝浊音界缩小，出现腹水。

（4）血氨增高，使呼气和尿液出现特殊臭气，称肝臭。

（5）患者烦躁、嗜睡，出现定向和计算力障碍，进而谵妄、昏迷，出现扑翼震颤，是肝性脑病的典型征象。

（6）并发肝肾综合征，尿少，尿闭，氮质血症，急性肾功衰竭。

（7）易并发弥散性血管内凝血。

（二）病史

有肝炎接触史，或有输血、注射血制品史。

（三）实验室检查

1. 周围血象：急性期白细胞常稍低或正常，淋巴细胞相对增多。急性重症肝炎者，白细胞计数及中性粒细胞百分比均可显著增加。

2. 肝功能试验：血清酶，如丙氨酸氨基转移酶及天门冬氨酸氨基转移酶，肝炎时均升高且持续时间较长，对肝炎的诊断价值大。谷胱甘肽 - S 转移酶在重症肝炎时升高最早，有助于早期诊断。

3. 血清学及病原学检测

（1）甲型肝炎：可在潜伏期后期和急性早期检测 HAV 病毒和抗原，可使用免疫电镜检测抗 HAV 颗粒，或用 cDNA - RNA 分子杂交技术和聚合酶链反应（polymerase chain reaction，PCR）检测 HAVRNA，用放射免疫（radioimmunity，RIA）和酶免疫（enzyme immunoassay，EIA）检测 HAV - Ag。诊断依据：①血清抗 HAV - IgM 阳性有早期诊断意义；②急性期和恢复期双份血清抗 HAV 总抗体滴度升高大于 4 倍；③急性期粪便或血清中检出 HAV 颗粒、HAV - Ag 或 HAV - RNA。

（2）乙型肝炎：可测定 HBV 抗原 - 抗体。人体感染 HBV 后，血液中出现一系列和 HBV 有关的血清学标志，可作为临床诊断和流行病学调查的指标。常用的标志有 HBsAg、HBcAg、HBeAg 及其抗体系统。同时，应用 DNA 分子杂交和 PCR 技术检测 HBV - DNA 阳性表示体内有 HBV 复制，对本病确诊和抗病毒药物疗效考核有参考意义。诊断依据：①血清 HBsAg、HBeAg、抗 HBe 或抗 HBCIgM 阳性；②血清 HBV - DNA 阳性；③肝内 HBcAg、HBsAg 或 HBV - DNA 阳性。

（3）丙型肝炎：HCV 的检测较困难，只能检出抗体。诊断依据：①血清抗 HCV 阳性；②血清或肝内 HCV - RNA 阳性。

（4）丁型肝炎：HDV 是缺陷性病毒，只能依附 HBV 感染而复制和表达。丁型肝炎无特殊临床特征，遇下列情况应考虑：HBsAg 携带者急性肝炎发作；急性肝炎有双相转氨酶升高；原有乙肝合并重型肝炎或肝衰竭。诊断依据：①血清抗 HDV – IgM、抗 HDV 或 HDAg 阳性；②血清中 HDV – RNA 阳性，肝组织 HDAg 或 HDV – RNA 阳性。

（5）戊型肝炎：在急性期血清内可检测到高滴度的 IgM 抗体；在潜伏末期和急性初期的患者粪便中，可用免疫电镜（immunoelectron microscopy，IEM）检测到 27～34nm 病毒样颗粒。

4. 其他：凝血酶原时间及其活动度的测定可用于判定重症肝炎，如注射维生素 K 后仍明显异常表示肝细胞组织严重受损，预后不良；此外，胆固醇、胆固醇酯明显降低亦常提示预后不良。血氨测定有助于肝性脑病的诊断。

（四）鉴别诊断

1. 重症肝炎的鉴别诊断

（1）药物引起的黄疸：有用药史，以四环素多见。无先驱症状，常伴皮疹和瘙痒、关节痛及蛋白尿。血象见嗜酸性粒白细胞增多，黄疸较重，但血清谷丙转氨酶仅轻度升高，停药后多可恢复。妊娠期使用四环素（>2g/d）数日，可引起急性脂肪肝、肝功能衰竭，有时伴胰腺炎严重消化道出血、休克和昏迷死亡。

（2）妊娠急性脂肪肝：其区别要点为以下几点。

①病因不同：急性脂肪肝的原因迄今不明；而重症肝炎可经流行病学、病史及血清、病原学检查确定。

②急性脂肪肝多出现在妊娠晚期，常伴妊高征；而重症肝炎可发生于妊娠任何阶段。

③急性脂肪肝者血清谷丙转氨酶仅轻至中度升高；而重症肝炎者常达 1 000U/L 以上。

④病理检查见急性脂肪肝的中央区肝细胞内充满脂肪空泡，呈肝细胞变性；而重症肝炎主要病变为大片坏死。诊断困难时可行肝穿刺活检，但有出血倾向时禁忌。

⑤实验室检查急性妊娠脂肪肝者血小板减少，可见巨大血小板和红细胞中嗜碱性影点，尿胆红素阴性。

2. 病毒性肝炎与其他黄疸病症的鉴别

（1）妊娠剧吐引起的黄疸：严重的妊娠剧吐可引起肝损害，甚至肝坏死。患者出现黄疸，呕吐加重且不易控制，但血清病原学检查阴性，在补充水分、纠正酸碱失衡及电解质紊乱后，病情迅速好转，肝功能可完全复原。

（2）妊娠期肝内胆汁淤积症（intrahepatic cholestasis of pregnancy，ICP）：发生于中、晚期妊娠，病理见肝小叶中心或灶性淤胆，肝细胞无坏死或变性。临床表现先全身瘙痒，继而出现黄疸，无肝炎的全身和消化道症状。ICP 主要影响胎儿的发育，会使胎儿窘迫、早产、胎死宫内及产后出血率增加。实验室检查呈阻塞性黄疸表现，早期血中胆酸值升高，血清谷丙转氨酶轻度升高，血清病原学检查阴性。

（3）妊娠期高血压疾病并发黄疸：多发生于子痫前期重度。小动脉痉挛及弥散性血管内凝血使肝脏供血障碍，肝内可见纤维蛋白栓塞和出血性坏死。黄疸随病情恶化而进行性加重，多伴肾功能障碍或衰竭，但消化道症状不明显。血清谷丙转氨酶升高，血清病原学检查阴性。一旦妊娠结束，症状可迅速缓解。HELLP综合征是其严重并发症，表现为溶血、肝酶升高和血小板减少。故凡是妊娠期高血压疾病，均应常规检查血小板和肝功能。

（4）肝外胆汁淤积征引起黄疸：主要由各种导致胆道阻塞的疾病引起，如胆石症、胆管炎、胆管粘连及胆道蛔虫症。临床主要表现有上腹阵发性绞痛，伴乏力、尿色深、粪色淡，有炎症时伴寒战、发热、血象升高等。既往多有同样发作史。解痉剂可使疼痛缓解。

（5）严重感染或败血症引起黄疸：结合感染病史、体检及实验室检查所见不难鉴别。

## 三、治疗

（一）基础疗法

绝对卧床休息，专人护理，严格无菌制度，密观病情变化，加强相关指标监测。

（二）综合治疗

1. 保护肝脏：高血糖素胰岛素–葡萄糖联合应用；人血白蛋白和大量新鲜血浆交替使用，可获得血浆置换效果。

2. 预防和治疗肝昏迷：控制血氨，限制蛋白摄入，每日少于0.5g/kg。保持大便通畅，口服抗生素抑制大肠细菌。补充支链氨基酸，静脉补液不宜超过1 500mL。

3. 凝血功能障碍的防治：补充凝血因子，如输新鲜血、凝血酶原复合物、纤维蛋白原、抗凝血酶Ⅲ和维生素K1等。有DIC者，可在凝血功能监测下，酌情使用肝素。产前4h至产后12h内不宜应用肝素。应用肝素时应同时补充新鲜血液。

4. 肾衰竭的治疗：严格限制入量，每日补液量为400mL+前一日尿量+异常损失液。利尿，扩张肾血管，预防高钾血症，必要时行血液透析治疗。

5. 预防感染和保护胃黏膜：防止消化道出血。

6. 人工肝支持系统及肝移植：目前主要有血液灌流、血浆置换、人工肝等均有一定疗效。终末期肝病可行肝移植。

（三）产科处理

1. 妊娠早期待病情稳定后宜实施人工流产术。

2. 妊娠中晚期提倡先给予综合治疗，根据病情谨慎决定是立即终止妊娠还是采用期待疗法。若治疗后病情稳定且胎儿可宫外存活，或临产经积极治疗病情无好转，胎儿窘迫，建议行剖宫产终止妊娠。术前做好各项抢救的准备工作，开放静脉通道、备血等。手术宜选用全身麻醉，防止硬膜外麻醉出现硬膜外的血肿，尽量缩短麻醉时间，减少对肝脏有损害的麻醉用药量，禁用吗啡类镇静药。手术行纵切口，要求操作熟练，止血完善，胎儿娩出后注射宫缩剂。视出血情况果断决定是否行髂内动脉结扎、介入治疗止血或子宫切除术，严防产后大出血的发生。控制静脉入量。术后严密监测生命体征、尿量、中心静脉压、水、电解质、酸碱平衡、凝血功能等；注意腹部切口、颈静脉插管等的护理；继续加强抗感染，支持治疗，对症处理，防治并发症。经产妇或临产后情况顺利经阴道分娩者，亦应参照以上要点，缩短产程，减少产伤和产后出血。

3. 母婴阻断问题：重症乙肝孕妇 HBVDNA 定量检测呈阳性者，新生儿出生后应立即给予主动联合免疫，阻断母婴传播。

（杨惠茹）

# 第三节　孕产期合并糖尿病酮症酸中毒

## 一、概述

妊娠合并糖尿病酮症酸中毒（diabetic ketoacidosis，DKA）是一种可危及母亲和胎儿生命的急性综合征，在妊娠合并糖尿病孕妇中发病率高达 3%～22%。非孕期 DKA 时血糖升高多在 16～17mmol/L 以上，而妊娠期孕妇血糖轻度升高（血糖为 11.1mmol/L，甚至更低）即可发生 DKA。由于妊娠期胎盘分泌的具有拮抗胰岛素作用的激素分泌增加，葡萄糖和胰岛素相对及绝对缺乏，脂肪分解增加，血中游离脂肪酸增加，导致酮体产生增加，因此糖尿病孕妇更易发生 DKA，尤其Ⅰ型糖尿病孕妇。Ⅰ型糖尿病患者在孕期比Ⅱ型糖尿病或妊娠糖尿病（GDM）患者更易发生 DKA。

目前，经过积极、正确处理，并发 DKA 的孕妇病死率已明显下降，但围生儿病死率仍高达 35%～90%，且存活子代的远期并发症发生率极高。妊娠期 DKA 在临床表现及处理上都有其特殊性，临床医师应充分认识妊娠期 DKA 对孕妇和胎儿的危害及其临床特点，重视孕期 DKA 的预防，掌握其诊断和治疗的特点，以减少 DKA 对孕妇和围生儿的不良影响。

糖尿病酮症酸中毒的诱发因素如下：

（1）医师及孕妇对糖尿病，尤其是对妊娠期糖尿病（gestational diabetes mellitus，GDM）认识不足，未行及时治疗。

（2）对妊娠期体内胰岛素的需要量认识不足，未能及时调整用药量。

（3）并发子痫前期时可诱发 DKA。

（4）糖尿病孕妇合并感染。

（5）使用肾上腺皮质激素及 β 受体兴奋剂。

（6）临产后食物摄入不足或手术刺激。上述诱发因素多数是由于产科医师处理不慎所致，也正是由于这些处理不及时或不妥当导致了高达 35% 的围生儿病死率。

病理生理因素：

（1）酸中毒：糖尿病代谢紊乱加重时，脂肪动员和分解加速，酮体生成量剧增，超出肝外组织的氧化能力和机体的处理能力，便发生代谢性酸中毒。

（2）严重失水：进一步升高的高血糖可加重渗透性利尿，大量酮体从肾、肺排除又带走大量水分；同时，蛋白质和脂肪分解加速，大量酸性代谢产物排出，加重水分流失；恶心、呕吐等胃肠道症状，使体液流失，使水分入量减少。

（3）电解质平衡紊乱：渗透性利尿的同时使钠、钾、氯等离子大量流失，有引起心律失常、心脏骤停的危险。

（4）携带氧系统失常：红细胞向组织供氧的能力与血红蛋白和氧的亲和力有关。

（5）周围循环衰竭和肾功能障碍。

（6）中枢神经系统功能障碍。

**二、诊断与鉴别诊断**

根据下述病史、临床表现及实验室检查，DKA 诊断较容易。

（一）病史

多数有糖尿病和糖耐量异常史，Ⅰ型糖尿病患者发生 DKA 的机会多。近期有妊娠剧吐、感染（包括呼吸道、尿路、宫内和产褥感染）、精神紧张、创伤、手术、高热、服用双胍类药物以及胰岛素用量不足或骤停史，或因其他疾病有使用 β 受体激动剂或肾上腺皮质激素史。

（二）临床特征

早期有四肢无力、疲乏，极度口渴、多尿，食欲不振、恶心、呕吐、上腹部不适或腹痛，头痛；随着病情的发展，出现深大呼吸，呼气有烂苹果味，以及倦怠、嗜睡、全身疼痛、意识模糊、昏迷等。

（三）实验室检查

1. 血尿常规：血液浓缩，表现为白细胞计数升高，血红蛋白和血红细胞比容增加，尿糖和尿酮体阳性。

2. 血生化：以高血糖、高血酮和酸中毒为主要特征。血糖可高达 $16.8 \sim 28mmol/L$，血酮 $>5mmol/L$，pH $<7.35$，但血糖水平、血酮和酸中毒不一定成比例。有的病例血糖升高不显著，亦可发生 DKA。血钠略低，血液高渗压 $>295mmol/L$ 使细胞内液转入血液。血浆次碳酸盐浓度降低程度与酸中毒成正比。脱水与肾前性氮质血症使血 BUN 略高，血钾可高、低或正常，与脱水和酸中毒程度有关。因酸中毒时，细胞内 $K^+$ 与细胞外 $H^+$ 交换以调整血液 pH，所以细胞外液的 $K^+$ 水平不反映全身 $K^+$ 的库存量，而所用病例都存在严重的全身和细胞内缺钾。脱水严重时尿量减少，甚至无尿，常发展为急性肾功能衰竭。在肾功能损伤严重时，尿糖和尿酮可逐渐消失。

（四）鉴别诊断

1. 高渗性非酮症糖尿病昏迷：起病时常先有多尿、多饮，但多食不明显或反而食欲减退，以致常被忽视。失水随病程进展逐渐加重，出现神经精神症状，表现为嗜睡、幻觉、定向障碍等，无酸中毒样大呼吸。患者突出表现为：血糖常高至 $33.3mmol/L$ 以上，一般为 $33.3 \sim 66.6mmol/L$；血钠升高可达 $155mmol/L$，血浆渗透压增高可达 $330 \sim 460mmol/L$，一般在 350mmol/L 以上。

2. 乳酸性酸中毒：可见于各种原因的休克，使血糖缺氧代谢生成乳酸，或丙酮酸未及氧化即还原成乳酸，可与酮症酸中毒并存。其表现为：血浆乳酸 >5mmol/L，乳酸:丙酮 >15:1，血 pH 值 <7. 35。糖尿病服用双胍类药物易致酮尿及乳酸性酸中毒，宜用碳酸氢钠纠正。

3. 饥饿性酮症酸中毒：早孕剧吐或产时摄入过少，脂肪分解加速，血酮升高。经补充葡萄糖、盐水后较易恢复。

### 三、治疗

妊娠合并 DKA 是产科急性严重并发症，一旦诊断明确，应进行及时、有效的治疗。治疗包括去除 DKA 的诱因，针对性纠正低血容量、酸中毒、高血糖和电解质紊乱。妊娠晚期发生 DKA 应同时进行胎儿监护，了解胎儿宫内状况等。

（一）补液

是抢救 DKA 首要的、关键的措施。在 DKA 时估计总体液流失在 4~10L，应给予足够液体，恢复血容量，增加组织灌注，促进胰岛素向外周组织转运。通过增加肾脏血流灌注，尿糖排出增加，达到降低血糖作用。尽管 DKA 患者流失的是低张水分，但主张治疗首先补充等张液体，如 0.9% 氯化钠溶液和林格液，这样易于恢复血容量，同时能避免应用低张液体导致血容量急剧下降，细胞水肿加重，甚至发生脑水肿。治疗第 1h 应快速补充生理盐水，接着减慢补液速度，待血流动力学稳定后可给予 0.45% 的等张盐水。其补液量和速度与非孕期不同，对于孕妇，尤其伴有子痫前期和心血管疾病者，输液量过大、速度过快可能会导致肺水肿及左心功能衰竭，建议根据孕妇的情况调整。补液期间可进食者，应鼓励饮水，适当减少输液量。

（二）胰岛素治疗

采用小剂量胰岛素持续静脉点滴。如果血糖 >13.9mmol/L，应将胰岛素加入 0.9% 氯化钠溶液，以 4~6U/h 胰岛素的速度持续静脉点滴，可有效抑制脂解、酮体产生和糖原酵解，降低血糖，同时防止大剂量胰岛素应用而诱发低血糖和低钾血症。每小时检查 1 次血糖和尿酮体。血糖 <13.9mmol/L 时，应用 5% 的葡萄糖溶液或 5% 糖盐溶液加入胰岛素（按 2~3g 葡萄糖加入 1U 胰岛素）持续静脉点滴，直至尿酮体阴性，然后继续应用皮下注射胰岛素调整血糖。

（三）积极纠正电解质紊乱

由于酸中毒时 $K^+$ 向细胞外转移，DKA 孕妇血钾通常正常或偏高，所以开始治疗的第 1h 无须补钾，除非血钾 <3.5mmol/L，而且有足够的尿量。经过补液和胰岛素治疗后，血钾水平常急剧下降，应严密监测血钾水平并及时补钾。因为经过控制血糖和纠正低血容量后，酮体可重新转化为碳酸氢盐，使酸中毒得以纠正，所以 DKA 治疗中不必常规补碱。一般在有严重酸中毒（pH <7.1）时才补充碳酸氢钠。

（四）胎儿监护与胎儿窘迫的治疗

中、晚孕发生DKA者应持续胎心监护，直至代谢紊乱纠正。通过吸氧、左侧卧位、纠正孕妇代谢紊乱，能够改善胎儿宫内缺氧状况。由于DKA所致胎儿窘迫可随酸中毒纠正常而恢复，所以出现胎儿窘迫并不需要立即终止妊娠。当酸中毒不能被及时纠正或灭酮纠酸后胎儿窘迫持续存在时，应尽早结束妊娠，以防胎死宫内。为防止因提前终止妊娠胎肺不成熟，发生新生儿呼吸窘迫综合征（respiratory distress syndrome，RDS），可在终止妊娠前行羊膜腔穿刺了解胎肺成熟的情况，并注射地塞米松10mg促进胎肺成熟，但不主张全身应用地塞米松，以防止DKA患者病情加重。DKA纠正后，胎儿已成熟或孕周>36周者，宜尽早结束分娩，宫颈成熟不佳者可考虑剖宫产结束分娩。治疗过程中应严密检测血糖、酮体、电解质等变化，以调整治疗方案。

（杨惠茹）

# 第四节　孕产期合并甲状腺危象

## 一、概述

甲状腺危象（thyroid storm）是一种以高热、高代谢综合征及神志改变为特征，常伴多个器官系统功能失代偿而危及生命的甲状腺急性毒性综合征。妊娠期甲亢进危象少见，约占妊娠合并甲状腺功能亢进孕妇的1%。据报道，如甲状腺功能亢进危象未及时诊断和治疗，将于48~72h迅速恶化，病死率高达20%~60%。孕产妇死亡原因多为高热虚脱、心力衰竭、肺水肿、水、电解质代谢紊乱。故妊娠合并甲状腺危象应引起产科医师的极大关注。

据报道，国外妊娠合并甲状腺功能亢进的发病率为1%~3%；国内发生率为0.1%~0.2%，甲状腺危象占妊娠合并甲状腺功能亢进的1%。甲状腺危象是甲状腺功能亢进最严重的并发症之一，虽为妊娠期罕见并发症，但可导致围生期母儿不良结局，严重者可致母儿死亡。甲亢对母儿均有影响，对胎儿的影响主要为甲状腺功能亢进、胎儿生长迟缓、小于胎龄儿、早产、死胎、先天畸形、流产、颅缝闭合过早等。对母体的影响有妊娠高血压疾病、充血性心力衰竭、感染、甲状腺功能亢进危象、胎盘早剥、胎膜早破、贫血等。据文献报道，妊娠合并甲状腺功能亢进流产率高达25.7%，死产和胎死宫内为25%，另有45.8%发生早产。未经治疗的甲状腺功能亢进孕妇，其新生儿平均出生体重为（2141±164）g，胎儿畸形率亦明显高于非甲状腺功能亢进孕妇，主要胎儿畸形有无脑儿、唇裂和肛门闭锁等。

妊娠期甲状腺功能亢进治疗主要采用抗甲状腺药物，放射性同位素[131]I的治疗，会影响胎儿甲状腺的发育，孕期禁用。由于手术的并发症较多，一般妊娠期也不选用手术治疗。只有难治性的甲状腺功能亢进或者怀疑甲状腺恶性肿瘤者，才考虑手术治疗。手术一般选择在妊娠中期进行，手术方式为部分甲状腺切除术。妊娠早期手术容易引起流产，妊娠晚期手术又可能诱发早产。抗甲状腺药物主要有丙硫氧嘧啶（propyl thiouracil，PTU）、甲硫氧嘧啶（methoxypyrimidine，MTU）、甲巯咪唑等。上述药物均能不同程度地通过胎盘，影响胎儿，其中 PTU 通过胎盘量最少且速度慢。曾有孕妇应用甲巯咪唑治疗，导致胎儿头皮缺损的报道。各种抗甲状腺药物相比较，PTU 是治疗孕妇甲状腺功能亢进的首选药物。PTU 的药理作用主要是在甲状腺内阻断甲状腺素的合成，并阻断周围组织中 T4 向 T3 的转化。PTU 不影响碘的摄取，也不影响已合成的激素释放，需要等待体内储存的甲状腺激素适当消耗后才能显效。尽管 PTU 可以通过胎盘，但大量研究认为治疗剂量的 PTU 并不增加胎儿甲低、胎儿甲状腺代偿性增生、甲状腺肿大及新生儿甲低的发生。另外，PTU 亦不会增加胎儿畸形的发生率，通常也不会影响胎儿体格和智力的发育。故 PTU 是治疗孕妇甲状腺功能亢进的首选药物。

### 二、诊断与鉴别诊断

（一）诱因

1. 甲状腺功能亢进患者未进行治疗或治疗不充分。

2. 甲状腺功能亢进病史 >10 年，发病年龄 <20 岁，孕 30 周前病情未控制，促甲状腺激素受体抗体（thyrotropin receptor antibody，TRAb）增高大于30%，则危险性更高。

3. 感染、分娩、劳累、疼痛刺激、饥饿、手术等应激情况下，甲状腺激素结合球蛋白（thyroid hormone binding globulin，TBG）减少、解离，FT4 增加，FT4 进一步脱碘成 T3，其作用较 T4 强数倍，可突然发生甲状腺危象。

（二）临床表现

围生期妊娠合并甲状腺危象常表现为：原有甲状腺功能亢进症状加重。如患者体温 37.8~42℃，皮肤潮红，大汗淋漓，烦躁、焦虑、精神异常，继而嗜睡或谵妄，应考虑有甲状腺危象的可能。胃肠道症状，如恶心、呕吐、腹痛、腹泻引起大量失水，可致虚脱、休克，继而嗜睡或谵妄，终致昏迷而死亡。

（三）查体

甲状腺 I ~ III 度肿大或甲状腺无肿大；有心力衰竭或肺水肿者，肺部可闻及湿啰音；心率 140~160 次/min 或更高，心率增加与体温升高不成比例，重者可出现心律失常（如心房颤动或扑动）心力衰竭、血压下降、脉压差大。

（四）产科检查

宫高、腹围小于实际孕周，部分孕妇出现临产、胎膜早破、规律宫缩、宫口开大、先露下降。

（五）辅助检查

1. 大部分患者 WBC 升高（ $>10 \times 10^9$ /L），少数患者 WBC 减低（中性粒细胞减少）。部分病例伴有肝肾功能异常和水、电解质紊乱。

2. 胸部 X 线检查：肺充血或肺水肿。

3. 甲状腺功能：FT3、FT4、TT3、TT4 升高，TRAb 增高；但国内甲状腺功能不能急诊测定，且无甲状腺危象的诊断值。

4. 胎心监护：可出现胎儿心动过速，基线变异减少或消失，自然减速或延长减速。

5. 胎儿超声检查：可出现胎儿生长受限、颅缝早闭、胎死宫内、羊水过少等。

（六）诊断标准

目前尚无诊断标准，可借鉴内科标准。孕产妇出现甲状腺功能亢进加重表现可作为临床诊断：

1. 孕妇体重方面表现为不增或增加不理想。

2. 产科方面出现子痫前期、FGR、胎儿窘迫、羊水过少和死胎。

3. 甲状腺功能有 FT3、FT4、TT3、TT4 升高，促甲状腺素受体抗体增高。内科甲状腺功能亢进危象的诊断标准：内科尚未统一。

史轶繁建议甲状腺功能亢进危象应具备下列 7 条中的 3 条：①体温 >39℃；②大汗淋漓；③脉率 >160 次/min；④呕吐；⑤腹泻显著，每日大便 >10 次；⑥意识障碍严重，可有躁动、谵妄、昏睡或昏迷；⑦体重下降至 40 ~ 45kg 以下。

（七）鉴别诊断

妊娠合并甲状腺危象孕妇大部分怀孕前已确诊甲状腺功能亢进，只要详细询问病史，不难明确诊断。少部分病例为孕期起病或孕前起病未得到诊断，孕期诊断比较困难，但是根据症状、体征及实验室检查也不难诊断。

## 三、治疗

对于妊娠合并甲状腺危象的治疗，应由内科与产科医师共同参与制定具体治疗措施，主要原则是重症监护病房监护，控制甲状腺功能亢进危象，积极产科处理。

（一）紧急处理

临床上出现甲状腺功能亢进危象征象应立即进行抢救，此时不能顾及治疗对胎儿的影响，否则如治疗不及时，可危及孕妇生命。

1. 在确诊后立即给予丙硫氧嘧啶（PTU）600mg 或甲巯咪唑（methimazole，MMI）60mg，口服或经胃管注入；继而用 PTU 200mg 或甲巯咪唑 20mg，口服，3 次/d。

2. 服用 PTU 1 ~ 2h 后再用复方碘溶液，首剂 30 ~ 60 滴，以后每 6 ~ 8h 5 ~ 10 滴；或用碘化钠 0.5 ~ 1.0g 加入 10% 葡萄糖氯化钠液中静脉滴注 12 ~ 24h，以后视病情而逐渐减量。如患者对碘剂过敏，可改用碳酸锂 0.5 ~ 1.0g/d，分 3 次口服，连服数日。

3. 如无哮喘或心功能不全，应加用普萘洛尔 30 ~ 50mg 每 6 ~ 8h 口服 1 次，或者 1mg 经稀释后缓慢静脉注射，视需要可间歇给药 3 ~ 5 次；氢化可的松 100mg 加入 5% ~ 10% 葡萄糖氯化钠液中静脉滴注，1 次/6 ~ 8h。

4. 在上述常规治疗不满意时，可选用血液透析、腹膜透析或血浆置换等治疗，其中连续性静脉滤过加血浆置换效果更佳。

（二）确定性治疗

1. 抑制甲状腺素（thyroxine，TH）合成：PTU 首次剂量 600mg 或甲巯咪唑（MMI）60mg，口服或经胃管注入；继而用 PTU200mg 或甲巯咪唑 20mg，口服，3 次/d。

2. 抑制 TH 释放：复方碘溶液 5～10 滴/6～8h，一般使用 3～7d 停药。

3. 抑制组织 T4 转换为 T3 和（或）抑制 T3 与细胞受体结合：PTU、碘剂和 β 受体阻滞剂、糖皮质激素均可抑制组织 T4 转换为 T3。普萘洛尔长期使用可导致子宫收缩、FGR、新生儿呼吸抑制等，故除非必要，应尽量避免使用该药。由于氢化可的松除可抑制组织 T4 转换为 T3、阻滞 TH 释放、降低组织对 TH 的反应外，还可增强机体的应激能力，有促胎肺成熟的作用。故妊娠合并甲状腺危象时，常用氢化可的松 100mg 加入 5%～10% 葡萄糖氯化钠液中静脉滴注，6～8h/应用 1 次。

4. 降低血 TH 浓度：经综合治疗后，血清 T3 浓度一般可于 24～48h 内恢复正常水平。在达到正常代谢状态之前，必须继续综合治疗，达到正常代谢状态之后逐渐停用碘剂和肾上腺皮质激素。

（三）一般治疗

控制甲状腺功能亢进危象的同时行一般支持治疗，包括供氧、降温、防治感染。呼吸道管理，如半坐卧位，头偏于一侧，及时清理呼吸道分泌物，保持气道通畅。高流量（6～8L/min）面罩给氧。高热者给予物理降温，必要时给予中枢性解热药。注意避免应用乙酰水杨酸类解热药，因其可使 FT3，FT4 升高。给予利血平 1mg，每 6～8h 肌内注射 1 次，必要时可试用异丙嗪、哌替啶各 50mg 静脉滴注。选用广谱抗生素防治感染。

（四）产科处理

若孕周 >34 周，停用一切宫缩抑制剂，严密监护母胎情况，积极与新生儿科医师联系，做好新生儿抢救准备。若孕周 <34 周，无宫内感染情况，可予以抑制宫缩，延缓分娩，有助于及时转运及产前糖皮质激素的应用。待甲状腺危象控制后 2～4h，应积极选择终止妊娠。短期内阴道分娩困难者，剖宫产分娩较适宜；若采用阴道分娩，宜行硬膜外麻醉镇痛分娩，并行阴道助产，尽量缩短第二产程。若采用剖宫产，患者麻醉镇痛、镇静应充分，减轻刺激，避免应激反应，尽量控制心率在 100 次/min 以下，控制血压在正常范围。术后 24～48h 予以充分的镇静和镇痛。另外，产妇不宜哺乳。

（五）新生儿的处理

1. 清理呼吸道：将新生儿面朝下或取头偏向一侧的仰卧位，用盐水纱布轻轻挤捏鼻腔，促使咽喉部的黏液、血液和羊水排出。使新生儿的头部伸展，用电动负压或口衔导管吸净咽喉部液体，而后轻击足底，刺激啼哭。如出生前胎盘功能良好，出生时多数能适应新环境，而在娩出后 1～2min 内开始自然呼吸。呈苍白窒息者，应迅速气管插管，吸出气管内液后，输氧、加压呼吸。出生后肺呼吸的转换越迟，以后遗留永久性中枢神经系统障碍的可能性越大。

2. 断脐：在清理呼吸道、复苏的同时立即断脐，以减少高胆红素血症的发生，避免增加肝脏负担。

3. 保温：断脐后迅速擦干全身，但不必擦去皮肤表面可起保温作用的胎脂，以暖干布包裹躯体以避免散热过多。

4. 出生后即送新生儿科，检查甲状腺功能，注意甲低的发生。

（杨惠茹）

# 第五节　妊娠期合并重度贫血

## 一、概述

贫血是妊娠期最常见的并发症，资料显示妊娠合并贫血的发生率在30%以上。轻度贫血对妊娠影响不大，但重度贫血往往造成严重后果，属高危妊娠范畴，严重危害母儿健康。本病发病特点如下：

（1）个体及城乡发病率差异大：重度妊娠贫血的病因与营养、疾病、孕妇个人保健知识、经济、文化、生活水平等密切相关。例如：在城市中，由于围生期保健已相对较受重视，近年来有关重度妊娠贫血的综合报道已趋减少；而在经济、文化、生活条件较落后地区，孕妇首次妊娠时产前检查率还相对较低，在妊娠中、晚期发生贫血时其前驱症状往往已持续一段时间，就诊时症状多已严重。

（2）病死率和并发症发生率高：严重贫血者孕期易发生并发症。重度贫血孕妇可因心肌缺氧导致贫血性心脏病；胎盘缺氧易发生妊娠期高血压疾病或妊娠期高血压疾病性心脏病；严重贫血对失血耐受性降低，易发生失血性休克；分娩时易发生产后出血及感染；孕妇患重症贫血时，经过胎盘提供氧和营养物质不足以补充胎儿生长所需，容易造成胎儿生长受限、胎儿窘迫、早产或死胎致使围产儿病死率高。

## 二、诊断与鉴别诊断

### （一）诊断标准

由于妊娠期血液系统的生理变化，妊娠期贫血的诊断标准不同于非妊娠期妇女。世界卫生组织的标准为孕妇外周血血红蛋白 <110g/L 为妊娠期贫血。我国多年来一直沿用的标准是血红蛋白 <100g/L、红细胞计数 $<3.5 \times 10^{12}$/L 或血细胞比容 <0.30。妊娠期贫血的程度一般可分为4级：轻度为 RBC$(3.0 \sim 3.5) \times 10^{12}$/L，Hb 91~100g/L；中度为 RBC$(2.0 \sim 3.0) \times 10^{12}$/L，Hb 61~90g/L；重度为 RBC$(1.0 \sim 2.0) \times 10^{12}$/L，Hb 31~60g/L；极重度为 RBC$\leq 1.0 \times 10^{12}$/L，Hb$\leq$30g/L。

### （二）鉴别诊断

1. 缺铁性贫血：是妊娠期最常见的贫血，红细胞平均体积、血清铁低于正常，而白细胞及血小板计数均在正常范围。

2. 巨幼红细胞贫血：红细胞平均体积高于正常，血清叶酸或维生素 $B_{12}$ 缺乏。

3. 再生障碍性贫血：外周全血细胞（红细胞、白细胞、血小板）均减少。

### 三、治疗

#### （一）孕期的处理

重度贫血者可酌情考虑少量多次输鲜血。接近预产期或短期内需行剖宫产术者应少量多次输血，避免加重心脏负担，诱发急性左心衰竭。输血时最好选择红细胞成分血，因为成分血是经过浓缩的，其纯度高，体积小，有效成分高，比全血疗效好，副反应少，不易引起负荷反应。

#### （二）产时及产后处理

临产后应配血备用。在待产过程中，应防止产程过长、产妇疲劳，加强胎心监护，酌情给予维生素 $K_1$、卡巴克络、维生素 C 等。分娩时建立两条静脉通道，监测血压，同时备血、备齐急救物品。待产过程中严格无菌操作，阴道助产，以缩短第二产程，但应避免产伤的发生。积极预防产后出血，当胎儿前肩娩出后肌内注射或静脉注射宫缩素 10U 或麦角新碱 0.2mg，或当胎儿娩出后产妇肛门置入卡前列甲酯栓 1mg。出血多时应及时输血。产程中严格无菌操作，产后应用广谱抗生素预防感染。

（杨惠茹）

# 第六节　妊娠期合并血小板急骤减少症

### 一、概述

血小板减少症是因血小板异常而引起的以出血、贫血和感染为特点的疾病。妊娠合并血小板减少症（thrombocytopenia，TP）是孕期常见的出血性疾病，轻者对妊娠和分娩造成一定的不利影响，重者可危及母儿的健康和生命。尤其是血小板急骤减少时，可因血小板的突然减少导致孕妇全身性广泛出血，如处理不及时或处理不当，孕妇可因大出血和感染而死亡。

本病病因复杂。妊娠合并血小板减少的原因有妊娠期血小板减少症、重度妊娠高血压综合征、特发性血小板减少性紫癜（idiopathic thrombocytopenic purpura，ITP）、再生障碍性贫血、巨幼红细胞性贫血、弥散性血管内凝血、血栓性血小板减少性紫癜等，其中PAT、ITP 和重度妊娠高血压综合征是主要原因。文献报道，PAT 约占病因的 73.6%，妊高征约占 21%，ITP 占 3%。

血液系统是维持人体健康和生命的重要系统之一，妊娠合并严重血小板减少会影响母儿健康，使孕妇在整个妊娠，特别在分娩过程中容易发生出血和感染而危及母儿生命。由于妊娠期母体血液中的血小板抗体可通过胎盘进入胎儿循环，ITP 会引起胎儿血小板减少，严重者将导致胎儿或新生儿颅内出血、感染甚至死亡。

## 二、诊断与鉴别诊断

### （一）诊断依据

1. 妊娠期血小板减少症：孕前无血小板减少病史，孕期首次出现血小板减少，抗血小板抗体阴性，血象除血小板减少外无异常，孕后恢复正常。

2. 特发性血小板减少性紫癜：孕前及孕后血液科明确诊断。

### （二）鉴别诊断

1. 妊娠期血小板减少症：是妊娠期血小板减少的最常见原因，但较少引起血小板急骤减少。孕期血小板消耗增多、血液稀释及胎盘循环中血小板破坏过多可能是其发生的主要原因。PAT 是一种良性妊娠生理过程，特点是孕前无血小板减少病史，血小板抗体、抗核抗体均阴性，不增加孕妇及胎儿出血风险，产后恢复快，一般不行特殊处理。

2. 子痫前期：血小板减少是子痫前期的早期表现。子痫前期患者血小板减少的机制可能是动脉血管长期痉挛，内皮细胞受损，大量血小板聚集、激活并释放缩血管物质，使破坏增加。血小板计数与妊娠高血压疾病的严重程度关系密切。子痫前期重度或子痫患者可出现血小板的急骤减少，妊娠终止后血小板计数逐渐恢复正常。

3. 特发性血小板减少性紫癜：ITP 是由于自身免疫系统功能异常导致自身血小板大量破坏。妊娠合并 ITP 患者妊娠前多有 ITP 病史，孕前血液科明确诊断；孕期首次发现血小板减少，随孕周进行降低，骨髓穿刺示巨核细胞正常或者增多，伴成熟障碍；除外其他血液疾病及其他血小板减少症；一般 $PLT < 50 \times 10^9/L$，多发于妊娠早期且血小板严重减少。出血危险性高，是引起血小板急骤减少的主要原因。

4. 血栓性血小板减少性紫癜（thrombotic thrombocytopenic purpura，TTP）：诊断标准是溶血、贫血、血小板减少、中枢神经系统症状、发热、肾功能不全五联征，若只有前三种症状则为三联征；除外子痫前期及其他血液疾病。妊娠并发症包括再生障碍性贫血、脾功能亢进、系统性红斑狼疮等。

## 三、治疗

### （一）产前处理

1. 血小板计数 $< 20 \times 10^9/L$，分娩前血小板计数 $< 50 \times 10^9/L$、有出血症状或有产后大出血危险时，应积极应用糖皮质激素和（或）丙种球蛋白治疗。糖皮质激素是治疗 ITP、系统性红斑狼疮及部分再生障碍性贫血病例的首选药物，由于孕早期应用对胎儿有致畸性，一般只在症状严重需终止妊娠或分娩前后短期内使用。例如，泼尼松 30mg/d 或醋酸泼尼松 40~60mg/d，连用 5d 后逐渐减量，尽量减少糖皮质激素可能产生的不良影响。免疫球蛋白可用于重度血小板减少有出血倾向和激素治疗无效者。紧急情况下二者也可以同

时应用。

2. 血小板计数 < $10 \times 10^9/L$、有出血倾向者，或分娩前血小板计数 < $50 \times 10^9/L$ 者，可输注血小板。由于输入血小板将刺激体内产生血小板抗体，加快血小板破坏，往往达不到预期效果，孕期应尽量减少输注。因此，只在血小板计数 < $10 \times 10^9/L$，为防止重要脏器出血（如脑出血等）时应用；或分娩前血小板计数 < $50 \times 10^9/L$，预防产时、产后出血时应用。由于血小板的迅速破坏，尤其是 ITP 患者，体内血小板存活时间只有 $40 \sim 230\text{min}$（正常值为 $8 \sim 12\text{d}$），应根据患者的血小板计数和有无出血倾向，在分娩时或剖宫产前 1h 内一次性输注 $10 \sim 20\text{U}$ 血小板，以发挥其最佳止血作用。

3. 由于妊娠期血小板减少的病因、程度及临床表现不同，控制症状的同时应积极处理并发症，预防出血并加强胎儿监护。

（二）分娩方式的选择

血小板 ≤ $50 \times 10^9/L$，并有出血倾向者，或胎儿血小板 < $50 \times 10^9/L$ 时，均应行剖宫产。施行剖宫产术可防止产妇过度用力造成颅内出血，并可减少阴道分娩时新生儿头部受压所致的颅内出血的发生。新生儿血小板减少易发生颅内出血。血小板 ≥ $50 \times 10^9/L$ 且无产科并发症时，可考虑阴道分娩。分娩过程中要注意行常规侧切，避免软产道损伤，禁用胎头吸引器和产钳，切口严密止血。对于分娩过程中发生并发症的患者，也应采取剖宫产手术终止妊娠，防止产程延长，造成产后出血。

（三）产后处理

无论是阴道分娩还是剖宫产，均应在胎儿娩出后立即给予宫缩素、麦角新碱、米索前列醇等促进子宫收缩，严密观察出血情况，减少产后出血的发生。

（四）新生儿处理

ITP 患者的新生儿可发生血小板减少症，这是因母体血小板抗体（属 IgG）可通过胎盘进入胎儿循环而破坏血小板，引起新生儿血小板降低所致其多为暂时性，随着体内抗体水平的下降，血小板计数一般于出生后 $2 \sim 3$ 个月恢复正常，一般无须特殊治疗。有持续严重血小板减少的患儿，应转儿科病房治疗。因母乳中含有血小板抗体，如母亲病情严重或新生儿血小板较低，则尽量不用母乳喂养。其他类型的妊娠合并血小板减少通常不会导致胎儿和新生儿血小板减少（新生儿血液病除外）。

（杨惠茹）

# 第七节　妊娠合并急、慢性肾功能衰竭

**一、概述**

急、慢性肾功能衰竭是因肾脏对血中代谢产物排泄障碍，导致血液中潴留尿液成分而致中毒的一组症候群，是一种分解代谢紊乱的结果，预后严重。妊娠期急性肾功能衰竭

（acute renal failure，ARF）是罕见但较严重的一种并发症。妊娠期 ARF 主要常由重度子痫前期并发胎盘早剥、HELLP 综合征、妊娠期急性脂肪肝（acute fatty liver of pregnancy，AFLP）、溶血尿毒综合征（haemolytic uraemic syndrome，HUS）、羊水栓塞（amniotic fluid embolism，AFE）、难治性产后出血和严重感染败血症等引起。国内妊娠期 ARF 的发生率为 0.05%，围产儿死亡率可达 40%，孕产妇死亡率为 18% ~ 42%。慢性肾功能衰竭（chronic renal failure，CRF）指慢性肾脏病（chronic kidney disease，CKD）引起的肾小球滤过率（glomerular filtration rate，GFR）下降及与此相关的代谢紊乱和临床症状组成的综合征，简称慢性肾衰。原先存在的肾脏疾病在孕期对患者的影响取决于疾病的类型、肾损害的程度及有无高血压、蛋白尿及感染等并发症。

## 二、诊断

（一）临床表现

1. 常在重度子痫前期肾病型、HELLP 综合征或急性溶血性尿毒症（haemolytic uraemic syndrome，HUS）分娩后即出现少尿或无尿，24h 尿量少于 400mL 为少尿，少于 100mL 为无尿；或每小时少于 17mL 为少尿，少于 10mL 为无尿。

2. 除了少尿、无尿外，常有妊娠相关并发症如胎盘早剥、前置胎盘、子宫破裂等引起的失血性休克临床表现。重度子痫前期有全身浮肿或大量腹水、低蛋白血症、高血压、高胆固醇、大量尿蛋白、HELLP 综合征、DIC、尿路梗阻等临床表现。慢性肾功能衰竭常伴有高血压、贫血、低蛋白血症、消化道症状。

3. 妊娠合并 SLE 狼疮肾，产后肾功能恶化，尿量减少。

4. 孕前已存在轻、中度或重度肾脏损害或孕前有蛋白尿和/或高血压者。

（二）辅助检查

1. 肾功能检查氮质血症期，肾小球滤过率（glomerular filtration rate，GFR）降至 50mL/min 以下，血肌酐（Cr）> 132.6umol/L，BU. > 10.7mmol/L；急性肾衰血肌酐绝对值每天平均增加 44.2μmol/L 或 88.4μmol/L。

2. 电解质紊乱少尿、无尿期肾小球病变，水钠潴留，高钠血症；肾小管及间质病变可出现低钠血症。另还有低钙、高钾、高磷及酸中毒等表现。

3. 血常规血小板减少，血红蛋白下降（肾性贫血），红细胞异形或破碎。

4. 血生化检查糖代谢异常（有糖耐量减低和低血糖症）和高脂血症。

5. 尿路超声显像对排除尿路梗阻很有帮助。双肾明显缩小或肾图提示慢性病变，支持 CRF 的诊断。

6. 肾活检肾活检是重要的诊断手段。在排除肾前性和肾后性原因后，没有明确致病原因的肾性 ARF 都有肾活检指征（产妇在分娩后 5 ~ 7d 进行）。

（三）分类诊断

1. 急性肾衰分类

（1）肾前性肾衰：过少的血管内容量（如各种原因的体液丢失和出血）可导致肾前性肾衰，尿比重大于 1.020，镜检阴性。如产科大量失血、妊娠剧吐或重度子痫前期肾病型、微血管性溶血（HELLP 综合征、HUS）、胎盘早剥等引起的血容量减少。

（2）肾性肾衰：有肾实质损伤，常见的是肾缺血或肾毒性物质损伤肾小管上皮引起急性肾小管坏死（acute tubular necrosis，ATN）。产科主要由于溶血、血红蛋白尿及肾小球毛细血管的纤维素栓子损伤肾脏、肾缺血低氧，肾脏的血流量减少，如 HUS、严重的胎盘早剥、重度子痫前期常发生在产后不久或肾前性肾衰发展为 ATN。

（3）肾后性肾衰：特征是急性尿路梗阻，梗阻可发生在尿路从肾盂到尿道的任一水平。无尿而尿检无特殊者可能为肾后梗阻所致。

2. 慢性肾衰分期

（1）肾功能代偿期，肌酐清除率 50～80mL/min，血肌酐 133～177μmol/L，相当于慢性肾脏病（CKD）2 期。

（2）肾功能失代偿期，肌酐清除率 20～50mL/min，血肌酐 186～442μmol/L，相当于 CKD3 期。

（3）肾功能衰竭期，肌酐清除率 10～20mL/min，血肌酐 451～707μmol/L，相当于 CKD4 期。

（4）尿毒症期，肌酐清除率小于 10mL/min，血肌酐大于 707μmol/L，相当于 CKD5 期。

（四）鉴别诊断

1. 急性肾衰的病因诊断：羊水栓塞引起 ARF 时有呼衰症状，外周血可找到角化上皮，AFLP 引起的 ARF 是因肝衰所致，总胆红素升高，以直胆为主，DIC 阳性、胆酶分离，多数患者终止妊娠后肾功能即可恢复，无须血透。

2. CRF 与急性肾衰的鉴别：根据病史即可做出鉴别。患者病史有 AFE、AFLP、重度子痫前期或胎盘早剥等病因存在，或孕前已有轻、中度肾脏损害，或有蛋白尿，或有高血压史，影像学检查或肾图提示慢性病变支持 CRF 的诊断。

三、治疗

ARF 常发生在重度子痫前期并发重度胎盘早剥、HELLP 综合征、AFLP 等分娩后 24～48h 出现无尿，产后密切观察尿量及各项生化指标，寻找原因，与肾内科及血透室合作处理。

1. 严密监测专人护理，神志不清或昏迷者头侧一边，及时清除口鼻腔分泌物，应留置导尿，详记出入量，测尿比重及常规；监测血气和内生肌酐清除率；妊娠者监测宫内胎儿情况。

2. 妊娠期处理

（1）积极治疗原发病，一旦妊娠并发 HELLP 综合征、羊水栓塞，立即以剖宫产终止妊娠；若为重度子痫前期孕龄不足 34 周，于 24～48h 内促胎肺成熟后终止妊娠，若终止妊娠后 24～48h 出现少尿、无尿，转 ICU 病房进一步治疗。

（2）严重感染者控制感染，若由原有基础病引起的 ARF，如妊娠合并 SLE 狼疮肾，产后肾功能恶化，尿量减少，则转内科治疗。

（3）孕前已存在中度或重度肾脏损害，临床诊断肾功能失代偿期，孕早期需终止妊娠。

（4）若在孕晚期才明确慢性肾衰的诊断，即使血肌酐 451～707μmol/L，如没有电解质紊乱、无酸中毒、没有高血压及蛋白尿，可在密切监测下，等到胎肺成熟、终止妊娠后行血透治疗。

3. 饮食以低磷、低蛋白高热量为主。

4. 控制液体入量：少尿期，每天入量为前一天尿量加异常损失液体（如呕吐、粪便、出血量），再加 400mL。水钠潴留严重，有明显浮肿、腹水或并发肺、脑水肿者静脉应用呋塞米 40～100mg，但子痫前期者慎用。多尿期应参照每天尿量及时补充。对有大量腹水者可腹腔置管，可改善肾前性肾衰，同时防止补液过度引起的心力衰竭。

5. 纠正酸中毒及电解质紊乱

（1）高血钾当血钾高于 6.5mmol/L 时，以 50% 葡萄糖 50mL 静推，同时皮下注射胰岛素 10U。

（2）高血磷口服氢氧化铝，每 2～4h 一次，当血磷低于 1.13mmol/L 时减量，加服碳酸钙。

（3）低血钙用 5% 氯化钙每天 50～60mL 或 10% 葡萄糖酸钙 100mL/d，分次静脉缓注，或口服碳酸钙 4～5g/d。

（4）低钠血症一般不予特殊处理，当大量利尿引起的低钠血症可酌情补氯化钠或乳酸钠溶液。

6. 其他治疗：抽搐时可用安定 10mg 静注。高血压应用降压药，如硝苯地平、拉贝洛尔等。心衰者应用强心治疗。严重贫血或血小板减少症者予以补充相应血液成分。

7. 血液透析：治疗早期透析可降低母婴死亡率和促进肾功能恢复。

（1）血液透析指征：①病情恶化，出现厌食、恶心、呕吐、精神症状、抽搐等症；②肺水肿、脑水肿、充血性心力衰竭、难以控制的高血压；③少尿或无尿超过 32h，经治疗无效，或有水中毒症状；④BU＞20mmol/L，或每天增加多于 8.9mmol/L；⑤高血钾，血钾高于 6.5mmol/L，内科处理无效；⑥酸中毒，$CO_2CP＜13.4mmol/L$，经碱不能纠正时。

（2）血液透析禁忌证：①休克或低血压；②严重的心力衰竭，心律失常或冠状动脉供血不足；③严重出血倾向，凝血功能障碍。

8. 防治 DIC：一旦出现 DIC，即应及早使用肝素，同时输新鲜血或冷沉淀、血小板等成分血。

（杨惠茹）

# 第八节　妊娠合并重症肺炎

## 一、概述

重症肺炎是指除肺炎常见的病症外，尚有呼吸衰竭和其他系统明显受累的表现。即肺炎患者需要通气支持（急性呼吸衰竭、气体交换严重障碍伴高碳酸血症或持续低氧血症）、循环支持（血流动力学障碍、外周低灌注）和需要加强监护和治疗，可认为是重症肺炎。

重症肺炎既可发生于社区的获得性肺炎（community acquired pneumonia，CAP），也可发生于医院的获得性肺炎（hospital - acquired pneumonia，HAP）。妊娠期合并重症肺炎因妊娠的特殊性，涉及对母亲及胎儿两者的影响，死亡率高，更值得关注。

## 二、诊断

（一）临床表现

1. 起病急、寒战、高热、咳嗽、咳铁锈色或脓血痰或砖红色胶冻状痰。

2. 有胸痛、肺实体变或脓毒血症状、呼吸困难、气急或有休克、衰竭等。

（二）辅助检查

1. 确定病原体

（1）痰标本：收集后在室温 2h 内送检。合格标本接种培养。痰定量培养分离的致病菌或条件致病菌浓度大于等于 $10^7CFU/mL$，可以认为是肺部感染的致病菌，如连续分离到相同细菌，浓度 $10^5 \sim 10^6CFU/mL$ 连续两次以上，也可认为是致病菌。

（2）经纤维支气管镜或人工气道吸引，吸引物细菌培养其浓度大于等于 $10^5CFU/mL$，可认为是致病菌。

（3）血和胸腔积液培养。

2. X 线征象：肺叶或肺段实变或小叶浸润、无空洞或有空洞、支气管肺炎或肺叶实变等（根据不同的病原体引起的肺炎，有其特殊的胸片改变）。

（三）诊断标准

美国感染疾染疾病学会/美国胸科学会几经修订，于 2007 年发表了重症肺炎标准。

1. 主要标准

（1）需要有创机械通气；

（2）感染、感染性休克需要血管收缩剂治疗。

2. 次要标准

（1）呼吸频率≥30 次/min；

（2）氧合指数（$PaO_2/FiO_2$）≤250；

（3）多肺叶浸润；

（4）意识障碍/定向障碍；

（5）氮质血症（BUN≥20mg/dl）；

（6）白细胞减少（WBC<4.0×10⁹/人）；

（6）白细胞减少（WBC<$4.0\times10^9$/人）；

（7）血小板减少（<$10.0\times10^9$/人）；

（8）低体温（<36℃）；

（9）低血压，需要强力的液体复苏。符合1项主要标准或3项次要标准以上者可诊断为重症肺炎，考虑收入ICU治疗。符合重症肺炎的标准且同时合并妊娠，即可诊断妊娠合并重症肺炎。

（四）鉴别诊断

1. 肺血栓栓塞症：出现胸痛、呼吸困难、低血压、低氧血症等，需与重症肺炎鉴别。但肺血栓栓塞症多有静脉血栓的危险因素，如血栓性静脉炎、心肺疾病、创伤、剖宫产和肿瘤等病史，可发生咯血、晕厥，呼吸困难较明显，颈静脉充盈。X线胸片示区域性肺血管纹理减少，有时可见尖端指向肺门的楔形阴影，动脉血气分析常见低氧血症及低碳酸血症。D-二聚体、心电图、CT、肺动脉造影（computed tomographic pulmonary angiography，CTPA）、MRI等检查可帮助鉴别。

2. 急性肺损伤和急性呼吸窘迫综合征：患者以呼吸窘迫和顽固性低氧血症为主要表现。急性肺损伤和急性呼吸窘迫综合征系各种肺内、外致病因素导致的急性、进行性呼吸衰竭。诊断标准、治疗原则和预后与重症肺炎均有区别。

3. 心源性肺水肿：患者也会出现呼吸困难和低氧血症，但心源性肺水肿患者卧位时呼吸困难加重，咳粉红色泡沫样痰，肺湿啰音多在肺底部，对强心、利尿等治疗效果较好；鉴别困难时，可通过测定PAWP心动图检测心室功能等做出判断并指导此后的治疗。

三、治疗

1. 处理的关键是早期的诊断和治疗。在未获得病原学培养结果之前，应当经验性的早期给予广谱抗生素联合治疗，24~72h后获得病原学诊断，改用敏感的抗生素，在不影响疗效的前提下考虑药物对胎儿的影响。

2. H1N1病毒感染者加用抗病毒药物磷酸奥司他韦胶囊，同时使用大剂量糖皮质激素以减轻肺部的炎症反应。

3. 所有患者均在住院早期使用呼吸机辅助通气，首选无创呼吸机辅助通气，若低氧血症不能改善，改用气管插管呼吸机辅助通气。

4. 纠正患者电解质紊乱和低蛋白血症。

5. 产科处理：根据具体孕周、胎儿大小及家属的意愿、胎儿宫内情况决定，妊娠近足月建议手术终止妊娠；中期妊娠者，经治疗病情改善，胎儿宫内情况良好，则严密监护下继续妊娠。

6. 若72h后症状无改善，其原因可能是：

（1）药物未能覆盖致病菌，或细菌耐药；

（2）特殊病原体感染如结核分枝杆菌、真菌、病毒等；

（3）出现并发症或存在影响疗效的宿主因素（如免疫抑制）；

（4）非感染性疾病误诊为肺炎；

（5）药物热，需仔细分析，做必要的检查，进行相应处理。

（马洪雁）

# 第九节　妊娠合并急性呼吸窘迫综合征

## 一、概述

急性肺损伤（acute lung injury，ALI）/急性呼吸窘迫综合征（acute respiratory distress syndrome，ARDS）（旧称成人呼吸窘迫综合征）是在严重感染、创伤、休克等非心源性疾病过程中，肺毛细血管内皮细胞和肺泡上皮细胞损伤造成弥漫性肺间质和肺泡水肿，导致的急性低氧性呼吸功能不全和衰竭。ALI 是 ARDS 的临床早期阶段，其临床特征表现为呼吸频速和窘迫、进行性低氧血症、X 线呈现弥漫性肺泡浸润。妊娠引起的 ARDS 多为肺外因素，如并发羊水栓塞（amniotic fluid embolism，AFE）、妊娠期急性脂肪肝（acute fatty liver of pregnancy，AFLP）、难治性产后出血、过度补液或合并急性重症胰腺炎等。其特点经去除诱因和治疗后迅速缓解，只需要短期内机械通气或不需要机械通气。并发 ARDS 增加了母儿的高死亡率。

## 二、诊断与鉴别诊断

（一）临床表现

有诱发 ARDS 的原发病因。

1. 分娩过程中出现羊水栓塞的临床表现，如呼吸困难、发绀，吐泡沫痰，两肺听到细湿啰音。

2. AFLP 为肝衰竭，在大量补液或血浆置换后出现呼吸困难，呼吸深快、费力、烦躁、出汗等。

3. 妊娠合并严重低蛋白血症、腹水，因过度补液出现呼吸困难，吐泡沫痰，两肺听到细湿啰音。

4. 难治性产后出血，并发弥漫性血管内凝血，大量输血后出现呼吸困难，呼吸深快、费力等症状。

5. 在 SARS 及甲流感流行期间，产妇出现咳嗽、咳痰、发热。

（二）辅助检查

1. 氧饱和度下降（$SpO_2$）<90%。

2. 血气分析：动脉血氧分压（$PaO_2$）/吸入氧分数值（$FiO_2$）$\leq$300mmHg 为 ALI，$PaO_2$/$FiO_2$$\leq$200mmHg 为 ARDS。

3. 胸部 X 线检查显示两肺浸润阴影。

4. 置入 Swan – Ganz 导管测定肺动脉楔压（pulmonary artery wedge pressure，PAWP）$\leq$18mmHg 或临床上能除外心源性肺水肿。

（三）诊断标准

1. 急性发作，有诱发 ARDS 的病因。

2. 氧合指数 $PaO_2$/$FiO_2$$\leq$200mmHg。

3. 双侧胸部 X 线片的浸润阴影。

4. PAWP$\leq$18mmHg 或无左室高压。

（四）鉴别诊断

1. 妊娠合并急性肺栓塞：起病突然，有呼吸困难、胸痛、咯血、发绀、$PaO_2$ 下降，但有手术、长期卧床史，体检肺部可闻及哮鸣音或细湿啰音，严重时可出现血压下降甚至休克。心脏超声见肺动脉高压，血浆 D 二聚体升高大于 500μg/L 可考虑肺栓塞。

2. 妊娠合并心源性肺水肿：患者卧位时呼吸困难加重，咳粉红色泡沫样痰，肺湿啰音多在肺底部，对强心、利尿等治疗效果较好；鉴别困难时，可通过置入 Swan – Ganz 导管，测定 PAWP > 18mmHg 则支持左心衰竭。

### 三、治疗

一旦诊断需由产科医师和呼吸科、ICU 科等多科室诊治。

1. 呼吸支持治疗，纠正低氧血症

（1）氧疗可采用经面罩持续气道正压（continuous positive airway pressure，CPAP）吸氧，但大多需要借助机械通气吸入氧气。一般认为 $FiO_2$ > 0.6，但 $PaO_2$ < 8kPa（60mmHg），$SaO_2$ < 90% 时，应对患者采用呼气末正压通气 PEEP 为主的综合治疗。

（2）机械通气：①呼气末正压通气（positive end expiratory pressure，PEEP）；②反比通气（inverse ratio ventilation，IRV）；③机械通气并发症的防治。

2. 诱因治疗

羊水栓塞并发 ARDS，分娩中发生，迅速终止妊娠，纠正低氧血症、低血压。

3. 控制补液量：在维持适宜的血容量下控制补液量，产后出血过多，必须输血。输血切忌过量，滴速不宜过快，最好输新鲜血。在保证血容量、稳定血压前提下，要求出入液量轻度负平衡（−500 ~ −1 000mL/d）。为促进水肿液的消退，可使用呋塞米，每日 40 ~ 60mg。在内皮细胞通透性增加时，胶体可渗至间质内，加重肺水肿，故在 ARDS 的早期不宜给胶体液。若有低蛋白血症时，则需另行考虑。

4. 持续肾替代治疗　即 CRRT。

5. 糖皮质激素的应用

羊水栓塞引起的过敏反应，早期应用糖皮质激素可能有效。产科其他原因引起的ARDS，可常规应用激素。ARDS 伴有败血症或严重呼吸道感染忌用激素。

6. 其他治疗

（1）纠正酸碱和电解质紊乱。

（2）营养支持与监护，静脉营养可引起感染和血栓形成等并发症，应提倡全胃肠营养。ARDS 患者应在 ICU 中，动态监测呼吸、循环、水电解质、酸碱平衡等，以便及时调整治疗方案。

（马洪雁）

# 第十节　妊娠合并哮喘急性发作

## 一、概述

妊娠合并哮喘的急性发作是指在妊娠期，气促、咳嗽、胸闷等症状突然发生或症状加重，常有呼吸困难，以呼气流量降低为特征，常因接触变应原等刺激物或治疗不当所致。妊娠期支气管哮喘是哮喘管理中的一种特殊情况。这一特殊时期既要控制哮喘，使妊娠妇女顺利渡过妊期至分娩，又要避免药物对胎儿可能导致的危害。与哮喘完全控制的妊娠妇女相比，患严重哮喘或哮喘未控制的妊娠妇女更容易出现妊娠并发症，妊娠期哮喘发作与婴儿死亡、早产及低体重儿等不良事件具有明显的相关性，因此妊娠期哮喘的管理及合理的治疗非常重要。哮喘是妊娠妇女最常并发的慢性病，据文献报道妊娠合并哮喘的发病率为 1% ~4%，近几年发现其发病率有增加趋势。严重的哮喘发作甚至会危及孕妇和胎儿的生命。哮喘急性发作时其程度轻重不一，病情加重可在数小时或数天内出现，偶尔可在数分钟内即危及生命，故应对病情做出正确评估，以便给予及时有效的紧急治疗。

## 二、诊断

（一）临床表现

1. 有支气管哮喘史的妊娠妇女气促、咳嗽、胸闷等症状突然发生或症状加重。

2. 常有呼吸困难，以呼气流量降低为其特征，常因接触变应原等刺激物或治疗不当所致。

（二）辅助检查

1. 呼气峰流速（peak expiratory flow，PEF）及其变异率测定：PEF 可反映气道通气功能。哮喘发作时 PEF 下降。

2. 动脉血气分析：通气/血流比值失衡，可致肺泡 – 动脉血氧分压差（A-aDO$_2$）增大。严重发作时可有缺氧，PaO$_2$ 降低，由于过度通气使 PaCO$_2$ 下降，pH 上升。若重症哮喘，病情进一步发展 PaCO$_2$ 上升。

3. 胸部 X 线检查：早期在哮喘发作时可见两肺透明度增加，呈过度通气状态，如并发呼吸道感染，可见肺纹理增加及炎性浸润阴影。同时要注意肺不张、气胸或纵隔气肿等并发症的存在。

（三）分类诊断

哮喘急性发作根据临床特点分为：

1. 轻度哮喘急性发作：患者步行、上楼时气急，可平卧，呼气频率轻度增加，无三凹征，哮鸣音散在，呼吸末期可听到，$PaO_2$（吸空气）正常、$PaCO_2 < 45mmHg$，$SaO_2 > 95\%$，使用 β2 激动剂后（PEF）预计值大于 80%。

2. 中度哮喘急性发作：患者稍活动就气急，喜坐位，讲话时常有中断，有出汗、呼吸频率增加，可有三凹征，哮鸣音响亮、弥漫，使用 β2 激动剂后（PEF）预计值 60% ~ 80%，$PaO_2$（吸空气）$\geqslant 60gmmHg$，$PaCO_2 \leqslant 45mmHg$，$SaO_2$ 为 91% ~ 95%。

3. 重度哮喘急性发作患者休息时气急，呈端坐呼吸，只能讲单字，焦虑、烦躁、大汗淋漓、呼吸常大于 30 次/min，辅助呼吸肌活动和三凹征，哮鸣音响亮、弥漫，脉搏大于 120 次/min。PEF 预计值小于 60%，$PaCO_2 > 45mmHg$，$PaO_2 < 60mmHg$（吸空气），$SaO_2 \leqslant 90\%$。

4. 危重哮喘危性发作：不能讲话、嗜睡、意识模糊，胸腹矛盾运动，哮鸣音减弱乃至无，脉搏变慢或不规则，$PaCO_2 > 45mmHg$，$PaO_2 < 60mmHg$（吸空气），$SaO_2 \leqslant 90\%$，pH 降低。

（四）鉴别诊断

1. 左心衰竭引起的喘息样呼吸困难：发作时的症状与哮喘相似，但其发病机制与病变本质则与支气管哮喘截然不同。患者多有高血压、妊娠高血压疾病、风湿性心脏病和二尖瓣狭窄等病史和体征。阵发性咳嗽，常咳出粉红色泡沫痰，两肺可闻及广泛的湿啰音和哮鸣音，左心界扩大，心率增快，心尖部可闻及奔马律。病情许可做胸部 X 线检查时，可见心脏增大，肺淤血征，有助于鉴别。

2. 肺血栓栓塞症：也会突然出现呼吸困难。但之前妊娠妇女无支气管哮喘的病史，多有静脉血栓的危险因素，如血栓性静脉炎、心肺疾病、创伤、手术和肿瘤等病史，可发生咯血、晕厥，呼吸困难较明显，颈静脉充盈。X 线胸片示区域性肺血管纹理减少，有时可见尖端指向肺门的楔形阴影，动脉血气分析常见低氧血症及低碳酸血症。D – 二聚体、CT 肺动脉造影（CT pulmonary angiography，CTPA）、MRI 等可帮助鉴别。

3. 肺炎：也会出现呼吸困难。但患者常有发热、咳嗽、咳痰，胸部影像学示肺部有炎性病变且既往无支气管哮喘的病史可鉴别。

**三、治疗**

治疗疾病的同时要考虑药物对胎儿和孕妇的影响。2005 年发表的美国哮喘教育和预防组织（NAEPP）对"妊娠期哮喘管理的药物治疗建议"的更新文件中，重点推荐认可的药物包括：

（1）快速缓解症状用药：应用短效的吸入性β2受体激动剂如沙丁胺醇，能够快速缓解哮喘的症状，具有哮喘的妊娠妇女在任何时间段都可以使用这种药物。

（2）布地奈德：用于妊娠妇女的安全性比其他吸入激素好。但是没有数据证实妊娠期间使用其他吸入激素不安全。如果吸入激素能够控制患者的哮喘症状则可以连续使用，每天规律使用白三烯受体阻断剂、色甘酸钠或茶碱也是可以选择的治疗方案。

（3）重症、不能控制的妊娠期哮喘显示出明确的对母体和胎儿存在的危险，给予这样的患者口服激素治疗是正确的。

妊娠期哮喘急性发作期的治疗：

（1）积极吸氧，调节吸氧浓度，使动脉血气指标维持在动脉血氧分压（$PaO_2$）≥70gmmHg或血氧饱和度（$SaO_2$）≥95%。

（2）雾化吸入短效β2受体激动剂，开始60~90min内连续吸药3次，然后再每1~2h吸药1次。

（3）静脉给予甲泼尼龙1mg/kg，每6~8h给药1次，症状改善后逐步减量。

（4）静脉给予氨茶碱，负荷量为6mg/kg，维持量为0.5mg/（kg·h），调节给药量维持茶碱血药浓度在5~12g/mL。

（5）若上述治疗不佳，可皮下注射特布他林0.25mg。

（6）经过积极的治疗，若孕妇症状改善不明显，尤其是$PaO_2$<70mmHg者应严密监测血气变化。

（7）对严重哮喘且有生命危险的患者，需要进行气管插管和辅助通气治疗。

产科处理根据具体孕周、胎儿大小及家属的意愿、胎儿宫内情况决定，妊娠近足月且综合治疗哮喘控制不佳危及胎儿安全且综合评估可耐受手术的，建议手术终止妊娠；中期妊娠者，经治疗病情改善，胎儿宫内情况良好，则严密监护下继续妊娠。急性发作的患者经恰当处理后大部分都可以得到缓解和控制。

（马洪雁）

# 第十一节　妊娠合并脑血管疾病

## 一、概述

妊娠期的脑血管疾病又称脑血管意外、脑中风或脑卒中，是由脑部血液循环障碍，导致以局部神经功能缺失为特征的一组疾病。根据病理变化分为出血性脑血管病和缺血性脑血管病两大类。缺血和出血性脑卒中的最常见的原因为子痫。与非妊娠相比，妊娠期和产褥期脑血管意外发病的危险度增加，缺血性脑卒中的发病率约为(3~4)/10万，脑实质出血的发病率约为4.6/10万，蛛网膜下隙出血的发病率约为1/10 000~5/10 000，高于非妊娠。妊娠期生理性的血液高凝状态及某些并发症对脑血管疾病的发生有诱发和促进作用，严重时危及母胎生命，需要及时确诊并积极救治。

妊娠期脑血管意外的类别：

1. 妊娠期并发脑出血：子痫前期、子痫、脑血管畸形、合并血液系统疾病等都可以导致脑出血。

2. 妊娠合并高血压脑病：常见于妊娠期高血压疾病，是由于血压急骤升高，导致脑小动脉痉挛或脑血管调节功能失控，产生严重脑水肿的一种急性脑血管疾病。

3. 妊娠合并脑血栓形成和脑梗死：指在颅内外供应脑部的动脉血管壁发生病理性改变的基础上，在血流缓慢、血液成分改变或血黏度增加等情况下形成血栓，使其供应的脑组织发生缺血、缺氧、水肿和坏死。脑血栓形成的好发部位为颈总动脉、颈内动脉、基底动脉下段、椎基底动脉交界处、大脑中动脉主干、大脑后动脉和大脑前动脉等。梗死后脑组织发生软化和坏死。

**二、诊断与鉴别诊断**

（一）诊断依据

1. 临床表现：为突然或急性起病，多数有局灶表现，与非妊娠期相似。当在孕期及围生期出现：①原因不明的意识障碍；②进行性颅内压增高；③突发的头痛、恶心、呕吐；④急性发病的神经系统定位体征及频繁抽搐时，应高度怀疑脑血管意外。

2. 辅助检查：CT、MRI、血管造影可以明确诊断。但有少部分患者无明显局灶表现，以颅内压增高征象为主，因此对有产科危险因素者出现不明原因的头痛、呕吐、意识障碍等，应及时进行必要的影像学检查。

（二）分类诊断

1. 妊娠期并发脑出血

（1）临床表现：与出血的部位、出血量和出血灶的多少有关。主要表现为不同程度的偏瘫、意识障碍、头痛与呕吐、高热、瞳孔变化、呼吸与血压发生变化。

（2）辅助检查：脑脊液检查，颅内压力多数增高，并呈血性，但局限性脑出血脑脊液外观也可正常。头颅 CT 检查可显示出血部位、血肿大小和形状、脑室有无移位受压和积血以及出血性周围脑组织水肿等。脑血管造影、超声检查、脑电图有助于诊断。

2. 妊娠合并高血压脑病

（1）临床表现：为急骤起病，病情发展非常迅速。剧烈头痛、喷射性呕吐、视盘水肿、视网膜动脉痉挛并有火焰样出血和动脉痉挛以及绒毛状渗出物。意识障碍表现为嗜睡及至昏迷、精神错乱亦有发生。癫痫发作可为全身性或局限性发作、有的出现癫痫连续状态。其他脑功能障碍的症状如失语、偏瘫等。

（2）辅助检查：脑电图可见弥散慢波和（或）癫痫性放电。颅脑 CT 扫描可见因脑水肿所致的弥漫性白质密度降低。

3. 妊娠合并脑血栓形成和脑梗死

（1）临床表现：常在安静时或睡眠中发病，1～3d 内症状逐渐达到高峰，可一次或多次短暂缺血发作。妊娠合并脑血栓的局限性神经症状变异较大，与血管闭塞的程度、闭塞血管大小、部位和侧支循环的好坏有关。

（2）辅助检查：脑血管造影可发现血管狭窄或闭塞的部位和程度。头颅 CT 扫描在病灶处可见到低密度区。MRI 检查则可在早期发现梗死部位。

（三）鉴别诊断

癫痫大发作时，全身抽搐、意识丧失、咬舌、大小便失禁为其典型表现，而脑动脉梗死时却罕见；癫痫发作通常不具备定位性的神经症状与体征。

## 三、治疗

妊娠期及产褥期脑血管疾病严重危及母体和胎儿的生命，需要多学科合作，特别是产科和神经内科、神经外科密切合作协同处理。

（一）妊娠合并脑血管疾病的一般处理

保持安静，减少搬动及干扰，头部抬高，头部敷冰袋，保持局部低温，减少出血及降低局部脑代谢率。保持呼吸通畅，防止误吸，根据血氧合状态监测进行氧疗。禁用抑制呼吸的药物。

（二）妊娠合并脑血管疾病的产科治疗

当脑出血诊断明确，有开颅手术的适应证和条件时应及时手术，至于开颅手术的时机应与神经外科医生商议，可在剖宫产术前或术后，或同时进行。但是何时行剖宫产终止妊娠，应该同时考虑孕周以及脑血管意外的原发病，综合考虑决定是否终止妊娠。

（三）妊娠合并脑血管疾病的专科治疗

1. 妊娠期并发脑出血

（1）止血治疗；

（2）降低颅内压；

（3）手术治疗：开颅清除血肿术或行血肿穿刺疗法。无论是产前还是产后的脑出血，如有手术指征应尽早进行。

2. 妊娠期合并高血压脑病：妊娠期合并高血压脑病大多继发于妊娠期高血压疾病，解痉、镇静治疗同妊娠期高血压疾病。子痫前期、子痫患者控制血压极为重要。

3. 妊娠并发脑血栓脑梗死：应以尽早改善脑缺血区的血液循环、促进神经功能恢复为原则。

（1）缓解脑水肿：可用脱水剂或利尿剂，但剂量不宜过大，时间不宜过长，以防脱水过度导致血容量不足和电解质紊乱等；

（2）扩血管治疗：应慎用脑血管扩张剂；

（3）溶栓治疗；

（4）抗凝治疗。

（马洪雁）

# 第十二节　妊娠合并脑炎

## 一、概述

脑炎是病原微生物侵犯中枢神经系统引起的急、慢性炎症性（非炎症性）疾病，并伴有神经系统功能障碍的临床症状。中枢神经系统感染性疾病种类繁多，其中以病毒性脑炎最常见。在接诊脑炎患者时，应进行病原学诊断。妊娠期机体免疫功能降低，亦是患本病的诱因，终止妊娠可使机体内分泌及神经系统调节机能恢复正常，增强机体本身抗病毒能力。

## 二、诊断与鉴别诊断

（一）临床表现

1. 急性起病：前驱期有发热、头痛、肌痛等全身不适，1/4 的病人有口、生殖器、皮肤、黏膜疱疹史。

2. 临床常见症状有：头痛、呕吐、轻微的人格和意识改变，轻偏瘫、偏盲、共济失调、脑膜刺激征。

3. 部分患者可因精神行为异常为首发或唯一症状就诊于精神科。病情在数日内快速进展，表现出意识障碍及局灶性神经系统损害体征。重症患者可因广泛脑实质性损害及脑水肿引起颅高压而脑疝死亡。

（二）辅助检查

血常规、脑电图、头颅影像学检查、脑脊液常规、CT、病原学检查有助于诊断。

（三）鉴别诊断

应与中枢神经系统其他感染性疾病鉴别，并排除产科疾患（如子痫等）。

## 三、治疗

早期诊断和治疗是降低本病死亡率的关键。抗病毒治疗、对症治疗、全身支持可使患者恢复良好。妊娠早期合并脑炎，建议终止妊娠。中晚期妊娠者可在病情稳定后再决定是否终止妊娠。

（马洪雁）

# 第十三节  妊娠期获得性免疫缺陷综合征

## 一、概述

获得性免疫缺陷综合征（acquired immune deficiency syndrome，AIDS），即艾滋病，是由人类免疫缺陷病毒（human immunodeficiency virus，HIV）引起的性传播疾病。HIV 可引起 T 淋巴细胞损害，导致持续性免疫缺陷，多个器官出现机会性感染及罕见恶性肿瘤，最后导致死亡。女性感染呈上升趋势，HIV 合并妊娠的发生率为 0.3% ~ 2%，未经治疗的高流行区 HIV/AIDS 母婴传播率为 33% ~ 35%。

## 二、诊断与鉴别诊断

（一）分期诊断

1. 临床 I 期（无症状期）

（1）流行病学：不安全性生活史；静脉注射毒品史；输入未经 HIV 抗体检测的血液及血液制品史；HIV 抗体阳性者所生子女；其他（如职业暴露或医源性感染）。

（2）临床表现：常无任何症状，呈潜伏期，但可以有全身淋巴结肿大。

2. 临床 II 期（轻度疾病期）

（1）流行病学：同临床 I 期。

（2）临床表现：体重减轻 <10%；反复发作的上呼吸道感染；带状疱疹；口角炎；反复口腔溃疡；脂溢性皮炎；瘙痒性丘疹性皮炎；真菌性甲炎。

3. 临床 III 期（中度疾病期）

（1）流行病学：同临床 I 期。

（2）临床表现：①不明原因持续不规则低热；②近期内（3 个月内）体重减轻 10% 以上，且持续腹泻（每日达 3 ~ 5 次）一个月以上；③口腔或内脏的白色念珠菌感染；④严重的细菌性感染如肺炎、败血症等；⑤急性坏死性溃疡性口腔炎、牙龈炎、牙周炎；⑥无原因的贫血（Hb <8g/L）白细胞减少（<0.5×10^9/L）血小板减少（<50×10^9/L）。

4. 临床 IV 期（严重疾病期）

（1）流行病学：同临床 I 期。

（2）临床表现：

①HIV 消耗症；

②卡氏肺孢子虫肺炎；

③巨细胞病毒感染；

④弓形虫脑病；

⑤皮肤黏膜或内脏的卡波西肉瘤；

⑥新型隐球菌脑膜炎或隐球菌肺炎；

⑦青霉菌感染；

⑧复发性败血症；

⑨反复发生的细菌性肺炎；

⑩淋巴瘤；

⑪活动性结核病或非结核分枝杆菌病；

⑫反复发生的疱疹病毒感染；

⑬中青年患者出现痴呆症等。

（二）辅助检查

1. HIV 抗体检测：由阴性转阳性。在感染早期，血清 HIV 抗体阴性，多在被感染 2 ~ 6 周左右抗体转阳，极少数延长至 3 ~ 6 个月才出现抗体。

2. 血浆中 HIV – RNA 阳性。

3. CD4 细胞计数：CD4 细胞计数 < 350/μL 为 HIV 感染免疫功能低下。

（三）鉴别诊断

因 HIV 感染导致的免疫缺陷可致多脏器的病变，病变多样，但主要与传染性单核细胞增多症、血液病、中枢神经系统疾病、原发性免疫缺陷病以及药物原因、恶性肿瘤或严重营养不良造成的免疫功能不全相鉴别。

### 三、治疗

（一）一般治疗

对 HIV 感染和艾滋病患者给予积极的心理治疗，嘱其注意休息，加强营养及劳逸结合，避免传染他人。

（二）机会性感染的防治

使用复方新诺明对感染艾滋病的孕妇与儿童进行预防机会性感染的治疗，用药期间注意副作用。

（三）应用抗艾滋病病毒药物

1. 对于处于艾滋病临床 I 期或 II 期，免疫功能相对较好，$CD^{+4}T$ 淋巴细胞计数 > $350/mm^3$ 的艾滋病感染孕产妇，建议采用预防性抗病毒用药方案；对于处于艾滋病临床 III 期或 IV 期，$CD^{+4}T$ 淋巴细胞计数 ≤ $350/mm^3$ 的艾滋病感染孕产妇，建议采用治疗性抗病毒用药方案。在应用抗病毒药物前及用药过程中，医务人员应为感染孕产妇及所生儿童提供持续的咨询指导及相关监测，提高用药依从性；定期进行血常规、尿常规、肝功能、肾功能、$CD^{+4}T$ 淋巴细胞计数、必要时进行病毒载量等检测，密切关注可能出现的药物副作用，并提供必要的处理或转介服务。

2. 孕产妇预防性应用抗病毒药物

（1）孕期和分娩时：自妊娠孕 14 周（或此后发现感染即刻）开始口服齐多夫定

（AZT）300mg＋拉米夫定（3TC）150mg＋洛匹那韦/利托那韦（克力芝）（LPV/r）400/100mg，2次/d；或者AZT 300mg＋3TC 150mg，2次/d，依非韦伦（EFV）600mg，1次/d，直至分娩结束。

（2）分娩后：若选择人工喂养，产妇可在分娩结束后停止抗病毒药物的应用；若选择母乳喂养，产妇持续应用抗病毒药物至停止母乳喂养后一周。

3. 孕产妇治疗性应用抗病毒药物：尽早开始服用AZT 300mg＋3TC（拉米夫定）150mg＋NVP（奈韦拉平）200mg，2次/d或者AZT300mg＋3TC（拉米夫定）150mg，2次/d，EFV（依非韦伦）：600mg/次，1次/d。既往未接受治疗的临产HIV感染孕妇，应在产时静脉给予齐多夫定。

4. 艾滋病感染孕产妇所生婴儿用药：不论哪种产前抗反转录病毒治疗方案，建议在产时和新生儿期使用奈韦拉平或齐多夫定，齐多夫定在分娩后尽快应用，最好是出生后的6~12h，持续至出生后4~6周。

（四）分娩方式

1. 医务人员应为艾滋病感染孕产妇提供安全的助产服务，尽量避免可能增加艾滋病母婴传播危险的会阴侧切、人工破膜、使用胎头吸引器或产钳助产、宫内胎儿头皮监测等损伤性操作，减少在分娩过程中母婴传播艾滋病病毒的概率。

2. 避免紧急剖宫产，必要时选择择期剖宫产，规范服用抗病毒药物者不主张行剖宫产术。

3. 对于HIV病毒载量水平持续处于可检测水平以下者，目前无任何资料显示择期剖宫产会进一步降低传染风险，与阴道分娩相比，剖宫产有增加产妇并发症的风险，如术后感染、麻醉及其他外科手术风险。术后应注意感染和并发症的预防。

4. 择期剖宫产的孕妇，一般时机选择在妊娠38周，以减少自发破膜或临产发动可能性。

（五）提供科学的婴儿喂养咨询、指导

对艾滋病感染母亲所生儿童提倡人工喂养，杜绝混合喂养。医务人员应与艾滋病感染孕产妇及其家人就人工喂养的接受性、知识和技能、负担的费用、是否能持续获得足量、营养和安全的代乳品、及时获得医务人员综合指导和支持等条件进行评估。对于具备人工喂养条件者尽量提供人工喂养，并给予指导和支持；对于因不具备人工喂养条件而选择母乳喂养的感染产妇及其家人，要做好充分的咨询与指导，告知其坚持纯母乳喂养，喂养时间最好不超过6个月，并积极创造条件，尽早改为人工喂养。

（六）为艾滋病感染孕产妇所生儿童提供随访与艾滋病检测

在艾滋病感染母亲所生儿童满1、3、6、9、12和18月龄时分别对其进行随访，提供常规保健、生长发育监测、感染状况监测、预防营养不良的指导、免疫接种等服务，并详细记录儿童随访的相关信息。艾滋病感染所生儿童最早可在6周开始艾滋病早期诊断，常规在12个月时进行HIV抗体筛选检测。

（马洪雁）

# 第六章 孕产期严重外科并发症

## 第一节 孕产期合并急性阑尾炎

### 一、概述

急性阑尾炎是妊娠期较常见的外科并发症。妊娠期阑尾的解剖位置发生改变使阑尾炎的临床表现不同于非孕者，加之妊娠期阑尾炎易发生穿孔，因此早期诊断极为重要。随着子宫的增大，阑尾位置逐渐向上、向外移位。妊娠 3 个月末，阑尾基底部位于髂嵴下 2 横指；5 个月末，在髂嵴水平；8 个月末，到髂嵴上 2 横指；产后 10d，恢复至原来位置。若孕妇阑尾肠系膜较短或慢性阑尾炎发生粘连，则阑尾不随妊娠子宫增大而移位。

阑尾炎的始动因素是阑尾腔的畸形梗阻。梗阻最常见的原因是粪石，在 40% 单纯性的急性阑尾炎、65% 的坏疽性阑尾炎和 90% 的复发性阑尾炎标本中，均可发现粪石。其他致病因素包括淋巴水肿、浓缩的钡剂、肠道蛔虫、阑尾肿瘤、炎性肠道疾病、结核和阿米巴等。

最初由阑尾张力增高所致的疼痛是模糊的，常在脐周区；继而当阑尾收缩趋于梗阻穿孔时，会出现绞痛；由于累及浆膜和局部腹膜，4~6h 以后以躯体痛为主，躯体痛随阑尾的位置而有所不同。妊娠早期，疼痛部位与非妊娠期相似；妊娠中、晚期，腹部疼痛区域和压痛不在右下腹，而是随着子宫增大而相应上移。阑尾穿孔时，局部腹膜炎将进展为弥漫性腹膜炎，污浊的感染物溢入腹腔，通过右结肠旁沟扩散至道格拉斯腔和肝下间隙。如果腹膜和临近肠管充分覆盖穿孔，可能不会出现弥漫性腹膜炎。阑尾炎无特异消化道症状，与正常妊娠早期的症状相似。在妊娠和非妊娠的情况下均可出现尿频、尿急。阑尾炎早期，右局限性腹膜炎的患者体温很少超过 38℃，穿孔则可出现高热。患者可出现局限性压痛、腹肌紧张，局部反跳痛也较常见，还可能出现对侧放射性的反跳痛。弥漫性腹膜炎可出现全腹压痛、肌紧张和反跳痛。

### 二、诊断与鉴别诊断

（一）临床表现

1. 多数病人仍有转移性右下腹痛的特点（约占 70%~80%）。

2. 急性阑尾炎早期体温正常或轻度升高，一般低于 38℃。若高于 39℃，考虑有阑尾穿孔可能。

3. 右下腹压痛点可随妊娠期限不同而改变，妊娠早期腹部压痛点与一般阑尾炎相似，妊娠中、晚期由于子宫增大，阑尾位置改变，使腹部压痛点也随之改变。

4. 妊娠中、晚期右下腹压痛不明显时，Bryan 试验和 Alders 试验有助于诊断。

（二）辅助检查

1. 影像学检查：B 超是妊娠期阑尾炎必检的辅助诊断手段，超声检查可发现肿大的阑尾呈多层管状结构。

2. 血白细胞和中性粒细胞呈动态升高。

（三）鉴别诊断

1. 卵巢囊肿蒂扭转：多见于妊娠早、中期及产后，常有下腹部包块史，表现为突发性、持续性下腹痛，如肿瘤血运受阻，肿瘤坏死，可有局限性腹膜炎表现。双合诊检查，可触及囊性或囊实性包块，有触痛，B 超有助鉴别。

2. 右侧输卵管妊娠：病人停经后可有少量不规则阴道出血，持续性下腹痛和肛门坠胀感。双合诊检查，宫颈举痛明显，后穹隆可饱满、触痛，右附件区可触及包块。B 超未探及宫腔内孕囊，并显示盆腔内有液性暗区，如后穹隆穿刺抽出不凝血，即可确诊。

3. 妊娠中晚期：妊娠中晚期注意与右侧卵巢囊肿蒂扭转、右侧急性肾盂肾炎、右侧输尿管结石、急性胆囊炎相鉴别。妊娠晚期疼痛位于右上腹，还需与先兆临产、胎盘早剥、妊娠期急性脂肪肝、子宫肌瘤红色变性等相鉴别。

三、治疗

妊娠期急性阑尾炎应强调早期诊断并及时手术治疗。

1. 不论孕周和病变程度如何，一经确诊，应立即手术。对高度怀疑急性阑尾炎者，应积极剖腹探查，以免延误治疗。

2. 临产期急性单纯性阑尾炎可先采取非手术治疗，待分娩后视情况决定处理方案。如症状未缓解或有复发可能，应择期切除阑尾；如为化脓、坏疽性阑尾炎，应及时切除阑尾，以便在术后自然分娩，亦可先行腹膜外剖宫产，随之在右侧腹膜开一小口，切除阑尾；如明确诊断为阑尾穿孔和（或）腹膜炎，则更应行腹膜外剖宫产和阑尾切除术，并行腹腔冲洗、引流。

3. 手术前应给予支持治疗。

4. 开腹探查手术的目的

（1）明确诊断。

（2）切除阑尾及周围脓肿。

（3）引流脓液，去除中毒、休克的来源。

（4）预防并发症，酌情冲洗腹腔，在易发生脓肿的膈下、肝下、小网膜囊及盆腔等处放置引流。手术时垫高右臀，使患者稍呈左侧卧位，切口应根据子宫大小、病变部位加以选择。

5. 腹腔镜的应用：对妊娠期阑尾炎的患者，具有切口小、疼痛轻、刺激小和住院时间短等优点。国外报道认为，在孕期施行此种手术安全。由于妊娠期阑尾炎的特殊性，腹腔镜手术要掌握严格的适应证。

目前认为妊娠期急性阑尾炎腹腔镜手术的适应证：

（1）急性单纯性阑尾炎。

（2）化脓性阑尾炎尚未穿孔或无腹膜炎者。

（3）复发性阑尾炎既往无穿孔或脓肿史者。

（4）阑尾炎诊断尚有可疑，不能除外宫外孕、急性输卵管炎、卵巢囊肿蒂扭转者。

相对禁忌证：

（1）妊娠晚期阑尾炎因为子宫过大而暴露困难、影响手术视野及器械操作，不耐受大量气腹，有脓液时引流不畅。

（2）有流产危险，特别是有习惯性流产、死胎或胎盘早剥史者。

（阿达来提·艾麦尼牙孜）

# 第二节　孕产期合并急性胆囊炎与胆石症

## 一、概述

妊娠期急性胆囊炎和胆石症的发病率仅次于急性阑尾炎，较非孕期高，70% 急性胆囊炎合并胆石症。以胆结石为主要原因的胆管急性梗阻及继发的胆囊炎症引起的典型急性腹痛称为胆绞痛。

孕妇胆道疾病较非孕期增多。其原因是：①胆囊容积增大，排空延迟；②孕妇血中胆固醇增加使胆汁中胆固醇饱和度增加，胆酸、胆盐的可溶性亦发生改变，可增加胆固醇结晶形成结石的机会，使原有结石变大、数目增多。

90% 的胆囊出口梗阻是由结石嵌顿引起，梗阻后胆汁淤积，胆囊增大，内压增高，血管和淋巴管受压致血运不良，发生缺血性坏死，甚至穿孔。

由于胆囊壁的缺血、坏死和抵抗力下降，半数以上患者于发病 1 周后继发细菌感染，引起急性炎症。

妊娠期急性胆囊炎的临床表现与非妊娠期基本相同。常在夜间或进食油腻食物后发病，表现为突然右上腹和（或）中上腹出现阵发性绞痛，常放射至右肩或背部，并常出现恶心、呕吐等消化道症状。约 80% 的患者有寒战、发热，其严重程度与炎症范围及病情发展有关，重者可伴有感染性休克、败血症等严重并发症。约 25% 的急性胆囊炎患者出现黄疸。由结石、炎症、Oddi 括约肌痉挛引起。严重感染或治疗不及时，可出现感染性休克、多脏器功能衰竭、昏迷甚至死亡。患者右上腹部膨隆、压痛，腹式呼吸受限，右季肋部有叩击痛，墨菲征阳性，可有腹肌紧张、全腹压痛及反跳痛。炎性肿大的胆囊与邻近网膜粘连或脓肿形成时，在发作48h后，可触及有压痛的肿块。妊娠晚期，病变部位受增大的子宫及子宫收缩掩盖，腹部体征可不典型。

## 二、诊断与鉴别诊断

### （一）临床表现

妊娠期急性胆囊炎的临床表现与非孕期基本相同。

1. 腹痛多在夜间或者进食油腻食物、劳累后发作，突然出现中上腹或右上腹绞痛，阵发性加重，并可向右肩背或右肩胛骨下放射。

2. 早期可无发热，随病情发展可出现不同程度的发热。

3. 常有恶心、呕吐、腹胀和食欲不振等消化道症状，呕吐多以胆汁为主，发生于妊娠早期者，应警惕误认为早孕反应。

4. 约1/3的病人因胆囊周围肝组织及胆管炎症、水肿或梗阻，出现不同程度的黄疸。

5. 右上腹胆囊区有压痛、肌紧张，有时胆囊区深吸气时有触痛（Murphy征阳性，该体征在孕妇并不多见），并常在右肋缘下触及有触痛的肿大的胆囊。若可以触及张力很大的胆囊或者体温在39~40℃，病情不缓解，应当考虑胆囊坏死、穿孔的危险性增大，有可能引起腹膜炎。

### （二）辅助检查

1. 血常规：白细胞升高，可伴核左移；如并发胆囊坏死、穿孔时，白细胞可达 $20 \times 10^9/L$ 以上。AST、ALT、胆红素升高。但应注意，正常妊娠也可有白细胞和 AKP 升高。

2. 影像学检查：B超可见胆囊壁增厚及体积增大，并可见胆结石征象。但注意胆囊发生穿孔后体积可缩小。

### （三）鉴别诊断

1. 妊娠合并急性胰腺炎：中上腹疼痛并向腰背部放射，血清、尿和腹腔穿刺液淀粉酶升高，影像学检查提示胰腺肿大。

2. 胃、十二指肠溃疡穿孔：妊娠期较少见。表现为突然出现的刀割或烧灼样的剧烈腹痛，腹膜刺激征较严重。立位 X 线检查见膈下游离气体，有助于鉴别。

3. 妊娠晚期合并急性阑尾炎：腹痛可位于右上腹，常无明显的转移性右下腹痛，B 超检查没有胆囊炎及胆石症表现。

4. 重度子痫前期也可表现为右上腹痛和肝功能异常，但有血压升高、蛋白尿、水肿等表现。B 超检查可助鉴别。

5. 妊娠期急性脂肪肝多在妊娠晚期发病，可有上腹痛、黄疸、肝功能改变，但尿胆红素常阴性，低血糖；B 超可提示肝脏的改变，但无胆囊炎及胆石症的征象；病情发展迅速。

## 三、治疗

（一）治疗原则

急性胆囊炎合并胆结石的最终治疗方法是手术治疗。发生于妊娠期，通常采用保守治疗、缓解症状、控制感染和预防并发症。近年来，由于急性胆囊炎及胆结石保守治疗的复发率较高，倾向于发病早期积极手术治疗。一旦再发，容易引起流产及早产，且手术更加困难。

（二）非手术治疗

1. 控制饮食：发作期胃肠减压、禁食，缓解期给予高蛋白、低脂肪、低胆固醇饮食。

2. 支持治疗：补充营养，维持水、电解质平衡。

3. 镇静、解痉、镇痛。

4. 抗感染：应用高效广谱抗生素。头孢菌素类在胆汁中浓度较血液高且对胎儿无不良影响，应作为首选抗生素。

（三）手术治疗

25%～50%的患者由于症状持续而最终需要手术治疗。

1. 手术指征

（1）非手术治疗无效，且病情加重。

（2）有梗阻性黄疸，胆总管结石。

（3）妊娠期胆绞痛反复发作3次以上者。

（4）病情危重，难以与急性阑尾炎区别者。

（5）出现严重的并发症，如胆囊坏疽、胆囊穿孔、腹膜炎。

2. 手术时机：妊娠早期手术增加流产率，且药物、麻醉可能影响胚胎及胎儿；妊娠晚期增大的子宫影响手术。目前认为，妊娠中期是最佳手术时机，其他时期应权衡利弊慎重选择。

3. 手术方式：包括腹腔镜或开腹手术行胆囊切除、胆囊造口术，内窥镜下逆行胰胆管造影术（endoscopic retrograde cholangiopancreatography，ERCP）及内镜下Oddi括约肌切开术（endoscopic sphincterotomy，EST）。研究表明，对于初发患者，手术治疗相比非手术治疗有更好的母儿结局。近年来，国外学者认为妊娠期腹腔镜下胆囊切除术（laparoscopic cholecystectomy，LC）是安全、有效的治疗方法，但需要术者具备娴熟的手术技巧，以减少手术并发症的发生，而且与开腹行胆囊切除术（open cholecystectomy，OC）相比，患者更易接受。胆囊造口术主要适用于病情危急、一般情况极差而不能耐受较长时间手术者，或手术中发现局部解剖关系不清、粘连严重者，需待病情好转后再行胆囊切除术。妊娠期急性胆囊炎及胆结石患者有10%可并发胆总管梗阻。在妊娠中、晚期，建议行ERCP诊断的同时行EST取出结石，数日后再行LC，尤其对并发胆源性胰腺炎患者，因为内窥镜下胆总管结石取出术后采用非手术治疗约有一半患者出现再发症状。

对于妊娠期合并急性胆囊炎及胆结石，应在治疗疾病同时兼顾母儿双方，做好胎儿的监测，预防流产、早产。无产科指征者，不考虑终止妊娠。　　　　（阿达来提·艾麦尼牙孜）

# 第三节　孕产期合并急性胰腺炎

## 一、概述

急性胰腺炎是由胰腺消化酶对胰腺自身消化所致的急性化学性炎症，可发生于任何年龄，但以青壮年多见。孕期可发生于妊娠的任何阶段。妊娠期急性胰腺炎较罕见，发病率为 1/（1 000～10 000），一般多发生于妊娠晚期及产褥期，具有发病急、并发症多、病死率高的特点。胆道疾病以及高脂血症是其主要病因。

妊娠期胆石性急性胰腺炎和高脂血症性急性胰腺炎的临床过程相似，其临床表现由于病理变化不同而轻重不一。恶心、呕吐、上腹疼痛为急性胰腺炎的三大症状。95% 的患者有上腹部疼痛，疼痛部位多在中上腹部偏左，可放射到腰背部；90% 有恶心、呕吐，呕吐后不能使疼痛减轻；其次有发热、休克、黄疸、消化道出血等；10% 的患者有肺部表现，可表现为低氧血症，严重者可发展至成人呼吸窘迫综合征。水肿性胰腺炎腹部体征较少，仅有上腹部压痛、腹胀，无肌紧张与反跳痛；出血坏死型胰腺炎上腹部压痛明显，并有肌紧张与反跳痛，肠鸣音减弱或消失，移动性浊音（+），腹水多呈血性或紫褐色。

## 二、诊断与鉴别诊断

### （一）临床表现

妊娠期急性胰腺炎的诊断同非孕期，但由于妊娠期症状体征不典型，使诊断较非孕期困难。

1. 90% 以上患者有突发性上腹剧痛，多为于左、中上腹，并向左腰背部放射。同时伴有恶心呕吐，呕吐后疼痛症状不减轻。

2. 腹胀程度不一，严重时有大量腹腔积液。

3. 发热，早期在 38℃ 左右，若继发感染，常出现弛张型高热。

4. 若伴有休克、黄疸、消化道出血等症状常提示病情严重，有出血坏死性胰腺炎存在。

5. 不同程度的腹膜刺激症状。病情严重时脐周皮下出现瘀斑，为 Culen 征；腰肋部皮下出现瘀斑，为 Grey-Turner 征。

### （二）辅助检查

1. 血清淀粉酶：90% 以上的病人血清淀粉酶升高，Somogyi 法测定值大于 500U，有早期诊断意义。

2. 尿淀粉酶升高：Winslow 法测定尿淀粉酶超过 250U 时有临床诊断意义。

3. 血钙降低：若低于 2mmol/L，说明病情严重。

4. 血糖升高：若血糖持续升高不降，提示病情严重。

5. 常有脂肪酶升高，对于晚期重症病人，持续增高的血清脂肪酶有诊断意义。

6. 动脉血氧分析：$PaO_2 < 8.0kPa$（60mmHg）、呼吸频率 $>35/min$ 时，要考虑急性间质性肺水肿或急性呼吸窘迫综合征（acute respiratory distress syndrome，ARDS）的可能。

7. 血白细胞计数、红细胞比容、血清胰蛋白酶、淀粉酶/肌酐清除率、血脂、胆红素、AKP 等均可增高。

8. 影像学检查：B 超对胰腺肿大程度、有无囊性病变、腹腔渗出液有诊断意义，可以了解胆囊、胆道情况。对胆石症有较好的影像表现，且对胎儿影响小，故为首选。CT 扫描可直接显示胰腺坏死及胰外侵犯情况，是非妊娠状态下的首选及主要诊断手段。但妊娠期可能对胎儿造成不良影响，应根据病情慎重选择。

（三）分类诊断

1. 妊娠合并急性水肿型（轻型）胰腺炎 88% ~97% 的妊娠合并急性胰腺炎属于该型。轻型主要变化为：胰腺局限或弥漫性水肿、肿大变硬、表面充血、包膜张力增高。该型病情较平稳、死亡率低。

2. 妊娠合并急性出血坏死型（重型）胰腺炎 重型主要变化为胰腺高度充血水肿，呈深红、紫黑色。镜下见胰腺组织结构破坏，有大片出血坏死灶，大量炎症细胞浸润。该型病程凶险、并发症多（休克、腹膜炎、败血症）、死亡率高，甚至可在发病数小时内死亡。

（四）鉴别诊断

1. 妊娠合并急性胃肠炎：多有不洁饮食史。恶心、呕吐、常伴腹泻，有阵发性上腹或脐周疼痛，但不如急性胰腺炎剧烈。肠鸣音亢进，无腹膜刺激征，淀粉酶、脂肪酶正常。

2. 妊娠合并肠梗阻：阵发性或持续性腹痛，呕吐物常为宿食，可有粪样臭味。腹部可见肠型，肠鸣音亢进，有气过水声，腹膜刺激征多不明显，腹部 X 线检查可见肠腔内有气液平面。

3. 妊娠合并上消化道穿孔：多有溃疡病发作史，全腹疼痛，腹肌紧张呈板状，有弥漫性腹膜炎表现。立位腹部透视多有膈下游离气体。血清淀粉酶无明显升高。

4. 妊娠合并急性胆囊炎：多有胆道结石病史，疼痛以右上腹部明显，可放射至右肩，多反复发作。右上腹有深压痛，Murphy 可阳性，多无腹肌紧张。结合 B 超可以鉴别。合并急性胰腺炎时，同时出现后者症状和体征。

5. 重度子痫前期：也可表现为上腹痛，但有血压升高、蛋白尿、水肿等表现。肝功能可异常，血、尿淀粉酶不升高。B 超检查可助鉴别。

三、治疗

妊娠合并急性胰腺炎的治疗与非妊娠期基本相同，以内科综合治疗为主，必要时需手术。所有病人予以病情监护，重症者需在重症监护室进行治疗，注意生命体征变化。同时加强对胎儿的监测，是否终止妊娠，应个体化处理。

（一）保守治疗

1. 禁食、胃肠减压。

2. 抑制胰酶分泌及抗胰酶的药物应用：西咪替丁可抑制胃酸分泌；胰肽酶能抑制胰蛋白酶、纤维蛋白溶酶及酶原的激活因子；生长抑素类制剂如奥曲肽皮下注射，但由于对胎儿可能有潜在的影响，目前国际上对该药是否应用仍未做出明确规定。

3. 止痛、解痉：首选盐酸哌替啶，解痉常用托溴胺。治疗同时需注意胎心变化及肠蠕动情况。

4. 支持治疗：静脉营养支持，每日输液应根据液体出入量及热量需求计算，并注意补充电解质，维持水和电解质平衡。

5. 预防感染：注意选用对胎儿没有影响且能通过血胰屏障的广谱抗生素，可选用头孢类、氨苄西林等。

6. 血液滤过治疗：高容血液滤过对高脂血症性重症胰腺炎有效。

（二）手术治疗

1. 手术指征：妊娠合并急性胰腺炎手术治疗效果有限，并不能减少并发症或改善预后，但出现以下情况时应予手术：急性坏死性胰腺炎、胰腺脓肿、化脓性腹膜炎经保守治疗无效；急性期腹腔内大量渗出，腹内压明显增高；合并胆道梗阻。

2. 手术方式：包括胰腺本身的手术和胰腺炎相关的胆道疾病的手术，如病灶清除或切除，局部灌洗引流，胆源性者要解除胆道疾病。合并胆道梗阻时，若有条件推荐行内镜下Oddi括约肌切开、取石和鼻胆管引流术。

3. 手术时机：一般选择妊娠中期或产褥期。妊娠晚期主张积极保守治疗待分娩后再手术，但若病情难以控制可予手术，此时如果增大的子宫妨碍手术进行，可先剖宫产再行胰腺手术。

4. 术后注意事项：手术后仍应继续保守治疗，以利病情好转；加强胎儿监测，注意保胎治疗。

（三）产科处理

1. 治疗胰腺炎同时应积极保胎治疗：妊娠不足 34 周者，予地塞米松促胎肺成熟。

2. 适时终止妊娠：一般来说妊娠合并急性胰腺炎并不是立即终止妊娠的适应证，合并急性重症胰腺炎时是否终止妊娠尚无定论，应个体化处理。足月或妊娠晚期估计胎儿出生后可存活者，可予剖宫产终止妊娠；流产或早产难以避免，死胎、胎儿宫内窘迫（估计胎儿娩出后可存活）或已临产者应尽快终止妊娠。

3. 终止妊娠的方法：一般选择剖宫产；如果孕妇已临产，胎儿小、产程进展顺利且无胎儿窘迫征象，可经阴道分娩；死胎者尽快引产。

（阿达来提·艾麦尼牙孜）

# 第四节　孕产期合并胃、十二指肠溃疡穿孔

## 一、概述

胃、十二指肠溃疡病在致病因素影响下进一步向深层发展，侵犯肌层、浆膜层，穿通胃、肠壁是该病的严重并发症。

妊娠晚期、分娩期及产褥早、中期常表现为反酸、嗳气、恶心、呕吐，胃痛具有明显的节律性。胃溃疡发作常于餐后0.5~1h开始，持续1~2h，不因进食而缓解；十二指肠溃疡常于餐后3~4h发作，表现为餐后延迟痛、饥饿痛及夜间痛。疼痛多为烧灼痛或钝痛，周期性发作，与饮食、情绪、季节有关，多数患者上腹部有局限性压痛点。情绪激动、过度疲劳及暴饮暴食为溃疡出血、穿孔的诱发因素。溃疡穿孔时，发生剧烈的刀割样剑突下疼痛，与原来胃痛的性质和程度不同，而且迅速扩散到全腹，引起化学性腹膜炎。有时消化液于增大的子宫右侧沿升结肠旁沟向下流至右下腹，引起右下腹疼痛。患者常出现面色苍白、出冷汗、肢体发冷、脉搏细速等休克症状。伴随腹痛常有持续性呕吐，数小时后，腹痛可稍缓解。经6~8h后，由于病原菌滋长，演变为细菌性腹膜炎，症状又逐渐加重。

## 二、诊断与鉴别诊断

### （一）临床表现

1. 病史：既往有胃溃疡病史，穿孔前可伴有胃部不适感或饮食不当等诱因。

2. 症状：突发上腹部的剧烈腹痛，呈持续性并伴有阵发性加重，刀割样或烧灼样锐性疼痛，迅即蔓延全腹。

3. 体征

（1）患者翻身呼吸受限，取平卧姿态。

（2）全腹压痛、反跳痛、肌紧张等腹膜刺激症状非常明显，以上腹部更为严重。

（3）因穿孔，气体进入腹腔产生气腹，在站立或半卧位时膈下积气，叩诊肝浊音界缩小或消失。

（4）穿孔后6~8h出现发热、脉率增速等征象。

（5）脓毒血症时出现严重感染性休克。

溃疡大出血的主要症状是：①急性大呕血或柏油样便，迅猛而大量的十二指肠溃疡出血也可以出现色泽较鲜红的血便；②呕血前患者常有恶心，便血前突感有便意；③便血时，患者感到乏力、心悸，甚至在排便时或排便后发生晕厥；④当短期内失血量超过400mL时，出现面色苍白、口渴、脉搏快速有力以及血压正常或略偏高的循环代偿现象；⑤当失血量超过800mL时，可出现休克失代偿体征，如出冷汗、脉搏细速、呼吸浅促、血

压降低等；⑥腹部体征不明显，可有轻度腹胀，上腹部相当于溃疡所在部位有轻度压痛，肠鸣音亢进。

（二）辅助检查

1. 胃镜检查：可了解溃疡部位，同时活检可确诊，适于无溃疡大量出血及穿孔者。

2. X线检查：疑胃肠溃疡穿孔者，坐位或站立位X线透视显示膈下游离气体呈半月形或新月形状透明区可明确诊断。对于孕妇，要同时考虑X线对胎儿的不良影响，在妊娠早期胎儿对放射敏感，不宜选用。

3. B超检查：超声显示腹膜腔内气体和液体回声是超声诊断胃肠道穿孔特征的间接征象，结合患者有急性发作的剧烈腹痛病史和腹膜炎体征，即可诊断胃肠道穿孔。患者仰卧位时，在肝前间隙显示气体回声；坐位时，在膈肌顶部与肝脏之间显示气体回声；于右肝下间隙、肝肾间隙、升结肠旁沟、盲肠周围和盆腔中的一处或多处显示异常液体回声，但需注意与肠内液体相鉴别。

4. 穿刺：在B超的指示下于脐水平线与右腋前线或腋中线的交叉点行腹膜腔穿刺（升结肠旁沟穿刺），穿刺液体内含胃内容物可明确胃、十二指肠穿孔的诊断；同时可鉴别妊娠合并的其他急腹症，尤其是阑尾炎穿孔（穿刺液内含粪便）。

5. 化验：胃肠穿孔初期，血象变化不大，有时出现白细胞减少现象，可能与白细胞聚集于腹腔有关。细菌性腹膜炎阶段白细胞计数增加。测定淀粉酶/肌酐廓清值对于血清淀粉酶均可能增高的胃肠溃疡穿孔、肠梗阻、胆囊炎、胆石症、急性胰腺炎具有鉴别意义（仅有急性胰腺炎的淀粉酶/肌酐廓清值>5）

（三）鉴别诊断

1. 妊娠合并急性阑尾：炎妊娠早期合并急性阑尾炎常有转移性右下腹痛伴消化道症状，而妊娠晚期合并急性阑尾炎常无明显的转移性右下腹痛，其位置可上升达右肋下肝区。急性阑尾炎未穿孔前症状较轻，腹痛局限于右下腹，无肌紧张，X线检查无膈下游离气体。

2. 妊娠合并急性胰腺炎：腹痛多位于中上腹并向腰背部放射，疼痛可由轻转重。血清、尿和腹腔穿刺液淀粉酶升高，CT、B超提示胰腺肿大，X线检查无膈下游离气体。

3. 妊娠合并急性胆囊炎：腹痛为右上腹剧烈绞痛并向右肩背或右肩胛骨下放射，发病常在进食油腻食物后。体检右上腹压痛和肌紧张，Murphy征可阳性。B超提示胆囊增大、壁厚，并可显示结石影，X线检查无膈下游离气体。

4. 胎盘早剥和子宫破裂：妊娠晚期的急性胃穿孔出现急性腹痛、板状腹和休克症状需与胎盘早剥、子宫破裂相鉴别。妊娠晚期的急性胃穿孔主要是上腹部的剧烈疼痛及腹膜刺激症状，B超检查子宫、胎儿胎盘未见异常；胎盘早剥和子宫破裂常发生血性羊水、阴道流血，胎心改变或消失，B超提示胎盘后血肿。

**三、治疗**

（一）治疗原则

对于无出血、穿孔者，应采取保守治疗，但应注意药物对胎儿的影响。出现出血、穿孔者，必须在输液、输血、抗休克、抗感染（或预防性用药）的同时，积极早期手术治疗，保守疗法或延误到病情危重时才手术治疗，则母儿病死率明显升高。

（二）术式选择

有彻底性溃疡手术和单纯穿孔缝合术或单纯贯穿缝扎止血法两类手术方式，应根据患者一般情况、腹腔内炎症和溃疡病变情况，结合当时、当地的手术条件及术者的经验加以选择。一般认为，如果患者一般情况较好，且穿孔在12h以内，可行彻底性溃疡手术（术后复发率低），否则可行单纯性穿孔缝合术或单纯贯穿缝扎止血法（术后复发率高）。彻底性溃疡手术包括：胃大部切除术；对十二指肠溃疡穿孔行迷走神经切断加胃窦切除术；或缝合穿孔后行迷走神经切断加胃空肠吻合术；或行高选择性迷走神经切断术。必要时，请外科医师协助治疗。

（三）分娩时间及方式选择

应根据胎儿是否存活及其成熟度，患者所处妊娠、分娩具体阶段，有无其他产科并发症，患者的一般情况等因素进行综合考虑。

（四）剖宫产手术与胃肠溃疡手术相继进行

妊娠期未临产或临产但未进入分娩期的活跃期之前，无论有无产科情况或者进入活跃期之后是否出现难产、有剖宫产指征者，如果胎儿存活、无畸形且成熟，患者处于溃疡出血、穿孔的早期阶段，且有充足的血源供应，则剖宫产手术与胃肠溃疡手术可同台相继进行，尽最大可能挽救母儿生命。

（五）择期剖宫产术

妊娠晚期患者，由于溃疡大出血、穿孔时仅行单纯穿孔缝合术或单纯贯穿缝扎止血手术，经过一段时间治疗病情好转后，如果胎儿存活且成熟，应择期行剖宫产术，这对于降低溃疡复发率有益。

（六）经阴道分娩

胎儿死亡后，无论临产与否，都应选择阴道分娩。胎儿存活者，在溃疡大出血、穿孔时已进入活跃期，宫口开全或近开全，无必须剖宫产指征时，宜行会阴侧切术、产钳术或胎头吸引术，缩短第二产程，以抢救胎儿，争取溃疡手术的时机。

（七）避免哺乳

乳汁分泌的同时伴有胃酸及胃酶的分泌，不利于溃疡愈合及胃肠手术部位的修复，因此产后应避免哺乳。

（玛依热·阿吉）

# 第五节　孕产期合并急性肠梗阻

## 一、概述

急性肠梗阻是指肠内容物在肠腔内的通过障碍，是仅次于急性阑尾炎和胆道疾病的常见外科急腹症。妊娠期比较少见，但易被延误诊断而增加母儿病死率。妊娠并不会引起肠梗阻，但妊娠期的某些出现变化可能导致孕妇容易发生肠梗阻。例如：妊娠期子宫增大，压迫盆腔内的肠管，尤其是乙状结肠；子宫增大牵拉粘连的肠管，使肠管位置变化，发生扭曲或阻塞；妊娠期孕激素水平高，降低肠管平滑肌张力，抑制肠蠕动，甚至发生肠麻痹；肠系膜过长或过短，分娩后肠管位置发生变化等。大多与既往手术粘连有关，其次为肠扭转、肠套叠、肿瘤等，妊娠期某些变化更易发生肠梗阻。发病率为 0.018% ~ 0.160%。妊娠合并肠梗阻病情常比非孕期严重，死亡率高。

## 二、诊断与鉴别诊断

### （一）临床表现

1. 病人常有腹部手术史等。

2. 症状体征：腹痛、恶心、呕吐、腹胀、肛门停止排便排气。机械性肠梗阻常可见肠型、蠕动波，有压痛，叩诊呈鼓音，肠鸣音亢进，可闻及气过水声或金属音。若有肠坏死，可出现腹膜刺激症状及休克。绞窄性肠梗阻可有固定压痛和腹膜刺激征，移动性浊音可呈阳性。麻痹性肠梗阻时，肠鸣音减弱或消失。

### （二）辅助检查

1. 影像学检查：如有小肠或结肠明显扩张，肠腔内有气液平，则有利于诊断。超声检查是孕期疾病首选的诊断手段，如有腹水，是绞窄性肠梗阻的重要证据。高度怀疑肠梗阻时应行 X 线检查，大部分患者经 X 线检查能明确诊断。

2. 纤维结肠镜检查：低位肠梗阻可行纤维结肠镜检查。

3. 腹腔穿刺：有腹水者，可行腹腔穿刺，抽出棕褐色或暗红色血性腹水，则提示有绞窄性肠梗阻的存在。

4. 血常规和电解质检查：对肠梗阻本身诊断意义不大，但肠壁坏死出血时常有血红蛋白降低，呕吐可导致水电解质紊乱。

### （三）分类诊断

1. 按病因分类

（1）机械性肠梗阻：最为常见，是各种原因引起的肠腔狭窄，肠内容物通过障碍，多有阵发性绞痛。

（2）动力性肠梗阻：是由于神经反射或毒素刺激引起肠壁肌肉运动功能紊乱使肠蠕动

丧失或肠管痉挛，肠内容物滞留，但肠腔无狭窄。包括麻痹性和痉挛性肠梗阻。麻痹性肠梗阻腹胀显著，可遍及全腹。

（3）血运性肠梗阻：指肠系膜血管栓塞或形成血栓，致肠管血运障碍，导致肠麻痹。

2. 按肠壁血运分类

（1）单纯性肠梗阻：有肠梗阻存在而无肠壁血运障碍，腹部有轻度压痛，但无腹膜刺激征。

（2）绞窄性肠梗阻：有肠梗阻存在同时也有肠壁血运障碍，甚至发生肠管缺血坏死，可因肠系膜血管受压、血栓形成或栓塞等引起。常为持续性腹痛，有腹膜刺激征，有暗红或淡红色腹水。

3. 按梗阻程度分类

（1）完全性肠梗阻：呕吐频繁，完全停止排便排气，影像学检查可见梗阻以上肠袢明显充气和扩张，梗阻以下肠腔内无气体。

（2）不完全性或部分性肠梗阻：呕吐与腹胀都较轻，影像学检查可见肠袢充气扩张都较不明显。

4. 按梗阻部位分类

（1）高位肠梗阻：指十二指肠和近端空肠梗阻，其特点是呕吐出现早而频繁，呕吐物为胃、十二指肠液和胆汁，腹胀与腹痛不明显。

（2）低位肠梗阻：指回肠下端和结肠梗阻，其特点是腹胀与腹痛明显，呕吐出现晚、次数少，晚期有反流性呕吐，呕吐粪样物。结肠梗阻的原因多为肿瘤或乙状结肠扭转。

（四）鉴别诊断

1. 卵巢囊肿蒂扭转：多发生在妊娠 3~4 个月或产后。多有卵巢囊肿病史，表现为突发性持续性下腹痛，若扭转的蒂自然回复，症状可逐渐消退。若血流受阻，肿瘤可发生坏死、破裂和继发感染。腹部或妇科检查可触及光滑、活动的盆腔包块，蒂部有压痛。B 超检查可明确诊断。

2. 妊娠合并急性胰腺炎：常有中上腹疼痛及压痛。并发弥漫性腹膜炎时，腹肌紧张，压痛遍及全腹，并常有腹胀、肠鸣音消失等肠麻痹现象。胰液刺激腹膜和膈肌可致胸腹水。血、尿淀粉酶及血脂肪酶升高。B 超检查可有胰腺弥漫性或局限性肿大，实质结构不均，胰管扩大，胰周有暗区，并有粗大强回声，有渗出液等征象。

3. 急性胃肠炎：多发生在进不洁食物之后，有恶心、呕吐，常伴腹泻，阵发性上腹或脐周疼痛，肠鸣音亢进，无腹膜刺激征。

4. 妊娠合并急性胆囊炎：在夜间发作或进食油腻食物后发作，中上腹或右上腹绞痛，并可向右肩背或右肩胛骨下放射，常有恶心、呕吐、腹胀和食欲不振等，约 1/3 的患者出现不同程度的黄疸，表现为局部腹膜刺激征，Murphy 征可阳性。B 超可见胆囊体积增大、壁厚，可有胆结石。

5. 妊娠合并急性阑尾炎：发生穿孔及腹膜炎时应注意与肠梗阻鉴别。

6. 假性肠梗阻：其中10%发生在产后，是妊娠合并肠梗阻的特殊形式，又称急性假性结肠梗阻，表现为腹胀、便秘，伴下腹部痉挛性疼痛，肛门停止排气。腹部胀，但比较软。X线检查可见右结肠积气扩张，但其远端无机械性梗阻存在。肠管过度扩张将导致肠穿孔，出现急性弥漫性腹膜炎。

### 三、治疗

原则上单纯性不完全性肠梗阻，一般可采取非手术治疗，机械性完全性肠梗阻采用手术治疗，绞窄性肠梗阻则应急诊手术。

（一）非手术治疗

无论手术与否，均应首先采取非手术治疗。

1. 禁食水，持续胃肠减压，纠正水、电解质紊乱及酸碱失衡，低压灌肠。

2. 营养支持。

3. 应用抗生素防治感染和毒血症，首选氨苄西林或头孢菌素类，加用甲硝唑。

（二）手术治疗

是否手术取决于肠梗阻类型及严重程度。绞窄性肠梗阻一经确诊应立即手术。单纯性肠梗阻、不完全性和麻痹性肠梗阻在严密观察下保守治疗12～24h，若仍不缓解或有加重趋势，应尽早行剖腹探查。

（三）产科处理

肠梗阻经非手术治疗缓解者，可继续妊娠。

1. 单纯性肠梗阻发生于妊娠早期需手术治疗者，应先行人工流产，部分病人流产后梗阻可自行缓解，必要时再行剖腹探查。

2. 发生于妊娠中期需手术者，若无产科指征不必终止妊娠，术中尽量避免干扰子宫，术前术后应积极保胎治疗。

3. 发生于妊娠晚期尤其是孕34周后需手术者，可先行剖宫产术再行肠梗阻手术。

4. 如孕期不足34周，在病情许可情况下可用肾上腺皮质激素促胎肺成熟。绞窄性肠梗阻合并死胎时，应先行手术处理坏死肠段，术后应及时排出死胎。

（玛依热·阿吉）

# 第六节　尿路梗阻和尿路结石

### 一、概述

尿路是指从肾盂到尿道外口这一段尿液引流和排出的途径。

在此途径的任何部分，由于泌尿系统或邻近脏器的病变致尿液的引流和排出发生阻塞者，即为尿路梗阻。

尿路结石又称尿石症，是肾结石、输尿管结石、膀胱结石、尿道结石的总称。妊娠期合并尿路结石的发病率为 1/1 500，临床表现有腰或腹部疼痛剧烈、血尿、尿路梗阻及感染，甚至肾实质损害。孕期因放射检查或侵入治疗对母儿不利，以对症治疗为宜。

尿路梗阻与尿路结石是泌尿系统常见病之一，多见于生育年龄。妊娠期间尿路结石可引起剧烈腹痛、血尿、尿路梗阻及感染，甚至肾实质损害。在检查和治疗中，麻醉、放射检查或侵入性处理对母儿均有不利影响，必须予以高度重视。

### 二、诊断与鉴别诊断

（一）临床表现

1. 有尿路结石病史，有排尿困难、尿潴留或血尿史。

2. 伴发感染时有尿频、尿急、尿痛及脓尿。

3. 孕妇突然发生持续性伴阵发性腰或腹部绞痛或钝痛，并沿尿路放射。

4. 双侧输尿管梗阻时可出现尿闭。

5. 肾区有压痛或叩击痛。

（二）辅助检查

1. B超检查：常规确诊方法。尿路结石直径 0.5cm 以上者，高分辨的 B 超能显示强光点或强光团，结石伴有积水时也能显示积水的图像。适合妊娠期诊断检查。

2. 尿常规检查：可见红细胞、白细胞及上皮细胞，尿素氮、肌酐测定可了解肾功能情况。

3. 内镜检查、X 线平片、CT、造影等不适合妊娠期，可于产后进一步明确诊断。

（三）鉴别诊断

1. 妊娠合并急性阑尾炎　右侧输尿管结石常与急性阑尾炎相混淆，急性阑尾炎常有转移性腹痛，血象升高，输尿管结石的腹痛与腹肌紧张程度不成比例，反跳痛不如急性阑尾炎明显。而尿中红细胞数更多，急性阑尾炎尿中红细胞多在高倍视野 10 个以下。B 超检查有助于鉴别。

2. 合并胆绞痛　胆绞痛发作的诱因、部位、疼痛性质及放射痛部位不同，以上腹绞痛为主，多向肩背部放射为主，不产生血尿，B 超可确诊。

3. 合并急性肠梗阻　急性肠梗阻表现为腹痛、腹胀、呕吐和肛门不排气，腹部检查压痛或见肠型，听诊肠鸣音亢进，无肾区叩击痛，无血尿，腹部 X 线平片可见液平，全身症状较重可予以鉴别。

### 三、治疗

妊娠期对尿路结石的急诊处理原则是解除梗阻和尽可能地消除病因。

1. 止痛、解痉、利尿、防止感染　大约 80% 的输尿管结石有自行排出的可能。如无明显梗阻，宜先采用保守治疗。在排除其他急腹症后，可使用哌替啶、吗啡等止痛药，同时予托溴胺或黄体酮解痉。如不能排除其他急腹症，应慎用止痛药，以解痉为主。多饮水，利于排石。有尿潴留者须用头孢类广谱抗生素防治感染。

2. 手术治疗　有症状和合并感染者，结石不去除，感染往往不易控制，妊娠早期可考虑手术治疗，辅以安胎处理；妊娠中期手术引起流产的机会减少；妊娠晚期输尿管结石可阻碍阴道分娩，如胎儿已成熟，可行剖宫产后再手术取结石。

（玛依热·阿吉）

# 第七节　妊娠合并急性腹膜炎

## 一、概述

急性腹膜炎是指腹膜壁层和（或）脏层因为化学物质刺激或细菌感染等发生的急性炎症反应，是一种常见的外科急腹症。根据发病原因不同，急性腹膜炎可分为原发性和继发性，继发性较多见；按炎症波及的范围可分为弥漫性和局限性腹膜炎，前者病情严重。急性腹膜炎起病急骤，病情复杂，甚至危及生命。妊娠合并急性腹膜炎常继发于其他外科急症，以急性继发性弥漫性腹膜炎多见，但发生率低。

## 二、诊断与鉴别诊断

（一）临床表现

1. 有无消化道溃疡、胆道疾病、伤寒、肠结核、肠梗阻病史，有无外伤或近期手术史。

2. 腹痛：区别于宫缩痛，腹痛为持续性发作。根据病因不同，腹痛程度也有差别。化学性腹膜炎所致腹痛最为剧烈，腹腔内出血所致腹痛最轻。范围可由一处弥散至全腹，但仍以原发病灶处腹痛最剧。

3. 消化道症状：一般有恶心呕吐，初期比较轻微，后期发生肠麻痹导致腹胀和反复呕吐，内容物为胆汁样甚至粪汁样；当腹膜渗液刺激盆腔或直肠时，有里急后重感。

4. 畏寒发热等全身症状：高热，急性病容，心率加快、呼吸急促、血压下降等脓毒血症表现甚至感染性休克。

5. 触诊：全腹压痛、肌紧张，甚至板状腹；叩诊肝浊音界缩小或消失；听诊肠鸣音减弱，均是腹膜炎的重要体征。

（二）辅助检查

1. 血常规：白细胞计数及中性粒细胞比例均升高，危重者白细胞计数可以不升高，但中性粒细胞比例仍然升高，并可出现中毒颗粒。

2. 影像学检查：B超可了解腹腔内脏器、腹腔内积液情况。在B超诊断困难的情况下，可酌情选择CT、X线检查。

（三）分类诊断

1. 妊娠合并原发性腹膜炎：是指腹腔内无原发病灶的腹膜急性化脓性感染，致病菌多为溶血性链球菌、肺炎双球菌或大肠杆菌，病原菌感染途径一般为血行播散、上行性感染、直接扩散或透壁性感染。原发性腹膜炎诊断较困难，在手术前不易和继发性腹膜炎鉴别。

2. 急性继发性腹膜炎：由腹腔内脏器官急性炎症或穿孔所致，最常见的是急性阑尾炎合并穿孔、胃十二指肠溃疡穿孔，其次是急性坏死性胰腺炎和绞窄性肠梗阻。

（四）鉴别诊断

1. 先兆子宫破裂：先兆子宫破裂往往发生在梗阻性分娩过程中，或有剖宫产史。子宫下段压痛，出现病理性缩复环。一般无全腹压痛、板状腹及高热等体征。

2. 胎盘早剥：妊娠 20 周孕妇突然发生持续性腹痛，疼痛程度与胎盘后积血成正比；程度严重可出现子宫硬如板状，于宫缩间歇期不能松弛。依据 B 超检查可确诊。

3. 异位妊娠：妊娠早期合并急性腹膜炎需于异位妊娠内出血相鉴别。后穹隆穿刺抽出不凝血可鉴别。

### 三、治疗方案

治疗分为非手术和手术两种方法，大多数病例需采用以手术为主的综合治疗。

（一）非手术治疗

适用于腹膜炎初期、病情较轻或炎症局限者：病人采取半卧位，吸氧，禁食、胃肠减压，纠正水、电解质紊乱，应用对胎儿影响较小的广谱抗生素，注意胎儿心音变化。

（二）手术治疗

1. 手术指征

经短期非手术治疗无效者，应行剖腹探查术。

2. 手术治疗方法和原则

（1）胎龄较小的妊娠合并急性腹膜炎：取腹腔内渗液做培养，清除渗液，处理原发病灶，放置引流，术后予抗感染及保胎治疗。

（2）胎儿已成熟的妊娠合并急性腹膜炎：可先行剖宫产，以腹膜外剖宫产为宜；取腹腔内渗液做培养，清除渗液，处理原发病灶，放置引流，术后予抗感染治疗。

（玛依热·阿吉）

# 第三篇 儿科

# 第一章 新生儿疾病

## 第一节 新生儿窒息

窒息（asphyxia）为新生儿最常见的症状，迄今仍是我国围产儿死亡和致残的重要原因之一，其发生率占活产儿的5%～10%，因窒息及其并发症引起的死亡占整个新生儿死亡的20%～30%。

【病因】

凡是导致胎儿或新生儿血氧浓度降低的因素都可引起新生儿窒息，这些因素很多，可分为3类（表3-1），各种因素还可互为因果。

表3-1 新生儿窒息主要病因及分类

| 病因分类 | 导致新生儿窒息的常见病因 |
|---|---|
| 母亲因素 | 妊娠相关疾病：妊高征、子痫<br>全身性疾病：糖尿病、心血管疾病、肾脏病<br>其他问题：急性失血、严重贫血、吸毒、高龄初产妇 |
| 分娩因素 | 胎盘异常：胎盘早剥、前置胎盘<br>脐带血流受阻：脐带绕颈、打结<br>其他问题：各种手术产、急产、产程延长、头盆不称 |
| 胎儿因素 | 早产儿、过期产、小于胎龄儿、巨大儿、多胎<br>先天畸形：先天性心脏病、肺发育异常<br>其他问题：宫内感染、羊水或胎粪吸入 |

【病理生理】

1. 呼吸变化 根据动物实验结果，窒息后呼吸循环的病理生理改变可分为4个时期：原发性呼吸增强、原发性呼吸暂停、继发性呼吸增快、继发性呼吸暂停。

2. 各脏器系统变化 窒息时机体出现潜水反射，血中儿茶酚胺增加，为保证心、脑、肾上腺等重要器官的供血，血流重分布，消化道、肺、肾、皮肤、肌肉的血管收缩，血流量减少。若缺氧持续，血压下降，代谢性酸中毒加重，心、脑等各脏器都将发生缺氧缺血性损伤，氧自由基、炎性介质大量产生，兴奋性氨基酸释放，细胞内钙离子积聚，最后使细胞发生水肿、变性、死亡。

**【临床表现】**

胎儿缺氧时，早期表现胎动增多，胎心率增快，如缺氧持续则进入抑制期，胎心率减慢，肛门括约肌松弛，胎粪排出。新生儿娩出时皮肤青紫或苍白，呼吸浅表，心率减慢，四肢肌张力降低。窒息严重者，出现全身各器官缺氧缺血性损伤，甚至发生多器官功能衰竭。

1. 脑　窒息后可发生脑损伤，主要表现形式有缺氧缺血性脑病（hypoxic ischemic encephalopathy，HIE）、脑室周围白质软化（periventricular leukomalacia，PVL）和颅内出血。

2. 心脏　窒息后可发生缺氧缺血性心肌损害，主要累及右心室、心内膜下及乳头肌，呈点状灶性坏死。轻者临床表现不明显，可有心率减慢。严重者出现心力衰竭、心源性休克，患儿呼吸急促、心率增快、肺部出现湿啰音、肝脏增大，常误诊为肺炎。心电图表现为 QT 间期离散度增大，ST 段下降，T 波低平或倒置，房室传导延长，心律失常。超声心动图表现为右心室压力明显升高，右心室射血分数下降，高速三尖瓣反流，心排血量下降。窒息时心肌细胞膜首先受损，心肌酶逸出，其中磷酸肌酸激酶同工酶（creatine phosphokinase – isoenzyme – MB，CK—MB）及肌钙蛋白 T（cTnT）明显增高。经过适当治疗，1~2 周后多能逐渐恢复。

3. 肺　缺氧时发生酸中毒，肺血管收缩，肺动脉压力升高，出现持续肺动脉高压（persistent pulmonary hypertension，PPHN），右向左分流，患儿出现青紫。窒息时肺表面活性物质合成分泌障碍，活性受抑制，可发生肺水肿、肺出血，严重者可发生急性呼吸窘迫综合征（acute respiratory distress syndrome，ARDS）。

4. 肾脏　肾脏对缺氧非常敏感，窒息后肾损害发生率较高，可达 50%~70%。缺氧时血管紧张素活性增强，肾血管收缩血流减少，肾小球滤过率下降，肾小管重吸收功能障碍，严重者发生肾皮质或髓质细胞坏死。临床表现开始为少尿，病情进展则出现急性肾衰竭。窒息后血、尿 $\alpha_1$ 和 $\alpha_2$ 微球蛋白升高，分别反映肾小球滤过率和肾小管功能损害，尿视黄醇结合蛋白（RBP）和尿 N—乙酰—β—D 氨基葡萄糖苷酶（urine N – acetyl – β – D aminoglucosidase，NGA）增高也是反映肾小管功能损害的指标，这些指标可早期反映肾功能损害。如血肌酐 >88μmoL/L 或尿素氮 >15mmol/L 可诊断为急性肾衰竭。

5. 胃肠道　多普勒超声显示新生儿窒息时肠系膜上动脉血流明显减少，减少程度与缺氧程度相关。缺氧缺血使胃肠道激素分泌紊乱，胃泌素（gastrin，Gs）、胃动素（motilin，MTL）和生长抑素（somatostatin，ss）明显升高，胃肠动力学紊乱，胃液 pH 降低，黏膜血管痉挛，发生充血水肿，应急性胃溃疡发生率较高，患儿常出现食欲缺乏、恶心、呕吐、胃潴留、腹胀、肠鸣音减少、呕血或便血，严重者发生坏死性小肠结肠炎（necrotizing enterocolitis，NEC），过早喂养或喂养不当可促使发生 NEC。

6. 血液　严重窒息缺氧时常出现高凝状态，继而凝血因子消耗，可发生弥散性血管内凝血（disseminated intravascular coagulation，DIC）。

7. 代谢紊乱　窒息缺氧时组织产生大量乳酸，易发生代谢性酸中毒，如影响呼吸，可发生高碳酸血症，出现混合性酸中毒；窒息后因应激反应血糖明显增高，6h 达高峰，随后血糖逐渐降低，发生低血糖；低钠血症和低氯血症发生率可达40%～50%；缺氧后亦可发生低钙血症。

【诊断】

1. Apgar 评分法是评价新生儿有无窒息及窒息严重程度的主要方法（表3-2），生后1min 即进行评分，0～3 分为重度窒息，4～7 分为轻度窒息，8～10 分无窒息。如1min 评分异常，应在5、10、15min 继续评分，直到正常。如1min 评分正常，而1min 后评分≤7分亦为窒息，常称倒评分。1min 评分主要评价出生当时的状况，5min 评分提示复苏的效果及预后情况，5minApgar 评分≤3 分是新生儿死亡及发生脑损伤的高危因素。

表3-2　新生儿窒息的 Apgar 评分法

| 观察项目 | 0分 | 1分 | 2分 |
|---|---|---|---|
| 心率（次/min） | 无 | <100 | ≥100 |
| 呼吸 | 无 | 微弱，不规则 | 规则，哭声响 |
| 肌张力 | 松弛 | 四肢略屈曲 | 四肢活动好 |
| 对刺激反应 | 无反应 | 有反应，如皱眉 | 咳嗽，哭声响 |
| 皮肤颜色 | 全身青紫或苍白 | 四肢紫，躯体红 | 全身红 |

2. 综合评估　Apgar 评分方法有一定主观性和局限性，有时与临床结果不符合，常有人提出异议。但是 Apgar 评分法简便实用，目前还没有其他更好的方法取代它。为了评分客观准确，应由非接生者，最好由新生儿科医师进行评分。同时要根据其他临床表现、实验室检查（如血气分析）、影像学检查等进行综合判断，评价全身各脏器缺氧缺血损伤严重程度。

【治疗】

1. 复苏方法　对窒息新生儿应立即进行复苏，必须强调采用 ABCDE 的现代复苏技术（表3-3），其中 A（airway）最为重要，这是复苏成败的关键，直接关系到预后。在婴儿头娩出后，立即吸净口鼻、咽部的分泌物，清理呼吸道，防止吸入，保持气道通畅。坚决杜绝在未彻底清理呼吸道之前刺激呼吸或正压加压呼吸。要保证正常心排血量和循环功能，可适当应用药物，如肾上腺素等，但不能用洛贝林等呼吸中枢兴奋剂。

表3-3　新生儿窒息复苏步骤与具体措施

| 步骤 | 具体措施 |
| --- | --- |
| A（airway）保持气道通畅 | 在婴儿头娩出后，立即吸净口鼻和咽部的分泌物，清理呼吸道，保持气道通畅 |
| B（breathing）建立有效通气 | 在彻底清理呼吸道后，自主呼吸较弱，可行气管插管，机械通气，建立有效通气 |
| C（circulation）保证循环功能 | 要保证正常心排血量和循环功能，如心率每分钟 <60 次，应行胸外按摩 |
| D（drugs）适当应用药物 | 适当应用药物，如肾上腺素，但不用洛贝林等呼吸中枢兴奋剂 |
| E（evaluation）评价复苏效果 | 评估复苏效果和病情发展，监护患儿病情变化 |

2. 监护　复苏后应进行密切监护，主要监测呼吸、心率、脉搏、血压、血气分析、血糖、电解质、尿量等。缺氧时间短，程度轻者，监护 3~4d，病情多逐渐恢复。严重缺氧者常发生多器官功能损害，应严密监测各器官功能状况及内环境稳定情况，及时采取保护措施。

3. 各器官功能损害的处理　脑缺氧缺血常发生脑水肿，可适当用 20% 甘露醇，有惊厥时可给苯巴比妥。心肌缺氧常出现心率减慢，心肌收缩力差，血压低，可用多巴胺 3~5μg/（kg·min）加用多巴酚丁胺 8~10μg/（kg·min）静脉维持，如心率较快、脉搏弱要考虑是否存在血容量不足。发生急性肾衰竭时应注意保证有效血容量，同时应用呋塞米和多巴胺，保持水、电解质平衡，严重者可考虑腹膜透析。发生 DIC 时，应早期使用小剂量肝素每次 20~40U/kg，每天 3 次，皮下注射。发生代谢性酸中毒时，若通气功能正常，根据血气分析结果给 5% 碳酸氢钠予以纠正，用量为 BE×体重（kg）×0.5（mL）。其他代谢紊乱如低钠血症、低血糖也应及时纠正。近年由于呼吸急救技术的提高，严重窒息患儿直接死于呼吸衰竭的病例数明显下降，而死于肺外多器官功能衰竭者并无明显下降，故应给予高度重视。

（姚宏景）

# 第二节　新生儿黄疸

新生儿黄疸（neonatal jaundice）是因胆红素在体内积聚所致，是新生儿最常见的症状之一。新生儿早期未结合胆红素明显增高所致的黄疸，可导致胆红素脑病产生后遗症，早产儿更易发生，应予重视。

## 一、新生儿胆红素代谢特点

新生儿容易发生黄疸主要与新生儿胆红素代谢特点有关，与成人和年长儿童相比，新生儿胆红素代谢有以下特点：

1. 胆红素产生相对较多　新生儿红细胞数量较多，红细胞寿命较短（仅为成人的2/3），1g血红素分解可产生35mg胆红素，新生儿每天产生的胆红素（8.5mg/kg）为成人（3.8mg/kg）的2倍多。其他来源的胆红素也较多，有25%的胆红素来自于非血红蛋白的血红素（如肌红蛋白、肝内游离血红素）和尚未成熟就在造血器官中破坏的红细胞。

2. 肝细胞对胆红素的摄取能力不足　胆红素与血循环中的清蛋白联结运送到肝脏，与肝细胞的可溶性配体蛋白（Y、Z蛋白）结合，进入肝细胞。新生儿肝脏配体蛋白较少，肝细胞对胆红素的摄取能力不足。

3. 肝细胞对胆红素的代谢能力不足　未结合胆红素被运送到肝细胞的滑面内质网后，在葡萄糖醛酸转移酶（UDPGT）的作用下，与葡萄糖醛酸结合成结合胆红素，刚出生时UDPGT的活性不足成人的10%，这是新生儿生理性黄疸的主要原因，出生后UDPGT活性迅速增加，至6~14周达成人水平。

4. 胆红素排泄能力不足　在成人结合胆红素被肠道细菌还原成尿胆素原和尿胆素而排出体外，很少被肠壁吸收。而新生儿肠道菌群尚未建立，不能将肠道内的结合胆红素还原成尿胆素原和尿胆素排出体外。

5. 肠肝循环特点　新生儿肠壁有较多的β-葡萄糖醛酸苷酶，可将结合胆红素水解为未结合胆红素又被肠道吸收入血液循环，加重肝脏的胆红素负荷。

总之，新生儿胆红素代谢特点为胆红素产生多，而肝脏清除胆红素能力差。60%足月儿和80%早产儿在生后第1周可出现肉眼可见的黄疸。

### 二、生理性黄疸

新生儿易发生黄疸，其中大部分黄疸是生理性的，其发生与新生儿胆红素代谢特点有密切关系，但有不少因素可致病理性黄疸。因此，对新生儿黄疸应区别是生理性或病理性黄疸（表3-4）。

表3-4　新生儿生理性黄疸与病理性黄疸的鉴别

|  | 生理性黄疸 | 病理性黄疸 |
| --- | --- | --- |
| 黄疸出现时间 | 生后2~3d | 生后24h内或其他时间 |
| 黄疸高峰时间 | 生后4~6d | 不定 |
| 黄疸消退时间 | 足月儿生后2周，早产儿生后3~4周 | 2周后不退 |
| 血清总胆红素 | <204μmol/L（12mg/dL） | >204μmol/L（12mg/dL） |
| 血清结合胆红素 | <25μmol/L（1.5mg/dL） | >25μmol/L（1.5mg/dL） |

生理性黄疸多在生后2~3d出现，第4~6d达高峰。足月儿血清总胆红素（total serum bilirubin, TSB）不超过204μmol/L（12mg/dL），结合胆红素不超过25μmol/L（1.5mg/dL），生理性黄疸在生后2周消退，早产儿在3~4周消退。患儿一般情况好，食欲好。近年随着母乳喂养的普及，正常足月儿TSB峰值明显高于传统标准，可达256~

290μmol/L（15～17mg/dL）。对于早产儿，所谓"生理性黄疸"的概念已没有价值，因为早产儿尤其是极低出生体重儿，即使 TSB 在足月儿的正常范围也有可能发生胆红素脑病。

如黄疸在生后 24h 内出现，黄疸程度超过生理性黄疸范围，每天 TSB 上升值 > 85μmol/L（5mg/dL），黄疸消退时间延迟，结合胆红素增高等，应视为病理性黄疸。

### 三、病理性黄疸的病因及临床特点

如考虑病理性黄疸，则根据临床表现和辅助检查进行病因诊断。常见的有以下几方面。

1. 以未结合胆红素增高为主的黄疸

（1）溶血病：使胆红素产生增加，最常见的有血型不合溶血病，其他有葡萄糖 - 6 - 磷酸脱氢酶（G - 6 - PD）缺陷症、球形红细胞增多症等。

（2）葡萄糖醛酸转移酶活性低下：使未结合胆红素不能及时转变为结合胆红素，早产儿为暂时性酶活性低下，克 - 纳氏综合征为先天性酶缺陷，感染酸中毒药物可抑制酶活性。

（3）母乳性黄疸：喂母乳后发生未结合胆红素增高，发病机制尚未完全明确。可分为早发型和晚发型，早发型又称母乳喂养性黄疸（breast feeding jaundice），发生在出生后第 1 周，可能与热量摄入不足、肠蠕动少和肠肝循环增加有关。晚发型在生后第 5d 开始出现，第 2 周达高峰，可能与母乳中存在抑制因子和肠肝循环增加有关，患儿一般情况较好，暂停母乳喂养 3～5d 黄疸减轻，在母乳喂养条件下，黄疸完全消退需 1～2 个月。

（4）胎粪延迟排出：正常新生儿胎粪 150～200g，每克胎粪含 1mg 胆红素，因此胎粪中所含胆红素为新生儿体内每天生成胆红素的 5～10 倍，如胎粪延迟排出，肠道内胆红素重吸收增多，加重黄疸。

（5）感染性黄疸：败血症、尿路感染、感染性肺炎等均可引起黄疸加深。

（6）其他：头颅血肿、颅内出血、其他部位出血、窒息、药物（维生素 K3、磺胺药新生霉素等）、红细胞增多症等均可引起黄疸。

2. 以结合胆红素增高为主的黄疸

（1）新生儿肝炎：如乙型肝炎、巨细胞病毒肝炎、弓形虫病等。

（2）胆汁淤滞综合征：败血症、静脉营养、早产、某些药物等可引起胆汁淤滞。

（3）胆道疾病：先天性胆道闭锁、胆总管囊肿等。

（4）先天性代谢疾病：如甲状腺功能低下、半乳糖血症、α - 抗胰蛋白酶缺乏症等。

### 四、胆红素脑病

胆红素脑病（bilirubin encephalopathy）是指胆红素引起的神经系统损害，又称核黄疸（kernicterus）。其主要受累部位在脑基底核、视下丘核、尾状核、苍白球等，胆红素脑病的发生与血清胆红素水平、患儿出生日龄、胎龄、出生体重、机体状况（如缺氧、酸中毒、感染、血清蛋白水平）等因素密切相关。

1. 发病机制

（1）胆红素的细胞毒性：体外和体内的实验研究证实，胆红素对细胞的氧化磷酸化、cAMP合成、糖原合成、氨基酸代谢、脂质代谢、DNA合成、髓鞘化、神经递质合成、离子通道和突触传递等方面均有影响，因此胆红素是通过多个水平损伤神经细胞，导致神经细胞死亡。

（2）血–脑屏障功能状态与胆红素脑病：血–脑屏障可限制某些水溶性和大分子物质进入中枢神经，但当输注高渗溶液时，大分子的蛋白质也可进入中枢神经。因此提出了血–脑屏障选择性开放学说，即高渗、低氧、高碳酸血症等因素导致血–脑屏障功能受损，胆红素与清蛋白联结的大分子复合物通过开放的血–脑屏障侵袭神经元。

（3）神经元的易感性：胆红素脑病主要侵袭神经元而非神经胶质，提示神经元对胆红素的易感性，这可能与神经元表面的细胞膜有丰富的神经节苷脂，较易与胆红素结合有关。

2. 临床表现主要发生在生后 2~7d，典型的胆红素脑病可分为 4 期［警告期、痉挛期、恢复期、后遗症期（表3-5）］，痉挛期病死率较高，严重胆红素脑病者可发生后遗症。

表3-5　胆红素脑病分期及临床表现

| 分期 | 主要表现 | 时间 |
|---|---|---|
| 警告期 | 嗜睡、喂养困难、吸吮无力、拥抱反射减弱、肌张力低下 | 半天到1d |
| 痉挛期 | 两眼凝视、哭声高尖、肌张力增高、角弓反张、惊厥，常伴有发热 | 半天到1d |
| 恢复期 | 肌张力逐渐恢复 | 不一定 |
| 后遗症期 | 锥体外系运动障碍、听觉异常、眼球运动受限和牙釉质发育不良 | 很长 |

早产儿和低出生体重儿发生胆红素脑病通常缺乏上述典型症状，而表现为呼吸暂停、心动过缓、循环和呼吸功能急骤恶化等。在后遗症期也缺乏典型的胆红素脑病后遗症表现，而听力障碍成为主要表现。

五、治疗

1. 一般治疗　生理性黄疸一般不需治疗，病理性黄疸根据原发病不同采取相应治疗。缺氧、酸中毒、感染可促使胆红素脑病的发生，应积极治疗。要保持水、电解质平衡，供给足够能量，改善循环功能。

2. 光疗　是治疗新生儿黄疸的主要方法，未结合胆红素在光照下转变为水溶性的异构体胆红素和光红素，从胆汁和尿液中排泄。波长 420~470nm 的蓝光照射效果最好，绿光、日光灯和太阳光也有一定效果。对以未结合胆红素增高为主的黄疸，应先给予积极光疗，同时进行各项检查，确定诊断，评价病情，严重者做好换血疗法的准备。①光疗指征：应根据不同胎龄、出生体重、日龄的胆红素值而定（表3-6、3-7）。②光疗方法：轻中度黄疸可行单面光疗或光纤毯光疗，严重黄疸者需双面光疗。③光疗注意事项：光疗会导致不显性失水增加、发热、皮疹、腹泻、呼吸暂停等不良反应，应给予相应治疗，同时用黑色眼罩保护眼睛。如血清结合胆红素大于68μmol/L进行光疗，会发生青铜症，皮肤呈青铜色，停止光疗后青铜色会逐渐消退。

表3-6　足月新生儿黄疸干预推荐标准

| 生后时间（h） | 血清总胆红素水平（μmol/L） | | | |
| --- | --- | --- | --- | --- |
| | 考虑光疗* | 光疗 | 光疗失败后换血** | 换血+光疗 |
| ≤24 | ≥103（≥6） | ≥154（≥9） | ≥205（≥12） | ≥257（≥15） |
| ~48 | ≥154（≥9） | ≥205（≥12） | ≥291（≥17） | ≥342（≥20） |
| ~72 | ≥205（≥12） | ≥257（≥15） | ≥342（≥20） | ≥428（≥25） |
| >72 | ≥257（≥15） | ≥291（≥17） | ≥376（≥22） | ≥428（≥25） |

*：根据患儿的具体情况判断，括号内数值单位为mg/dL；

**：光疗4~6h，血清胆红素不能降低17~34/μmol/L，为光疗失败。

表3-7　早产儿黄疸干预推荐标准（总胆红素界值，μmol/L）

| 胎龄/出生体重 | 出生~24h | | ~48h | | ~72h | |
| --- | --- | --- | --- | --- | --- | --- |
| | 光疗 | 换血 | 光疗 | 换血 | 光疗 | 换血 |
| 28周/ | ≥17~86 | ≥86~120 | ≥86~120 | ≥120~154 | ≥120 | ≥154~171 |
| <1.0kg | （≥1~5） | （≥5~7） | （≥5~7） | （≥7~9） | （≥7） | （≥9~10） |
| ~31周/ | ≥17~103 | ≥86~154 | ≥103~154 | ≥137~222 | ≥154 | ≥188~257 |
| ~1.5kg | （≥1~6） | （≥5~9） | （≥6~9） | （≥8~13） | （≥9） | （≥11~15） |
| ~34周/ | ≥17~103 | ≥86~171 | ≥103~171 | ≥171~257 | ≥171~205 | ≥257~291 |
| ~2.0kg | （≥1~6） | （≥5~10） | （≥6~10） | （≥10~15） | （≥10~12） | （≥15~17） |
| ~36周/ | ≥17~120 | ≥86~188 | ≥120~205 | ≥205~291 | ≥205~239 | ≥274~308 |
| ~2.5kg | （≥1~7） | （≥5~11） | （≥7~12） | （≥12~17） | （≥12~14） | （≥16~18） |

注：括号内数值单位为mg/dL。

3. 药物治疗

（1）静脉丙种球蛋白（intravenous immunoglobulin, IVIG）：对血型不合溶血病可用IVIG，封闭新生儿网状内皮系统巨噬细胞Fc受体，抑制溶血。剂量每次1g/kg，于4~6h静脉滴注，用1次即可。

（2）清蛋白：如胆红素明显上升，足月儿达到306μmol/L，并有低蛋白血症可用清蛋白，使胆红素更多地与清蛋白联结，减少胆红素进入中枢神经。剂量1g/kg，加10~20mL葡萄糖液，静脉滴注，或血浆10mL/kg。最好在换血前1~2h用1次清蛋白。

（3）锡原卟啉（SnPP）和锡中卟啉（SnMP）：可抑制血红素加氧酶，减少胆红素的产生。剂量0.5μmol/kg（0.25mL/kg），用1次疗效可持续1周。SnMP对HO的抑制作用是SnPP的5~10倍。

（4）肝酶诱导剂：可诱导肝脏葡萄糖醛酸转移酶活性，增加胆红素的结合，常用苯巴比妥，5mg/（kg·d），分2次口服，主要用于克-纳氏综合征Ⅱ型。

4. 换血疗法　如病情继续发展，尤其是确诊为Rh溶血病，需进行换血疗法，防止发生胆红素脑病。换血疗法是治疗新生儿严重高胆红素血症的有效方法。

（1）换血指征：血清胆红素达到换血标准，出现胎儿水肿或早期胆红素脑病表现应予以换血。如有缺氧、酸中毒、低蛋白血症、前一胎为Rh溶血病者，应放宽指征。

（2）血源选择：①Rh血型不合：采用与母亲相同的Rh血型，ABO血型与新生儿相同。②ABO血型不合：采用AB型血浆和O型红细胞混合的血。宜用新鲜血液，库血时间不宜超过3d，以免发生高钾血症。

（3）换血量：换血量为新生儿血容量的2倍，新生儿血容量通常为80mL/kg，因此换血量为160mL/kg左右。

（4）换血途径：传统方法为通过脐血管换血，近年多采用周围血管同步换血。

（5）脐血管换血方法：新生儿置于红外保暖床，保留脐静脉者，导管直接插入脐静脉，导管插入时，方向偏右上方约30°，导管插入脐轮5cm，血液顺利抽出。如脐带已脱落，则在脐孔上方1cm处腹壁上作脐静脉切开，在正中线偏右处找到灰白色脐静脉，进行脐静脉插管。每次交换血量开始为10mL，如能耐受可增至15～20mL。同时监测静脉压，记录每次抽出和注入的血量、时间、用药等，每15min测心率、呼吸观察病情变化。

（6）换血并发症：库血未经复温立即输入，可致低体温、心血管功能异常。脐静脉穿孔可致出血进入腹腔损伤肝脏，如导管接触心脏可致心律失常和心脏停搏。输血量过多可致心力衰竭。如有空气、血凝块进入，可致血栓、空气栓塞。还可并发感染、低钙血症、肠穿孔、坏死性小肠结肠炎、肝素过量引起出血等。

# 新生儿溶血病

新生儿溶血病（hemolytic disease of newborn）主要是指母婴血型不合引起的同族免疫性溶血病。人类血型系统有40多种，但以ABO和Rh血型系统母婴不合引起溶血者较为多见，其他如MNS、Kell、Duffy、Kidd等血型系统不合引起的溶血病极为少见。复旦大学儿科医院曾对1985～1996年收治的218例新生儿溶血病进行分析，ABO血型不合占85.8%，Rh血型不合占14.2%。在ABO溶血病中，59.4%为抗A抗体，40.6%为抗B抗体。在Rh溶血病中，58.1%为抗D抗体，19.4%为抗E抗体，12.9%为抗cE抗体和9.6%为抗Ce抗体。

【发病机制】

胎儿由父亲方面遗传来的显性抗原恰为母亲所缺少，在妊娠后期，胎儿血因某种原因进入母体，母体被致敏产生相应的IgM抗体。如母亲再次怀孕，胎儿血再次进入母体，母体再次发生免疫反应，产生大量IgG抗体，通过胎盘进入胎儿，使胎儿、新生儿发生溶血。只要0.1～0.2mL的胎儿红细胞进入母体循环就足以使母亲致敏，特别是反复的胎母输血。

1. Rh 血型不合溶血病 Rh 血型系统共有 6 个抗原，即 C、c、D、d 和 E、e。其中 D 抗原最早被发现且抗原性最强，故有 D 抗原者称 Rh 阳性，无 D 抗原者称 Rh 阴性；杂合子只有 1 个 D 抗原，纯合子有 2 个 D 抗原。d 抗原纯属理论上的推测，迄今尚未能证实其存在。Rh 阴性的频率在种族中有很大差异，白种人群中约占 15%，而在我国汉族人群中仅占 0.34%，我国某些少数民族（如维吾尔族）人群中 Rh 阴性可占 5% 以上。Rh 溶血病的母亲多数是 Rh 阴性，Rh 阳性母亲的婴儿同样也可以发病，以抗 E 较多见，因为在我国汉族人群中无 E 抗原者几乎占半数。

Rh 溶血病在第 1 胎发病率很低，因为初次免疫反应产生 IgM 抗体需要 2 ~ 6 个月，且较弱，不能通过胎盘进入胎儿体内，而胎儿红细胞进入母体多数发生在妊娠末期或临产时，故第 1 胎常处于初次免疫反应的潜伏阶段。当再次妊娠第 2 次发生免疫反应时，仅需数日就可出现能通过胎盘的抗体，主要为 IgG，并能迅速增多，故往往第 2 胎才发病。Rh 系统的抗体只能由人类红细胞引起，若母亲有过输血史，且 Rh 血型又不合，则第 1 胎也可发病。母亲的母亲（外祖母）为 Rh 阳性，母亲出生前已被致敏，则第 1 胎也可发病，此即外祖母学说。

2. ABO 血型不合溶血病 以母亲 O 型、胎儿 A 型或 B 型最为多见；但母亲 A 型、胎儿 B 型或 AB 型，或母亲 B 型、胎儿 A 型或 AB 型时亦可以发病，但较少见。因为 A 型或 B 型母亲的天然抗 A 或抗 B 抗体主要为不能通过胎盘的 IgM 抗体，而存在于 O 型母亲中的同种抗体以 IgG 为主，因此 ABO 溶血病主要见于 O 型母亲、A 型或 B 型胎儿。

ABO 溶血病可发生在第 1 胎，这是因为食物、革兰阴性细菌、肠道寄生虫、疫苗等也具有 A 或 B 血型物质，持续的免疫刺激可使机体产生 IgG 抗 A 或抗 B 抗体，怀孕后这类抗体通过胎盘进入胎儿体内可引起溶血。由于 A 和 B 抗原也存在于红细胞外的许多组织中，通过胎盘的抗 A 或抗 B 抗体仅少量与红细胞结合，其余都被其他组织和血浆中的可溶性 A 和 B 血型物质中和和吸收，因此虽然母婴 ABO 血型不合很常见，但发病者仅占少数。

【临床表现】

新生儿溶血病的临床表现轻重不一，取决于抗原性的强弱、个体的免疫反应、胎儿的代偿能力和产前的干预措施等因素。Rh 溶血病临床表现较为严重，进展快，而 ABO 溶血病的临床表现多数较轻。Rh 溶血病一般不发生在第 1 胎，而 ABO 溶血病可发生在第 1 胎。

1. 胎儿水肿 严重者表现为胎儿水肿，主要发生在 Rh 溶血病，在胎儿期有大量红细胞破坏，患儿全身水肿、苍白、皮肤瘀斑、胸腔积液、腹水、心音低、心率快、呼吸困难、肝脾肿大。胎盘也明显水肿，胎盘重量与新生儿体重之比可达 1 :（3 ~ 4），严重者可发生死胎。胎儿水肿的原因与严重贫血所致的心力衰竭、肝功能障碍所致的低蛋白血症和继发于组织缺氧的毛细血管通透性增高等因素有关。

2. 黄疸 溶血病患儿黄疸出现早，一般在生后 24h 内出现，并很快发展，血清胆红素以未结合胆红素为主。但也有少数患儿在病程恢复期结合胆红素明显升高，出现胆汁黏稠综合征。部分 ABO 溶血病黄疸较轻，与生理性黄疸相似。

3. 贫血　溶血病患儿有不同程度的贫血，以 Rh 溶血病较为明显。如血型抗体持续存在可导致溶血继续发生，患儿在生后 3～5 周发生明显贫血（Hb＜80g/L），称晚期贫血，多见于未换血者和已接受换血的早产儿中。

4. 肝脾肿大　严重病例因髓外造血，出现肝脾肿大。

5. 胆红素脑病　新生儿溶血病可发生胆红素脑病，足月儿胆红素超过 300μmol/L，早产儿胆红素超过 204～255μmol/L 就要警惕发生胆红素脑病。

6. 其他　有些溶血病患儿可发生低血糖，严重病例可发生出血倾向，与血小板减少、毛细血管缺氧损害、肝功能损害导致凝血因子减少等因素有关。

【诊断】

对疑有新生儿溶血病者应立即做以下实验室检查。

1. 血常规　如红细胞及血红蛋白下降 ［＜238 000μmol/L（14g/dL）］、网织红细胞增高（＞6%）、外周血有核红细胞增高（＞10/100 个白细胞）等均提示患儿可能存在溶血。

2. 血清胆红素　主要为未结合胆红素升高。溶血病患儿生后黄疸逐渐加深，胆红素水平呈动态变化，需每天随访 2～3 次。

3. 定血型　ABO 溶血病者母亲为 O 型，新生儿为 A 型或 B 型。Rh 溶血病者母亲为 Rh 阴性（D 抗原阴性），新生儿为 Rh 阳性。如母亲为 Rh 阳性（但 C 或 E 抗原阴性，胎儿 C 或 E 抗原阳性），婴儿 Rh 阳性，也可发生抗 E、抗 C、抗 e、抗 c 引起的溶血病。

4. 抗人球蛋白试验　即 Coombs 试验，可证实患儿红细胞是否被血型抗体致敏，如直接试验阳性说明患儿红细胞已被致敏，而释放试验阳性可检出血型抗体。ABO 溶血病者需做改良法抗人球蛋白试验。

【治疗】

1. 光疗　如怀疑溶血病，首先给予积极光疗，同时进行各项检查，确定诊断，评价病情，做好换血疗法的准备工作。

2. 药物治疗　①静脉丙种球蛋白封闭新生儿网状内皮系统巨噬细胞 Fc 受体，抑制溶血。②清蛋白：如胆红素明显上升，足月儿达到 306μmol/L，可给清蛋白增加与胆红素的联结。

3. 换血疗法　如病情继续发展，尤其是确诊为 Rh 溶血病，需进行换血疗法，以迅速降低血清胆红素，防止发生胆红素脑病，并可减少血型抗体。换血指征：血清胆红素达到换血标准，出现胎儿水肿或早期胆红素脑病表现应予以换血。

【预防】

给 Rh 阴性妇女肌内注射 RhD IgG 300μg，以预防 Rh 抗 D 溶血病。

预防时机：①在分娩 Rh 阳性婴儿 72h 内；②流产后；③产前出血、宫外孕；④输入 Rh 阳性血。在下次妊娠 29 周时再肌内注射 RhD IgG 300μg。

（姚宏景）

# 第三节 新生儿缺氧缺血性脑病

新生儿缺氧缺血性脑病（hypoxic-ischemic encephalopathy，HIE）是围生期缺氧缺血所致的脑损伤，是导致新生儿死亡和发生后遗症的重要原因之一，是可以预防的，如果积极做好围生期保健，推广正确的复苏方法，可降低窒息发生率，HIE 的发病率和危害性就可明显降低。近年我国一些大城市，HIE 的发病率已开始降低。

【病因】

引起新生儿缺氧或缺血的各种疾病都可能是 HIE 的病因，缺氧的病因有围生期窒息、反复呼吸暂停、严重呼吸道疾病等，缺血的病因有心跳呼吸骤停、大量失血、休克、重度心力衰竭等，其中围生期窒息最为重要，在 HIE 病因中产前和产时窒息各占 50% 和 40%，其他原因约占 10%。

【发病机制】

1. 血流动力学变化　缺氧时机体发生潜水反射，为保证重要生命器官脑和心的血供，脑血管扩张，非重要器官血管收缩，这种自动调节功能使大脑在轻度短期缺氧时不受损伤。如缺氧继续存在，脑血管自主调节功能失代偿，形成压力被动性脑血流，当血压降低时脑血流减少，造成缺血性损害。

2. 脑细胞能量代谢衰竭　缺氧时细胞内氧化代谢障碍，只能依靠葡萄糖无氧酵解产生能量，同时产生大量乳酸，导致酸中毒和脑水肿。无氧酵解产生的能量远远少于有氧代谢，必须通过增加糖原分解和葡萄糖摄取来代偿，因此，缺氧引起继发性的能量衰竭，造成脑细胞死亡。

3. 氧自由基的作用　缺氧缺血时氧自由基产生增多和清除减少，大量的氧自由基在体内积聚，损伤细胞膜、蛋白质和核酸，致使细胞的结构和功能破坏，血 - 脑屏障的结构和完整性受到破坏，形成血管源性脑水肿。

4. 钙内流　缺氧时钙泵活性减弱，导致钙内流，当细胞内钙浓度过高时，受钙调节的酶被激活，如磷脂酶、核酸酶、蛋白酶等被激活，产生一系列的神经细胞损伤和破坏作用。

5. 兴奋性氨基酸的神经毒性作用　能量衰竭可致钠泵功能受损，细胞外钾离子堆积，细胞膜持续去极化，突触前神经元释放大量的兴奋性氨基酸（谷氨酸），过度激活突触后的谷氨酸受体，导致一系列生化连锁反应，引起迟发性神经元死亡。

6. 迟发性神经元死亡　缺氧、缺血可引起两种不同类型的细胞死亡，即坏死和凋亡，缺氧、缺血后由于急性能量衰竭造成细胞坏死，而于数小时后出现迟发性神经元死亡（即细胞凋亡）。

【病理变化】

HIE 的病理变化与胎龄、损伤性质和程度密切相关。

1. **两侧大脑半球损伤** 主要见于足月儿，窒息为不完全性。首先发生器官间的血液分流以保证心、脑血供；随着缺氧持续，血压下降，血流第 2 次重新分布（脑内分流），即大脑半球的血供由于前脑循环血管收缩而减少，而丘脑、脑干和小脑的血供则由于后脑循环血管扩张而增加。因此，大脑半球较易受损，常伴严重脑水肿。

2. **基底核（基底节）、丘脑和脑干损伤** 为完全性窒息，二次血流重新分布的代偿机制失效，脑部损害以丘脑和脑干为主，而脑外器官和大脑半球的损害可不严重，脑水肿较轻。

3. **脑室周围室管膜下、脑室内出血** 主要见于早产儿的室管膜下生发组织出血，伴脑室内出血。

【临床表现】

患儿有严重的宫内窘迫或出生时严重窒息史，出生后 12 ~ 24h 内出现神经系统症状，根据意识、肌张力改变、原始反射异常、惊厥和脑干受损等表现，可分为轻、中、重 3 度（表 3 - 8）。

表 3 - 8　新生儿缺氧缺血性脑病临床表现分度

| 临床表现 | 轻度 | 中度 | 重度 |
| --- | --- | --- | --- |
| 意识 | 激惹 | 抑制，嗜睡 | 昏迷 |
| 肌张力 | 正常或增高 | 减弱 | 松软 |
| 拥抱反射 | 正常或活跃 | 减弱 | 消失 |
| 惊厥 | 无 | 半数有惊厥 | 频繁惊厥 |

1. **轻度** 主要表现为兴奋，易激惹，肌张力正常，拥抱反射活跃，吸吮反射正常，呼吸平稳，无惊厥。症状多在 3d 内逐渐消失，预后良好。

2. **中度** 表现为嗜睡或抑制，肌张力降低，吸吮反射和拥抱反射减弱，约半数病例出现惊厥。足月儿上肢肌张力降低比下肢重，提示病变累及矢状窦旁区。早产儿如表现为下肢肌张力降低比上肢重，则提示病变为脑室周围白质软化。如症状持续 7d 以上，可能有后遗症。

3. **重度** 患儿处于昏迷状态，肌张力极度低下，松软，拥抱反射、腱反射消失，瞳孔不等大，对光反应差，前囟隆起，惊厥频繁，呼吸不规则或暂停，甚至出现呼吸衰竭。重度患儿病死率高，存活者常留后遗症。

若缺氧、缺血发生在出生前几周或几个月时，患儿在出生时可无窒息，也无神经系统症状，但在数天或数周后出现亚急性或慢性脑病的表现，临床上较难与先天性脑畸形或宫内病毒感染相区别。

【诊断】

新生儿 HIE 的诊断主要依据病史和临床表现，但同时要做影像学和其他检查，对病情严重程度及预后进行评价。

1. 影像学检查

（1）头脑超声检查：HIE 时可见普遍回声增强，脑室变窄或消失，提示脑水肿；散在的高回声区，提示散在的脑实质缺血；局限性高回声区，提示该部位有缺血性损害。

（2）头颅 CT 检查：轻度表现为散在、局灶性低密度影分布两个脑叶；中度表现为低密度影超过两个脑叶，白质与灰质的对比模糊；重度表现为大脑半球弥漫性低密度影，白质与灰质界限消失，侧脑室变窄。正常新生儿尤其是早产儿脑水分多，髓鞘发育不成熟，可存在广泛的低密度，因此 HIE 低密度的诊断 CT 值应在 18 以下。

（3）磁共振成像（MRI）：MRI 不仅能检出急性期 HIE 的存在、分布和严重性，而且能帮助判断预后，还能发现髓鞘形成是否延迟或异常，以判断神经发育情况。

HIE 急性期脑水肿比较明显，可能会掩盖脑细胞损伤，并且病情还在变化之中，所以早期影像学检查不能反映预后，需在 2~4 周后复查。

2. 脑功能及脑血流检查

（1）脑电图（electroencephalogram，EEG）检查：表现为节律紊乱、低波幅背景波上的棘慢波爆发或持续弥漫性慢活动；重度 HIE 出现爆发抑制、低电压甚至电静息。

（2）脑干诱发电位检查：表现为出波延迟、潜伏期延长、波幅变平。

（3）多普勒超声脑血流速度（cerebral blood velocity，CBV）测定：有助于了解脑灌注情况，高 CBV 提示存在脑血管麻痹和缺乏自主调节，低 CBV 提示存在广泛的脑坏死、低灌注、甚至无灌流。

3. 生化指标测定　神经烯醇化酶（neuronespecificenolase，NSE）、S-100 蛋白（S-100）和脑型肌酸磷酸激酶（CK—BB）存在于神经组织的不同部位，HIE 发生后 6~72h 它们在血液和脑脊液中的升高和脑损害程度呈正相关，能敏感地作为 HIE 早期诊断和评估预后标志物。

【治疗】

HIE 是一个多环节、多因素的病理生理过程，患儿对缺氧的耐受性差异很大。因此，HIE 的治疗应当根据患者的特点，在缺氧、缺血的不同阶段进行针对性的个体化联合治疗，才能提高疗效减少不良反应。

1. 监护　对 HIE 患儿应密切监护，不仅观察神经系统症状，还要监护各器官损害情况。

2. 维持组织最佳的灌流　严重缺氧的新生儿出生时常有低血压，可给予多巴胺和多巴酚丁胺，维持收缩压在 6.65kPa（50mmHg）以上，有利于改善肾脏的灌流和心肌收缩力。由于缺氧后脑血流自主调节功能障碍，应尽量避免血压的剧烈波动而致颅内出血。

3. 适当限制液体入量和控制脑水肿　对脑水肿的处理应从控制液体量入手，若有明显颅内高压症状和体征，可给予甘露醇治疗，每次 0.25mg/kg，间隔 6h，甘露醇可减轻脑水肿。

4. 控制惊厥　如出现惊厥或兴奋症状，选用苯巴比妥，苯巴比妥不仅可镇静解痉，且可降低脑代谢率，改善脑血流，减轻脑水肿，还有清除自由基的作用。苯巴比妥负荷量15～20mg/kg，缓慢静脉注射或肌内注射，如未能止痉，隔30min加5mg/kg，直至负荷量30mg/kg，给负荷量24h后给维持量5mg/kg，每日1次。

5. 维持适当的血糖水平　动物实验证实低血糖会加重HIE，而高血糖能降低脑损害的程度。因此在新生儿缺氧时应维持血糖在正常水平。

6. 早期康复干预　0～2岁小儿脑处于快速发育的灵敏期，可塑性强，因此对HIE患儿尽早开始感知刺激和动作训练可促进脑结构和功能代偿，有利于患儿的恢复和减轻后遗症。

7. 其他治疗

（1）亚低温疗法：近年选择性头部亚低温（降低脑温2～4℃）对HIE的神经保护作用已引起了国内外学者的关注。其可能的作用机制是：降低脑组织的能量需求和耗氧量，减轻脑水肿，延迟继发性能量衰竭和细胞凋亡，延长治疗时间窗，与其他干预措施起协同的保护作用。

（2）神经营养因子：近年研究显示神经营养因子可改善细胞周围环境，促进受损神经细胞的修复和再生，其中研究较多的是碱性成纤维细胞生长因子（basic fibroblast growth factor，bFGF）和胰岛素样生长因子（insulin like growth factor 1，IGF-1）。

（姚宏景）

# 第二章　呼吸系统疾病

## 第一节　上呼吸道感染

急性上呼吸道感染（acute upper respiratory infection，AURI）简称上感，俗称感冒，是小儿的最常见疾病。它主要侵犯鼻、鼻咽和咽部，常诊断为急性鼻咽炎、急性咽炎、急性扁桃体炎等，也可统称为上呼吸道感染。

【病因】

病毒和细菌均可引起，病毒占90％以上，主要有呼吸道合胞病毒、流感病毒、副流感病毒、腺病毒、鼻病毒、柯萨奇病毒、埃可病毒、冠状病毒、单纯疱疹病毒、EB病毒等。病毒感染后可继发细菌感染，最常见的为溶血性链球菌，其次为肺炎链球菌、流感嗜血杆菌等；肺炎支原体亦可引起细菌感染。

【临床表现】

1. 一般类型　婴幼儿局部症状轻而全身症状重，骤然起病，高热、咳嗽、食欲差，可伴有呕吐、腹泻、烦躁，甚至高热惊厥。年长儿局部症状较明显，鼻塞、喷嚏、流涕、干咳、发热等；有些在发病早期有阵发性脐周疼痛，与发热所致阵发性肠痉挛或肠系膜淋巴结炎有关。

体格检查可见咽部充血，扁桃体肿大，颌下淋巴结肿大、触痛等，肺部呼吸音正常，肠病毒感染者可见不同形态的皮疹。

一般病程3~5d，如体温持续不退或病情加重，应考虑感染可能侵袭其他部位，同时需与其他发热性疾病相鉴别。

2. 两种特殊类型

（1）疱疹性咽峡炎：系柯萨奇A组病毒所致，好发于夏秋季。起病急，表现高热、咽痛、流涎、厌食、呕吐等；咽部充血，咽腭弓、腭垂（悬雍垂）、软腭等处有2~4mm大小的疱疹，周围有红晕，疱疹破溃后形成小溃疡，病程1周左右。

（2）咽－结合膜热：由腺病毒3型、腺病毒7型所致，常发生于春夏季，可在儿童集体机构中流行。以发热、咽炎、结膜炎为特征：多呈高热，咽痛，眼部刺痛，咽部充血，一侧或两侧滤泡性眼结膜炎，颈部、耳后淋巴结肿大，有时伴胃肠道症状。病程1~2周。

3. 并发症：在婴幼儿多见。上呼吸道感染可波及邻近器官，或向下蔓延，可引起中耳炎、鼻窦炎、咽后壁脓肿、颈淋巴结炎、喉炎、气管炎、支气管肺炎等。年长儿患链球菌感染可致急性肾炎、风湿热等。

**【诊断和鉴别诊断】**

1. 诊断

（1）根据临床表现并结合流行病学分析。

（2）实验室检查：①病毒感染者，血白细胞计数正常或偏低。免疫荧光或酶联免疫快速病毒测定和血清学检查可明确病因诊断。②细菌感染者血白细胞增高，以中性粒细胞为主，血 CRP 升高。咽拭子培养可有病原菌生长。链球菌感染后，血中 ASO 滴度增高。

2. 鉴别诊断

（1）流行性感冒：系流感病毒、副流感病毒所致，有明显流行病史。全身症状重，如发热、头痛、咽痛、肌肉酸痛等。上呼吸道卡他症状可不明显。

（2）急性传染病早期：上呼吸道感染常为各种传染病的前驱症状，如麻疹、流行性脑脊髓膜炎、百日咳、猩红热、脊髓灰质炎等，应结合流行病史、临床表现及实验室资料等综合分析，并观察病情演变加以鉴别。

（3）急腹症：如急性阑尾炎，上呼吸道感染伴腹痛者应与本病鉴别：本病腹痛常先于发热，腹痛部位以右下腹为主，呈持续性，有腹肌紧张和固定压痛点；白细胞及中性粒细胞增高。此外，发病初期（数小时或 24h 内）上呼吸道感染伴腹痛者，还需密切观察注意排除急性细菌性痢疾等肠道感染性疾病。

**【治疗】**

1. 一般治疗　休息，多饮水，注意呼吸道隔离，预防并发症。

2. 病因治疗　常用抗病毒药物为三氮唑核苷（利巴韦林，Virazole）具有广谱抗病毒作用，疗程为 3～5d。疱疹病毒、EB 病毒感染，可选用阿昔洛韦；如病情重，有继发细菌感染，或有并发症者可选用抗生素，常用有青霉素、头孢菌素、大环内酯类抗生素，疗程 3～5d。如证实为溶血性链球菌感染，或既往有风湿热、肾炎病史者，青霉素疗程应为 10～14d。局部可用 1% 利巴韦林滴鼻液，每日 4 次；病毒性结膜炎可用 0.1% 阿昔洛韦（Aciclovir）滴眼，每 1～2h 一次。

3. 对症治疗

（1）高热：退热措施包括药物和物理降温，可口服对乙酰氨基酚（扑热息痛）或阿司匹林，亦可用冷敷、湿温敷或 30% 乙醇浴降温。

（2）高热惊厥：予镇静、止惊等处理。

（3）咽痛：可含服咽喉片。

**【预防】**

主要靠加强体格锻炼，增强抵抗力；提倡母乳喂养，防治佝偻病及营养不良；避免去人多拥挤的公共场所。

（姚宏景）

# 第二节　毛细支气管炎

毛细支气管炎是婴幼儿常见的下呼吸道感染。常发生在冬季，主要见于 2 岁以下儿童，多数是 6 个月以内的婴儿。

**【病因】**

呼吸道合胞病毒（respiratory syncytial virus，RSV）是最常见的病原体，此外，副流感病毒、腺病毒、流感病毒和呼吸道肠道病毒也可引起毛细支气管炎。其特点是广泛毛细支气管炎症和渗出、黏膜水肿，最终导致气道狭窄而致喘憋及低氧血症。

**【临床表现】**

（1）常在上呼吸道感染后 2~3d 出现持续性干咳、呼气性喘鸣和呼吸窘迫。体温以中、低度发热多见，病情常在咳喘发生后 2~3d 逐渐加重，呼吸增快、短促，有鼻扇或"三凹"症，严重者可有发绀。胸部听诊呼气相明显延长，弥漫性呼气相喘鸣，呼吸音减弱。喘憋严重时还可合并心力衰竭、失代偿性呼吸性酸中毒，甚至发生呼吸衰竭。病程一般持续 1 周~10d，部分有过敏史及家族史患儿，可多次发生急性毛细支气管炎。

（2）并发症：主要是继发细菌性肺部感染，也有因高度肺气肿导致气胸或纵隔气肿，严重病例可合并心功能衰竭和呼吸衰竭。

**【诊断和鉴别诊断】**

1. 诊断

（1）根据典型的临床表现。

（2）实验室检查：白细胞总数和分类大都在正常范围。用免疫荧光法、PAP 法或单克隆抗体酶联免疫方法进行鼻咽部脱落细胞病毒快速诊断，恢复期血清抗 RSV 抗体有 4 倍或 4 倍以上升高。

（3）X 线检查：胸部 X 线可表现不同程度肺气肿，肺纹理增粗，部分病例有散在斑片状阴影（肺不张或肺泡炎症）。

2. 鉴别诊断

（1）婴幼儿哮喘：在症状上很难鉴别，尤其是首次发作。需要进行随访，具有哮喘家族史和本人过敏史、喘息反复发作以及对支气管扩张剂有较好反应的患儿，可考虑哮喘诊断。

（2）其他疾病：如百日咳、充血性心力衰竭、心内膜弹力纤维增生症、异物吸入，也可发生喘憋，须予以鉴别。

**【治疗】**

1. 一般治疗　吸入湿化的氧气，维持 $PaO_2 > 7.9kPa$（60mmHg）以上；由于严重喘憋、入量不足，可有脱水，要补充液体以维持水、电解质平衡。一般每日入量为 80~120mL/kg，过多液量可加重肺水肿和增加心脏负担。

2. 支气管扩张剂　5%喘乐宁溶液 0.02mL/kg，用雾化泵或氧气（5～6L/min）驱动雾化吸入，必要时可在第 1 个小时内，每隔 20min 吸入一次，病情不能缓解者须住院治疗。

3. 抗病毒治疗　可用利巴韦林，国外多主张直接气道雾化吸入，剂量高达每日 600mg/kg，而国内气道雾化每天常用 30～100mg。也可使用 RSV 免疫球蛋白（RSV-Ig）静脉滴注，能有效改善临床症状、降低呼吸道病毒的含量。

4. 并发症的治疗　呼吸衰竭患儿按呼吸衰竭处理或采用气管内插管和机械通气。外源性肾上腺皮质激素对改变病程及控制喘息并未能证明疗效，但严重喘憋患儿为减轻气道炎症可以加用。除非患儿严重烦躁不安（给氧仍不能纠正），以及应用插管及机械通气患儿可给镇静剂外，其他情况下要慎用。

凡有以下高危因素的患儿应收住院治疗：①年龄 <2 个月；②有青紫和呼吸暂停史；③既往曾有重症喘息病史；④安静时呼吸频率 >60 次/min；⑤ $PaO_2$ < 7.33kPa（55mmHg）。

【预后】

病程一般 7～10d。预后一般较好，约 <1% 患儿死于呼吸衰竭，有 20%～40% 患儿可能发展成婴幼儿哮喘。

（姚宏景）

# 第三节　肺炎

肺炎系由不同病原体或其他因素所致的肺部炎症，以发热、咳嗽、气急、呼吸困难及肺部固定的细湿啰音为共同临床表现。临床上若病原体明确，则按病因分类，以利指导治疗，否则按病理分类（表 3-9）。本节重点讨论支气管肺炎。

表 3-9　肺炎分类

| | |
|---|---|
| 病理 | 分为小叶肺炎（支气管肺炎）、大叶肺炎、间质性肺炎 |
| 病因 | 感染性肺炎：①病毒性肺炎，常见为呼吸道合胞病毒，其次为腺病毒 3、腺病毒 7、腺病毒 11、腺病毒 21 型、甲型流感病毒及副流感病毒 1、副流感病毒 2、副流感病毒 3 型，其他还有麻疹病毒、肠病毒、巨细胞病毒等。②细菌性肺炎，常见为肺炎链球菌、链球菌、葡萄球菌、革兰阴性杆菌、军团菌及厌氧菌等。③其他感染性肺炎，支原体、衣原体、真菌、原虫（卡氏肺囊虫）<br>非感染性肺炎：吸入性肺炎、坠积性肺炎、嗜酸细胞性肺炎等 |
| 病程 | 病程 <1 个月者为急性；1～3 个月为迁延性；>3 个月者为慢性 |
| 病情 | 轻症以呼吸系统症状为主，无全身中毒症状；重症除呼吸系统症状外，其他系统亦受累，且全身中毒症状明显 |
| 临床表现 | 分为典型、非典型两类。典型肺炎系由肺炎球菌、嗜血流感杆菌、金黄色葡萄球菌及革兰阴性杆菌及厌氧菌引起。非典型肺炎的常见病原体为肺炎支原体、衣原体、军团菌 |
| 感染地点 | 分为社区获得性肺炎、院内获得性肺炎 |

## 一、支气管肺炎

1. 病因　发达国家中小儿肺炎病原体以病毒为主，发展中国家则以细菌为主。细菌以肺炎链球菌多见，其次为流感嗜血杆菌，另外还有金黄色葡萄球菌、肺炎杆菌、大肠埃希菌等。肺炎支原体、衣原体也较为常见。

2. 临床表现

（1）呼吸系统：轻症仅以呼吸系统症状为主，大多起病较急，主要症状为发热、咳嗽、气促和呼吸困难。典型临床表现包括如下：

①发热：热型不定，多为不规则发热，亦可为弛张热或稽留热，新生儿、重度营养不良儿可不发热或体温不升。

②咳嗽：在早期可为刺激性干咳，以后咳嗽有痰。新生儿、早产儿则表现为口吐白沫。

③气促和呼吸困难：呼吸加快，每分钟可达 40～80 次，并有鼻翼扇动，重者呈点头状呼吸、"三凹"征、唇周发绀。

④肺部固定的中、细湿啰音，当病灶融合扩大累及部分或整个肺叶时，则出现肺实变体征。

WHO 诊断呼吸急促的标准为：<2 个月的幼婴，呼吸每分钟≥60 次；2～12 个月的婴儿，呼吸每分钟≥50 次；1～5 岁以下，呼吸每分钟≥40 次。重症肺炎除累及呼吸系统外，还可累及循环、神经和消化等系统。

（2）循环系统：常见心肌炎、心力衰竭及微循环障碍，肺动脉高压和中毒性心肌炎是诱发心力衰竭的主要因素。临床表现为：①呼吸突然加快，>60 次/min。②心率突然加快，>180 次/min。③极度烦躁不安，明显发绀，面色发灰，指（趾）甲微血管充盈时间延长。④心音低钝，奔马律，颈静脉怒张。⑤肝脏迅速增大。⑥尿少或无尿，颜面、眼睑或双下肢水肿。具有前 5 项者即可诊断为心力衰竭。

（3）神经系统：轻度缺氧表现为烦躁、嗜睡；脑水肿时出现意识障碍、惊厥、呼吸不规则、前囟隆起、脑膜刺激征、瞳孔对光反应迟钝或消失。

（4）消化系统：轻症常有食欲减退、吐泻及腹胀等；重症可引起中毒性肠麻痹，肠鸣音消失，腹胀严重时呼吸困难加重。消化道出血时呕吐咖啡渣样物，大便隐血阳性或排柏油样便。

3. 并发症　最常见的并发症为不同程度肺气肿、肺不张。长期肺不张或反复发作的肺炎，可导致支气管扩张。其他并发症有心力衰竭、中毒性脑病、呼吸衰竭等。

4. 诊断和鉴别诊断

（1）诊断

1）临床表现：典型的支气管肺炎一般有发热、咳嗽、气促或呼吸困难，肺部有较固定的中细湿性啰音。

2) 实验室检查

病原学检查：①细菌培养：采取血液、痰液、气管吸出物、胸腔穿刺液、肺穿刺液、肺活检组织等进行细菌培养，可明确病原菌。肺穿刺细菌学检查最可靠，被称为"金标准"。②病毒分离。③其他病原体的分离培养：肺炎支原体、沙眼衣原体、真菌等。④病原特异性抗原检测。⑤病原特异性抗体检测。

外周血检查：①白细胞检查：细菌性肺炎时白细胞总数和中性粒细胞多增高，甚至可见核左移，胞质中可见中毒颗粒。病毒性肺炎白细胞总数正常或降低，有时可见异型淋巴细胞。②C - 反应蛋白（CRP）：细菌感染时，血清 CRP 浓度上升，而非细菌感染时则上升不明显。

3）X 线检查：有小斑片状阴影，以双肺下野、中内带居多，并可伴有肺不张或肺气肿。斑片状阴影亦可融合成大片，甚至波及肺段。可并发脓胸、脓气胸、肺大泡。

（2）鉴别诊断

①急性支气管炎。

②肺结核。

③支气管异物。

5. 治疗　应采取综合措施，积极控制炎症，改善肺的通气功能，防止并发症。

（1）病原治疗

绝大多数重症肺炎是由细菌感染引起，或在病毒感染的基础上合并细菌感染，故需采用抗生素治疗。使用原则：①根据病原菌选用敏感的药物；②早期治疗；③联合用药；④选用渗入下呼吸道浓度高的药；⑤足量、足疗程，重症宜经静脉途径给药。

WHO 推荐 4 种一线抗生素，即复方新诺明、青霉素、氨苄西林和阿莫西林，但由于非典型病原的增加，应考虑使用大环内酯类药物。

用药时间应持续至体温正常后 5 ~ 7d，临床症状基本消失后 3d。支原体肺炎至少用药 2 ~ 3 周，以免复发。葡萄球菌肺炎比较顽固，易于复发及产生并发症，疗程宜长，一般于体温正常后继续用药 2 周，总疗程 6 周。

（2）对症治疗

①吸氧疗法。

②保持呼吸道通畅（体位引流及吸痰等）。

③纠正水、电解质与酸碱平衡紊乱。

④心力衰竭的治疗。

⑤感染性休克、脑水肿、呼吸衰竭的治疗。

⑥并发症的治疗。

**二、几种不同病原体所致肺炎的特点**

1. 腺病毒性肺炎

（1）病因：主要为 3、7 型腺病毒所致，引起支气管和肺泡间质炎症，严重者病灶互相融合，气管、支气管上皮广泛坏死，导致支气管管腔闭塞，加上肺实质的严重炎性病变，致使病情严重、病程迁延，易引起肺功能损害和其他系统功能障碍。

（2）临床表现：本病多见于 6 个月 ~2 岁的婴幼儿。起病急，表现稽留高热，萎靡嗜睡，面色苍白，咳嗽较剧烈，频咳或阵咳，可出现喘憋、呼吸困难、发绀等。肺部体征出现较晚，发热 4~5d 后始闻湿啰音，病变融合后有肺实变体征。少数患儿并发渗出性胸膜炎。

（3）X 线表现：特点为"四多三少两一致"，即肺纹理多，肺气肿多，大病灶多，融合病灶多；圆形病灶少，肺大泡少，胸腔积液少；X 线表现与临床表现一致。

（4）预后：病灶吸收缓慢，需数周至数月。腺病毒性肺炎远期并发症有支气管扩张及慢性阻塞性肺疾病。

2. 葡萄球菌肺炎

（1）病因：为金黄色葡萄球菌和白色葡萄球菌所致，细菌由呼吸道入侵或经血行播散入肺。主要病理变化是化脓性渗出或脓肿形成。

（2）临床表现：本病多见于新生儿及婴幼儿，起病急，病情重，进展快。全身中毒症状（弛张高热、面色苍白）和呼吸道症状（咳嗽、呻吟、呼吸困难）明显。肺部体征出现较早，双肺可闻中、细湿啰音，肺内并发症（胸腔积液、肺大泡、脓气胸、支气管胸膜瘘）多，易发生循环、神经及胃肠功能障碍。皮肤常见猩红热样或荨麻疹样皮疹。

（3）实验室检查：白细胞 >（15~30）×10$^9$/L，中性粒细胞增高，可见中毒颗粒。半数幼婴白细胞可 <5×10$^9$/L，但中性粒细胞百分比仍较高，多示预后严重。对气管咳出或吸出物及胸腔穿刺抽出液进行细菌培养多可获阳性结果，有诊断意义。

（4）X 线检查：①临床症状与胸片所见不一致。初起时，症状严重，但 X 线征象却很少，仅表现肺纹理重，一侧或双侧小片浸润影；当临床症状明显好转时，胸片却可见明显病变如肺脓肿和肺大泡等。②病变发展迅速，甚至数小时内小片炎变就可发展成脓肿。③病程中，易发生小脓肿、脓气胸、肺大泡，甚至并发纵隔积气、皮下气肿及支气管胸膜瘘。④胸片病灶阴影持续时间一般较长，2 个月左右阴影仍不能完全消失。

3. 流感嗜血杆菌肺炎

（1）病因：由流感嗜血杆菌引起，此菌可分为非荚膜型及荚膜型，前者一般不致病，后者以 b 型（Hib）致病力最强。近年，由于大量使用广谱抗生素、免疫抑制剂及院内感染等原因，发病有上升趋势。

（2）临床表现：<4 岁多见，常并发于流感病毒或葡萄球菌感染时。临床起病较缓慢，病程呈亚急性，病情较重。全身中毒症状重、面色苍白、发热、痉挛性咳嗽、呼吸困难、发绀、鼻翼扇动和"三凹"征等；肺部有湿啰音或实变体征。易并发脓胸、脑膜炎、败血症、心包炎、化脓性关节炎、中耳炎等。

（3）实验室检查：外周血白细胞增多，可达（20~70）×10$^9$/L，有时淋巴细胞相对或绝对增多。

（4）X线检查：胸部 X 线表现多样，可为支气管肺炎、大叶性肺炎或肺段实变，常伴胸腔积液征。

**4. 肺炎支原体肺炎**

（1）病因：为肺炎支原体所致，它是非细胞内生长的最小微生物，含 DNA 和 RNA，无细胞壁。主要经呼吸道传染，肺炎支原体尖端吸附于纤毛上皮细胞受体上，分泌毒性物质，损害上皮细胞，使黏膜清除功能异常，且持续时间久，导致慢性咳嗽。由于肺炎支原体与人体某些组织存在部分共同抗原，故感染后可形成相应组织的自身抗体，导致多系统免疫损害。

（2）临床表现：本病不仅见于年长儿，婴幼儿感染率也高达 25% ~ 69%。临床表现常有发热、热型不定，热程 1 ~ 3 周。刺激性咳嗽为突出表现，有的酷似百日咳，可咯出黏稠痰，甚至带血丝。年长儿可诉咽痛、胸闷、胸痛等症状，肺部体征常不明显。部分患儿出现多系统受累，如心肌炎、心包炎、溶血性贫血、血小板减少、脑膜炎、格林-巴利综合征、肝炎、胰腺炎、脾大、消化道出血、各种皮疹、肾炎、血尿、蛋白尿等，可直接以肺外表现起病，也可伴有呼吸道感染症状。

（3）实验室检查：血清中冷凝素滴度 >1 : 64，支原体 IgM 抗体测定有诊断意义。

（4）X线改变：①以肺门阴影增重为主；②支气管肺炎；③间质性肺炎；④均一的肺实变。临床常表现两个不一致，咳嗽重而肺部体征轻微；体征轻微但胸片阴影显著。

（5）治疗：红霉素或新一代大环内酯类抗生素治疗有效，由于支原体缺乏细胞壁，β-内酰胺类等针对细胞壁的抗生素无效。

以上所述几种肺炎的鉴别诊断见表 3 - 10。

表 3 - 10　几种不同肺炎的鉴别诊断

| 项目 | 大叶肺炎 | 支气管肺炎 | 金黄色葡萄球菌肺炎 | 腺病毒性肺炎 | 毛细支气管炎 | 支原体肺炎 |
|---|---|---|---|---|---|---|
| 病原 | 肺炎球菌 | 肺炎球菌等 | 金黄色葡萄球菌 | 腺病毒 | 呼吸道合胞病毒 | 支原体 |
| 多发年龄 | 较大儿童 | 婴幼儿 | 任何年龄 | 6 个月 ~ 2 岁 | 小婴儿 | 儿童，幼儿 |
| 热型 | 突然起病，不定高热稽留 | 弛张热 | 稽留或弛张高热 | 低热或无热偶高热 | 不规则 | 不规则 |
| 发热日数 | 2 周左右 | 1 ~ 2 周 | 1 ~ 3 周 | 1 ~ 3 周 | 1 ~ 5d | 1 周以上 |
| 一般病情 | 较重，可见休克 | 较轻 | 中毒症状较重，可见皮疹 | 中毒症状较重，早期嗜睡 | 喘重 | 频咳 |
| 肺部体征 | 早期体征不明显 | 弥漫 | 弥漫 | 3 ~ 5d 后体征方明显 | 肺气肿，喘鸣，啰音多 | 较少或局限 |
| X线所见 | 全叶或节段 | 多为斑片状 | 常见脓肿、肺大泡、脓气胸 | 大片阴影，重者有积液 | 肺气肿，多点片影 | 单侧斑片影 |

| 项目 | 大叶肺炎 | 支气管肺炎 | 金黄色葡萄球菌肺炎 | 腺病毒性肺炎 | 毛细支气管炎 | 支原体肺炎 |
|---|---|---|---|---|---|---|
| 白细胞数 | 明显增高 | 多数增加 | 增加或下降 | 多数正常或减少 | 多数减少或正常 | 多数减少或偏高 |
| 青霉素治疗 | 有效 | 可能有效 | 大剂量有效 | 可能无效 | 无效 | 无效 |

**（姚宏景）**

# 第四节 支气管哮喘

支气管哮喘是由嗜酸性粒细胞、肥大细胞和 T 淋巴细胞等多种炎性细胞参与的气道慢性炎症。这种气道炎症使易感者对各种激发因子具有气道高反应性，并可出现广泛多变的可逆性气流受阻，表现为反复发作性的喘息、呼吸困难、胸闷或咳嗽等症状，常在夜间或清晨发作、加剧，多数患儿可经治疗自行缓解。

【病因】

支气管哮喘是机体遗传因素和环境因素相互作用的结果。

1. 遗传过敏体质　患有婴儿湿疹、过敏性鼻炎、食物或药物过敏的患儿，易患哮喘。

2. 环境因素　婴儿时期环境中有较高浓度的过敏物质，反复呼吸道病毒感染以及室内空气污染（如吸烟）。

【临床表现】

病儿多表现突然发作的喘息、咳嗽、胸闷及呼吸困难（呼气性呼吸困难为主），部分患儿仅有咳嗽，发作以夜间及凌晨最为明显。哮喘有两种病情分度标准：

（1）全球哮喘防治创议（GINA）儿童哮喘分级标准：根据一段时期内（一般 3 个月）患儿哮喘发作程度、次数及肺功能，分为 4 级（表 3－11），主要用于指导哮喘缓解期治疗。

（2）急性发作分级标准：根据本次哮喘急性发作的程度进行分类，分轻度、中度、重度、极重度（急性呼吸暂停）；用于指导哮喘发作期的治疗。

表 3－11　GINA 儿童哮喘分级标准

| 级别 | 症状 | 夜间症状 | 最大呼气流量（PEF） |
|---|---|---|---|
| 四级（严重持续） | 持续有症状体力活动受阻 | 频繁 | ≤预计值的 60%　变异率 >30% |
| 三级（中度持续） | 每日有症状　每日应用激动剂　发作时影响活动 | >1 次/周 | >预计值的 60%　<预计值的 80%　变异率 >30% |
| 二级（轻度持续） | ≥1 次/周，但 <1 次/d | >2 次/月 | ≥预计值的 80%　变异率 20%～30% |
| 一级（间歇发作）发作间歇无症状，PEF 正常 | <1 次/周 | ≤2 次/月 | ≥预计值的 80%　变异率 <20% |

注：①患者出现任何一个严重的征象，就足够将患者归为一级；②婴幼儿哮喘分级标准无 PEF 指标，其余一样。

**【诊断与鉴别诊断】**

1. 诊断标准

（1）婴幼儿哮喘：①年龄 <3 岁，喘息发作≥3 次；②发作时双肺闻及呼气相的喘鸣音，呼气相延长；③具备特应性体质；④父母有哮喘病等过敏史；⑤除外其他引起喘息的疾病。有以上第 1、2、5 条即可诊断婴幼儿哮喘；喘息发作 2 次，并具有第 2、5 条，诊断为可疑哮喘或喘息性支气管；如同时具有第 3 条或第 4 条时，可考虑给予治疗性诊断。

（2）儿童哮喘：①年龄 >3 岁，喘息呈反复发作者（或可追溯与某种变应原或刺激因素有关）；②发作时双肺闻及呼气相的喘鸣音，呼气相延长；③支气管扩张剂有明显疗效；④除外其他引起喘息、胸闷、咳嗽的疾病。

对各年龄组疑似哮喘同时肺部有喘鸣音者，可作支气管舒张试验。

（3）咳嗽变异性哮喘：①咳嗽持续或反复发作 >1 个月，常常在夜间或清晨发作，运动后加重，痰少，临床无感染征象，或经较长期抗生素治疗无效；②支气管扩张剂治疗可使咳嗽发作缓解；③有个人过敏史或家族过敏史，变应原试验阳性可作辅助诊断；④气道呈高反应性特征，支气管激发试验阳性可作辅助诊断；⑤除外其他原因引起的慢性咳嗽。

（4）哮喘危重状态：哮喘发作时出现严重呼吸困难，在合理应用拟交感神经药物和茶碱类药物仍不见缓解者，为哮喘持续状态（危重状态）。

2. 鉴别诊断

（1）毛细支气管炎：是由呼吸道合胞病毒（respiratory syncytial virus，RSV）引起的下呼吸道阻塞性疾病。发病大多在 6 个月以下，如为反复发作者应考虑哮喘。虽然哮喘与本病是两种疾病，但不少文献报道 30% ~50% 患毛细支气管炎的婴儿，后来可发展为哮喘。

（2）吸入综合征：吸入异物（包括食物），是婴儿反复喘鸣的一个重要原因，许多患儿被误诊为呼吸道感染，或难治性"哮喘"。以直接喉镜检查、取气管分泌物或气管灌洗液，其中有较多富含脂肪的巨噬细胞和游离小球是反复吸入的可靠证据。

（3）外源性压迫：如支气管淋巴结结核、纵隔肿物等。

（4）心源性哮喘：发绀与哮喘的严重程度不一致，病史、体格检查和胸部 X 线检查有助于诊断。

（5）气管、支气管发育异常，喉气管、支气管软化，先天性肺叶气肿等。

（6）胃食管反流（gastroesophageal reflux，GER）：偶可引起哮喘，特别是反复夜间发作者。支气管收缩可因胃酸进入喉部或上呼吸道引起，也可以是支气管对下食管内的酸发生反射性收缩而引起哮喘。

（7）变态反应性支气管肺曲菌病（allergic bronchopulmonary aspergillosis，ABPA）：病原为烟曲霉菌，为最常见的过敏性肺炎，大部分患者起病于儿童期，临床最常表现为哮喘，易被漏诊，特别需要与哮喘患者合并病毒或细菌感染相鉴别。如果哮喘患者有反复或持续性肺浸润就应疑及本病。可做皮肤试验，或血清特异性 IgE 或 IgG 抗体测定协助诊断。

【治疗】

1. 治疗原则　坚持长期、持续、规范、个体化的治疗原则。发作期以快速缓解症状为主；缓解期控制气道炎症，降低气道反应性，防止哮喘的急性发作。

2. 治疗目标　控制哮喘症状的发作；最低限度（理想是不需要）应用快速缓解药；不需要急诊或住院治疗；维持正常的活动水平，包括运动；尽可能地维持肺功能的正常；所用药物的不良反应最少（最轻）或无。

3. 急性期的治疗　根据急性发作分级标准及对药物治疗的反应来进行治疗。首先给予吸氧，用雾化器吸入短效 $\beta_2$ - 受体激动剂，前 1h 可每 20min 吸入 1 次；如病情缓解，并能维持 4h 以上，可以延长至每 4 ~ 6h 吸入 1 次。对治疗效果不明显者应住院治疗，同时给予全身性糖皮质激素、静脉滴注氨茶碱等治疗，病情 6 ~ 12h 仍不缓解者，应置 ICU 观察，必要时需气管插管，机械通气。

4. 缓解期治疗　包括环境控制（避免过敏原和气道刺激物的吸入）、药物和免疫学治疗 3 个方面。

1994 年在美国国立卫生院心肺血液研究所与世界卫生组织的共同努力下，共 17 个国家的 30 多位专家组成的小组制定了关于哮喘管理和预防的全球策略，即《全球哮喘防治创议》（global initiative for asthma，GINA），用来规范缓解期哮喘的治疗。

（1）首先需要对哮喘患者的哮喘发作次数、夜间症状及肺功能状态进行分级。

（2）随后根据哮喘分级确定吸入性糖皮质激素用量。

（3）然后每间隔 3 个月，对哮喘患者重新进行评估分级，根据新的分级情况重新调整吸入性糖皮质激素用量，病情加重者加量，好转者减量，直到最小维持量，因而这一方案又称阶梯式治疗。

（4）除吸入性糖皮质激素外，还可用白三烯受体拮抗剂、细胞膜稳定药减轻气道炎症，减少糖皮质激素用量。

（5）用长效或缓释支气管解痉药缓解咳喘症状，见表 3 - 12。

表 3 - 12　哮喘的阶梯式治疗方案

| 级别 | 治疗方案 |
| --- | --- |
| 第 4 级（重度持续） | ①吸入糖皮质激素每日 > 800μg；②口服白三烯受体拮抗剂；③口服或吸入长效 $\beta_2$ 受体激动剂或口服缓释茶碱，如果需要可加用口服糖皮质激素，以最小有效量，隔日晨顿服 |
| 第 3 级（中度持续） | ①吸入糖皮质激素每日 400 ~ 800μg；②口服白三烯受体拮抗剂；③口服或吸入长效 $\beta_2$ 受体激动剂或口服缓释茶碱 |
| 第 2 级（轻度持续） | ①吸入糖皮质激素每目 200 ~ 400μg；②吸入色甘酸钠或口服白三烯受体拮抗剂；③有夜间症状者可以给长效 $\beta_2$ 受体激动剂或口服缓释茶碱 |
| 第 1 级（间歇发作） | ①可以不用药；②可吸入糖皮质激素每日 100μg 或色甘酸钠；③激烈活动前或接触过敏原后给予口服或吸入 $\beta_2$ 受体激动剂 |

（姚宏景）

# 第三章　心血管系统疾病

## 第一节　先天性心脏病

先天性心脏病是心血管在胎儿期发育异常所致的畸形,发病率为 0.5%～0.8%。上海市曾在 2 个区进行过调查,2 万余名活产婴儿中,出生后第一年先天性心脏病的发病率为 0.69%。有资料显示,先天性心脏病各类畸形中,室间隔缺损发病率最高,占 25%～30%,其余依次为房间隔缺损、动脉导管未闭、法洛四联症等。相对来说 1 岁以下婴儿各种复杂的心血管畸形多见。先天性心脏病仍然是目前儿童先天性畸形导致死亡的主要原因。近年来随着诊断、麻醉和手术技术的不断发展和完善,许多过去只能进行姑息手术的严重和复杂性先天性心脏病,已能得到彻底的根治。

### 【病因】

任何影响胎儿心脏发育的因素都可以使心脏的某一部分出现发育停滞和异常。虽然目前绝大多数先天性心脏病的病因尚不清楚,但基础研究和临床观察已明确证实许多因素都可以引起先天性心脏病。

首先是遗传因素。一级亲属中有先天性心脏病的患者,孩子先天性心脏病的发生率会增加 3 倍。染色体异常如 18 - 三体综合征 90%、21 - 三体综合征 50%、Turner 综合征 40%,均合并有先天性心脏病。近年来利用荧光原位杂交研究显示,部分动脉干畸形如 DiGeorge 综合征患儿第 21q11 染色体部分区带出现缺失。单基因异常引起的先天性心脏病约占先天性心脏病的 3% 左右,如 Marfan 综合征和 Noonan 综合征。

其次为环境因素。2%～5% 先天性心脏病与环境因素有明确的关系。母亲妊娠期间感染、用药、吸烟、饮酒、代谢性疾病(糖尿病、高钙血症等)和接触放射线及辐射(人工、天然)等均有可能引起先天性心脏病。怀孕后前 3 个月,是胎儿各脏器发育最快的阶段。感染风疹病毒,不仅会引起心脏畸形,还可引起全身多发畸形。许多药物对胎儿期心脏的形成和发育会产生影响。苯丙胺可引起室间隔缺损、房间隔缺损和大血管转位。个别抗癫痫药物如三甲双酮等可引起肺动脉狭窄、主动脉狭窄和缩窄、动脉导管未闭、法洛四联症和左心室发育不良。黄体酮等雌激素可引起室间隔缺损、法洛四联症和大血管转位。已证实酒精可造成多种胎儿心脏畸形,而吸烟虽不能肯定与先天性心脏病的发生有关,但其确能造成胎儿宫内生长发育迟缓。此外,近年来国内外皆有报道母亲妊娠期叶酸缺乏及高同型半胱氨酸血症与先天性心脏畸形的发生有关。

多数学者认为先天性心脏病是遗传和环境共同作用的结果。积极做好产前咨询、加强孕期保健、早期适量补充叶酸、防治病毒感染和慎用药物将会起到预防先天性心脏病的作用。

**【诊断方法】**

1. 母亲妊娠情况

妊娠期间感染、用药、吸烟、饮酒和接触放射线及辐射等均有可能引起先天性心脏病。

值得注意的是随着科学技术的发展，电脑在人们的工作和生活中已广泛普及。虽然对接触电脑是否会引起先天性心脏病尚存在争议，但有学者认为怀孕后 3 个月孕妇应避免长时间接触电脑。

母亲妊娠期间疾病情况亦会对胎儿心脏产生影响。糖尿病母亲孩子发生扩张型心肌病的概率较高，而母亲患有红斑狼疮和其他混合性结缔组织疾病可引起胎儿和新生儿先天性房室传导阻滞。母亲患有先天性心脏病，其孩子患先天性心脏病的概率由普通人群的 1% 左右上升至 15%。另外，母亲的年龄也对新生儿的先天性心脏病发生有一定的影响，40 岁的妇女所生孩子先天性心脏病的发生率是 25 岁母亲的两倍。

2. 生后健康状况

（1）发育、体重和喂养

病史中应询问患儿生长发育的情况，何时能抬头、独坐、爬行和站立行走。先天性心脏病左向右分流量较大和心力衰竭均会影响发育和体重增加，且对体重增加的影响要大于身高增加的影响。婴儿出生 2~3 个月后出现呼吸急促和呼吸困难、苍白多汗、烦躁不安和生长发育迟缓，常提示先天性心脏病和心力衰竭的存在。喂养困难常常表现为吃奶时间延长、吸吮间断和吃奶量减少，这是左向右分流致体循环血流减少和心力衰竭致胃肠道淤血的结果。因此有文献报道吃奶量是诊断婴儿心力衰竭程度的重要指标。

（2）呼吸道感染

先天性心脏病左向右分流量大造成肺血流量增加，易导致下呼吸道感染，如多次患支气管肺炎。目前认为左向右分流型先天性心脏病导致频繁患下呼吸道感染不仅仅是因为肺血流量增多，与机体体液和细胞免疫功能低下亦有关。

（3）活动耐力

活动耐力可以反映患儿心功能的情况。应注意询问患儿与同龄健康儿活动的比较，如婴儿早期吸吮的能力，会抬头和翻身后的活动情况，会走后在平地行走的远近及有无蹲踞现象，上楼和爬坡有无明显的心悸、气促、发绀等，能否与其他儿童游戏或活动。先天性心脏病常会使患儿的活动耐力下降。

3. 家族史

许多心脏疾病与家族史有明确的关系。Marfan 综合征常伴有主动脉瘤形成和主动脉瓣、二尖瓣关闭不全。Noonan 综合征常有继发于肺动脉瓣发育不良引起的肺动脉狭窄。

家族史与先天性心脏病有一定的关系。虽然有研究表明单基因缺陷和突变会导致先天性心脏病，但多数学者认为先天性心脏病是遗传和环境共同作用的结果。亲属中有先天性心脏病的患者，会增加孩子患先天性心脏病的概率。当家庭中有一个孩子患先天性心脏病，下一个孩子先天性心脏病发生率会增加 3 倍，但先天性心脏病最终发病率不会超过 3% ~4%。

4. 心血管系统常见症状

（1）呼吸急促和呼吸困难

呼吸急促表现为呼吸频率增加。安静和睡眠状态下呼吸频率 >40 次/min，应引起注意，>60 次/min 不论新生儿还是婴幼儿均应视为异常。呼吸困难除有频率的改变外，尚有强度和节律的改变，如鼻翼扇动、三凹征、点头呼吸和下颌呼吸等。呼吸急促和呼吸困难不仅可由心脏疾病引起，亦可由其他特别是呼吸系统疾病引起，应注意询问相关病史。左心衰竭引起呼吸急促，可伴有或不伴有呼吸困难。呼吸急促常在吃奶时加重，由此造成喂养困难和体重不增。

（2）发绀

发绀是由于血流灌流区域中还原血红蛋白增多或出现异常血红蛋白衍生物所致的皮肤和黏膜出现青紫现象。在皮肤较薄、色素较少和毛细血管较丰富的部位易于见到，如口唇、鼻尖和甲床等。发绀分为中心性和外周性发绀。中心性发绀是由于动脉血液内还原血红蛋白增多或血液中异常血红蛋白所致，可由心脏疾病引起，亦可由肺部和神经系统疾病引起，临床上应注意鉴别。先天性心脏病右向左分流是心源性中心性发绀的根本原因，临床表现为全身皮肤黏膜均有发绀，尤其是舌黏膜出现青紫。外周性发绀是由于静脉血液内还原血红蛋白增多引起，动脉血氧饱和度正常，发绀常由休克、局部受凉等引起表皮血管收缩所致，常出现于肢端、耳垂和口唇，皮肤冰冷。

对发绀病史的了解应注意询问发绀出现的时间、程度、持续还是间歇出现和进展情况。完全性大动脉转位、三尖瓣闭锁和室间隔完整的肺动脉狭窄出生后或不久即有发绀，而法洛四联症大多在生后 2 ~6 个月出现发绀，且表现为进行性加重。左向右分流型先天性心脏病一般仅在吸吮和哭闹时出现口周青紫，安静和睡眠中青紫消失；但发展至晚期出现 Eisenmenger 综合征时可出现持续性发绀。

（3）心脏杂音

以心脏杂音为主诉来就诊的患儿，应注意询问杂音出现的时间。生后几小时出现的杂音常提示主动脉狭窄、肺动脉狭窄或小型室间隔缺损等。而大型室间隔缺损和动脉导管未闭出现左向右分流需要肺血管阻力的逐渐下降，杂音出现的时间稍延后。

5. 体格检查

（1）一般外貌和营养状况

通过患儿面部表情和精神状态，可以反映病情轻重。先天性心脏病左向右分流量较大和长期慢性心力衰竭，患儿常有烦躁不安、面色苍白、多汗、消瘦、营养不良和体重增长缓慢或不增。部分发绀性心脏病患儿生长发育亦落后于同龄儿童。

有明确染色体异常的患儿常合并有先天性心脏病畸形，如50%的Down综合征有先天性心脏病，最常见的两种畸形是心内膜垫缺损和室间隔缺损。18-三体综合征亦常有先天性心脏病（见表3-13）。

| 染色体畸形 | 先天性心脏病发病率（%） | 常见先天性心脏病 |
| --- | --- | --- |
| 5p-（criduchat综合征） | 25 | VSD，PDA，ASD |
| 13-三体综合征 | 90 | VSD，PDA，右位心 |
| 18-三体综合征 | 99 | VSD，PDA，PS |
| 21-三体综合征（Down综合征） | 50 | ECD，VSD |
| Turner综合征（45，XO） | 35 | COA，AS，ASD |
| Klinefelter变异型 | 15 | PDA，ASD |

注：VSD室间隔缺损；PDA动脉导管未闭；ASD房间隔缺损；PS肺动脉狭窄；AS主动脉狭窄；COA主动脉缩窄；ECD心内膜垫缺损

大部分具有遗传性或非遗传性综合征和其他系统畸形的患儿，先天性心血管畸形发病率较高，如拇指缺如或上肢畸形的患儿可能有房间隔缺损（Holt-Oram综合征、心肢综合征）。某些伴有先天性畸形患儿如腭裂、唇裂等亦有较高的先天性心脏病发病率。Marfan综合征双上肢距离大于身高，身材瘦长，下半身大于上半身，手指细长，常出现胸廓畸形如鸡脊柱后凸等。

皮肤黏膜颜色应注意发绀、苍白和黄疸。发绀为小儿先天性心脏病常见的体征，应在自然光线下观察，注意其部位和程度。苍白见于充血性心力衰竭、心源性休克、严重贫血患儿。黄疸消退时间延长可见于心力衰竭和先天性甲状腺功能低下，后者可出现动脉导管未闭和肺动脉狭窄。

杵状指（趾）是指远端指（趾）呈杵状膨大，特征为指甲和甲床之间的凹陷变浅，角度消失，指（趾）端增宽增厚。发绀性先天性心脏病持续半年以上，即可形成杵状指（趾）。

周围血管征多见于动脉导管未闭、主动脉瓣关闭不全和主动脉和肺动脉间隔缺损。检查时有脉压差增大（收缩压与舒张压之差＞40mmHg正常为30mmHg），毛细血管搏动，水冲脉和枪击音。

（2）心脏检查

1）望诊与触诊

①心前区隆起　根据心脏在胸腔的解剖位置，接近胸壁的主要是右心室。因此，右心室肥厚扩大造成胸廓畸形，心前区隆起。正常儿童新前区与右侧相应部位是对称的。胸骨左缘3、4、5肋骨、肋间和肋骨下端局部隆起多见于发绀性先天性心脏病的患儿，如法洛四联症、右心室双出口和大动脉转位等。左向右分流型先天性心脏病在3岁前形成肺动脉高压，亦可造成心前区隆起，且伴有心尖冲动向剑突下移位。

②心尖冲动

心脏收缩时，沿着其长轴发生逆时针转动，未被肺遮盖的左心室部分撞击心前区左前下方的胸壁，形成局部胸壁的向外搏动。正常时，心尖冲动于左心室射血早期最强，然后减弱，随着血流的射出，胸壁出现内收。检查心尖冲动时，应注意心尖冲动的位置、强度、范围、节律和频率。一般通过望诊观察心尖冲动点，通过触诊加以定位。

③震颤

震颤是医生用手在病人的胸部能感觉到一种细微的震动感觉，因类似于猫呼吸时在气管处触到的感觉，故又称之为"猫喘"。震颤是响亮和粗糙杂音的触诊表现，有临床诊断价值。

2）叩诊

可采用间接叩诊法和直接叩诊法来判断心脏的大小。根据不同的年龄，心左界婴儿位于胸骨左缘第四肋间乳线外 1～2cm，幼儿左乳线外 1cm，儿童在左乳线上或左乳线内 0.5～1cm。较小的小儿，由于胸骨的发育和构造影响叩诊的准确性，必要时应采用其他检查方法协助诊断。

3）听诊

听诊时应注意：①心率和节律：过快或过慢及节律不整应及时进行心电图检查；②心音：心音的强度和性质，特别是第二心音，有无第一心音异常、第三心音、奔马律和第四心音；③收缩期和舒张期心音：收缩早期和收缩中期喀喇音，开瓣音在小儿少见；④心脏杂音：杂音的部位、强度、时相、性质和传导

【辅助检查】

1. 心电图

应注意心率，心律，P 波形态、时间和电压，P-R 间期，QRS 波电轴、时间和电压，S-T 段和 T 波的改变，从而了解心脏的位置、心房和心室有无肥厚以及有无心律失常。

2. X 线检查

心血管疾病的常规 X 线检查包括透视、胸部摄片、记波摄影、体层摄影、食管（胃）钡餐检查等。透视和胸部摄片是最基本的常规检查，适用于所有的小儿心血管疾病。对于一些常见而典型的先天性心脏病如房间隔缺损、室间隔缺损、肺动脉瓣狭窄以及典型的法洛四联症等，X 线检查结合临床可以做出初步诊断，对于复杂的和不典型的病例，X 线检查虽然不能做出明确诊断，但可以为进一步检查提供重要资料。检查时应注意心胸比率，小儿不同年龄时期心胸比率不同，一岁以内可高达 0.60，随着年龄的增大心胸比率逐渐缩小，至 6～8 岁接近成人，也就是小于 0.50。另外，X 线检查还可反映心脏和心房、心室是否有增大，肺血是否增多或减少，有无淤血、肺水肿和肺动脉高压，心脏位置是否正常。

3. 超声心动图

超声心动图是一种应用超声回波的原理显示心脏的结构、功能和血流的无创伤性检查

方法。目前，一般的超声心动图检查仪器都具有 M 型、二维及多普勒超声心动图检查技术。

（1）M 型超声心动图

M 超声心动图是通过辉度调制扫描出体内位于扫描线上的结构随时间的运动曲线。M 型超声心动图只显示心脏在一条线上的结构随时间不同的变化轨迹，它具有两个优点：①由于扫描时声束方向固定，单位时间内位于扫描线上的信息量大，如瓣膜因血流冲击产生的高速颤动等，M 型超声心动图较易观察；②扫描图像以时间作为横轴，可以准确判断在某一具体时刻某一结构的运动状况、腔室的大小等，利于心血管测量的标准化。结合同时记录的心电图、心音图等可计算多项心功能参数。

（2）二维超声心动图

又称切面超声心动图。由于超声探头发出的超声束方向与位置按一定的规律不断地变化，声束扫描过的组织平面即显示成由光点组成的切面图像。当超声束重复扫描的频率在 16 次/s 以上时，即能实时地显示心脏在不同切面的活动情况，犹如对心脏的活体解剖切面，对心脏的结构和功能是一个更直接的显示。它改变了 M 型一维图像的局限性，实时、直观地显示心脏、大血管的结构及活动情况，对多数心血管疾病的诊断和病情判断有重要的意义。

（3）多普勒超声心动图

多普勒超声心动图是七十年代末开始应用于临床的超声心动图检查方法，有脉冲、连续和彩色多普勒超声心动图。它是基于多普勒效应的原理，用于检测心脏及血管内的血流的速度、方向和性质的超声检查，对心血管疾病的狭窄、分流、反流及心功能判断有重要意义。近年，随着超声技术及仪器的进步，利用多普勒超声心动图也可检测心肌组织的运动速度和方向，称"组织多普勒"。

随着心脏超声技术的发展，临床还开展了心脏超声声学造影、经食道超声心动图、心脏超声三维重建和胎儿超声心动图。

（4）心导管检查和心血管造影技术

心导管和造影检查是将特制的、有一定韧度的不透 X 线的导管，经周围血管送到心脏和大血管的指定部位。心导管检查是根据心导管的走行途径，各部压力及血氧含量测定作为基本资料，计算心排血量、分流量、血管阻力，分析压力曲线的数值和波形，进行诊断和鉴别诊断。心血管造影检查是将含有碘的造影剂经导管快速注入选定的心腔或血管，使心脏和大血管腔在 X 线照射下显影，同时进行连续摄影，观察心脏和血管腔的充盈及运动情况，了解心脏和大血管的生理和解剖变化。心导管和造影检查是一种很有价值的诊断心脏血管病的方法，是现代小儿心脏病学临床工作中的重要检查手段。近年来，在导管及造影基础上发展起来的心血管病介入性治疗，已在许多领域替代了外科手术。

4. 心脏核素检查

心脏核素检查是将放射性核素及其标记化合物通过一定方式引入体内并经血循环通道

或体腔实现并获得心血管核素影像，进而对心血管形态功能及生理生化变化的过程做出判断，供疾病诊断时参考，为疾病的诊断和治疗决策提供客观依据。心脏核素检查在心血管疾病的应用方面具有独特的临床价值，越来越受到人们的重视。

5. 心脏CT

现常用的心脏CT为螺旋CT和电子束CT。由于这两种CT扫描速度快，较高的时间分辨率和空间分辨率，能够得到清晰的心脏大血管解剖结构图像。由于应用心电门控、多体位扫描、电影及血流序列扫描，可以对心血管作全面血流动力学及功能的评定，因此在小儿心脏病中有广泛的应用及前景。对一些常见的心脏简单畸形，如室间隔缺损、动脉导管未闭、房间隔缺损等的诊断及定量分析都有较高的价值。对于常规心血管造影与超声心动图难以检测的发育不良肺动脉、部分性肺静脉畸形引流等亦可达到满意的诊断效果。心脏CT不但能够精确显示心脏大血管解剖结构，也能够清楚显示肺、肝、脾等内脏位置及变化，有助于先心病节段分析，对复杂先心病的诊断具有重要价值。

6. 心脏核磁共振成像

核磁共振成像是利用一定频率的射频信号在一外加静磁场内，对人体的任何平面，产生高质量的切面成像。迄今MRI已应用于全身各系统的影像学诊断，也已成为心血管影像的重要组成部分。对一些常见的简单畸形，如室间隔缺损、动脉导管未闭、房间隔缺损等不但可以做出正确的诊断，亦可进行定量分析，对复杂先天性心脏病的诊断也有重要价值。心脏核磁共振成像心脏房室解剖、内脏－心房位置、心室祥类型以及大血管的空间位置关系均能得到准确诊断。

**【先天性心脏病分类】**

虽然对先天性心脏病临床有许多分类方法，但目前主要根据血流动力学和临床表现分类。根据血流动力学分类，可将先天性心脏病分为左向右分流、右向左分流和无分流型心脏病。根据临床表现分类，可分为潜在发绀型、发绀型和非发绀型心脏病。

1. 左向右分流（潜在发绀型）

左向右分流型先天性心脏病正常情况下因左心室和体循环压力高于右心室和肺循环，血液由左向右分流，易造成肺循环充血而无发绀出现。当在哭闹和屏气等情况下致右心室和肺动脉压力增高或肺动脉高压形成时，血液出现右向左的分流，临床出现发绀。常见的左向右分流型先天性心脏病有室间隔缺损、房间隔缺损和动脉导管未闭等。

2. 右向左分流型（发绀型）

右向左分流型多见于复杂性先天性心脏病，由于右心系统发育的异常如肺动脉发育异常、肺动脉狭窄或闭锁、右心室流出道狭窄、三尖瓣闭锁以及大血管转位等，导致大量的回心静脉血液进入体循环，引起全身持续青紫。常见的右向左分流型先天性心脏病有法洛四联症、大血管转位等。

3. 无分流型（非发绀型）

无分流型先天性心脏病左心和右心系统以及体循环和肺循环之间没有异常分流和交通

存在，因此临床亦无发绀出现。常见的无分流型先天性心脏病有主动脉和肺动脉狭窄。

（姚宏景）

# 第二节　病毒性心肌炎

病毒性心肌炎（viral myocarditis）是指由病毒引起的心肌炎症过程。炎症可累及心肌细胞、间质细胞、血管成分及心包。近年病毒性心肌炎与扩张型心肌病之间的关系引人注目。某些肠道病毒，不但能引起动物病毒性心肌炎，而且能导致动物扩张型心肌病样改变。

**【病因】**

很多病毒都可以引起心肌炎，其中肠道病毒是最常见的病毒，尤其是柯萨奇病毒 $B_{1\sim6}$ 型（$CVB_{1\sim6}$型）多见，其次为腺病毒，埃可病毒。病毒性心肌炎的发病机制主要包括：病毒直接损伤心肌；细胞性和体液性免疫反应致自身免疫反应，从而损伤心肌细胞；可能与遗传有关。

**【临床表现】**

病毒性心肌炎患者多有上呼吸道感染或腹泻等先驱病毒感染史。病毒性心肌炎的临床表现常取决于病变的范围和严重程度，症状轻重相差悬殊。轻型可无自觉症状，或表现为乏力、多汗、心悸、气短、胸闷、头晕、面色苍白；体征：心动过速（或过缓）、第一心音低钝，时有舒张期奔马律和第三、四心音，心尖区轻度收缩期杂音及各种心律失常（以期前收缩多见）。重型起病较急，可表现为心力衰竭或/和心源性休克，严重心律失常，也可发生猝死。

**【心电图改变】**

急性期心电图异常改变，常见为 ST-T 改变，可见 ST 段偏移，T 波平坦、双向或倒置。期前收缩，在各类期前收缩中以室性期前收缩最常见，可呈二、三联律，可为多源性；亦可见室上性及室性心动过速、心房扑动和颤动等。房室传导阻滞，其中以 I 度房室传导阻滞最多见。尚可见 QRS 低电压，Q-T 间期延长及异常 Q 波等。

**【实验室检查】**

心肌酶学改变：目前主要用于诊断病毒性心肌炎的酶有肌酸激酶（creatine kinase，CK）及其同工酶 CK-MB、乳酸脱氢酶（lactic dehydrogenase，LDH）及其同工酶 $LDH_1$、$LDH_2$。

1. 肌酸激酶（CK）及其同工酶（CK-MB）　CK 主要存在于骨骼肌、心肌及脑组织中。因此在多种情况下，如心肌炎、肌营养不良、皮肌炎、中枢神经系统疾病、新生儿窒息、心肌梗死等均可使 CK 升高。心肌受损时，一般在起病 3~6h 即可出现升高，2~5d 达高峰，多数病例在 2 周内恢复正常。

现已知 CK 有 4 种同工酶，即 CK-MM（骨骼肌型）、CK-MB（心肌型）、CK-BB（脑型）和线粒体同工酶 Mt。CK-MB 主要来源于心肌，对早期诊断心肌炎价值较大。

正常人血清中 CK-MB 约在5%以下（即 MB 占总活性的5%以下），一般认为血清 CK-MB 活性≥6%是心肌损伤的特异性指标。

2. 乳酸脱氢酶（LDH）及其同工酶 LDH$_1$、LDH$_2$　LDH 是一种广泛分布的酶，在心肌、骨骼肌、肝、肾和血液中均含有，因此在多种疾病情况下均可升高，但特异性差。在心肌受损时，多在发病24~48h 开始上升，3~6d 达高峰，8~14d 逐步恢复，长者达2个月左右才恢复。同时测定 LDH 同工酶，可显著提高其对心肌炎诊断的特异性，因 LDH$_1$ 主要存在于心肌中，病毒性心肌炎时 LDH$_1$、LDH$_2$ 增高，尤以 LDH$_1$ 增高为主，致使 LDH$_1$ > LDH$_2$。

血清心肌酶活性的评价：小儿不同年龄阶段，血清心肌酶活性正常值有所不同，如 CK、CK-MB、LDH 和 α-HBDH（α-羟丁酸脱氢酶），小儿正常值可较成人高。总 CK 活性值随年龄而有所不同：6~7个月达最高，1岁以后逐渐减低，至15岁接近成人水平。

CK-MB 的定量分析较活力分析的精确度更高。有资料显示 CK-MB 总量小儿正常参考值不受年龄因素的影响，>4.0ng/mL 为阳性。

心肌肌钙蛋白（cardiac troponin，cTn）：心肌肌钙蛋白（cTn）是心肌收缩和舒张过程中的一种调节蛋白，由三种亚单位（cTnT、cTnI 和 cTnC）组成。当心肌细胞受损时，cTnT（或 cTcI）易透过细胞膜释放入血，使血中 cTnT（或 cTnI）明显升高。cTn 是评价心肌损伤具有高度特异性、高度敏感性的非酶类蛋白血清标志物，具有出现早，持续时间长的特点。

【心肌炎核素心肌显像】

核素心肌显像可显示心肌炎特征性改变：炎症或坏死灶显像。

1. 炎症显像：镓-67心肌显像，[67]Ga 具有被心肌炎症细胞（T 淋巴细胞及巨噬细胞等）摄取的性能，[67]Ga 以离子或转铁蛋白结合形式易聚集到炎症部位（血管通透性增强）而显影。[67]Ga 心肌显像对心肌炎有较高的诊断价值。

2. 坏死灶显像：

[99m]Tc-PYP 心肌坏死灶显像：心肌坏死时，心肌细胞内迅速有钙离子进入，形成羟基磷灰石结晶。[99m]Tc-PYP（焦磷酸盐）是骨显像剂，静注后2~3h 被吸附在心肌羟基磷灰石结晶上，从而使心肌坏死灶显影。心肌炎时可呈心肌坏死灶显影，但欠灵敏。

[111]铟抗肌球蛋白抗体心肌坏死灶显像：心肌细胞坏死时，肌球蛋白轻链释放于血循环中，而重链仍残留心肌细胞内。[111]铟标记的单克隆抗肌球蛋白抗体可与重链特异性结合使心肌坏死灶显像。活动性心肌炎可见心肌内有弥散性[111]铟-抗肌球蛋白摄取。检测对免疫组织学诊断心肌炎的特异性较高，为86%，敏感性为66%。

3. 心肌灌注显像

[99m]Tc-MIBI（甲氧基异丁基异腈）心肌灌注显像：[99m]Tc-MIBl 静脉注射后能被正常心肌细胞摄取使心肌显影。心肌聚集放射性药物的量与该区冠状动脉血流灌注量呈正相关。

心肌炎时，由于炎性细胞浸润，间质纤维组织增生，退行性变等，致使心肌缺血，正常心肌细胞减少，故核素心肌显像呈正常与减淡相间的放射性分布（呈花斑样改变）可做出心肌炎倾向性诊断，但特异性差。

【心内膜心肌活检】

1. 病理组织学诊断

Dallas 病理组织学诊断标准（1984 年）拟定心肌炎形态学的定义：心肌炎性细胞浸润，并伴邻近心肌细胞坏死和/或退行性病变。可分为：

（1）活动性心肌炎（active myocarditis）：必须具备炎性细胞浸润，同时，还必须有邻近心肌细胞不同程度的损伤和坏死。

（2）临界心肌炎（borderline myocarditis）：具有炎性细胞浸润，心肌细胞损伤或坏死。需要心内膜心肌活检复查确认。

（3）无心肌炎（no myocarditis）组织学正常。

2. 免疫组织学诊断

免疫组织学特征：各种标志的激活免疫细胞及主要组织相容复合体抗原和黏附分子表达增强。

【病毒学检查】

病毒分离在急性期从心内膜心肌活检（病理材料）或心包穿刺液中可分离出病毒，但检出率极低。

分子杂交技术检测心肌活组织中病毒核酸　以$^3$H 标记特异性的核酸探针与感染过病毒的心肌组织中病毒核酸杂交后，进行病毒基因检测。

最近，多采用心内膜心肌活检的标本进行肠道病毒核酸的原位杂交及聚合酶链反应法（PCR）检测病毒基因。

血清学检查　可采用中和试验，取双份血清检查抗体效价达到 4 倍以上升高有意义。病程早期血清特异性病毒 IgM 抗体（CVB）滴度在 1：128 以上，有诊断意义。但只能说明有该型病毒感染，而不能将其定位在心脏。

【病毒性心肌炎诊断】

病毒性心肌炎缺乏特异性诊断方法，主要依靠综合临床资料，并须排除其他心脏疾病。

心内膜心肌活检（endomyocardial biopsy，EMB）的组织学及免疫组织学诊断，提供了可靠的病理诊断依据。但 EMB 系创伤性检查，一般不作为常规检查。

【慢性心肌炎的诊断】

急性心肌炎发病，炎症持续迁延 3 个月以上；不显性发病，呈现原因不明的慢性心力衰竭和心律不齐并证实有活动性心肌炎者（1996 年，日本循环学会学术委员会）。

慢性心肌炎（或扩张型心肌病伴有炎症，dilated cardiomyopathy with inflammation，DC-MI）的诊断：如心内膜心肌活检免疫组织学诊断标准（即国际心脏病协会）：>14 个淋巴细胞或巨噬细胞/mm$^2$并具有免疫分子学和病毒学诊断标准的确认。

【治疗】

本病目前尚无特效治疗，应结合患儿病情采取有效的综合措施，可使大部分患儿痊愈或好转。

1. 休息　十分重要。在急性期至少应卧床休息 3 ~ 4 周。有心功能不全或心脏扩大者更应强调绝对卧床休息 3 个月，以减轻心脏负荷及减少心肌氧耗量。

2. 免疫抑制剂　依据近年来对发病机制研究的进展，采用免疫抑制剂治疗的临床有效病例报道逐增。主要用泼尼松龙或泼尼松，少数病例加用硫唑嘌呤。主要用于有心力衰竭、心源性休克或高度房室传导阻滞的危重病儿。有人认为激素可抑制体内干扰素的形成，减低机体的抗病毒能力，故对一般病例不宜常规应用。危重病例可采用地塞米松或氢化可的松静脉滴注。

3. 免疫调解剂

静脉注射免疫球蛋白（intravenous immunoglobulins，IVIG）　用于病毒性心肌炎，显示有良好疗效。

干扰素（interferon，IFN）　通过调节免疫反应和抑制心肌病毒复制等作用，对病毒性心肌炎有一定疗效。

胸腺素（thymic hormones）　胸腺素能刺激 T 淋巴细胞成熟和增加免疫功能，并促进血清中干扰素浓度明显增高。

4. 改善心肌代谢药物

（1）大剂量维生素 C　缓慢静脉推注，对促进心肌病变的恢复，改善心肌代谢，减轻症状和纠正心源性休克有一定疗效。国内研究表明，大剂量维生素 C 治疗心肌炎的疗效机制可能与清除自由基有关。用法每次 150mg/kg，浓度为 0.1g/mL 静脉注射，在 5 ~ 10min 内注射完毕，每日 1 次，疗程 3 ~ 4 周。

（2）1，6 - 二磷酸果糖（fructose diphosphate，FDP）　可改善心肌细胞代谢，增加心肌能量；并可抑制中性粒细胞氧自由基生成。每日静脉剂量为 100 ~ 250mg/kg，静脉速度为 10mL/min（75mg/mL）。疗程 1 ~ 3 周。

（3）辅酶 Q$_{10}$　剂量为 1mg/（kg·d）。

5. 控制心力衰竭　心肌炎时心肌应激性增高，对洋地黄耐受性差，易出现中毒而发生心律失常。一般病例用地高辛口服，饱和量用常规的 2/3 量。心衰不重、发展不快者，可用每日口服维持量法，病重者用地辛高静脉快速滴注。

6. 抢救心源性休克　快速静脉滴注大剂量肾上腺皮质激素或静脉推注大剂量维生素 C 常可获得较好效果。及时应用调节血管紧张度药物，如多巴胺、多巴酚丁胺等加强心肌收缩力，维持血压及改善微循环。

7. 心律失常的治疗　快速型心律失常可选用抗心律失常药物。对心率缓慢的Ⅲ度房室传导阻滞，QRS 宽或出现阿 - 斯综合征者需安装临时人工心脏起搏器。

8. 中西医结合治疗　国内 12 家大型医院协作，在常规治疗基础上加用中药黄芪、牛磺酸等为主的中西医结合方法治疗病毒性心肌炎，结果显示临床症状的改善，心电图改变的恢复及外周血肠道病毒阴转均优于对照组。

（姚宏景）

# 第三节　充血性心力衰竭

充血性心力衰竭（congestive heart failure）简称心衰。是指心脏工作能力下降，即心排血量绝对或相对不足，不能满足全身组织代谢需要，同时出现肺循环和/或体循环淤血的病理生理状态。

【病因】

小儿时期心衰以 1 岁以内发病率最高，其中尤以先天性心脏病引起者最多见，心内膜弹力纤维增生症，扩张型心肌病，病毒性心肌炎等亦为重要原因。其诱发心衰的原因常为支气管肺炎，重度贫血，电解质紊乱和缺氧等。

根据血流动力学及病理生理改变，心衰可大致分为：①心肌收缩功能障碍（心肌衰竭）：包括各种原因所致的心肌炎、扩张型心肌病、心内膜弹力纤维增生症等。②心室负荷过重，又分为：心室前负荷过重，包括左向右分流型先天性心脏病、瓣膜反流性疾病、输液过多过快等；心室后负荷过重，包括主动脉瓣狭窄、肺动脉瓣狭窄、主动脉缩窄等。③心室充盈障碍：包括缩窄性心包炎、限制性或肥厚性心肌病等。

【发病机理】

心衰时，交感神经的兴奋性增高，血中儿茶酚胺（catecholamine，CA）增高，以增强心肌收缩力，加快心率，收缩外周血管，维持血压起代偿作用。但这种交感神经兴奋性增高是有害的。其有害作用在于：直接心肌毒性作用；心肌细胞 β 肾上腺素能受体下调，降低心肌收缩力；交感神经兴奋并刺激肾素 - 血管紧张素及血管升压素系统，导致外周血管阻力增高，水钠潴留，心肌氧耗加大；损害舒张功能。

心衰时血中肾素、血管紧张素 Ⅰ、Ⅱ 及醛固酮水平均明显增高，导致外周血管阻力增加、水钠潴留及血容量增加，前后负荷增加。心衰时心脏局部组织肾素 - 血管紧张素 - 醛固酮系统活性增高，通过细胞自分泌、旁分泌产生的血管紧张素 Ⅱ 也参加心肌收缩性及血管收缩性的调节，并有促生长作用引起心室肥厚及血管平滑肌生长（结构重建）。

【临床表现】

年长儿心衰可表现为乏力、活动后气急、心率增快、呼吸增快、肝增大，肝颈反流试验阳性，颈静脉怒张，病情严重者有端坐呼吸，肺底部湿啰音，并出现水肿，尿少。心脏听诊可听到第一心音低钝和奔马律。

婴儿心衰临床表现常包括心动过速、喂养困难、体重不增、多汗、烦躁、哭声弱、呼吸困难、鼻扇三凹征、肝增大等。

**【实验室及其他检查】**

1. X线检查：心脏扩大，透视下可见心搏动减弱，肺淤血或肺水肿表现。

2. 超声心动图检查：心衰时，射血分数 EF < 0.50。

3. 肺小动脉楔压反映左心前负荷，中心静脉压反映右心前负荷。

**【诊断】**

临床诊断依据：①安静时心率增快，婴儿 > 180 次/min，幼儿 > 160 次/min，不能用发热或缺氧解释者。②呼吸困难，青紫突然加重，安静时呼吸达 60 次/min 以上。③肝大达肋下 3cm 以上，或在密切观察下短时间内较前增大，而不能以横膈下移等原因解释者。④心音明显低钝或出现奔马律。⑤突然烦躁不安，面色苍白或发灰，而不能用原有疾病解释。⑥尿少、下肢水肿。

**【治疗】**

1. 一般治疗

卧床休息可减轻心脏负担，可以平卧或取半卧位，应尽力避免患儿烦躁，必要时适当应用镇静剂。给予易消化和富有营养的食物，少量多餐，限制钠盐入量，限制入液量。对气急和发绀的患儿应及时给予吸氧。

2. 病因治疗

如心衰由重度贫血、甲亢或维生素 $B_1$ 缺乏以及病毒性或中毒性心肌炎所引起，须及时治疗原发疾病。急性风湿热需用抗风湿药（肾上腺皮质激素、阿司匹林），如为先天性心脏病引起，则内科治疗往往是术前的准备。部分先心病或瓣膜疾病可考虑介入性导管或手术矫治。以感染为诱因者，应积极控制感染。积极防治心衰的诱发因素，如控制感染和心律失常，纠正电解质紊乱和酸碱平衡失调。

3. 药物治疗

（1）洋地黄类药物

①洋地黄的作用机制

洋地黄具有正性肌力作用，负性传导作用，负性频率作用。地高辛对左心系瓣膜反流、心内膜弹力纤维增生症、扩张型心肌病和某些先天性心脏病等所致的心衰均甚有益。心衰时，洋地黄可改善压力感受器的敏感性和功能，直接抑制过度的神经内分泌活性（主要抑制交感活性）。

②洋地黄的临床应用

儿科多采用地高辛，肾功能减低或发育不成熟者应相应减少地高辛用量。地高辛使用的负荷量（0.03 ~ 0.04mg/kg），维持量为负荷量的 1/5，分为每 12h 一次给予。在用药过程中应注意心率与心律变化，若出现任何心律失常应注意洋地黄中毒的可能。

（2）利尿剂的应用 目前常用的利尿剂通过抑制肾小管的不同部位，以阻止钠和水的再吸收产生利尿作用，从而直接减轻水肿，减轻前负荷。

噻嗪类利尿剂，包括氢氯噻嗪、氯噻酮，用于轻、中度心源性水肿患儿。袢利尿剂用于急性心衰伴有肺水肿或重症及难治性心衰患儿，此类药包括呋塞米、依他尼酸、布美他尼等。袢利尿剂合用卡托普利可加强利尿和纠正低血钾症。保钾性利尿剂包括螺内酯、氨苯蝶啶及阿米洛利等，前者有竞争性抑制醛固酮作用，适用于醛固酮增高的水肿，可抑制醛固酮引起的心肌间质纤维化。用药时需注意有无电解质紊乱。

（3）血管扩张药

适应证　血管扩张药物儿科常用于原发性心肌病、心内膜弹力纤维增生症、房室瓣或主动脉瓣反流及左向右分流的先心病和手术后低心排血量综合征所致的心衰。

选用原则　肺淤血症状严重，肺毛细血管楔压明显升高，而心排血量仅适度下降者，宜选用扩张静脉药；当心排血量明显降低，全身血管阻力增加，而肺毛细血管楔压正常或略升高时，宜选用扩张小动脉药；当心排血量明显降低，全身血管阻力增加，肺毛细血管楔压升高时，宜选用均衡扩张小动脉和静脉药。

常用治疗心衰的血管扩张药

①硝基血管扩张药：硝基血管扩张药指能释放 NO，使 cGMP 升高而松弛血管平滑肌的药物。a. 自发释放 NO 的硝基血管扩张药物：硝普钠：直接扩张小动脉、静脉的血管平滑肌，具有作用强、生效快和持续时间短的特点。硝普钠对急性心衰（尤其是左心衰竭、肺水肿）伴有周围血管阻力明显增加者效果显著，在婴幼儿心脏手术出现低心排血量时，常与多巴胺联合应用。b. 硝酸酯类：硝酸甘油有较强的直接扩张静脉血管平滑肌（通过硝酸盐的代谢在血管壁产生 NO 而激活鸟苷酸环化酶，升高细胞 cGMP）作用。对心室充盈压增高及急性肺水肿者，宜选用硝酸甘油静脉滴注。本药治疗常可产生耐药性。为防止耐药性发生，可采用最小有效剂量、间歇用药，或补充巯基供体（如 N—乙酰半胱氨酸或蛋氨酸）。加用卡托普利或利尿剂，可阻止硝酸酯的耐受性，增强硝酸酯的作用。

②酚妥拉明：主要阻滞 $\alpha_1$、$\alpha_2$ 肾上腺素能受体，扩张小动脉，降低后负荷。

③目前研究显示新一代钙通道阻滞剂氨氯地平，起效缓慢，药效持久，血管扩张作用强，可缓解心衰症状，提高运动耐量，负性肌力作用及神经内分泌激活不明显。

（4）非洋地黄类正性肌力药

①β－肾上腺素能受体激动剂：

多巴胺（DP）：DP 的生物学效应，与剂量大小有关，小剂量 [$2\sim5\mu g/$（kg·min）] 主要兴奋多巴胺受体，能增加肾血流量，尿量增多；中等剂量 [$5\sim15\mu g/$（kg·min）] 主要兴奋 $\beta_1$ 肾上腺素受体增加心肌收缩力及肾血流量；大剂量 [$>15\mu g/$（kg·min）] 主要兴奋 $\alpha_1$ 肾上腺素受体使肾血流量减少，可引起周围血管和肺血管阻力增加及心率加快，从而更增加心肌氧耗量。中等剂量对小儿较为适宜。急性心衰伴有心源性休克或低血压以及少尿者宜选用 DP，但肺循环阻力升高者慎用。

多巴酚丁胺（DOB）：主要作用于 $\beta_1$ 肾上腺素受体，亦作用于 $\beta_2$ 肾上腺素受体。本药的特点是：①临床应用的血流动力学效应优于 DP，但 DOB 增加的心排血量与剂量和年龄呈正相关；②某些情况下，能降低肺毛细血管楔压（尤其是严重心衰时），但在新生儿肺毛细血管楔压却随剂量增加而升高；③易产生耐药性（β 肾上腺素受体下调），一般用药不超过 24~72h；④不伴有低血压的急性心衰，尤其是手术后低心排血量综合征宜选用。

DP 和 DOB 多用于急性心衰，以及危重难治的心衰、心源性休克患儿。DP 和 DOB 联合应用，常可取得较好疗效。心源性休克患者剂量为 7.5μg/（kg·min）；肺毛细血管楔压不升高，心排血量增高，血压上升。

②磷酸二酯酶抑制剂（phosphodiesterase inhibitor，PDEI）：氨力农或米力农，此类药物具有正性肌力及扩张血管作用，能明显改善心衰患者的血流动力学，不影响心率，也不影响心肌氧耗量，PDEI 适用于心脏手术后右心衰竭或持续肺动脉高压者，常用于急性心衰的短期治疗。

（5）血管紧张素转换酶抑制剂（angiotensin converting enzyme inhibitor，ACEI）为能使顽固性心衰患者延长寿命的少数药物之一。可进行长期治疗，疗效较好。

①ACEI 的作用机理　主要通过抑制 ACE，减少循环中血管紧张素 Ⅱ（AⅡ）而发挥其药理作用。①扩张小动脉和静脉，降低心脏前、后负荷，使心肌氧耗量减少及减少冠状血管阻力、增加冠状动脉血流、增加心肌供氧、保护心肌；②阻断循环或心脏局部 AⅡ 的生物效应，防治心脏重构从而保护心肌；③含有巯基的 ACEI 具有清除氧自由基，防止脂质过氧化，保护心肌的作用；④加强内源性缓激肽作用，发挥保护细胞作用。

②临床应用　ACEI 为心衰治疗的首选药物。目前临床上应用最多的两种 ACEI 是卡托普利和依那普利。口服卡托普利 30min 内，或依那普利 1~2h 即可产生显著的血流动力学效应，即全身和肺血管阻力降低，肺毛细血管楔压降低，心脏指数和心排血量增加。长期服用血流动力学效应维持不变。血流动力学效应改善，常伴临床症状好转。

小儿先天性心脏病合并心力衰竭以及心内膜弹力纤维增生症、扩张型心肌病均常选用此药。

（6）β - 肾上腺素受体（β-AR）阻滞剂　β-AR 阻滞剂对一部分扩张型心肌病患者有效，能缓解症状，改善心脏功能，提高生活质量，可以使临床症状极其严重而考虑心脏移植者免于手术。作用机理：①保护心脏：阻止儿茶酚胺毒性对心肌损害，减少儿茶酚胺引起的心肌细胞内钙负荷过重，减少儿茶酚胺代谢过程中产生的氧自由基。②β-AR 上调：可使 β-AR 数量及密度增加，恢复 β-AR 正常的敏感性。③减慢过快心率，减少氧的消耗及增加心肌能量的贮备。④降低前、后负荷：通过抑制儿茶酚胺直接对血管的收缩作用；间接改变肾素 - 血管紧张素 - 醛固酮系统，扩张血管，减轻水钠潴留。⑤改善心肌舒张功能。

目前，小儿 β-AR 阻滞剂治疗经验十分有限，使用时应注意以下几点：①目前仅限于扩张型心肌病引起的心衰；②部分患者使用 β-AR 阻滞剂后病情恶化或不能耐受需停止治疗，这些患者均具有明显心脏扩大、心率快和血浆去甲肾上腺素水平极高。可能由于重度心衰依靠交感神经系统激活以维持心排血量，使用 β-AR 阻滞剂后交感神经系统活性快速下降而心脏失代偿。故剂量宜从小量开始，严密观察下逐渐增加剂量；③宜用选择性 β1-

AR 阻滞剂，效果优于非选择性 β-AR 阻滞剂。④不适用于急性心衰，因其有益效应需 2 ~ 6 个月。

（7）心肌代谢赋活药　能量代谢障碍可作为引起心衰的原因，也可作为心衰的继发后果。近年来多推荐应用下列药物：

①辅酶 $Q_{10}$　辅酶 $Q_{10}$ 存在于人细胞线粒体内，作为辅酶因子，参与氧化磷酸化及能量的生成过程。辅酶 $Q_{10}$ 能增强线粒体功能，改善心肌的能量代谢，改善心肌的收缩力，还具有保护缺血心肌，稳定细胞膜和抗氧自由基的能力。

②1，6 - 二磷酸果糖（FDP）　FDP 可调节葡萄糖代谢，促进磷酸果糖激酶活性，刺激无氧糖酵解。外源性 FDP 可作为代谢调节剂，并作为一种能量代谢底物，有助于修复糖酵解活性，增加心肌组织磷酸肌酸及 ATP 含量；改善心肌细胞线粒体能量代谢；FDP 能稳定细胞膜和溶酶体膜，保持其完整性；FDP 通过抑制中性粒细胞氧自由基生成，从而减轻心衰所致的组织损伤，起到保护心肌的作用。

（姚宏景）

# 第四节　心内膜弹力纤维增生症

心内膜弹力纤维增生症（endocardial fibroelastosis）是小儿较为常见的一种心肌病，近年来发病率呈下降的趋势。病理改变以心内膜弥漫性增厚为主要特征，可以是原发性的，亦可是继发性的，后者主要见于主动脉瓣狭窄和主动脉缩窄等。

【病因】

1. 病毒感染

既往曾将心内膜弹力纤维增生症称为胎儿心内膜炎，认为与胎儿期病毒感染有关，病毒感染引起心内膜炎性反应。对心内膜弹力纤维增生症，心肌组织检查亦发现有柯萨奇病毒和间质性心肌炎症的存在。流行病学调查显示，病毒尤其是柯萨奇 B 病毒流行与心内膜弹力纤维增生症发生率有一定的相关关系。

2. 遗传因素

心内膜弹力纤维增生症有家族遗传倾向，9% 病例呈家族性发病，遗传方式可能为常染色体遗传，近来有研究显示亦可存在 X 性连锁遗传。Hodgson 等报道一个家系有 6 个男婴在出生后 8 个月因心内膜弹力纤维增生症相继死于充血性心力衰竭，心脏没有任何结构性病变。

3. 血流动力学异常

心腔内血流紊乱，心脏扩大，室壁张力增加，刺激心内膜纤维增生。

【病理】

心内膜弹力纤维增生症主要累及左心室，其次为左心房，累及右心房和右心室相对较少。左心室腔增大，室间隔向右侧凸起，心脏成球形增大。心内膜弥漫性增厚，以流出道明显，心内膜肌小梁间隙消失，心室内壁平滑光亮。心内膜和内膜下纤维组织增生，心肌细胞肥大。

心内膜弹力纤维增生症，使心室壁僵硬度增加，顺应性下降，舒张期血流由心房进入心室充盈受阻，左心房增大，肺静脉淤血，肺动脉高压。大多数患儿心脏收缩功能减低，射血分数下降，心排血量减少。因心肌的收缩储备功能较差，遇有感染时，容易出现充血性心力衰竭。

【临床表现】

1. 症状

多数患儿在 1 岁内起病，主要表现为充血性心力衰竭症状。可出现喂养困难，呼吸急促，多汗，易激惹、苍白和生长发育落后等。起病可呈暴发性，亦可呈慢性过程。多因感染诱发心力衰竭，亦可无任何诱因突然出现充血性心力衰竭和心源性休克。

2. 体征

呼吸急促，心尖冲动减弱，心脏呈中、重度增大，第一心音低钝，心动过速，有奔马律，没有明显的杂音。如合并二尖瓣关闭不全，心前区听到收缩期反流性杂音。心力衰竭时常有肝增大。

【诊断和鉴别诊断】

1 岁以内小儿突然出现充血性心力衰竭，心脏增大，听诊无杂音，心电图提示左心室肥厚，临床应考虑心内膜弹力纤维增生症。注意与以下疾病行鉴别：

1. 病毒性心肌炎

新生儿柯萨奇病毒性心肌炎死亡率可达 70%，1 岁以上儿童除了柯萨奇病毒感染外，其他病毒如腺病毒和腮腺炎病毒亦可引起心肌炎。急性病毒性心肌炎常伴有上呼吸道感染病史和充血性心力衰竭的临床表现，没有心脏杂音，心脏增大（表 3 – 14），心电图左心室 QRS 波呈低电压（心内膜弹力纤维增生症则为左心室肥厚表现）及 ST-T 改变，PR、QRS 和 QT 间期延长。对于亚急性和慢性心肌炎，有时需行心内膜心肌活检进行鉴别。

表 3 – 14　小儿心脏增大无心脏杂音常见疾病

| 疾病类型 | 疾病分类 |
| --- | --- |
| 心肌疾病 | 心内膜弹力纤维增生症 |
| | 病毒性或特发性心肌炎 |
| | 糖原累积病 |
| 冠状动脉异常引起的收缩功能降低 | 左冠状动脉起源于肺动脉 |
| | 结缔组织疾病（结节性动脉炎） |
| | 皮肤黏膜淋巴结综合征（川崎病） |
| 伴有严重心力衰竭的先天性心脏病 | 婴儿型主动脉缩窄 |
| | Ebstein 畸形 |

| 疾病类型 | 疾病分类 |
|---|---|
| 其他 | 呼吸系统疾病引起的心力衰竭（上呼吸道梗阻，肺发育不良，严重的肺炎等） |
| | 室上性心动过速引起的心力衰竭 |
| | 严重贫血 |
| | 心包积液 |
| | 心脏肿瘤 |
| | 营养不良（婴儿脚气病、热量和蛋白摄入不足、卡尼汀缺乏） |
| | 毒性作用（药物、放射） |

2. 糖原累积病

典型的累及心脏糖原累积病是Ⅱ型，又称 Pompe 病。常染色体隐性遗传病，有家族发病史。由糖酵解溶酶体酸性 α－1，4－葡萄糖苷酶缺乏所致。临床表现全身肌肉无力，肌张力减低，肝大，巨舌，多在生后 2～3 个月内出现充血性心力衰竭，婴儿期死亡率较高。胸片心脏呈普大型，超声心动图示显著心肌肥厚，心电图表现为 PR 间期缩短、显著左心室肥大，偶可见双心室肥大。通过肌肉或肝活检，定量检测酸性葡萄糖苷酶活性可证实该病的存在。

3. 左冠状动脉开口于肺动脉

又称 Bland-White-Garland 综合征。临床表现为患儿出生后数月内出现心力衰竭，并常由呼吸道感染所诱发。反复发作的不适、烦躁、出汗、呼吸困难和伴有或不伴有轻度发绀和苍白。心脏呈中至重度增大，心电图上有前壁心肌梗死的图形，在 I、aVL 及 $V_5$、$V_6$ 导联有异常的 Q 波和 ST 段偏移、T 波倒置。超声心动图可检出左冠状动脉异常开口以及冠状动脉内双向血流和异常开口处的血流，右冠状动脉增宽。必要时可行超高速 CT 和逆行主动脉造影确定诊断。

4. 扩张型心肌病

扩张型心肌病不仅见于较大儿童，1 岁左右的小婴幼儿发生率亦较高。临床上以心脏扩大、充血性心力衰竭为特征。体检心界扩大，第一心音低钝，常有奔马律。X 线检查心脏增大，以左心室为主或普遍性增大。心电图表现 ST 段下降，T 波平坦或倒置，心律失常及心室肥厚。超声心动图表现左心房、左心室扩大，左室壁及室间隔运动幅度降低，射血分数及短轴缩短率明显减低，但一般没有心内膜回声增强。

5. 皮肤黏膜淋巴结综合征

又称川崎病。本病累及冠状动脉造成冠脉供血不足时，可使心脏扩大。川崎病多见于 4 岁以下小儿，有发热、皮疹、眼结膜充血和淋巴结肿大等一系列临床表现。

【预后】

一般认为心内膜弹力纤维增生症患儿，大约 1/3 可完全恢复，1/3 能够存活但心力衰竭症状持续存在，1/3 病情恶化死于顽固性充血性心力衰竭。但亦有文献对 127 例 2 岁以下发病的小儿进行33年追踪观察，发现74%痊愈，13%持续心脏增大和左心室功能低下，13%死亡。预后因素与起病时年龄、性别、心胸比例、左心室短轴缩短率无关，但有家族史者和病情反复者预后差。

【治疗】

1. 洋地黄类药物

急性期可静脉给药，尽早控制病情。恢复后需长期服用地高辛维持量，至少应2~3年直至心脏大小和心电图恢复正常，方可考虑停药。过早停药，可能导致疾病的复发。

2. 利尿剂

促进体内潴留的水钠排泄，减轻心脏前负荷。

3. 血管紧张素转换酶抑制剂

延缓心肌肥厚，使肥大心肌细胞向正常逆转，降低血管外周阻力，抑制醛固酮对水钠潴留的作用。

4. 血管扩张剂

肼苯达嗪4mg/（kg·d），分4次口服，有利于缓解病情。

5. 控制感染性心内膜炎发生

存在二尖瓣关闭不全时，可考虑预防用药。

6. 皮质激素等免疫抑制剂

临床使用存在争议。国内有作者认为心内膜弹力纤维增生症是一种自身免疫性疾病，主张用激素治疗。临床可根据病情慎用。

（姚宏景）

# 第五节　心律失常

心脏传导系统由负责正常冲动形成与传导的特殊心肌组成。它分为窦房结、结间束、房室结、希氏束、左、右束支以及浦肯野纤维网等几个部分。心律失常（cardiac arrhythmia）是指心脏冲动的频率、节律、起源部位、传导速度与激动次序的异常。小儿心律失常可以是先天性的，也可以是获得性的。心律失常的主要危险是导致心排血量减少，或恶化成更严重的心律失常，从而导致晕厥或猝死。对心律失常的处理就是要确定这种心律失常是否易于恶化成有生命危险的快速性或缓慢性心律失常，而无器质性心脏病的期前收缩常可持续多年，远期预后良好。

## 一、期前收缩

期前收缩（extrasystoles）是最常见的心律失常，由位于心房、交界区或心室组织中的任何异位病灶所发冲动而产生。单纯性期前收缩并无临床或预后方面的意义，但期前收缩也可能由器质性心脏病或药物毒性引起。

【病因】

常见于无明显器质性改变的心脏病，可由于精神紧张、疲劳、自主神经功能不稳定等引起。也可见于器质性心脏病，如心肌炎、先天性心脏病、心肌病、心脏瓣膜病、心力衰竭等。另外如洋地黄中毒、缺氧、酸碱平衡失调或电解质紊乱、心导管检查或心脏手术均可引起期前收缩。

【临床表现】

常无明显症状，少数年长儿可有心悸、胸闷等不适。听诊心律不齐，心搏提前，其后常有一定时间的代偿间歇。观察运动前后期前收缩的变化非常重要，如果室性期前收缩在活动期间持续存在或更为频繁，就有较大的意义。

【治疗】

1. 室上性期前收缩的治疗　室上性期前收缩治疗应首先考虑去除引起期前收缩的原发病和诱因，无症状性室上性期前收缩，包括短阵房性心动过速，不需要治疗。室上性期前收缩出现不能耐受的症状，或者引起阵发性室上性心动过速，应考虑药物治疗。药物选择口服普罗帕酮、莫雷西嗪或 β - 阻滞剂。

2. 室性期前收缩的治疗　治疗原则：通过心电图、Holter 监测（24h 动态心电图监测）、超声心动图、运动试验和胸部 X 线等检查，结合临床了解是否伴有与期前收缩相关的器质性心脏病，注意勿仅以期前收缩作为器质性心脏病（如心肌炎）的诊断根据。特别强调注重去除造成期前收缩的诱因，治疗基础心脏病。药物治疗的目的是减轻室早产生的症状，提高患儿生活质量，改善血流动力学障碍和预防严重心律失常。

（1）抗心律失常药物治疗适应证

1）无须药物治疗：①无症状良性室性期前收缩（单纯性室早），一般指无器质性心脏病，室早为单源性、偶发性者；②左室假腱索所致室早。

2）不主张药物治疗：无器质性心脏病，无血流动力学改变的室早；但具有难以接受的自觉症状者或复杂性室早有发展成严重心律失常倾向时，可考虑药物治疗。

3）可药物治疗：①无器质性心脏病或频发复杂性室早导致血流动力学改变；②有预后意义的室性心律失常，先天性心脏病术后出现的室早；急性心肌炎伴有多种类型期前收缩；心肺复苏后或持续性室速复律后的室早；先天性或获得性长 Q-T 综合征伴室早；扩张型或肥厚型心肌病合并室早；二尖瓣脱垂合并室早；洋地黄所致频发及复杂性室早。

4）必须治疗：恶性室性心律失常。

（2）药物选择　伴有难以接受的自觉症状的良性室早或有发展成严重心律失常倾向者可考虑选用普罗帕酮（心律平），β - 阻滞剂或美西律。用药目的是暂时缓解症状，以利患者逐渐适应和耐受，不必长期服用。

洋地黄所致频发或复杂性室早及先天性心脏病术后发生的室早可选苯妥英钠或美西律。对其他有预后意义的室性心律失常，可选用 β - 阻滞剂，亦可谨慎选用胺碘酮。恶性室性心律失常常选用静脉注射利多卡因或胺碘酮。

（3）注重随访　定期 24h 监测心电图和超声心动图检查监测病情变化。

## 二、室上性阵发性心动过速

室上性阵发性心动过速绝大多数为旁路参与的房室折返性心动过速及慢 – 快型房室交界区折返性心动过速。这些患者一般不伴有器质性心脏病，射频消融已成为有效的根治方法。

临床特点为阵发性发作，突发突止，心室率多超过 230 次/min（婴幼儿）或 180 次/min（儿童），室率较固定且规则，QRS 波群形态多属正常。

【病因】

可在先天性心脏病（Ebstein 畸形、矫正性大动脉转位）、预激综合征、心肌炎、心内膜弹力纤维增生症等疾病基础上发生，但多数患儿无器质性心脏疾患。感染为常见诱因，也可由疲劳、心导管检查、心脏手术等诱发。

【发病机制】

折返是临床最常见的快速心律失常发生机制。形成折返的三个必备条件是：①解剖上或功能上存在至少两条连接近端和远端而形成传导环路的潜在通道；②上述通道之一存在单向阻滞；③无阻滞的通道传导缓慢，允许阻滞的通道有足够的时间恢复应激。当两个通道的传导延缓和不应期适当时，一个持续向前的循环电激动便产生了，导致心动过速。折返最常发生的部位是房室结和房室旁路共同参与的房室折返，其次是房室结折返，心房内折返和窦房折返在小儿较少见。

预激综合征亦称房室折返性心动过速，预激的定义：激动全部或部分经异常旁路前传或逆传提前激动心室或心房。房室旁路是分布于房室纤维环周围任一部分的肌纤维束。可分为 WPW 综合征和隐匿性旁路两种。WPW 综合征是指正常传导系统和具有前传和逆传功能的房室旁路构成折返环，窦性心律时心室激动经正常传导系统及旁路同时下传，心动过速时旁路可作为逆向支，也可为前向支。窦性心律时心电图表现：①短 P-R 间期；②δ 波；③宽 QRS（＞0.12s）。隐匿性旁路，亦称隐匿性预激，指旁路只有逆传功能，不能前传，窦性心律时体表心电图正常。预激综合征合并快速心律失常，常见类型为房室结顺传性心动过速和房室结逆传性心动过速。

房室结折返性心动过速机制为房室结内存在纵行分离的 α 和 β 径路。α 径路（慢径路）传导慢，不应期短，β 径路（快径路）传导快，不应期长，由于双径路之间传导性和不应期的不同，形成折返性心动过速。

【临床表现】

以突然发作和突然停止为特征，发作时心率突然增快，通常可超过 180 次/min，偶尔可以达 300 次/min，仅有的主诉可能是感到心率快，也可有突然烦躁不安，面色青灰，皮肤湿冷，呼吸增快，脉搏细弱，常伴有干咳，有时呕吐，年长儿可自述心悸，心前区不适，头晕等。发作可由急性感染所诱发，发作可能仅持续数秒也可能持续数小时，发作时心律较固定且规则。如果心率过快或持续时间过久，则可能并发心力衰竭。小婴儿发生心力衰竭的可能性更大，呼吸急促和肝大是心力衰竭的突出体征。

**【心电图检查】**

P 波形态异常，往往较正常时小，常与前一心动周期的 T 波重叠，以致无法辨认；如能见到 P 波，则 P-R 间期常为 0.08 ~ 0.13s；QRS 波形态同窦性；部分病人发作间期可有预激综合征表现。房室结顺传性心动过速心电图特点：①QRS 波正常；②心动过速的频率多在 200 次/min 以上；③多数为阵发性，常由房早或室早而诱发心动过速；④逆行 P 波在 QRS 波之后。房室结逆传性心动过速心电图特点：QRS 波宽大，呈完全预激波，室率较快，类似室性心动过速。

**【治疗】**

1. 物理方法

冰水毛巾敷面法：冰水毛巾敷面，可强烈兴奋迷走神经，每次 10 ~ 15s，无效者隔 7 ~ 15min 再用，一般不超过 3 次。可采用压迫颈动脉窦法或用压舌板刺激患儿咽部使之恶心、呕吐，以刺激迷走神经。对于较大的儿童，可做一些增加迷走神经张力的动作来终止发作，例如用力、Valsalva 动作、屏气、饮冰水或采取特殊体位。

2. 药物治疗

（1）腺苷或三磷腺苷：静脉快速推注，作用迅速，对心肌收缩力影响小。

（2）去氧肾上腺素（新福林）或依酚氯铵：通过压力反射增加迷走张力。

（3）洋地黄类药物：为病情较重、发作持续 24h 以上且有心衰表现者的首选药物，增强迷走神经张力，减慢房室交界区传导，常用地高辛快速饱和法。缺点是起效缓慢。

（4）β 受体阻滞剂：可试用普萘洛尔。

（5）普罗帕酮：有明显延长传导作用，能抑制旁路传导。

（6）维拉帕米（异搏定）：在 1 岁以内婴儿，维拉帕米可能会减少心排血量并引起低血压和心脏停搏，因此禁用。

3. 射频消融治疗

症状明显，发作频繁且药物治疗无效或不能耐受药物治疗者；心动过速导致血流动力学障碍及/或心功能不全者为射频消融的明确适应证。发作不频繁，发作时药物虽可终止但不能正常就学，影响生活质量者，病程长，病情呈逐渐加重趋势等为相对适应证。

**【预防】**

发作终止后可用地高辛或普萘洛尔预防，对于预激综合征患儿由于地高辛和钙阻滞剂增加旁路前传应禁用，这些病人常选用普萘洛尔。婴儿长期心动过速发生心衰，恢复窦性心律后心功能几天至几周恢复正常，维持治疗 1 年。

### 三、室性心动过速

室性心动过速（ventricular tachycardia）简称室速，是指有连续 3 次或 3 次以上的室性期前收缩发生。

**【病因】**

室速常发生于各种器质性心脏病患者。先天性心脏病、心肌病、心力衰竭、心脏手术或心导管检查、电解质紊乱、药物中毒等均可引起。先天性长 QT 综合征常出现扭转型室速，部分患者不合并有器质性心脏病，此类室速亦称特发性室速。

**【临床表现】**

非持续性室速患者通常无症状，持续性室速常伴随明显血流动力学障碍。小儿烦躁不安、苍白、呼吸急促。年长儿可诉心悸，心前区痛，严重病例可有晕厥、休克、心力衰竭等，甚至导致心源性猝死。体检发现心率增快，>150 次/min，节律整齐，心音可有强弱不等变化。

**【心电图检查】**

室速的心电图特征为：①3 个或 3 个以上的室性期前收缩连续出现；②QRS 波群形态畸形，时限超过 0.12s，T 波和 QRS 波群主波方向相反；③心室率通常在 150～250 次/min 之间，心律规则或略不规则；④P 波与 QRS 波之间无固定关系，形成房室分离，心房率较心室率缓慢；⑤有时可见到室性融合波或心室夺获现象；⑥通常发作突然。

**【治疗】**

1. 持续性室速发作

无论有无器质性心脏病，均应给予治疗；有器质性心脏病的非持续性室速亦应考虑治疗。药物治疗可应用利多卡因 0.5～1.0mg/kg 静滴或缓慢静推，必要时可重复。其优点是半衰期短，数分钟药物作用即可消失，便可继续使用其他药物。心功能正常者也可以使用普鲁卡因胺或普罗帕酮，普罗帕酮可引起心功能不全，用药过程中要注意，胺碘酮静滴用药安全有效。药物治疗无效应予电复律。

2. 应积极治疗基础心脏病

认真寻找室速的诱发因素，积极治疗心功能不全，纠正电解质紊乱，控制感染，如系洋地黄中毒引起者，应停用洋地黄，补钾，必要时应用苯妥英钠。

3. 室速的预防

心功能正常者可选用普罗帕酮；对有心功能不全患者，可用胺碘酮。持续性室速也可选择置入埋藏式心脏复律除颤器。

4. 特殊类型的室性心动过速的治疗

（1）无器质性心脏病基础的室速：此类室速亦称特发性室速，根据发作时心电图图形，可分为起源于右室流出道（偶尔起源于左室流出道）的特发性室速和左室特发性室速。

①发作时的治疗：起源于右室流出道的特发性室速可选用维拉帕米、普罗帕酮、β 受体阻滞剂、腺苷或利多卡因；对左室特发性室速，首选维拉帕米。

②预防复发的治疗：右室流出道室速，可用 β 受体阻滞剂、维拉帕米、普罗帕酮、胺

碘酮等；左室特发性室速，可用维拉帕米；特发性室速可用射频消融根治。

（2）扭转型室速：发作时 QRS 波群的振幅与波峰呈周期性改变，宛如围绕等电线连续扭转。其发作常反复，也可能恶化为室颤。多见于 QT 延长者。

①对于先天性长 QT 综合征：避免使用延长 QT 间期的药物。使用 β 受体阻滞剂，且用至患者能够耐受的最大剂量。Ⅰ、Ⅱ型用钾通道开放剂，Ⅲ型用钠通道阻滞剂。可用植入型体内除颤器（ICD）；对已使用足量 β 受体阻滞剂仍有晕厥发作者，可考虑左侧第 4～5 交感神经节切除术。

②扭转型室速紧急治疗：寻找并处理 QT 延长的原因，纠正低钾、低镁血症，停用一切可能引起或加重 QT 延长的药物；药物治疗首选硫酸镁，也可用利多卡因、美西律或苯妥英钠；治疗无效者行心脏起搏。

③Brugada 综合征：患者心电图表现为右束支阻滞并 $V_{1\sim3}$ST 段抬高，或仅有 $V_{1\sim3}$ST 段抬高，出现类似终末 R 波，并有室颤发作史。ICD 可预防心脏性猝死。

（姚宏景）

# 第四章　消化系统疾病

## 第一节　小儿腹泻病

小儿腹泻病是一组由多病原、多因素引起的以大便次数增多、性状改变为主要特点的病症。6 个月~2 岁的婴幼儿发病率高，是造成小儿营养不良、生长发育障碍和死亡的主要原因之一。

【分类】

1. 按病情分　分为轻型和重型。

（1）轻型：多为饮食因素或肠道外感染所致。主要是胃肠道症状（呕吐、大便次数增多、性状改变）而无明显的全身症状，多在数日内痊愈。

（2）重型：多由肠道内感染引起，也可由轻型加重而来。除有较重的胃肠道症状外，还有较明显的脱水和电解质紊乱及全身中毒症状（发热、烦躁、萎靡、嗜睡、昏迷、休克）。

2. 按病程分　分为急性、迁延性和慢性 3 种。

急性：病程<2 周；迁延性：病程 2 周~2 个月；慢性：病程>2 个月。

3. 按病因分

（1）感染性：病毒、细菌、真菌及原虫感染。

（2）非感染性：食饵性腹泻、症状性腹泻、过敏性腹泻、乳糖不耐症。

【病因和发病机制】

1. 病因

（1）易感因素

①消化系统发育不成熟：胃酸和消化酶分泌较少，生长发育快，所需营养物质相对较多，消化道负担重，易发生功能紊乱。

②机体防御功能差：胃内酸度低且胃排空较快，对胃内细菌杀灭能力弱；血液中免疫球蛋白和胃肠道 SIgA 均较低；新生儿生后尚未建立正常的肠道菌群或使用抗生素使肠道菌群失调，缺乏对入侵的致病微生物的拮抗作用。

③人工喂养：母乳中含有大量体液因子（SIgA、乳铁蛋白等）、巨噬细胞和粒细胞，能降低肠道感染。配方乳缺乏以上成分，且人工喂养的食物和食具易污染，故人工喂养儿较母乳喂养儿更易发生肠道感染。

（2）感染因素

①病毒感染：轮状病毒是病毒性肠炎的主要病原，其他还有肠道病毒（柯萨病毒、埃可病毒等）、诺瓦克病毒、冠状病毒、星状病毒等。

②细菌感染（不包括法定传染病）：包括致腹泻大肠埃希菌（致病性、产毒性、侵袭性、出血性、黏附性等5组）以及空肠弯曲菌、耶尔森菌等，其他如沙门菌（主要为鼠伤寒和其他非伤寒、副伤寒沙门菌）、金黄色葡萄球菌、难辨梭状芽孢杆菌、铜绿假单胞菌、变形杆菌等。真菌（白色念珠菌、曲菌、毛霉菌）、寄生虫（蓝氏贾第鞭毛虫、阿米巴原虫、隐孢子虫）等均可引起腹泻。

（3）非感染因素

①饮食因素：喂养不当、食物成分不适宜（食饵性腹泻）或对牛奶或大豆过敏（过敏性腹泻）。

②症状性腹泻：各种肠道外感染（中耳炎、上呼吸道感染、皮肤感染、急性传染病等）时，由于发热及病原毒素导致腹泻。

2. 发病机制

（1）非感染腹泻：饮食不当，消化过程发生障碍，有利于肠道下部细菌上移并繁殖，使食物发酵和腐败。分解产生的短链有机酸（如乳酸、乙酸）使肠腔内渗透压增高，毒性产物刺激肠蠕动增加，引起腹泻、脱水及电解质紊乱。

（2）感染性腹泻

细菌性肠炎：①肠毒素肠炎。由产肠毒素细菌所致，如霍乱弧菌、产肠毒素性大肠埃希菌、空肠弯曲菌等。细菌产生不耐热和耐热肠毒素分别激活腺苷酸、鸟苷酸环化酶，促进肠液分泌而产生分泌性腹泻；细菌不侵入肠黏膜，不引起形态学变化。②侵袭性肠炎。由侵袭性细菌所致，如志贺菌属、沙门菌属、侵袭性大学埃希菌、鼠伤寒沙门菌等。细菌侵入肠黏膜组织，引起充血、水肿、渗出、炎性细胞浸润、溃疡等病变。粪便检查含大量红、白细胞。

病毒性肠炎：病毒使小肠绒毛上皮细胞发生空泡变性、坏死，减少了水和电解质的回吸收引起水样腹泻。同时 $Na^+$ - 葡萄糖耦联转运受影响及继发双糖酶分泌不足使糖类分解吸收不完全，分解产生的短链有机酸使肠腔内渗透压增高，产生渗透性腹泻。病变仅限于黏膜层，故粪便中白细胞很少。

【临床表现】

1. 急性腹泻（病程 <2 周）

（1）腹泻的共同临床表现

轻型：主要是胃肠道症状，食欲缺乏，偶有溢乳或呕吐；大便次数每日数次至十数次，但每次量不多；无明显的全身中毒症状，无脱水症状，多在数日内痊愈。

重型：除有较重的胃肠道症状外，还有较明显的脱水和电解质紊乱及全身中毒症状。①全身中毒症状：持续发热、烦躁、精神萎靡、嗜睡、甚至昏迷、休克。②胃肠道症状：呕吐、腹泻频繁每日数十次，蛋花汤样或水样便，可出现腹痛、腹胀。③水、电解质、酸碱平衡紊乱症状。

脱水：由于呕吐、腹泻丢失和摄入不足导致体液总量尤其细胞外液量减少。脱水程度有轻、中、重度，脱水性质有低渗、等渗、高渗。临床表现为眼、囟门凹陷，尿少泪少，皮肤黏膜干燥、弹性下降，甚至血容量不足造成末梢循环改变。

低钾血症：胃肠道分泌液中含钾较多，呕吐、腹泻可大量失钾，而出现精神不振、无力、腹胀、心律不齐等。但在脱水和酸中毒时，由于血液浓缩，钾由细胞内向细胞外转移及尿少导致排钾减少等原因，虽然总钾减少但血钾多数正常。随着脱水、酸中毒被纠正，血钾稀释，钾由细胞外转移入细胞内；加上排尿后钾排出增加；及继续丢失等综合因素使血钾迅速降低。故腹泻补液应在排尿后，及时补钾。

低钙和低镁血症：因吐泻丢失和摄入不足而使体内钙镁减少，营养不良和活动性佝偻病患儿更多见。但在脱水、酸中毒时，血液浓缩及离子钙增加，可不出现低钙症状。当脱水、酸中毒纠正后，血钙被稀释及离子钙减少，易出现手足搐搦或惊厥。少数患儿在补钙后搐搦或惊厥未改善，应考虑低镁。

代谢性酸中毒：由于腹泻丢失大量碱性物质，摄入不足而脂肪氧化增加使酮体生成增多；血容量少和组织缺氧易造成乳酸堆积；肾血流不足，尿量减少，酸性代谢产物滞留等都是其发生的原因。患儿可出现精神不振、口唇樱红、呼吸深大等症状，但小婴儿症状可不典型。

（2）几种常见类型肠炎的临床特点

轮状病毒肠炎：轮状病毒是秋冬季小儿腹泻最常见的病原。本病多见于 6~24 个月小儿。潜伏期 1~3d，常伴发热及上呼吸道感染，无明显中毒症状。病初易吐，大便次数多、量多、水多，黄色水样或蛋花汤样，无腥臭味，镜检偶有少量白细胞。常出现脱水和酸中毒症状，一般病程 3~8d。血清抗体在感染后 3 周上升。病毒分离较难，可用电镜或免疫电泳检测病毒，或用 ELISA 法检测病毒抗原、抗体，PCR 及核酸探针技术检测病毒。

大肠埃希菌肠炎：以每年 5~8 月发病最多。可分为致病性大肠埃希菌肠炎（起病缓，轻症数次稀便后痊愈。重者腹泻频繁，蛋花汤样稀便伴黏液，有发霉臭味，镜检见少量白细胞，合并发热、脱水、电解质紊乱和酸中毒，病程 1~2 周）；产毒性大肠埃希菌肠炎（起病急，粪便镜检无白细胞，病程 5~10d，其他同致病性大肠埃希菌）；侵袭性大肠埃希菌肠炎（起病急，高热，腹泻频繁，大便黏冻样含脓血，出现严重全身中毒症状甚至休克）；出血性大肠埃希菌肠炎（大便初为水样，后转为血性，镜检大量红细胞，常无白细胞，可伴腹痛）；黏附性大肠埃希菌肠炎（同产毒性大肠埃希菌肠炎）。

空肠弯曲菌肠炎：多发生于夏季，以 6 个月~2 岁婴幼儿发病高。家畜和家禽是重要传染源。临床与痢疾相似，发病急，恶心、呕吐、腹痛、排黏液便、脓血便，有腥臭味，镜检大量白细胞及不等量的红细胞。产肠毒素菌株引起水样便。重症出现脱水、酸中毒。

耶尔森小肠结肠炎：多发生于冬春季节，累及婴儿和儿童，发病年龄多 <5 岁。以急性水泻起病，可有黏液、脓血便，临床表现同菌痢。产肠毒素菌株引起腹泻和脱水。

鼠伤寒沙门菌小肠结肠炎：是小儿沙门菌感染中最常见者。6~9月，发病率最高。患儿多为2岁以下婴幼儿，<1岁占1/3~1/2，易在新生儿室流行。主要症状为发热、腹泻，年龄越小症状越重。轻症数次稀便后愈；重症可发生脱水、酸中毒、败血症、化脓病变，甚至休克和DIC。大便性状多样，黄绿色或深绿色水样、黏液样或脓血便，镜检大量白细胞及不等量红细胞。新生儿可排白色胶冻样便。

抗生素诱发肠炎：长期应用广谱抗生素使肠道菌群失调，使肠道内耐药的金黄色葡萄球菌、某些梭状芽孢杆菌及白色念珠菌等大量繁殖引起肠炎。①金黄色葡萄球菌肠炎：轻症停药后即愈，重症腹泻频繁。大便腥臭，呈黄或暗绿色，水样、黏液多，少数为血便。可出现脱水、酸中毒和电解质紊乱。伴腹痛和发热等全身中毒症状，甚至休克。大便镜检有大量脓细胞和革兰阳性球菌，细菌培养有凝固酶阳性金黄色葡萄球菌生长。②假膜性小肠结肠炎：由难辨梭状芽孢杆菌引起，多见于用林可霉素、克林霉素和氨苄西林后。主症腹泻，重症频泻，大便黄或黄绿色，水样，有假膜排出，少数大便带血。可出现脱水、酸中毒和电解质紊乱，有腹痛、腹胀和发热等全身中毒症状，严重者可发生休克。大便做厌氧菌培养和毒素检测可协助确诊。③真菌性肠炎：常为白色念珠菌所致，并伴鹅口疮。大便稀黄，泡沫较多，带黏液，有时可见豆腐渣样细块，偶见血便，镜检可见真菌孢子体和菌丝，真菌培养可以确诊。

2. 迁延性（病程2周~2个月）和慢性（病程>2个月）　此组病因复杂，以急性腹泻迁延不愈最常见，感染、过敏、酶缺乏、免疫缺陷、药物因素、先天畸形等均可引起。除腹泻外临床常合并营养不良、免疫功能低下、继发感染，甚至多脏器功能异常。

【诊断与鉴别诊断】

根据发病季节、病史、临床表现和大便性状易于做出诊断。应分析病因和病原，并需判断有无脱水、酸中毒和电解质紊乱及其程度。一般根据大便检查有无白细胞将腹泻分为两组。

1. 大便无或偶见少量白细胞　由侵袭性细菌以外的病原引起肠道内感染，肠道外感染、喂养不当和气候因素等非感染因素所致。多为水泻，或伴脱水症状。应与以下疾病鉴别：①生理性腹泻多见于6个月以内的婴儿，外观虚胖，常有湿疹，生后不久即腹泻，但无其他症状，不影响生长发育。添加辅食后，大便逐渐转为正常。②导致小肠消化功能障碍的各种疾病，如乳糖酶缺乏，牛奶、蛋白过敏等。

2. 大便有较多白细胞　常由各种侵袭性细菌感染所致，仅凭临床表现难以区别，必要时应进行大便培养、细菌血清型和毒素检测，尚需与下列疾病鉴别：①细菌性痢疾：常有痢疾接触史，大便培养可以鉴别。②坏死性肠炎：中毒症状重，伴呕吐、高热。病初黄稀便或蛋花汤样，潜血强阳性，逐渐出现暗红色糊状或赤豆汤样血水便，重症出现休克，腹部X线片呈小肠局限性充气扩张，肠间隙增宽及肠壁积气等。③阿米巴痢疾：大便中白细胞较少，但有大量红细胞，可查到阿米巴滋养体，无明显全身中毒症状。

【治疗与预防】

治疗原则：调整饮食，预防和纠正脱水，合理用药，加强护理，预防并发症。

1. 急性腹泻的治疗

（1）饮食疗法：禁食仅限于严重呕吐、重度脱水患儿，时间4~6h。病毒性腹泻多有双糖酶缺乏（主要为乳糖酶），对疑似病例应暂停乳类而改为豆制代乳品喂哺。腹泻停止后，继续给予营养丰富饮食，每日加餐1次，共2周，以适应正常生长发育的机体对营养素的需要。

（2）纠正水、电解质紊乱及酸碱失衡

1）口服补液：用于脱水的预防，以及轻度和中度脱水而无明显周围循环障碍的患儿。WHO推荐的口服补液盐（ORS）中所含的葡萄糖和氯化钠浓度适于小肠绒毛的$Na^+$–葡萄糖耦联转运，故有利于吸收。具体方法为：预防脱水20~40mL/kg（也可每次排便后喂50~100mL），轻度脱水50~80mL/kg，中度脱水80~100mL/kg，8~12h内纠正脱水。然后将余量稀释1倍，随意口服。如出现眼睑浮肿则改为白开水喂服。新生儿和有明显呕吐、腹胀、休克、心肾功能不全或其他并发症的患儿不宜口服补液。

2）静脉补液：用于中度以上脱水和吐泻重或腹胀患儿。

第1天补液：①总量：包括累积损失量、异常继续丢失量和生理需要量。一般轻度脱水90~120mL/kg，中度脱水120~150mL/kg，重度脱水150~180mL/kg。②种类：低渗脱水2/3张含钠液，等渗脱水1/2张含钠液，高渗脱水1/3张含钠液，扩容用等张含钠液。③速度：扩容阶段，对重度脱水有周围循环障碍者，用2:1等张钠液20mL/kg，于30~40min内静脉推注或快速滴注，以迅速增加血容量。补充累积损失量阶段，本阶段滴速宜快，一般每小时8~10mL/kg，8~12h补完，纠正脱水。维持补液阶段，脱水已纠正，只需补充异常继续丢失量和生理需要量。输液速度可减慢，将余量于12~16h滴完，约每小时5mL/kg。在补液过程中，应密切观察病情变化，随时调整液体成分、量和速度。④纠正酸中毒：因纠正脱水的混合液中含碱性液，输液后循环和肾功能改善，多数酸中毒可随之纠正。但重度酸中毒应根据血气另加碱剂纠正。⑤钾的补充：在脱水、酸中毒被纠正，有尿后应及时补钾。补钾时必须注意肾功能是否良好，以免发生高血钾。一般在治疗前6h内曾排尿及治疗后有尿即可补钾，按每日3~4mmol/kg（氯化钾200~300mg/kg），缺钾明显者可增至4~6mmol/kg。轻度脱水可口服补钾，中重度脱水可静脉滴注，氯化钾浓度不能超过0.3%，全日补钾量不能少于8h滴入，补钾一般维持4~6d。⑥钙和镁的补充：对营养不良和佝偻病患儿应早补钙。输液过程中如出现抽搐，可给10%葡萄糖酸钙5~10mL缓慢静脉注射，必要时可重复。个别无缓解患儿应考虑低镁，可给25%硫酸镁0.1mL/kg，深部肌内注射，每日2~4次，症状缓解后停止。

第2d及以后补液：第2d及以后补液目的是补充生理需要量和异常继续丢失量。一般可改为口服补液，如腹泻仍频或口服不足可静脉滴注。生理需要量按每日60~80mL/kg，用1/5张含钠液并加0.15%氯化钾给以补充；异常继续丢失量是丢多少补多少，一般每日10~40mL/kg，用1/3~1/2张含钠液补充。两部分混合配成1/4~1/3张含钠液（生理盐水占总量 2/3，1.4% 碳酸氢钠占 1/3），氯化钾为 0.15%，于 12~24h 均匀输入。

（3）药物治疗

1）控制感染：①水样便腹泻患儿多为病毒和非侵袭性细菌所致，一般不用抗生素，应合理使用液体疗法，选用微生态制剂和黏膜保护剂。如伴有明显中毒症状，尤其对新生儿、幼婴儿、衰弱儿及重症患儿应选用抗生素治疗。②黏液、脓血便患儿多为侵袭性细菌所致，应根据临床特点、大便细菌培养和药敏试验选择抗生素。

2）微生态疗法：用双歧杆菌、嗜酸乳杆菌、粪链球菌等制剂恢复肠道正常菌群并抑制病原菌的定植和侵袭。

3）肠黏膜保护剂：可吸附病原体和毒素，并增强肠道屏障功能。

2. 迁延性和慢性腹泻治疗　此组病例须采取综合治疗措施。除同急性腹泻的各项相应治疗外，更应明确病因和病原（包括反复感染、过敏因素、双糖酶缺乏等），严格对因治疗，勿滥用抗生素；保证营养和热量供应，必要时要素饮食和静脉营养，补充微量元素和维生素。

3. 预防　加强卫生宣传，对水源和食品卫生严格管理；提倡母乳喂养；培养儿童卫生习惯；加强计划免疫；注意儿童护理，在托幼机构注意消毒隔离；对腹泻儿童粪便消毒处理；避免长期滥用抗生素。

（姚宏景）

# 第二节　小儿胃炎和幽门螺杆菌感染

## 一、小儿胃炎

小儿胃炎是由多种病因引起的胃黏膜炎症。根据病程可分为急性和慢性两类，后者较为多见。

【病因】

1. 急性胃炎：多为继发性，可为严重感染（败血症）、休克、颅内损伤、严重烧伤、呼吸衰竭和其他危重疾病所致的应激反应；误服有毒和腐蚀性物质；服用对胃黏膜有害的药物如非甾体消炎药及皮质类固醇等；摄入被细菌和毒素污染的食物；其他如食物过敏、胃内异物、各种因素所致的变态反应等均能引起急性胃炎。

2. 慢性胃炎：有害因子长期反复作用引起的胃黏膜损伤，常见浅表性胃炎，萎缩性胃炎少见。病因不完全清楚，可能与以下因素有关：①幽门螺杆菌（Hp）感染：近年已证实 Hp 感染是慢性胃炎的主要病因，在重度胃炎中检出率为 90%~100%；②其他：胆汁反流损伤胃黏膜，长期服用刺激胃黏膜的食物和药物，精神神经因素，及多种慢性疾病（如慢性肾炎、重症糖尿病、风湿病等）。

【临床表现】

1. 急性胃炎：发病急骤，轻者有食欲缺乏、腹痛、恶心、呕吐；重者有呕血、黑便、脱水、电解质及酸碱失衡；细菌感染者常伴发热等全身中毒症状。

2. 慢性胃炎：轻者可无症状，或表现为反复发作、无规律的腹部隐痛，多数位于上腹部、脐周或部位不固定；重者有腹部绞痛、恶心、呕吐、腹胀、呕血、黑便，并影响营养状况和生长发育。

【诊断与鉴别诊断】

1. 诊断

（1）根据相关病史、临床症状和体征可以做出临床诊断。

（2）纤维胃镜检查：是最有价值、安全、可靠的诊断措施。可直接观察胃黏膜病变，根据程度的不同，可见黏膜广泛充血、水肿、糜烂、出血，有时尚可见脓性分泌物覆盖。急性胃炎病理学检查表现为上皮细胞变性、坏死，固有层大量中性粒细细胞浸润，腺体细胞呈变性坏死；慢性胃炎中的浅表性胃炎见上皮细胞变性，主要为淋巴细胞、浆细胞浸润；萎缩性胃炎则为固有腺体萎缩、肠腺化生及炎性浸润。

（3）X 线钡餐造影：较难有阳性发现，胃窦部有表性胃炎时，有时可呈现胃窦部激惹症，黏膜纹理增粗、迂曲、锯齿状，幽门前区呈半收缩状态，可见不规则痉挛收缩。气、钡双重造影效果好。

（4）实验室检查：①胃液分泌功能，酸度一般正常，少数呈升高或降低。②胃泌素测定，空腹胃泌素增高或正常。③Hp 的检测，参见下文。

2. 鉴别诊断：常见急性胃炎，根据诱因、症状和胃镜可很快做出诊断。但以上腹痛、恶心、呕吐就诊者应与外科急腹症及肝、胆、胰、肠等器质性疾病鉴别。慢性发作的腹痛与肠寄生虫病、肠痉挛、腹型癫痫鉴别。

【治疗与预防】

1. 治疗原则：主要包括祛除病因、保护胃黏膜、合理饮食、对症处理 4 个方面。

（1）病因治疗：抗感染，停用对胃黏膜有损害的药物。

（2）饮食治疗：养成良好的饮食习惯和生活规律，避免生冷及刺激性食物等。

（3）药物治疗：①对症药物，有餐后腹胀、饱满感、恶心、呕吐者可用多潘立酮（吗丁啉），胃酸偏低者可给予胃蛋白酶合剂，腹痛明显者给予抗胆碱能药。②黏膜保护剂，如枸橼酸铋钾、麦滋林、硫糖铝及蒙脱石粉剂。③组胺 $H_2$ 受体拮抗剂，小儿常用西咪替丁和雷尼替丁，能缓解胃酸，促进糜烂愈合。④抗 Hp 治疗，参见下文。⑤有细菌感染者给以有效抗生素。

2. 预防：培养良好的生活习惯和饮食习惯，避免应用对胃黏膜有损害的药物。

## 二、幽门螺杆菌感染

近年研究证实幽门螺杆菌（helicobacter pylori，Hp）是胃部疾病的主要致病因子，它与慢性胃炎、消化性溃疡、恶性胃病的发病有相关性。根除 Hp 后可使胃炎痊愈，显著降低或防止溃疡复发，可使 MALT 淋巴瘤明显缩小或消退。

**【病因和发病机制】**

1. 病因：Hp 在光镜下呈"S"形或弧形弯曲，革兰染色阴性。电镜下显示为单极多鞭毛，末端钝圆，螺旋形弯曲，（2.5～4）μm×（0.5～1）μm，对胃黏膜有特异黏附作用。能产生氧化酶、尿素酶、DNA 酶等多种酶，含有特殊脂肪酸，产生空泡毒素 VacA 和细胞毒素相关蛋白 CagA。人是唯一的传染源，人－人间传播是唯一的传播途径。高危因素有贫穷、教育程度低、卫生差、居住拥挤、儿童与父母同床、父母为胃肠科医护人员。Hp 感染有家庭聚集性。

2. 发病机制：Hp 能穿过胃黏液层到达胃黏膜表面，有多种黏附因子与胃黏膜上皮细胞相应受体相黏附，Hp 毒素、有毒性作用的酶及诱导的慢性炎症破坏由胃黏液、上皮细胞及细胞联结组成的胃黏膜屏障。近期国内研究显示 VacA 是小儿十二指肠溃疡的重要毒力因素。Hp 还含有多种酶和溶血素等物质，破坏胃黏液保护层，破坏上皮完整性，干扰能量代谢，导致细胞空泡变性，形成炎性介质，介导炎性反应。Hp 能直接刺激免疫细胞和上皮细胞因子，使胃、十二指肠产生炎症，使人体产生免疫反应（细胞、体液、自身免疫）。此反应在胃黏膜全层炎症的发生上起作用，但不能根除 Hp。

**【临床表现】**

国内报道 Hp 感染的症状有腹痛、呕吐、呕血、黑便、食欲减退、嗳气、腹胀、反酸、消瘦及便秘。儿童 Hp 感染的临床表现较多见为胃窦炎和十二指肠溃疡。

**【诊断与鉴别诊断】**

1. 诊断

（1）经常存在腹痛、呕吐、呕血、黑便、食欲减退、嗳气、腹胀、反酸、消瘦及便秘等消化道症状。

（2）胃镜取黏膜标本显微镜下所见以固有层内淋巴细胞和浆细胞浸润为主．特征为固有膜内淋巴滤泡反应。

（3）Hp 感染的检测方法：包括胃镜取黏膜标本作 Hp 培养，该方法是诊断 Hp 感染的"金标准"。活检组织病理染色和涂片染色、快速尿素酶试验的敏感性和特异性均在 90% 以上。胃液或活检组织，提取 DNA 做 PCR 扩增和探针杂交可以诊断。$^{13}$C－呼气试验可确诊 Hp 感染，敏感性和特异性均达 95% 以上。粪便测定 Hp 抗原方法简便，敏感性、特异性高，可作诊断和疗效判定标准。

2. 鉴别诊断：Hp 感染的鉴别诊断包括多种非 Hp 感染的胃肠道疾患及肝胆病变、慢性腹痛、肠道寄生虫病等。

**【Hp 感染和相关胃炎的治疗】**

1. Hp 感染的治疗原则：对 Hp 感染的初次治疗方案多主张联合治疗持续 1～2 周；抗 Hp 治疗结束后间隔 1 个月以上，应进行疗效检查，测定 Hp 根除情况。

2. Hp 感染的治疗：①药物：常用的抗 Hp 的药物有铋剂、抗生素（阿莫西林、甲硝唑、克拉霉素）、质子泵抑制剂（奥美拉唑）、$H_2$ 受体拮抗剂（雷尼替丁）等。②方案和疗程：目前的方案主要为质子泵抑制剂或铋剂 + 2 种抗生素、$H_2$ 受体拮抗剂 + 2 ~ 3 种抗生素、质子泵抑制剂或 $H_2$ 受体拮抗剂 + 铋剂 + 抗生素，疗程 1 ~ 2 周。具体用药如奥美拉唑 + 甲硝唑 + 阿莫西林三联。

3. Hp：感染相关胃炎的治疗同慢性胃炎治疗。

（姚宏景）

# 第三节　消化性溃疡

消化性溃疡是指发生在胃和十二指肠黏膜及其深层组织的慢性溃疡。小儿消化性溃疡可分为两大类：原发性溃疡（或特发性），好发于学龄儿童及青少年，大多为慢性，以十二指肠溃疡（duodenal ulcer，DU）多见；继发性（或应激性）溃疡，较易发生于新生儿和婴幼儿，多为急性并常有明确的原发疾病。

【病因】

原发性消化性溃疡的病因与多种因素有关，发病机制与对黏膜有损害作用的侵袭因子（酸、胃蛋白酶、胆盐、药物、微生物及其他有害物质）增强和黏膜自身的防御因素（黏膜屏障、黏液重碳酸盐屏障、黏膜血流量、细胞更新、前列腺素、表皮生长因子）减弱有关。目前认为 Hp 感染在消化性溃疡的发病机制中起着重要作用。研究显示，DU 近 100% 有 Hp 感染，胃溃疡（gastric ulcer，GU）为 60% ~ 100%。根除 Hp 可使溃疡复发率明显下降。此外，影响溃疡发生的其他因素有遗传因素、精神因素、食物因素、药物因素等。继发性溃疡的病因为各种危重疾病所致的应激反应和胃泌素瘤。

1. 胃酸及胃蛋白酶是最主要的黏膜损害因素　十二指肠溃疡患儿基础胃酸和最大酸排出量较正常小儿明显升高。新生儿出生 1 ~ 2d 游离酸分泌达高峰，故生后 2 ~ 3d 就可发生消化性溃疡和穿孔。小儿胃酸分泌随年龄而增加，故年长儿消化性溃疡较婴幼儿多。

2. 其他黏膜损害因素　正常情况下，胃和十二指肠黏膜上皮分泌黏液与完整的上皮细胞膜和细胞连接组成黏液 - 黏膜屏障，前列腺素能促进黏液和碳酸氢盐分泌，加强黏膜血液循环和蛋白质合成，抑制胃液分泌。但应激性缺血缺氧损伤、胆盐、乙醇、非类固醇消炎药物均能破坏以上屏障功能，影响黏膜血循环和上皮细胞更新，使黏膜缺血、坏死，形成溃疡。

【临床表现】

小儿消化性溃疡临床表现是非特异的，年龄越小越不典型。不同年龄患儿的临床表现各有一定特点。

1. 新生儿期　以突然上消化道出血、穿孔为主要特征。发病急、呕血、便血、腹胀、休克。多为伴发颅内出血、严重窒息缺氧、败血症等病症的应激性溃疡。

2. 婴儿期　继发性溃疡多见，表现为急性消化道出血和穿孔。原发性溃疡主要表现为食欲差、呕吐、进食后啼哭、生长停滞和胃肠道出血。

3. 学龄前期　常为脐周疼痛，可夜间发作，食欲差，有呕吐和（或）胃肠道出血。

4. 学龄期　临床表现与成人相似。腹痛为主要表现，间歇性上腹痛或脐周痛，与进食无关或表现同成人，即胃溃疡饭后痛，十二指肠溃疡空腹痛或夜间痛。可有嗳气、反酸、呕吐、便秘、消瘦。幽门梗阻多见于年长儿，呕吐重者，可合并脱水、酸中毒、电解质紊乱。慢性失血可使潜血实验阳性和贫血。偶有大量出血，表现为呕血、便血、黑便；. 穿孔引发腹膜炎、胰腺炎、休克、贫血等，多见于继发性溃疡。

**【诊断与鉴别诊断】**

1. 诊断

（1）临床表现：上述胃肠道症状、胃肠道疾病的家族史、不明原因胃肠道出血（或便潜血实验阳性）、应激性病症（严重感染、严重烧伤、颅脑疾病等）、应用肾上腺皮质激素或非甾体消炎药时消化道出血或穿孔，应考虑到消化性溃疡的可能。

（2）X 线钡餐检查：溃疡病 X 线征象有直接和间接两种。龛影是直接征象且为确诊依据；胃大弯侧痉挛性切迹、十二指肠壶腹激惹、充盈不佳、畸形均为间接征象，不能确诊。X 线钡餐造影诊断准确性为 40% ~60%，小儿急性溃疡浅表、愈合快，X 线钡餐检查易漏诊或误诊。

（3）电子胃镜检查：优点是直观，确诊率高，对消化性溃疡确诊率可达 95% 以上，并可取胃黏膜进行病原学检查和直视止血等内镜治疗。慢性消化性溃疡内镜所见，胃溃疡主要在胃角邻近泌酸黏膜的胃小弯，十二指肠溃疡多位于球部。溃疡大多为单发，圆形、椭圆形病灶，直径 2cm 之内，表面覆有灰白色纤维渗出物，周围黏膜水肿、渗出。愈合后瘢痕形成。儿童期还可见到十二指肠霜斑样溃疡。急性消化性溃疡以黏膜糜烂为主要表现，溃疡形状不规则、表浅、多发，直径 <1cm 溃疡周围炎症反应不明显，溃疡愈合后不留瘢痕。

2. 鉴别诊断

腹痛要与肠痉挛、肠寄生及腹内脏器感染、结石等疾病鉴别；呕血要与新生儿自然出血症、食管裂孔疝、败血症、食管静脉曲张破裂及全身出血性疾病鉴别；便血要与肠套叠、憩室、息肉、过敏性紫癜及血液病鉴别。

**【治疗与预防】**

消化性溃疡的治疗目的是解除症状，促进溃疡愈合，防止并发症及预防复发。

1. 一般治疗　保持生活规律，精神愉快，避免过度疲劳及精神紧张，进易消化食物，少食刺激性食品及咖啡、汽水等饮料，忌用阿司匹林类药物。

2. 药物治疗　分为两个阶段：①初期治疗：酸分泌抑制剂加胃黏膜保护剂 4 ~8 周；奥美拉唑用于年长儿出血重和难治性溃疡；合并 Hp 感染同时正规抗 Hp 治疗。②维持治疗：对症状严重、多次复发、有并发症和危险因素（胃酸高分泌、持续服非甾体消炎药，Hp 感染）可予小剂量 $H_2$ 受体拮抗剂维持治疗 1 ~2 年。

（1）抑制胃酸分泌：受体拮抗剂，阻断组胺与壁细胞膜上 $H_2$ 受体结合，产生抑制胃酸和抗溃疡作用。常用的有西咪替丁、雷尼替丁、法莫替丁。

（2）质子泵抑制剂：通过抑制壁细胞上 $H^+$-$K^+$-ATP 酶的活力，阻断胃酸分泌的最后环节，抑酸作用强大持久，是目前最强的抑制胃酸分泌的药物。奥美拉唑每日清晨顿服，疗程4周，溃疡愈合率可达93%以上。

（3）增强黏膜防御功能

①胶态铋剂：能促进前列腺素分泌，与表皮生长因子形成复合物，聚集于溃疡部位，促进上皮再生和溃疡愈合，此外还能杀灭 Hp，疗程4~6周。不良反应有舌苔染黑、粪便黑色，过量可引起急性肾衰竭及神经系统不可逆性损害。

②硫糖铝：在酸性胃液中，在溃疡表面形成保护膜，阻止胃酸、胃蛋白酶对溃疡的侵袭，并能刺激表皮生长因子分泌，促进溃疡愈合；还能吸附胃液中的胆盐。剂量每日10~20mg/kg，分4次口服，疗程8周。除便秘外无其他不良反应，但长期服用，尤其肾功能不全时会引起铝中毒。

③前列腺素：抑制胃酸分泌，保护细胞，增强胃黏膜防卫能力，因不良反应较多故不作常规使用。临床应用的米索前列醇（Misoprostol）是预防和治疗非甾体消炎药引起的胃和十二指肠黏膜损伤最有效的药物。

④其他：如麦滋林颗粒、硅酸铝盐等能增加黏液厚度和加强黏膜屏障功能。

（4）根除 Hp 治疗：根除 Hp 治疗可加速溃疡愈合和降低溃疡复发，所以对消化性溃疡合并的 Hp 感染，原则上都需给以根除治疗。一般用前述3种药物三联疗法。

3. 应激性溃疡及出血治疗　可用止血药物和（或）内镜止血。

4. 外科治疗　溃疡穿孔、出血和幽门梗阻内科保守治疗无效时可考虑手术治疗。

5. 预防　培养良好的生活和饮食习惯；避免应用损害胃黏膜药物；在发生大面积烧伤、头颅外伤、重症感染等应激反应时适当加用胃黏膜保护剂和抑酸剂。

（姚宏景）

# 第四节　胃食管反流

胃食管反流（gastroesopha geal reflux，GER）是指胃内容物包括十二指肠反流物反流入食管，反流物有胃酸、胃蛋白酶、胆酸和胰酶等。可分为生理性和病理性两种：生理性 GER 是正常小儿于餐时和餐后食管下端括约肌（LES）反射性松弛而产生的，不引起病理改变；病理性反流可引起一系列临床症状和并发症。

【病因与发病机制】

1. 病因　病理性 GER（即胃食管反流病，gastroesophageal reflux disease，GERD）是抗反流屏障功能下降和反流物对食管黏膜攻击的结果。抗反流屏障功能包括食管正常蠕动、唾液清除及胃食管交界的解剖结构［食管下端括约肌（lower esophageal sphincter，

LES)、膈肌、膈食管韧带、食管与胃间锐角]。

2. 发病机制

（1）抗反流屏障功能下降：①LES 张力低下：LES 是食管下段环形平滑肌形成的功能高压区，是最主要的抗反流屏障。吞咽时反射性松弛，静息状态保持一定张力使食管下端关闭，当腹腔压增高时相应增高以抗反流。GER 患儿 LES 长度缩短，压力减低，早产儿食管下端括约肌张力（lower esophageal sphincter tone，LESP）低于足月儿，更易发生GER；其他降低 LESP 的因素有巧克力、酒类、促胰液素、缩胆囊素、茶碱和组胺拮抗药。②频发的 LES 一过性松弛（transient LES relaxation，TLESR）：TLESR 非吞咽引起，发生时LES 完全松弛，LESP 降低，能持续 5~35s。正常 TLESR 有利于食管残留物清除，而频发TLESR 则促成 GERD。近年研究显示，GERD 儿童中 LESP 降低仅占 14%，而频发 TLESR占 34%。③食管与胃夹角（His 角）：由胃肌层悬带形成，正常是锐角。胃底扩张时悬带紧张使角度变锐起瓣膜作用，可防止反流。新生儿 His 角较钝，易反流。④腹腔内食管段可传导腹内高压使 LES 收缩，但食管裂孔疝患儿此作用消失。

（2）食管廓清能力降低：正常情况下 GER 能引起食管继发性蠕动，通过食团重力、食管推进性蠕动、唾液以及黏膜屏障发挥廓清作用。GERD 患儿食管蠕动及唾液分泌异常，使反流物停滞，损伤黏膜。

（3）反流物的攻击作用：在上述防御机制下降基础上，反流物包括胃酸、胃蛋白酶及十二指肠胃反流物（胆液和胰酶）损害由食管黏液层、多层鳞状上皮细胞、细胞内缓冲离子、细胞代谢和血液供应组成的黏膜屏障形成食管炎。

（4）胃、十二指肠功能异常：胃排空减缓和十二指肠病变时，幽门关闭不全导致十二指肠胃反流及 GER。

【临床表现】

1. 呕吐　新生儿与婴幼儿以呕吐为主要表现。年长儿则以反胃、反酸、嗳气等症状多见。

2. 反流性食管炎　反流物损伤食管黏膜使之发生炎性变化。有报道食管炎患儿61%~83%有病理 GER。婴幼儿食管炎的症状不易鉴别，但不典型的肠绞痛、易激惹、睡眠失调、拒绝喂食和喂食不适与婴儿食管炎相关。年长儿可自述咽下疼痛、胸骨下端烧灼感和胸痛。

3. Barrett 食管　由于慢性 GER，食管下端鳞状上皮被化生柱状上皮所代替，抗酸能力增强，但易发生食管溃疡、狭窄和腺癌。症状为咽下困难、胸痛、营养不良和贫血。儿童期 Barrett 食管发生率远低于成人，且合并腺癌者罕见。

4. 其他全身症状　①生长停滞：因呕吐及食管炎引起喂食困难而摄食不足引起营养不良和生长停滞是婴幼儿 GERD 的重要并发症。②与 GERD 相关的呼吸系统病症：包括支气管肺感染、哮喘、早产儿的窒息和呼吸暂停及婴儿猝死综合征等。③其他：如咽喉炎、鼻窦炎、中耳炎、反复口腔溃疡、龋齿等。

**【诊断与鉴别诊断】**

1. 诊断  因单一检查方法有局限性，故诊断需采用综合技术。对于无明显系统性疾病的频繁呕吐、反复发作的慢性呼吸道感染、治疗无效的哮喘、胸及上腹痛不明原因的营养不良、发育停滞等症状及早产儿无原因的喂养不耐受，应考虑 GERD 的可能，并进行必要的检测。

（1）食管钡餐造影：可适用于任何年龄，但对胃滞留的早产儿应慎重。可对食管的动力状况、组织结构、食管炎和并发症及 GER 做出判断。检查前禁食 3 ~ 4h，分次给予相当正常摄食量的钡剂。Stephen 提出诊断标准为 5min 内出现 3 次以上反流。

（2）食管测压：用测压仪测定食管压力，能显示 LESP 低下、频发 TLESR 及食管蠕动收缩波幅低下或消失。对于 LESP 正常患儿应 24h 连续测压，动态观察食管运动功能，可提高诊断率。

（3）食管镜检查：此方法能直观判断食管黏膜病变以及有无 Barrett 食管。食管炎可分为 3 度。Ⅰ度为充血，Ⅱ度为糜烂和（或）浅溃疡，Ⅲ度为溃疡和（或）狭窄。小婴儿食管炎常需组织活检确诊。

（4）核素扫描：患儿吞服 $^{99m}$Tc 标记液体，定时食管 γ 照相，可观察食管廓清 GER、胃排空。肺内核素增强时表示反流，是肺部病变原因之一。

（5）食管 pH 监测：用带微电极的检测仪 24h 动态食管下端 pH 监测，可根据监测参数（pH < 4 的时间百分比、pH < 4 持续 5min 以上的次数、pH < 4 持续的最长时间等）判断 GERD 及疗效，曾被认为是诊断 GERD 的"金标准"。方法简便易行，适用于早产儿。

2. 鉴别诊断  呕吐应与消化道畸形、贲门失弛缓、神经、代谢等各系统原因鉴别；胸痛应鉴别心源性和非心源性各种原因；食管炎应鉴别感染性和药物性食管炎等。

**【治疗与预防】**

对无并发症的婴儿可先采用体位和饮食治疗，早产儿喂养不耐受及年长儿有明显症状者应进行药物和其他治疗。

1. 治疗

（1）体位治疗：临床观察头高体位能改善婴儿呕吐。

（2）饮食治疗：稠厚的婴儿饮食、少量多次喂养（间隔 60 ~ 90min）、避免服用能降低 LESP 和增加胃酸分泌的食物（咖啡、酒类、高脂饮料和辛辣食品）和药物（钙离子通道阻滞剂等）。

（3）药物治疗：①胃肠促动力剂：GERD 是上胃肠动力性疾病，治疗理论上应首先改善动力。甲氧氯普胺、胃复安和中枢多巴胺拮抗剂能提高 LES 张力，增加食管蠕动和胃排空，但有引起锥体外系症状的不良反应，婴儿应慎用。吗丁啉（多潘立酮）、周围多巴胺拮抗剂，能增强胃排空，但对食管动力改善不明显。西沙比利、非胆碱能非多巴胺拮抗剂，能刺激肌间神经丛运动神经元 5 - HT$_4$ 受体释放乙酰胆碱，促进全消化道动力，能增加 LESP，加快胃排空，减少反流。西沙比利已被证实是最有效的改善和治愈早产儿喂养不耐受及小儿 GERD 的药物。②抑酸剂：能减少反流物对食管黏膜刺激，治疗反流性食管炎，是治疗 GERD 的重要措施。西咪替丁（甲氰米胍）、雷尼替丁、法莫替丁、奥美拉唑（洛赛克）等均有良好作用。③黏膜保护剂：常用药为硫糖铝、枸橼酸铋钾和麦滋林。

因对心脏有不良反应，近年来关于西沙比利在儿科的应用有争议。目前的观点是：应用必须有确切指征；有心脏 QT 延长等疾患或同时应用延长 QT 药物时禁用；剂量每日不超过 0.8mg/kg；必要时心脏监护。

（4）外科治疗：对保守治疗后症状仍严重、有严重并发症如食管狭窄等及有神经系统障碍的 GERD 患儿应考虑手术治疗。常用手术为 Nisson 胃底折叠术。现已开展腹腔镜进行手术，取得较好疗效。如合并食管裂孔疝可进行修补和抗反流术。

2. 预防　对有指征的早产儿和小婴儿保持适当体位，用稠厚乳品、促胃肠动力剂，较大儿避免应用减慢胃排空和降低 LESP 的药物，注意饮食护理。

（姚宏景）

# 第五节　溃疡性结肠炎

溃疡性结肠炎（ulcerative colitis，UC）是一种病因不明、主要发生在结肠黏膜和黏膜下层的非特异性炎症。本病的发病率随国家、地域、种族而不同，欧美发达国家、白种人及犹太人发病率高。

【病因】

本病病因不明，目前有以下观点。

1. 自身免疫学说　多数学者认为本病属于自身免疫性疾病。因发现某些肠道病原体与结肠上皮细胞蛋白质有共同抗原性，分析可能在反复感染后机体产生对结肠上皮有杀伤作用的自身抗体、免疫复合物或免疫淋巴细胞。

2. 感染学说　认为发病可能与某种病原体特别是病毒有关，因为在病变的肠段中分离出一种病毒颗粒类似物，注入动物肠段可引出类似病变。

3. 遗传素质　因发病有种族差异性，反映本病可能与遗传素质有关。欧美文献报道，UC 的直系亲属中有 15%～30% 发病，单合子双胎比双合子更易发病。近年在动物中用转基因法成功制作出类似人类 UC 模型。

4. 精神心理因素　因患者多有某些性格特征，而精神治疗可获得一定效果，故有人认为精神因素在发病中起一定作用。

5. 饮食过敏学说　某些食物如牛奶可使一些患者病变复发，而去除饮食因素可使病情缓解，并降低复发率。

【临床表现】

本病轻重不一，临床表现多样，起病可缓渐或突发。本症可分为：①轻型：体温一般正常，腹泻 <4 次/d，不含或含少量血，无贫血或轻度贫血，病变仅限于直肠和乙状结

肠；②重型：腹泻 >6 次/d，血量多，发热，血红蛋白≤75g/L 血浆清蛋白 <30g/L，病变广泛，多为全结肠型；③中型：介于轻、重型之间。

1. 胃肠道症状和体征　UC 的主要症状为腹泻伴黏液脓血便。文献报道，腹泻占93%，黏液血便伴腹痛占 86%，而 42% 有恶心、呕吐。本病轻症可无体征或仅左下腹压痛，重者有腹膨隆、弥漫压痛及腹膜刺激征。

2. 肠道外表现　有约 1/3 患儿出现发热，关节炎是本病最常见的肠道外表现，此外还有强直性脊柱炎、结节性红斑、多发性脓肿、肝胆系病变及虹膜炎等眼部病变。部分患儿可发生因长期腹泻而导致营养障碍及生长发育迟缓。

3. 并发症　本病的并发症有中毒性巨结肠、消化道大出血、结肠穿孔、结肠狭窄、结肠癌，其他偶可发生肛周脓肿及瘘管。

【诊断与鉴别诊断】

本病的完整诊断应包括：临床类型（初发型、急性暴发型、慢性复发型、慢性持续型）、病变范围（远端直肠型、左半结肠型、全结肠型）、严重程度（轻、中、重型）和病情分期（活动期、缓解期）等。诊断首先应除外各种病因明确的结肠炎症，再根据临床表现、内镜、X 线特征及病理活检可确定。

1. 诊断

（1）临床表现：见前文。

（2）X 线检查：钡剂灌肠造影早期表现为病变肠段张力及蠕动增加，钡柱局部中断，黏膜皱襞紊乱；有溃疡形成时肠壁边缘呈锯齿状，小息肉则可表现颗粒状充盈缺损。后期肠壁平滑、僵硬，呈铅管征。

（3）纤维结肠镜检查：可见结肠黏膜弥漫病变，从远端直肠向近端结肠发展。特征有黏膜弥漫充血、水肿、质脆、易出血、呈颗粒感、无光泽、不平滑，可见点状糜烂，重者有多发浅溃疡、岛状假息肉和桥状黏膜。

（4）显微镜下病理改变：结肠黏膜呈非特异性炎性改变。活动期杯状细胞减少、腺上皮增生（慢性期可萎缩），隐窝脓肿形成。

2. 鉴别诊断　本症的鉴别诊断应包括：结肠感染性炎症、克罗恩病（Crohn disease）、肠道出血性疾病、缺血性和放射性结肠炎等。

【治疗】

1. 一般治疗　注意休息，重症应卧床，避免精神紧张，保证良好睡眠。饮食根据病情，以易消化、少纤维、富营养为原则，饮适量牛奶。发作期可给要素饮食，重型应禁食给静脉营养，纠正水、电解质紊乱，必要时输血及补充蛋白质和维生素。适当应用抗生素和对症治疗。

2. 药物治疗

（1）水杨酸偶氮磺胺吡啶（salicylazosulfapyridine，SASP）：SASP 在肠道可分解为磺胺吡啶和 5 - ASA，后者可抑制白三烯和前列腺素的生成，是 SASP 的有效成分。因可干扰叶酸吸收，故治疗期间应适当补充叶酸。

（2）类固醇激素：能抑制炎症和免疫反应，缓解中毒症状，对活动性 UC 有效率达 90% 以上，适用于中、重型患者和 SASP 无效及不能耐受者。左半结肠患者可用琥珀酸化可的松保留灌肠。

（3）免疫抑制剂：对 SASP 和激素治疗无效或激素依赖患儿可试用 6 - MP 和硫唑嘌呤。近年来有应用细胞免疫调节剂环孢素 A 的病例，可使症状在短期内得到缓解，但远期疗效尚不明确。

3. 外科治疗　手术适应证包括病情顽固、保守治疗无效，以及癌变、大出血、肠穿孔、脓肿、肠梗阻、生长停滞及中毒性巨结肠。

（姚宏景）

# 第五章　泌尿系统疾病

## 第一节　急性肾小球肾炎

急性肾小球肾炎（acute glomerulonephritis，AGN）简称急性肾炎。广义上是指一组病因不一，临床上表现为急性起病，以血尿、蛋白尿、水肿、高血压和肾小球滤过率下降为特征的一组症候群，故也称为急性肾炎综合征。临床上绝大多数急性链球菌感染后肾小球肾炎（acute poststreptococcal glomerulonephritis APSGN），也即狭义的肾小球肾炎。本病为小儿时期最常见的一种肾脏病，占我国同期泌尿系统疾病的53.7%，为感染后引起的双侧肾脏弥漫性免疫性肾小球炎症。好发于儿童及青少年，以5~14岁多见，2岁以下罕见。男女发病比例约为2:1。

### 【病因】

绝大多数由A组β-溶血性链球菌感染引起；少数由其他病原微生物如细菌、病毒、支原体等感染后引起的免疫性肾小球炎症所致。

### 【发病机制和病理改变】

链球菌感染后诱发机体免疫反应，通过产生循环或原位免疫复合物，并沉积于肾小球基膜上皮下，进而激活补体，造成一系列免疫炎症反应从而引起肾小球局部和全身性病理生理异常。肾小球免疫性炎症使毛细血管腔变窄，甚至闭塞并损害肾小球滤过膜，出现血尿、蛋白尿及管型尿等；并使肾小球滤过率下降，水钠潴留，继而引起细胞外液容量增加，因此临床上出现水肿、少尿、高血压等全身循环充血表现，甚至肾功能异常。严重者表现为急性肾衰竭、充血性心力衰竭和高血压脑病等。

病理改变：光镜下典型表现为毛细血管内增生性肾小球肾炎。肾小球体积增大肿胀，细胞明显增多（主要为内皮细胞和系膜细胞增生，多形核细胞浸润），毛细血管腔狭窄甚至闭锁。免疫荧光显示以IgG和$C_3$为主的颗粒状物质沿肾小球毛细血管袢和系膜区沉积。电镜下见基底膜上皮下"驼峰"样电子致密物沉积。

### 【临床表现】

轻重悬殊，轻者无具体临床症状；重者呈急进性过程，短期内并发急性肾衰竭，高血压脑病和严重循环充血。

1. 水肿（edema）　一般累及眼睑及颜面，重者波及全身，呈非凹陷性。

2. 血尿（hematuria）　半数以上有肉眼血尿，为全程无痛性血尿；镜下血尿几乎见于所有病例。肉眼血尿时尿色可呈洗肉水样、烟灰色、棕红色或鲜红色等，严重时可伴排尿不适甚至排尿困难。

3. 高血压（hypertension）　见于 30% ~ 80% 的病例。

出现上述症状的同时，患儿常有乏力、恶心、呕吐、头晕等非特异表现，年长儿可诉腰部钝痛，年幼儿诉腹痛。

【诊断】

1. 一般史　多为学龄期儿童，病初 1 ~ 3 周有前驱链球菌感染史（上呼吸道感染或皮肤感染）。

2. 临床特点　急性起病，水肿、少尿、高血压、血尿（可伴不同程度蛋白尿）。

3. 实验室检查

（1）尿液检查：血尿和蛋白尿。血尿可为肉眼血尿或镜下血尿，可见红细胞管型、透明和颗粒管型；尿蛋白通常为 + ~ + + 。

（2）血常规：红细胞计数及血红蛋白可稍低，可表现为稀释性正细胞、正色素性轻度贫血；白细胞计数正常或增高；血沉增快。

（3）血生化及肾功能检查：一过性氮质血症，血中尿素氮、肌酐增高。可伴轻度稀释性低钠血症。

（4）细胞学和血清学检查：急性肾炎发病后自咽部或皮肤感染灶培养出 β - 溶血性链球菌的阳性率约 30% 。抗链球菌溶血素 O 抗体（ASO）增高，其阳性率达 50% ~ 80% ，尚可检测抗脱氧核糖核酸酶 B（anti-DNAase B）及抗透明质酸酶（anti-Hase）。

（5）血补体测定：肾炎病程早期血总补体及 C3 均明显下降，6 ~ 8 周后恢复正常。

【鉴别诊断】

1. 注意非典型病例　APSGN 部分病例表现极不典型，包括下列 3 类：

（1）无症状性肾小球肾炎：无水肿、高血压、血尿等急性肾炎表现，仅于链球菌感染流行，或急性肾炎患儿的密切接触者中行尿常规检查时，发现镜下血尿，甚至可尿检正常，仅血中补体 $C_3$ 降低，6 ~ 8 周后恢复。

（2）肾外症状性肾炎：临床表现有水肿、高血压，甚至有严重循环充血及高血压脑病，而尿改变轻微或常规检查正常者。此类患儿常呈血补体 $C_3$ 急性期下降、6 ~ 8 周恢复的典型规律性变化。

（3）以肾病综合征表现的肾炎：表现为大量蛋白尿及明显水肿，水肿呈凹陷性，伴血浆清蛋白下降及高脂血症等典型肾病综合征的临床表现。

2. 鉴别诊断　需与其他非链球菌感染后肾炎、IgA 肾病、慢性肾炎急性发作、原发性肾病综合征、急进性肾炎及一些继发性肾炎如紫癜性肾炎、狼疮性肾炎等鉴别。

【治疗】

积极对症治疗，防治急性期并发症，保护肾功能，并清除感染灶以利其自然恢复。

1. 休息　急性期应卧床休息 2 ~ 3 周，待肉眼血尿消失、血压正常、水肿减退即可下床作轻微活动。血沉正常后可上学，但 3 个月内宜避免剧烈体力活动。尿沉渣细胞绝对计数正常者可恢复正常活动。

2. 饮食和入量 急性期宜限制水和蛋白质摄入。对有水肿、血压高者用无盐或低盐饮食。食盐以每日 60mg/kg 给予。有氮质血症者限制蛋白质摄入，为每日 0.5g/kg。

3. 清除感染灶 对有感染灶者予青霉素或其他敏感药物治疗 7~10d。

4. 对症治疗

（1）利尿：可用噻嗪类利尿剂如氢氯噻嗪（Dihydrochlorothiazide）每日 1~2mg/kg，分 2~3 次口服。无效时可加用强力的襻利尿剂如呋塞米和依他尼酸（利尿酸）。

（2）降压：凡经休息、限水盐、利尿而血压仍高者应给予降压药。儿科常用的减压药有：硝苯地平，开始每日 0.25mg/kg，最大每日 1mg/kg，分 3 次口服；血管紧张素转换酶抑制剂，如卡托普利，开始每日 0.5mg/kg，最大每日 5~6mg/kg，分 3 次口服；利舍平（用于严重病例），首剂每次 0.07mg/kg（最大不超过 2mg）口服或肌内注射。利舍平效果不满意时可并用肼屈嗪（肼苯哒嗪）。

（姚宏景）

# 第二节 原发性肾病综合征

原发性肾病综合征（primary nephrotic syndrome，PNS）是由于各种原因引起的肾小球滤过膜通透性增加，临床上表现为大量蛋白尿、低蛋白血症、高脂血症及高度水肿（俗称"三高一低"）为主要特征的综合征。按病因可分为原发性、继发性和先天性三大类，儿童主要为原发性。PNS 发病率仅次于急性肾炎，约占同期住院泌尿系统疾病的 21%，以学龄前为发病高峰，男女之比约为 3.7:1。

【病因】

尚未明了，可能与下列一种或多种因素有关：①T 细胞和 B 细胞免疫功能紊乱；②肾小球基底膜结构或电化学异常；③足细胞结构和功能异常；④与遗传背景相关。

【临床表现】

1. 多见于 1~5 岁学龄前儿童，男性明显多于女性。

2. 起病可急可缓，发病前可有发热、呼吸道或肠道感染等作为诱因。

3. 水肿：全身高度水肿，呈凹陷性。开始见于眼睑、颜面，渐及四肢全身。可出现浆膜腔积液如胸腔积液、腹水，男孩常有显著阴囊水肿。水肿的同时常有尿量减少和尿泡沫增多。除水肿外，患儿可表现为面色苍白、皮肤干燥、精神萎靡、倦怠无力、食欲减退等，病程长或反复发作者发育落后。

【诊断和临床分型】

1. 诊断

（1）典型的临床表现：即高度水肿、大量蛋白尿、低蛋白血症和高脂血症四大临床特征（俗称"三高一低"）。

（2）实验室检查

①大量蛋白尿：尿蛋白定性 ≥ ＋＋＋，尿蛋白/尿肌酐 >0.2，24h 尿蛋白定量每日 > 50mg/kg 或每日 >40mg/m$^2$。

②低清蛋白血症：血清蛋白 <30g/L。

③高胆固醇血症：血胆固醇 >5.7mmol/L（>220mg/dL）。

④高凝状态：包括高纤维蛋白原血症、凝血因子活性增加、酶原因子活性降低等。

⑤其他：血沉明显增快，血浆总蛋白低于正常，清蛋白、球蛋白比例倒置。球蛋白中 $\alpha_2$、$\beta$ – 球蛋白和纤维蛋白原增高，可有免疫异常表现（IgG 和 IgA 水平降低，IgE 和 IgM 有时升高，$CD_4$ 降低等），合并肾衰的患者可有氮质血症及水、电解质平衡紊乱。高度水肿者可有肺底或胸腔积液，心电图可有低电压等变化。

（3）病理类型：分微小病变型（micropathological type，MCNS）和非微小病变型两大病理类型。后者包括：局灶节段性肾小球硬化（focal segmental glomerulosclerosis，FSGS）、系膜增生性肾小球肾炎（mesangial proliferative glomerulonephritis，MSPGN）、膜性肾病（membranous nephropathy，MN）、膜性增生性肾小球肾炎（membranoproliferative glomerulo-nephritis，MPGN）等。

2. 临床分型　分为单纯性和肾炎性 PNS 两种。

（1）单纯性 PNS：仅具有上述肾病四大特征（"三高一低"）表现。而不具有下列肾炎性肾病表现者。

（2）肾炎性 PNS：除上述肾病典型表现外，还有下列临床表现之一。

①高血压：学龄前儿童血压 >16/11kPa（>120/80mmHg），学龄儿童 >17/12kPa（>130/90mmHg）。持续 2 周以上，并除外激素用药的影响。

②氮质血症：血尿素氮（BUN）>10.7mmol/L（>30mg/dL）持续 2 周以上。

③血尿：尿 RBC >10 个/HP（2 周内不连续 3 次以上离心尿检查）。

④持续性低补体血症：血清总补体或 C3 持续降低。

【鉴别诊断】

需与继发性肾病综合征作鉴别诊断，包括感染、药物、全身性疾病致肾脏损害等（如紫癜肾病、乙肝相关肾病、糖尿病肾病、狼疮肾病等）。此外，还须与表现为大量蛋白尿的急性肾炎、IgA 肾病相鉴别。

【并发症】

包括感染、电解质紊乱、低血容量性休克、急性肾衰竭、高凝状态血栓栓塞并发症、肾小管功能障碍、生长延迟。少数患者在持续性大量蛋白尿阶段可有甲状腺功能低下。

【治疗】

1. 一般治疗

（1）休息：除高度水肿、并发感染者外，一般不需绝对卧床。病情缓解后活动量逐渐增加。注意预防感染，一旦合并感染应积极治疗。病程中不宜接受疫苗接种，以防加重病情。

（2）饮食：低盐、低蛋白、热量充足的饮食。水肿严重和血压高者忌盐。高度水肿和（或）少尿患儿应适当限制水量。盐摄入一般每日 1～2g；而蛋白质摄入限制在 1.5～2.0g/kg。应补充足够的钙剂和维生素 D。饮食中还应含充足的其他维生素及微量元素。

2. 药物治疗　糖皮质激素为肾病治疗的首选药物。

（1）糖皮质激素：至今仍为诱发肾病缓解的首选药物，一般多选用中效制剂，如泼尼松（或泼尼松龙）。常用治疗方案有以下 4 种：

中 - 长程疗法：国内较多采用。分诱导缓解阶段和巩固维持阶段：①诱导阶段：足量泼尼松每日 1.5～2mg/kg（按身高的标准体重），最大剂量每日 60mg，分次口服，尿蛋白转阴后巩固 2 周。一般足量不少于 4 周，最长 8 周。②维持阶段：以原足量两天量的 2/3 量，隔日晨起顿服 4 周，然后逐渐减量，每 2～4 周减 2.5～5mg；减至 0.75～1mg/kg 时维持 3 个月，以后每 2 周减量 2.5～5mg 停药。疗程可为 6 个月（中程疗法），或 9～12 个月（长程疗法）。

短程治疗：目前已较少采用，开始时每日 60mg/m²（总量不超过 60～80mg/m²），分次服用，疗程 4 周，然后隔日 40mg/m²，再服 4 周停用。近年也有应用 12 周或再略长的倾向。

"拖尾"疗法：对频复发的肾病患者在完成上述中 - 长程疗法，即诱导缓解及间歇巩固治疗阶段后，保留一较小剂量（即在 0.25～0.50mg/kg 水平范围内选定一能维持缓解的剂量，较长时间维持不减量）。

甲泼尼龙冲击疗法：此疗法在肾脏病理改变基础上选择适应证。以甲泼尼龙 15～30mg/kg（最大 1g/次），溶于 10% 葡萄糖液 100～200mL 中，1～2h 内静脉滴注，连用 3d，或隔日应用 3 次为 1 个疗程。必要时，可用 2～3 个疗程。

（2）免疫抑制剂治疗：适应于难治性肾病（激素耐药、激素依赖、频反复/频复发）和（或）激素不良反应严重者。

①环磷酰胺（CTX）：每日 2～2.5mg/kg，疗程 8～12 周，总剂量 < 200mg/kg。或 CTX 静脉冲击治疗：剂量每日 10～12mg/kg 或 500～750mg/m²，加入 5% 糖盐水 100～200mL 中静脉滴注 1～2h，同时注意水化和碱化尿液，总量 < 150mg/kg。不良反应有：近期胃肠道反应、肝功能损害、脱发、骨髓抑制、出血性膀胱炎和对细菌病毒的易感性增高。远期对性腺产生影响，性腺损伤和用药剂量相关，故应用时应掌握适应证及剂量。

②苯丁酸氮芥：0.2mg/kg，疗程 6～8 周，总剂量不超过 10mg/kg。不良反应与 CTX 相似，对性腺也有一定的损伤，还有报道发生白血病及实体瘤者。

③环孢霉素 A：剂量每日 4～6mg/kg，并通过监测血浓度以调整剂量。注意环孢霉素 A 有肾毒性的不良反应。

④雷公藤总甙片：剂量每日 1mg/kg，分 3 次服，疗程 3 个月。不良反应为白细胞减

少、胃肠道反应、皮肤色素沉着，也可能影响性腺功能（女性表现为月经紊乱、闭经，男性精子活力或数量减低）。

⑤骁悉（霉酚酸酯，MMF）：每日 10 ~ 30mg/kg，最大每日 1.5g。疗程 3 ~ 6 个月，有报道对部分难治性肾病有效。

（3）抗凝治疗：主要包括以下 3 方面：

①抗凝剂（anticoa gulant）：针对高凝状态应用，如肝素、华法林，近年多使用低分子肝素。

②纤溶药物：针对高纤维蛋白原血症，常用尿激酶，给药首次负荷量为每次60 000u，次日给予维持量（负荷量的 1/2），溶于生理盐水或 5% ~ 10% 葡萄糖盐水内静脉滴注。

③抗血小板黏附和聚集剂：双嘧达莫口服，剂量每日为 3 ~ 5mg/kg；分 2 ~ 3 次服用。

（4）高脂血症的治疗：一般主张以饮食控制为主，给予低脂、低胆固醇饮食。适当应用降脂药物，如鱼油制剂、月见草油、他汀类（儿童剂量还有待探讨）。

（5）对症、支持治疗

①利尿：氢氯噻嗪 1 ~ 2mg/kg，每日 2 ~ 3 次，并可加用螺内酯（安体舒通）。上述治疗效果差时可用强利尿作用的襻利尿剂，如呋塞米或依他尼酸钠（利尿酸钠）。对利尿剂无效且血浆蛋白过低者，可先扩容继之利尿。扩容采用低分子右旋糖酐（5 ~ 10mL/kg）、血浆或无盐入血清蛋白（0.5 ~ 1g/kg）静脉输注，继之给予呋塞米 1 ~ 2mg/kg 于 30min 内滴注。利尿治疗中须注意低钠、低钾及可能导致低血容量，故不宜长期大量应用或骤然使用大量利尿剂。

②降低血液黏滞度：每日给予静脉输注低分子右旋糖酐 5mL/kg，最大每次 200mL。

③人血丙种球蛋白：适用于反复感染并伴严重低丙种球蛋白血症者，可予静脉输注入血丙种球蛋白（gamma globulin，MG），剂量每日 100 ~ 200mg/kg，每天 1 次，用 3d。

（6）其他治疗

①中医中药：包括活血化瘀、温阳利水、滋阴补肾、健脾利湿等。

②左旋咪唑：是免疫调节剂。剂量 2.5mg/kg，隔日用药。用后可减少并发呼吸道感染，并使激素依赖者的激素用量减少。

（7）对激素疗效的判断

①激素敏感：应用泼尼松 4 周内尿蛋白转阴为高度敏感；4 ~ 8 周尿蛋白转阴为敏感。

②激素部分敏感：应用泼尼松 8 周，尿蛋白定性 + ~ + +。

③激素耐药：应用泼尼松 8 周，水肿仍明显，尿蛋白定性 + + +。

④激素依赖：对激素敏感，用药后缓解，但减量或停药 2 周内即复发，恢复用药或再次用激素仍能缓解，并重复 3 次以上。

⑤复发：①复发指完全缓解后于 7d 内至少不同日连续 3 次尿蛋白定性 > + + 或每小时 >40mg/m$^2$；②反复指在治疗过程中尿蛋白转阴后又出现与复发同样的尿蛋白变化；③频繁复发指标准疗程（短疗程）结束后 6 个月内复发 2 次，或 1 年内复发 3 次，或中 – 长

程治疗结束后再发，重复 3 次以上者。

⑥转归判定：①基本痊愈：尿蛋白持续阴性，停药达 3 年以上。②完全缓解尿蛋白持续阴性，停药未足 3 年。③部分缓解：尿蛋白持续 + ~ + + 。④未缓解：尿蛋白持续 + + + 或以上。

（姚宏景）

# 第三节　泌尿道感染

泌尿道感染（urinary tract infection，UTI）为小儿常见病，也是儿童期不明原因发热的常见原因之一。UTI 是指病原微生物（主要细菌）侵入泌尿道并大量繁殖从而引起的临床病理损伤。感染可累及尿道、膀胱、肾盂及肾实质，统称为泌尿道感染。临床以细菌尿和（或）白细胞尿为特征。上尿路感染的危害较大，以婴幼儿发病率最高，反复感染可形成肾瘢痕，严重者可致继发性高血压和慢性肾衰竭。

【病因】

1. 细菌：UTI 绝大多数由细菌引起，最常见为大肠埃希菌（占 60% ~ 80%）；其他依次为变形杆菌、副大肠埃希菌、克雷白菌、粪链球菌、金黄色葡萄球菌、产气杆菌等。在某些情况下条件致病菌如洛菲不动杆菌属也可致病。近年来淋球菌性尿路感染并不少见，不可忽视。

2. 其他：除细菌之外，某些病毒（如 CMV、EBV 病毒、疱疹病毒等）、支原体、衣原体也能引起尿路感染。

3. 泌尿系统中解剖和功能的异常系反复尿路感染的重要基础，常见为膀胱输尿管反流（vesico-ureteral reflux，VUR）。其他如肾盂输尿管连接处狭窄、肾盂积水、后尿道瓣膜、多囊肾等均可使引流不畅而继发感染。

【感染途径】

1. 血行感染：小婴儿及体弱小儿的尿路感染往往是全身感染的一部分，由败血症引起的，又称血行性感染。

2. 上行感染：年长儿的尿路感染多是上行性，细菌从尿道上行到膀胱、输尿管、肾盂、肾盏，再侵犯到肾实质。

3. 淋巴感染和直接扩散。

【临床表现】

临床表现因年龄、感染程度、感染途径等不同而异。

典型表现为膀胱尿路刺激症状（尿频、尿急、尿痛等），伴或不伴全身中毒症状（发热、全身不适、腰酸等）。另外新生儿及小婴儿表现不典型，全身症状重而局部尿路刺激症状无或轻微，易漏诊。如新生儿尿路感染以全身症状为主，多由血行感染引起。症状轻重不一，从败血症伴黄疸到隐性细菌尿，可有发热、体温不升、体重不增、拒奶、腹泻、嗜睡和惊厥等。

**【诊断】**

1. 临床表现　膀胱尿路刺激症状（尿频、尿急、尿痛等）伴或不伴全身性感染症状（发热、全身不适、腰酸等）。同时考虑非典型临床表现，如年龄、患儿一般状况等；年龄越小、全身症状越重而局部尿路刺激征越轻。

2. 辅助检查

（1）尿常规：清洁中段尿离心后镜检白细胞>10个/HP，或成堆脓细胞，可见白细胞管型。

（2）尿涂片找细菌：不沉淀新鲜尿液涂片，革兰染色检查若平均>1个细菌/油镜，提示细菌计数>$10^5$/mL，即有诊断意义（真性细菌尿）。

（3）中段尿培养：菌落计数>$10^5$/mL或球菌>$10^3$/mL。

（4）其他：耻骨上膀胱穿刺定性培养有细菌生长，即可确诊。亚硝酸盐阳性者可助诊。

（5）影像学检查：B超、X线检查可显示泌尿系统有无先天畸形、肾盂积水及其程度。核素检查（$^{99m}$Tc—DMSA）肾静态显像可作为上尿路感染诊断的可靠指标，并可发现慢性肾盂肾炎的肾瘢痕。

（6）无症状菌尿的诊断标准：符合下列指标之一即可诊断。①连续两次清洁中段尿培养菌落计数>$10^5$/mL，且为同一菌株；②一次清洁中段尿培养菌落计数>$10^5$/mL，尿沉渣白细胞>10个/HP；③耻骨上膀胱穿刺培养有致病菌生长。

**【鉴别诊断】**

有时需与肾小球肾炎、肾结核等鉴别。

**【治疗】**

1. 一般治疗　急性期应卧床休息，多饮水，保证液体入量。注意外阴部清洁卫生。积极对症处理。

2. 抗生素的选择　原则是根据药敏试验结果选择对致病菌敏感、又不易产生耐药性、不良反应小的抗生素，如阿莫西林加克拉维酸、头孢曲松、头孢呋辛（头孢呋肟）、呋喃妥因等。

3. 疗程

（1）首发病例：采用有效抗生素，疗程7~10d。

（2）再发病例：①寻找再发原因；②重新感染和无症状性细菌尿者：治疗同首发病例；③复发：疗程6~8周或更长，直至菌尿消失；④持续性菌尿，尤其发现膀胱输尿管反流等畸形者：采用长疗程抑菌治疗，即每晚睡前排尿后服用1次单剂量抗生素，如呋喃妥因等，每日按正常剂量的1/4~1/3服用，疗程至少半年~1年或更长。停药后仍需密切随访定期复查。

（姚宏景）

# 第四节　肾小管性酸中毒

肾小管性酸中毒（renal tubular acidosis，RTA）是由于近端肾小管重吸收碳酸氢盐或远端肾小管排泌氢离子功能缺陷所致的临床综合征。主要临床表现为多饮、多尿、烦渴、食欲减退、生长发育迟缓、肾性骨病和尿路症状等。生化特征为慢性高氯性代谢性酸中毒、电解质紊乱（低钾或高钾、低钠、低钙血症）。

RTA分为原发性和继发性两类。原发性RTA一般分为以下4型：远端肾小管性酸中毒（Ⅰ型）、近端肾小管性酸中毒（Ⅱ型）、混合型肾小管性酸中毒（Ⅲ型）和高钾型肾小管性酸中毒（Ⅳ型）。

【病因】

原发性RTA多为肾小管先天性缺陷，常与遗传有关，呈常染色体显性遗传。继发性RTA可见于很多疾病，如自身免疫性疾病（系统性红斑狼疮、冷球蛋白血症等）、药物性或中毒性肾病、肾盂肾炎、特发性高钙尿症、维生素D中毒等。近端肾小管酸中毒（pRTA Ⅱ）是由于近端肾小管重吸收碳酸氢根功能障碍所致；远端肾小管酸中毒（dRTA I）是由于远端肾小管排$H^+$障碍致全身性酸中毒。

【临床表现】

1. 病史　自幼烦渴、多饮、多尿、厌食、恶心、呕吐、生长缓慢、乏力等。

2. 体征　原因不明的脱水、酸中毒，顽固性佝偻病或骨软化症、营养障碍等。

3. 继发性RTA的原发病，在儿童多见于全身性疾病　如范可尼综合征（Fanconi syndrome）、Lowe综合征、抗维生素D佝偻病、继发性甲状旁腺功能亢进、重金属中毒、药物中毒等。

【诊断与鉴别诊断】

1. 诊断

（1）临床表现有烦渴、多饮、多尿、乏力、厌食、呕吐、生长缓慢等症状及原因不明的脱水酸中毒和顽固性佝偻病或骨软化症、营养障碍等体征。

（2）实验室检查

①尿常规：比重低于正常、肾小管性蛋白尿、糖尿、氨基酸尿。

②水、电解质及酸碱平衡紊乱：低钾或高钾血症、低钠血症、低钙血症、慢性高氯性酸中毒。

③肾小管浓缩功能障碍：尿酸化功能障碍（仅Ⅰ型dRTA的尿pH始终>6.0）。

④尿胺测定：尿胺<50mmol/d有助于dRTA的诊断。

⑤腹部B超、腹部平片（KUB）常提示肾钙化和（或）肾结石。

2. 鉴别诊断　需鉴别范可尼综合征、巴特综合征等肾小管病变。另需鉴别不同类型的肾小管酸中毒（表3-15）。

表 3-15 肾小管性酸中毒各型间鉴别

| 鉴别点 | Ⅰ型 | Ⅱ型 | Ⅳ型 |
|---|---|---|---|
| 骨病 | + | - | - |
| 肌无力 | + | + | - |
| 血钾 | ↓ | ↓ | ↑或正常 |
| 氯化铵负荷后尿 pH | >6.0 | <6.0 | <6.0 |
| 尿 $HCO_3$ | 3%~5% | >15% | 2%~10% |
| 尿铵 | ↓ | 正常 | ↓ |
| 可滴定酸（TA） | ↓ | 正常 | ↓ |

【治疗原则】

1. 纠正酸中毒　给予碱性药物，常用制剂有以下两种。

（1）碳酸氢钠和枸橼酸盐混合液：Ⅰ型 dRTA 一般每日给予 1~5mmol/kg；Ⅱ型 pRTA 需用较大剂量的碱性药物每日 5~10mmol/kg。根据血碳酸氢盐或二氧化碳结合力及 24h 尿钙排出量（应 <2mg/kg）调节碱性药物剂量。

（2）枸橼酸盐混合液主要为 10% 枸橼酸钠钾混合液（各 100g，加水至 1 000mL，每毫升含碱 2mmol），分 4~5 次，口服。

2. 补钾　当有明显低钾血症时，应先补充钾盐，再纠正酸中毒，以免诱发低钾危象。常用含有钾盐的枸橼酸盐合剂，开始剂量每日 2~4mmol/kg，分 3~4 次，口服；pRTA 一般需较大剂量，每日 4~10mmol/kg 才能维持正常血钾浓度。治疗过程中需监测血钾浓度，调节钾盐剂量。

3. 钙剂的应用　纠酸过程中需要补充钙剂。一般口服钙剂，按 15mg/kg 钙离子补充。严重低钙血症可静脉滴注 10% 葡萄糖酸钙，每次用葡萄糖液加倍稀释后缓慢输注。

4. 维生素 D 的应用　慢性酸中毒可影响维生素 D 及钙磷代谢，特别是 Ⅰ型 dRTA 合并明显佝偻病时需补充维生素 D。可选用以下维生素 D 制剂：

（1）普通维生素 $D_2$ 或 $D_3$：小剂量（每日 5 000~10 000U）开始，渐加量。

（2）25-（OH）$D_3$：剂量每日 50μg。

（3）1，25-（OH）$_2D_3$：剂量每日 0.25~1.0μg。

5. 利尿剂　近年主张用碱性药物与氢氯噻嗪联合治疗方案，氢氯噻嗪每日 1~2mg/kg，分 2~3 次，口服。

6. Ⅳ型 RTA 的治疗　禁忌补钾，根据皮质醇水平补充糖皮质激素或盐皮质激素。常用氢化可的松每日 10~20mg/m²，盐皮质激素常用氟氢可的松每日 0.15mg/m²；多数患者需长期甚至终身治疗，并需门诊定期随访。

（姚宏景）

# 第六章 血液系统疾病

## 第一节 小儿贫血

### 一、贫血定义

贫血（anemia）是指外周血中单位容积内的红细胞数、血红蛋白量和血细胞比容低于正常值。婴儿和儿童的红细胞数和血红蛋白量随年龄不同而有差异，根据世界卫生组织资料，血红蛋白的低限在6个月～6岁小儿为110g/L；6～14岁为120g/L；海拔升高1000m，血红蛋白上升4%；低于上述血红蛋白阈值者为贫血。6个月内婴儿由于生理性贫血等因素，Hb值变化较大，国际尚无统一标准。"我国"小儿血液会议暂定：新生儿Hb＜145g/L、1～4个月Hb＜90g/L、4～6个月Hb＜100g/L，称为贫血。

### 二、贫血分类

1. 根据外周血Hb含量可分为4度。轻度：Hb不低于90g/L；中度：Hb60～90g/L；重度：Hb30～60g/L；极重度Hb＜30g/L。

2. 病因分类

（1）红细胞和血红蛋白生成不足：如造血物质缺乏或吸收障碍，维生素$B_{12}$缺乏、吸收或转运障碍而引起的营养性巨幼细胞贫血、缺铁性贫血；骨髓造血功能障碍如再生障碍性贫血（原发或继发）；感染性、慢性炎症（如慢性感染、类风湿病、系统性红斑狼疮）引起的慢性病贫血；慢性肾脏病、铅中毒、癌症性贫血等。

（2）溶血性贫血，红细胞内在异常：红细胞膜结构缺陷所致者如遗传性球形细胞增多症、遗传性椭圆形细胞增多症、阵发性睡眠性血红蛋白尿等。红细胞酶缺陷如葡萄糖－6－磷酸脱氢酶（G－6PD）、丙酮酸激酶（pyruvate kinase，PK）缺乏等。血红蛋白合成缺陷如珠蛋白生成障碍性贫血（地中海贫血）、血红蛋白病等。红细胞外在因素所致者如Rh、ABO同种免疫性贫血、自身免疫性溶血性贫血、药物所致免疫性溶血性贫血等；非免疫性因素如药物、化学物质毒素或物理、感染因素引起的溶血。

（3）失血性贫血：如出血性疾病、创伤、鲜牛奶过敏、溃疡病、钩虫病、肠息肉等所致。

3. 形态分类 根据平均红细胞容积（MCV，正常80～94fl）、平均红细胞血红蛋白（MCH，正常28～32pg）、平均红细胞血红蛋白浓度（MCHC，正常320～380g/L）将贫血分为4类。

（1）大细胞性：MCV > 94fl，MCH > 32pg，MCHC 正常。

（2）正细胞性：MCV > 80～94fl，MCH 正常，MCHC 正常。

（3）小细胞性：MCV < 80fl，MCH < 28pg，MCHC 正常。

（4）小细胞低色素性：MCV < 80fl，MCH < 28pg，MCHC < 320g/L。

（姚宏景）

# 第二节　营养性缺铁性贫血

营养性缺铁性贫血（nutritional iron deficiency anemia）是由于体内铁缺乏引起血红蛋白合成减少所致的营养性贫血。临床上以小细胞低色素性贫血，血清铁（serum iron，SI）、转铁蛋白饱和度（transferrin saturation，TS）减低，总铁结合力（total iron binding capacity，TIBC）、红细胞游离原卟啉（free erythrocyte protoporphyrin，FEP）升高，血清铁蛋白（serum ferritin，SF）减低，铁剂治疗有效为特点。以婴幼儿期发病率最高，是我国重点防治小儿常见病之一。

【铁代谢】

1. 体内铁元素含量及其分布　体内总铁量正常成人男性约为 50mg/kg，女性约为 35mg/kg，新生儿约为 75mg/kg。约 64% 总铁量存在于血红蛋白中，3.2% 在肌红蛋白中，32% 为贮存铁（以铁蛋白及含铁血黄素形式贮存），< 1% 总铁量存在于含铁酶（如细胞色素 C、单胺氧化酶、琥珀酸脱氢酶等）和血浆中。

2. 铁的来源　从食物中每天摄取 1～1.5mg 铁，体内红细胞衰老破坏所释放的血红蛋白铁，基本上全部被再利用。

3. 铁的吸收、运转、利用与贮存　食物中铁主要以 $Fe^{2+}$ 形式在十二指肠及肠上部被吸收，进入肠系膜的 $Fe^{2+}$ 被氧化成 $Fe^{3+}$，部分 $Fe^{3+}$ 与黏膜细胞内的去铁蛋白结合形成铁蛋白（ferritin）暂时保存在细胞内；另一部分 $Fe^{3+}$ 与胞质中载体蛋白结合移出细胞，与血浆中的转铁蛋白（transferrin，Tf）结合，将铁运送到需铁和贮铁细胞、组织，供机体利用和贮存。如铁到达骨髓造血组织后即进入幼红细胞，在线粒体中与原卟啉结合形成血红素，血红素与珠蛋白结合形成血红蛋白。肠黏膜细胞对铁的吸收，通过体内的存铁和转铁蛋白受体（TfR）来调控，当体内贮存铁充足或造血功能减退时，TfR 合成减少，铁蛋白合成增加，肠黏膜细胞生成期为 4～6d，细胞内铁蛋白随肠黏膜细胞脱落而被排出体外，铁吸收减少。当体内缺铁或造血功能增强时，TfR 合成增加，铁蛋白合成减少，肠黏膜细胞内铁大部分进入血液，铁的吸收增加。

食物种类与铁的吸收密切相关，动物性食物含铁量高，且为血红素铁，吸收率 10%～25%，植物性食物中铁属非血红素铁，吸收率低，为 1.7%～7.9%，乳类含铁量低，如人乳与牛乳含铁量均为 0.05mg/100g。但人乳中铁 50% 可被吸收，而牛奶中铁吸收率为

10%。维生素 C、稀盐酸、果糖、氨基酸等还原物质使 $Fe^{3+}$ 还原为 $Fe^{2+}$，有利铁的吸收；磷酸、草酸等可与铁形成不溶性铁酸盐，植物纤维、茶、咖啡、蛋、牛奶、抗酸药物等可抑制铁的吸收。

正常情况下，血浆中的 Tf 仅 1/3 与铁结合，所结合的铁称为血清铁（SI），其余 2/3 仍具有与铁结合的能力，血浆在体外加入一定量铁，可使其余未结合铁的 Tf 呈饱和状态，所加入的铁量即为未饱和铁结合力。血清铁与未饱和铁结合力之和称为血清总铁结合力（TIBC）。血清铁在 TIBC 中所占百分比称转铁蛋白饱和度（TS）。

4. 铁的排泄　正常情况下人体仅极少量铁排出体外，小儿每日排出量约为 $15\mu g/kg$，其中 2/3 由肠道排出，1/3 经肾脏和皮肤排出。

5. 铁的需要量　小儿因生长发育需要，每日需铁量相对高于成人，成熟儿出生后 4 个月 ~3 岁每天约需铁 1mg/kg，早产儿约需 2mg/kg，各年龄小儿每日摄入总量不宜超过 15mg。

6. 胎儿与儿童铁代谢特点

（1）胎儿期：胎儿通过胎盘从母体获得铁，以妊娠最后 3 个月获铁量最多，约每日 4mg，足月儿从母体所获铁量能满足其出生后 4 ~5 个月内所需，早产儿从母体获铁量少，易致缺铁，孕母严重缺铁，可影响胎儿获取铁量。

（2）婴幼儿期：足月新生儿体内总铁量约 75mg/kg，婴儿早期不易发生缺铁，但早产儿从母体获铁量少，且其生长发育更快，可较早发生缺铁。婴儿主食乳类中的含铁量均低，不能满足机体对铁的需求量。故出生后 6 个月 ~2 岁小儿营养性缺铁性贫血发病率高。

（3）儿童及青春期：儿童期一般较少缺铁，发生缺铁主要原因为偏食，食物搭配不合理，使铁吸收受抑制；胃肠道慢性失血；青春期生长发育迅速；少女月经初潮后经量过多等。

【病因】

1. 先天储铁不足　妊娠最后 3 个月胎儿从母体得到的铁最多，而早产、双胎、胎儿失血、母亲患重度缺铁性贫血均可使胎儿贮铁不足。

2. 铁摄入不足　食物中含铁量低，如人乳、牛乳、谷物含铁量均低。

3. 生长发育快　早产儿、婴儿生长发育快，血容量随体重而增加，铁需要量增多。

4. 铁吸收障碍　如食物搭配不合理，胃酸过低，慢性腹泻等。

5. 铁丢失过多　正常婴儿每日排出铁相对较成人多。长期少量出血可致缺铁。每失血 1mL，丢失铁 0.5mg。饮用未经加热处理鲜牛奶，可因牛奶过敏而致肠道少量长期出血。消化性溃疡、肠息肉、美克尔憩室、膈疝、钩虫病等亦为导致缺铁病因。

【病理生理】

1. 铁缺乏　病理生理过程可分为 3 期。

（1）铁减少期（iron depletion，ID）：体内铁贮存已减少，血清铁蛋白（SF）减少，但红细胞合成血红蛋白的铁尚未减少。红细胞游离原卟啉（FEP）正常，血红蛋白量正常。

（2）红细胞生成缺铁期（iron deficient erythropoiesis, IDE）：贮存铁进一步减少，SF减少；红细胞生成所需铁已不足，FEP增加；血红蛋白量尚正常。含铁酶合成减少，可有非造血系统症状。

（3）缺铁性贫血期（iron depletion anemia, IDA）：出现小细胞低色素贫血，非造血系统症状加重。患者SF明显减少；FEP增加；Hb低于该年龄正常值；血清铁（SI）减少；总铁结合力（TIBC）升高；转铁蛋白饱和度（TS）降低。

2. 缺铁对非造血系统的影响　缺铁可影响肌红蛋白的合成，并使多种含铁酶（如细胞色素C单胺氧化酶、核糖核苷酸还原酶、琥珀酸脱氢酶等）的活性减低。上述含铁酶与生物氧化、组织呼吸、神经介质分解与合成有关，故铁缺乏时可引起细胞功能紊乱，如单胺氧化酶活性减低，可致重要神经介质如5－羟色胺、去甲肾上腺素、肾上腺素及多巴胺功能紊乱。患者体力减弱，易疲劳、表情淡漠、注意力不集中、智力减退等。缺铁尚可引起细胞免疫功能减低，易患感染。

【临床表现】

1. 发病年龄　任何年龄均可发病，以6个月至2岁最多见。

2. 起病缓慢　多不能确定发病时间，不少患者因其他疾病就诊时才发现患有本病。

3. 一般表现　皮肤黏膜苍白，以唇、口腔黏膜及甲床最为明显；易疲乏无力，不爱活动；年长儿可诉头晕、眼前发黑、耳鸣等。

4. 髓外造血表现　肝、脾可轻度肿大，年龄越小、病程越久、贫血越重，肝脾肿大越明显。

5. 非造血系统症状

（1）消化系统症状：食欲减退，少数有异食癖如喜食泥土、墙皮、煤渣等，常有呕吐、腹泻，可出现口腔炎、舌炎或舌乳头萎缩，重者可出现萎缩性胃炎或吸收不良综合征。

（2）神经系统症状：常有烦躁不安或萎靡不振，年长儿精神不集中，记忆力减退，智力多低于同龄儿。

（3）心血管系统症状：明显贫血时心率增快，心脏扩大，重者可发生心力衰竭。

（4）其他：因细胞免疫功能低下，常合并感染，指（趾）甲可因上皮组织异常儿出现反甲。

【诊断】

1. 初步诊断　根据病史及临床表现，并结合起病年龄考虑本病的可能。

2. 实验室检查

（1）血象

①血红蛋白降低比红细胞减少明显。

②贫血为小细胞低色素性，以轻、中度贫血多见；血涂片可见红细胞大小不等，以小

细胞为多，中央淡染区扩大。

③MCV <80fl，MCH <26pg，MCHC <310g/L。

④网织红细胞数正常或轻度减少。

⑤白细胞、血小板一般无特殊改变。

（2）骨髓象：幼红细胞增生活跃，以中、晚幼红细胞增生为主。各期红细胞均较小，胞质量少，边缘不规则，染色偏蓝，显示胞质成熟度落后于胞核。粒细胞系、巨核细胞系一般无明显异常。

（3）铁代谢检查

①血清铁蛋白（SF）：SF 值可较灵敏地反映体内储铁情况，SF <12μg/L 提示缺铁。炎症、肿瘤、肝、心脏疾病时，SF 值明显增高，故缺铁合并上述情况时，SF 值可不降低。而红细胞内碱性铁蛋白不受上述因素影响，有助缺铁诊断。

②红细胞内游离原卟啉（FEP）：红细胞缺铁时原卟啉不能完全与铁结合成血红素，血红素减少又反馈性使原卟啉合成增多。因此未被利用的原卟啉在红细胞内堆积，使 FEP 值升高 >40 ~50μg/dL，>0.72 ~0.9μmol/L。

③SI、TIBC：缺铁性贫血时 SI 降低，TIBC 升高。当 SI <9.0 ~10.7μmol/L（50 ~60μg/dL）、TIBC >62.7μmol/L（350μg/dL）有诊断价值。

④骨髓铁染色：缺铁时细胞外铁减少（ - ~ + ），铁粒幼红细胞数减少（ <15% ）。

3. 鉴别诊断　应与珠蛋白生成障碍性贫血、慢性感染性贫血鉴别。

【治疗】

主要原则为去除病因及给予铁剂。

1. 一般治疗　重症患者应加强护理，避免感染，注意休息，保护心脏功能。

2. 病因治疗　对饮食不当者应纠正不合理的饮食习惯和食物组成。此外，如去除钩虫、手术治疗肠道畸形、控制慢性失血等。

3. 铁剂治疗

（1）口服铁剂为主，二价铁盐易吸收。

（2）以元素铁计算，一般为每次 1 ~2mg/kg，每日 2 ~3 次。

①最好于两餐间服药，减少对胃黏膜的刺激，利于吸收。

②常用制剂：硫酸亚铁（含元素铁20%）、富马酸亚铁（含元素铁30%）、葡萄糖酸亚铁（含元素铁11%）、琥珀酸亚铁（含元素铁35%）、多糖铁复合物（含元素铁46%）等。

③同时口服维生素 C，促进铁的吸收。牛奶、茶、咖啡及抗酸药等与铁剂同服会影响铁的吸收。

④疗效的判断：用药 3 ~4d 后网织红细胞升高，7 ~10d 达高峰，2 ~3 周下降至正常；治疗约 2 周后，血红蛋白相应增加，临床症状亦随之好转。如口服 3 周仍无效，应考虑是否诊断错误或存在其他影响疗效的原因。

⑤疗程：铁剂应服用至血红蛋白达正常水平后 2 个月左右再停药，以补足铁的储存量。

4. 输红细胞　一般不需输血。对贫血严重，尤其对合并心力衰竭、合并感染或急需外科手术者有输血指征，当 Hb 在 30g/L 以下时，应采取等量换血方式；Hb 在 30 ~ 60g/L 时，每次输注红细胞 5 ~ 10mL/kg。

**【预防】**

（1）做好喂养指导，提倡母乳喂养，及时添加含铁丰富且铁吸收率高的辅食品，如肝、瘦肉、鱼等，并注意合理搭配膳食，纠正偏食习惯；婴儿如以牛乳喂养，必须经加热处理，以减少因过敏引起的肠道失血。

（2）婴幼儿食品（牛奶制品、谷类制品等）可加入适量铁剂进行强化。

（3）对早产儿、低体重儿宜自 2 个月左右即给予铁剂预防。

（姚宏景）

# 第三节　营养性巨幼细胞贫血

营养性巨幼细胞贫血（nutritional megaloblastic anemia）是由于维生素 $B_{12}$ 和叶酸缺乏所致的一种大细胞性贫血。主要临床特点是贫血、神经精神症状、红细胞胞体积增大、骨髓中出现巨幼变的红系及粒系细胞，用维生素 $B_{12}$ 和（或）叶酸治疗有效。

**【病因】**

1. 缺乏维生素 $B_{12}$ 所致巨幼细胞贫血的病因

（1）摄入量不足：母乳中维生素 $B_{12}$ 的含量极少，单纯母乳喂养未及时添加辅食的婴儿，易于发病。正常新生儿出生时贮存于肝内的维生素 $B_{12}$ 共 20 ~ 25μg，如孕妇在妊娠期间缺乏维生素 $B_{12}$，新生儿出生时贮存量明显减少，甚至仅 2 ~ 4μg。当婴儿贮存于肝内的维生素 $B_{12}$ 贮存量过低，而摄入不足时更易致病。食物中以动物性食物含维生素 $B_{12}$ 丰富，年长儿长期偏食如只进食植物性食物，可致维生素 $B_{12}$ 缺乏。

（2）吸收和运输障碍：食物中的维生素 $B_{12}$ 进入胃内，必须先与胃底部壁细胞分泌的糖蛋白（内因子）结合，成为维生素 $B_{12}$ - 糖蛋白复合物，然后在回肠末端被肠黏膜吸收，进入血循环后与转铁蛋白结合，运送到肝内贮存。上述环节中的任何一个环节异常均可引起维生素 $B_{12}$ 缺乏。

（3）需要量增加：新生儿、早产儿和婴儿因生长发育较快，维生素 $B_{12}$ 的需要量相应增加，严重感染时维生素 $B_{12}$ 的消耗增加，如摄入量不足，可导致发病。

2. 缺乏叶酸所致巨幼细胞性贫血的病因

（1）摄入量不足：羊乳叶酸含量低，牛乳制品如奶粉、蒸发乳经加热等处理，所含叶酸遭到破坏，故单纯用上述乳品喂养，不及时添加辅食的婴儿，易发生本症。由于胎儿可从母体得到叶酸并贮存于肝，故在出生 4 个月之内一般不会发病。起病的高峰年龄是 4 ~ 7

个月。

（2）药物作用：结肠内细菌含有叶酸，可被吸收以供人体之需。长期服广谱抗生素者结肠内部分细菌被清除，因而影响叶酸的供应。长期使用抗叶酸制剂（如氨甲蝶呤）及某些抗癫痫药（如苯妥英钠、苯巴比妥）可导致叶酸缺乏。

（3）需要增加：早产儿、慢性溶血等对叶酸需要量增加。

（4）其他：慢性腹泻、脂肪下痢、小肠切除等均可影响叶酸吸收而致缺乏，偶见先天性叶酸代谢障碍患儿。

【发病机制】

体内叶酸经还原酶作用和维生素 $B_{12}$ 的催化作用变成四氢叶酸，后者是 DNA 合成过程中必需辅酶。维生素 $B_{12}$ 或叶酸缺乏均可引起四氢叶酸减少。幼红细胞内 DNA 减少使其分裂和增殖周期延长，而血红蛋白合成不受影响，这种情况会导致细胞核发育落后于胞质的发育，红细胞胞体变大，形成巨幼红细胞。由于红细胞生成速度慢，异形的红细胞在骨髓内易被破坏，成熟红细胞寿命也较短，而导致贫血。DNA 合成不足也可致粒细胞及巨核细胞核成熟障碍，出现巨大幼稚粒细胞和中性粒细胞及巨核细胞分叶过多现象，亦可影响消化道黏膜细胞而出现消化道症状。

维生素 $B_{12}$ 参与神经髓鞘中脂蛋白形成，能保持有髓鞘的神经纤维功能完整性；当维生素 $B_{12}$ 缺乏时可导致中枢与外周神经髓鞘受损，出现神经精神症状。

【临床表现】

1. 发病年龄　多见于婴幼儿，<2 岁者占96%以上。

2. 一般表现　起病缓慢，多呈虚胖，或伴轻度水肿，毛发稀疏发黄，严重病例可有皮肤出血点或瘀斑。

3. 贫血表现　轻度或中度贫血者占大多数。患儿面色蜡黄，疲乏无力，偶有轻度黄疸，常伴有肝、脾大。

4. 精神神经症状　患儿常出现烦躁不安、易怒等症状。维生素 $B_{12}$ 缺乏所致者还可出现表情呆滞、嗜睡，对外界反应迟钝，少哭不笑，智力发育、动作发育落后，甚至退步。此外，还常出现肢体、躯干、头部和全身震颤，甚至抽搐、感觉异常、共济失调、踝阵挛及巴宾斯基征阳性等。叶酸缺乏无神经系统症状，但可有感情异常。

5. 消化系统症状　常有较早出现食欲缺乏、腹泻、呕吐和舌炎等症状。

【诊断】

根据临床表现、血象和骨髓象可诊断营养性巨幼细胞贫血，如患儿神经精神症状明显，应考虑维生素 $B_{12}$ 缺乏所致。测定血清维生素 $B_{12}$ 及叶酸水平可进一步协助确诊。

1. 血象

（1）红细胞数的减少比血红蛋白量的减少更为明显。

（2）大细胞性贫血，血涂片可见红细胞大小不等，以大者为主，中央淡染区不明显，嗜多色性和嗜碱性点彩红细胞易见，可见到巨幼变的有核红细胞。

（3）MCV＞94fl，MCH＞32pg。

（4）网织红细胞常减少。

（5）中性粒细胞和血小板常降低，中性粒细胞变大并有分叶过多现象，且在骨髓尚未出现巨幼红细胞之前，有早期诊断的意义；可见到巨大晚幼、巨大带状核中性粒细胞。

2. 骨髓象　骨髓增生明显活跃，以红细胞系统增生为主，粒∶红比值常倒置，各期幼红细胞均出现巨幼变，细胞核的发育落后于胞质。可见到大的并有胞质空泡形成的中性粒细胞，巨核细胞的核有过度分叶现象。

3. 维生素 $B_{12}$ 缺乏的血清学检查。

（1）血清维生素 $B_{12}$：正常值为 200～800ng/L。如＜100ng/L 则提示缺乏维生素 $B_{12}$。

（2）血清乳酸脱氢酶（LDH）水平明显增高；尿甲基丙二酸的排泄量增多是维生素 $B_{12}$ 缺乏的一个可靠而敏感的指标；血清胆红素水平可有中等度的增高。

4. 叶酸缺乏的血清学检查

（1）血清叶酸正常值为 5～6μg/L，＜3μg/L 提示叶酸缺乏。

（2）血清维生素 $B_{12}$ 和血清铁水平正常或升高。

（3）血清 LDH 水平明显增高。

【治疗】

1. 缺乏维生素 $B_{12}$ 所致巨幼细胞性贫血的治疗

（1）注意营养与护理，防治感染。

（2）肌内注射维生素 $B_{12}$，剂量为 100μg/次，每周 2～3 次，连用数周，直至临床症状明显好转，血象恢复正常为止；对于维生素 $B_{12}$ 吸收缺陷所致的患者，应长期肌内注射维生素 $B_{12}$，1mg/月；当有神经系统受累的表现时，应按每日 1mg 剂量连续肌内注射至少 2 周；单纯缺乏维生素 $B_{12}$ 时，不宜加用叶酸治疗，以免加剧精神神经症状。

（3）有效判断：治疗 2～4 周后一般精神症状好转，网织红细胞增多，6～7d 时达高峰，约于 2 周时降至正常；骨髓内巨幼红细胞于治疗后 6～72h 即可转为正常幼红细胞，故骨髓检查必须在治疗前进行才有助于诊断；精神神经症状大多恢复较慢，少数患者需经数月后才完全恢复。

（4）对症治疗：肌肉震颤可用镇静剂治疗，重度贫血者可予输血。

2. 缺乏叶酸所致巨幼细胞性贫血的治疗

（1）去除病因，改善营养。

（2）叶酸治疗：口服剂量为 5mg/次，3 次/d，连服数周至临床症状明显好转，红细胞和血红蛋白恢复正常为止；维生素 C 能促进叶酸利用，同时口服可提高疗效。

（3）有效判断：服叶酸后 1～2d，食欲好转，2～4d 后网织红细胞增加，4～7d 后达高峰。以后血红蛋白、白细胞或血小板亦随之增加，2～6 周后红细胞和血红蛋白可恢复正常；骨髓中巨幼红细胞大多于 24～48h 内转变为正常幼红细胞，但巨大中性晚幼粒细胞则可继续存在数天。

（4）使用抗叶酸制剂而致病者，可用亚叶酸钙（甲酰四氢叶酸钙）治疗。

（5）对先天性叶酸吸收障碍者，口服叶酸的剂量需达每日 15～50mg 方能满足正常造血需要。

【预防】

主要是改善哺乳母亲的营养，婴儿及时添加辅食，年长儿要注意食物均衡，去除影响维生素 $B_{12}$ 和叶酸吸收的因素。如及时治疗肠道疾病，注意合理应用抗叶酸代谢药物。

（姚宏景）

# 第四节　溶血性贫血

由于红细胞破坏过多，寿命缩短，骨髓造血功能不足以代偿红细胞的耗损而形成的贫血称为溶血性贫血（hemolytic anemia）。小儿时期发生的溶血性贫血可分为先天性和后天获得性两大类，各有不同病因及疾病种类。

【病因和分类】

1. 先天性溶血性贫血（由于红细胞内在缺陷所致）

（1）红细胞膜缺陷：遗传性球形细胞增多症、遗传性椭圆形细胞增多症、阵发性睡眠性血红蛋白症等。

（2）血红蛋白异常：珠蛋白生成障碍性贫血（亦称地中海贫血）、其他血红蛋白病。

（3）红细胞酶的缺陷：如红细胞葡萄糖－6－磷酸脱氢酶（G－6－PD）缺陷；丙酮酸激酶（PK）缺乏等。

2. 获得性溶血性贫血（由于红细胞外在因素所致）

（1）同种免疫性溶血性贫血：如新生儿溶血症、血型不合溶血性贫血等。

（2）自身免疫性溶血性贫血：包括温抗体性、冷抗体性。

（3）其他：继发于感染（如败血症、疟疾）、化学物理因素、微血管病的非免疫溶血性贫血。

【诊断】

1. 初步确定是否存在溶血性贫血

（1）临床表现：主要特点是表现为不同程度的贫血和黄疸。急性溶血性贫血起病急，急重者可有发热、寒战、恶心、呕吐、腰背四肢疼痛、头痛、腹痛、急剧发展的面色苍白。贫血重者可发生休克或心力衰竭、肾衰竭。慢性溶血性贫血起病缓慢，逐渐出现贫血、黄疸，但可短期内加重，其他全身症状不明显。由于溶血部位的不同分为血管内溶血，或是血管外溶血，前者如 G－6－PD 缺陷引起的蚕豆病，红细胞主要在血管内破坏，贫血、黄疸较明显，常有血红蛋白尿，肝、脾大不明显；后者如遗传性球形细胞增多症（HS），红细胞主要在单核巨噬系统中破坏，肝、脾大较显著，无血红蛋白尿，平时贫血、黄疸较轻，溶血危象时贫血、黄疸加重。

（2）实验室检查

红细胞破坏增加的证据：①正细胞正色素性贫血；②血清间接胆红素增高，乳酸脱氢酶活性增高，血浆游离血红蛋白增高，结合珠蛋白减少或消失；③尿血红蛋白阳性，尿胆原增加；④红细胞寿命缩短。

红细胞代偿增加的证据：①外周血网织红细胞增加，出现嗜多色性点彩红细胞或有核红细胞；②骨髓红系增生旺盛。

2. 进一步明确溶血性贫血的病因

（1）先天遗传性溶血性贫血的诊断

①病史：可早至出生后不久即发病，贫血、黄疸逐渐加重，有血管外或血管内溶血表现，多有家族史，多有明显肝脾肿大。G-6-PD缺陷、血红蛋白病多见于我国西南、南部地区。

②血象：血涂片镜检红细胞有形态改变，如球形红细胞增多（遗传性球形细胞增多症）、椭圆形红细胞增多（遗传性椭圆形细胞增多症）等。

③红细胞渗透脆性试验（正常参考值：开始溶血 0.42% ~ 0.46%，完全溶血（0.28% ~ 0.32%）：遗传性球形细胞增多症的患儿红细胞脆性轻度增高（开始溶血 0.50% ~ 0.75%，完全溶血 0.50% 以上），孵育后脆性明显增高；若脆性试验正常，提示红细胞酶缺陷；若脆性试验减低，多提示血红蛋白病。

④血红蛋白电泳：有助于诊断珠蛋白生成障碍性贫血及异常血红蛋白病等。

⑤红细胞酶缺陷筛查及活性测定：可检测 G-6-PD、PK 等红细胞酶缺陷。

（2）后天获得性溶血性贫血的诊断

①病史：发病诱因（如感染、药物史、输血史等）有助于诊断。

②实验室检查：抗人球蛋白（Coombs）试验阳性提示免疫性溶血性贫血（如自身免疫性溶血性贫血、霍奇金淋巴瘤、系统性红斑狼疮以及药物等引起的免疫性溶血性贫血），酸溶血试验（Ham 试验）、蔗糖溶血试验有助于阵发性睡眠性血红蛋白尿症的诊断。

【治疗原则】

1. 去除病因　例如 G-6-PD 缺乏应避免应用氧化药物、食用蚕豆等。对自身免疫性溶血性贫血应积极控制感染。

2. 适当输血　输血为急性溶血性贫血及慢性溶血性贫血发生再障危象或溶血危象时的重要急救措施。但对自身免疫性溶血性贫血应慎用，应用不当可使溶血加重。

3. 肾上腺皮质激素的应用　适用于温抗体自身免疫性溶血性贫血。

4. 脾切除　主要用于遗传性球形细胞增多症及其他类型溶血性贫血（如珠蛋白生成障碍性贫血、自身免疫性溶血性贫血）有切脾适应证者，手术年龄一般应大于 5 岁。

（姚宏景）